第1章	生活習慣病		第5章	臨床検査・検診
第2章	日常的によくある病気		第6章	注意が必要な薬剤
第3章	症状からみた病気		第7章	予防接種とワクチン
第4章	やや専門性の高い病気		第8章	診断書の例

患者さんを
総合的に
診るための

内科外来
これ一冊、必携書

大玉信一

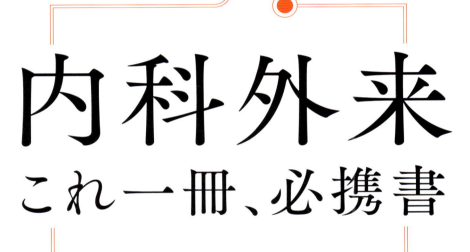

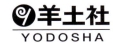
羊土社
YODOSHA

謹告
　本書に記載されている診断法・治療法に関しては，発行時点における最新の情報に基づき，正確を期するよう，著者ならびに出版社はそれぞれ最善の努力を払っております．しかし，医学，医療の進歩により，記載された内容が正確かつ完全ではなくなる場合もございます．

　したがって，実際の診断法・治療法で，熟知していない，あるいは汎用されていない新薬をはじめとする医薬品の使用，検査の実施および判読にあたっては，まず医薬品添付文書や機器および試薬の説明書で確認され，また診療技術に関しては十分考慮されたうえで，常に細心の注意を払われるようお願いいたします．

　本書記載の診断法・治療法・医薬品・検査法・疾患への適応などが，その後の医学研究ならびに医療の進歩により本書発行後に変更された場合，その診断法・治療法・医薬品・検査法・疾患への適応などによる不測の事故に対して，著者ならびに出版社はその責を負いかねますのでご了承ください．

❖ 本書関連情報のメール通知サービスをご利用ください

メール通知サービスにご登録いただいた方には，本書に関する下記情報をメールにてお知らせいたしますので，ご登録ください．

・本書発行後の更新情報や修正情報（正誤表情報）
・本書の改訂情報
・本書に関連した書籍やコンテンツ，セミナーなどに関する情報

※ご登録の際は，羊土社会員のログイン／新規登録が必要です

ご登録はこちらから

本書を推薦する理由

　私は東京医科歯科大学を卒業後約2年で臨床に専念すべく大学を辞し，東京逓信病院に勤務した．私がアメリカ留学から帰国した後，同院に大学から助けに来ていただいたのが，本書の著者の大玉信一先生である．ともに診療，臨床研究に苦労した仲間であり，その当時から二人とも科学的視点をもった臨床医になろうと努力してきた．

　本書はその頃私たちがめざしていた，臨床医の理想像になるための必携の書と言える．

　本書の特徴は，先見性のある項目立てのわかりやすさである．生活習慣病，日常的によくある病気，症状からみた病気，やや専門性の高い病気，臨床検査・検診，注意が必要な薬剤，予防接種とワクチン，診断書の例，と系統的かつ総括的に分類されており，症状，検査値異常，あるいは病名から，病気の理解を深めることが可能である．

　まず，病気の成り立ちを理解することで適切な予防策が可能となる．次に病気が発症した際は病態を理解することにより，医師としての立場から専門的助言，治療介入をする必要がある．病態を理解すれば，生活に関する患者さんへの助言内容は理に適うことになる．

　治療介入も薬物療法を行う場合に，単に個々の症状に対応するのではなく，病態を理解すると適切な薬剤選択が可能となり，症状改善も早い．本書は多様な疾患についてポイントを重視して読みやすく簡潔な病態記載と薬剤処方の選び方に留意しており，実地医家に都合が良い．

　私は現在も短時間ながら外来を行っているが，いわゆる町の開業医の方々の処方について，薬剤の重複や多数薬剤投与に疑問を感じることは多い．これらは病態を理解せずに個々の症状に対応して薬剤処方をしていることに問題があると考えられる．

　本書では，薬剤の選択に際して誤りがないように，病態に則して選んだ理由をくわしく説明している．また，薬剤も系統別に整理されており，一般名と商品名の両者が記載されているのでわかりやすい．

　患者さんへの説明についても，現場での実状に即してコツが記載されており，実地医家には示唆に富む内容である．

　予防接種とワクチンについては，種々の意見を総合的に勘案して結論づけており，実地医家は患者さんに説明するのに便利である．

　大学や病院の総合診療医だけでなく，町で開業されている先生方にもぜひご一読をお薦めしたい．

　かく言う私も現在は論文を引用して診療を行っている現状から，適切な説明が得られる本書を必要としている．

2024年7月

東京医科歯科大学 前学長
東京医科歯科大学 呼吸器内科 名誉教授
吉澤靖之

序

　私は，大学病院・総合病院に勤務している間は，自分の専門分野を極めながら，専門外の知識が必要な時には専門医の先生と気軽に相談することができ，総合的に診察する機会に恵まれていた．その後，2つの地域クリニックの新規開設に院長として関わることができ，初期準備の大変さを実感した．

　診療所やクリニックでは，プライマリ・ケア医として幅広い知識と一人で判断することを求められることが多い．日々の診療をしながら自分の専門外の知識と技能を習得する必要がある．残念ながら，日常診療でよく遭遇する疾患・症状に特化した書籍が少ないのが現状である．そこで，この一冊があったら日常診療に役に立つのではとの思いで本書を企画した．

　本書の内容としては，一般外来で診察する機会の最も多い生活習慣病に重点を置き，日常診療でよくみられる疾患・症状，そして専門性が高いが頻度が多く必要性の高い疾患を扱った．大学病院・総合病院で遭遇するような稀で専門性の高い医療を要する疾患は省いた．健康診断・人間ドック・外来診療でよく遭遇する臨床検査の異常値とその見かた・鑑別診断の項を設けた．すぐに役立つ漢方薬，患者さん個別のオーダーメイド治療，予防接種計画の作成・予防接種の種類と比較，ウイルス抗体検査の判定基準などを示し，専門でない医師でも簡単に判断できるように表示した．

　本書は疾患の病態，治療目的，治療内容をまとめた図表を多用し，新しいガイドラインに沿って何度も推敲を重ねた．図表は患者さんとの対話を楽しみながら診察を進めていくツールとして活用してほしい．診察中に患者さんから受けた質問についての解説は一口メモなどに記述した．

　本書が多忙な日常診療の中で幅広く診察を行っている多くの先生方，特に新規に開業される先生や，すでに開業し一人で診察して専門以外の診療内容に不安をかかえている先生，普段は総合病院で専門医として勤務している先生が外勤先で幅広く知識を求められる立場となった時，あるいは研修医・専攻医を終えてまだ医師としてのキャリアの浅い若手先生，などの診療のお役に立てればと考えている．

　本年6月から診療報酬の改定により，生活習慣病に関して患者さんに治療計画などの説明が求められることとなったが，本書がその一助となれば幸いである．

　最後に，本書の執筆にあたり完成まで多岐にわたりご尽力いただいた羊土社編集部，企画担当久本容子様，制作担当林理香様に深謝します．

2024年7月吉日

大玉信一

患者さんを総合的に診るための

内科外来 これ一冊、必携書

目次

- 本書を推薦する理由 ……………………………………………………………… 吉澤靖之　3
- 序 ………………………………………………………………………………… 大玉信一　5
- ダウンロード可能な図表一覧 …………………………………………………………… 9

第1章　生活習慣病

- **1** 動脈硬化性疾患 ……………………………………………………………………… 12
- **2** 高血圧 ………………………………………………………………………………… 28
- **3** 脂質異常症 …………………………………………………………………………… 49
- **4** 糖尿病 ………………………………………………………………………………… 60
- **5** 高尿酸血症 …………………………………………………………………………… 81
- **6** 慢性腎臓病（CKD） ………………………………………………………………… 88
- **コラム** 診療報酬改定（2024）への対応 …………………………………………… 108

第2章　日常的によくある病気

- **1** 貧血・多血症・腎性貧血 …………………………………………………………… 114
- **2** 睡眠障害・不眠症 …………………………………………………………………… 124
- **3** アレルギー性鼻炎・花粉症 ………………………………………………………… 134
- **4** 長引く咳の鑑別診断の進め方 ……………………………………………………… 146
- **5** 酸関連疾患 …………………………………………………………………………… 168
- **6** 便秘症 ………………………………………………………………………………… 179
- **7** 下痢 …………………………………………………………………………………… 195
- **8** 感染性胃腸炎 ………………………………………………………………………… 199
- **9** 整腸薬 ………………………………………………………………………………… 212
- **10** 尿路感染症（膀胱炎・腎盂腎炎） ………………………………………………… 214

11 尿路結石 218

12 帯状疱疹 223

13 単純ヘルペスウイルス感染症 231

14 蕁麻疹 235

第3章 症状からみた病気

1 めまい・ふらつき 238

2 こむらがえり 245

3 しゃっくり 248

4 肩凝り 250

5 頭痛 254

6 口内炎 270

7 下肢の浮腫（足のむくみ） 272

8 熱中症/脱水症 277

9 頭部外傷後の注意（慢性硬膜下血腫） 281

第4章 やや専門性の高い病気

1 甲状腺疾患 286

2 心房細動, 脳梗塞 296

3 心不全 310

4 気管支喘息 321

5 慢性閉塞性肺疾患（COPD） 338

6 抗酸菌症（非結核性抗酸菌症・肺結核症） 351

7 過敏性腸症候群（IBS） 361

8 排尿障害 369

9 骨粗鬆症 386

10 食物アレルギーとアナフィラキシー 394

11 小児薬用量一覧 402

12 診療にいかす漢方 406

第5章 臨床検査・検診

1 尿検査 432
2 アイソザイム 438
3 γ-GTP 445
4 高カリウム（K）血症・マグネシウム（Mg）血症 450
5 腫瘍マーカー 454
6 特定健診の検査項目説明書 460
7 膠原病の鑑別診断に役立つ検査項目 462
8 胸部X線 470
9 心電図所見 472

第6章 注意が必要な薬剤

1 妊娠中・授乳中でも使用可能な薬剤 478
2 緑内障と抗コリン薬 484
3 ステロイド外用薬の使い方 488
4 検査/処置/手術前の抗血栓薬の休薬方法 494

第7章 予防接種とワクチン 502

第8章 診断書の例 512

- 略語一覧 518
- 事項索引 528
- 薬剤索引 534
- 著者プロフィール 541

目次

ダウンロード可能な図表一覧

このマークがついている図表は，下記の手順で羊土社ホームページからダウンロードできます．なお，ダウンロード後は，自施設の責任においてご使用くださいますようお願いいたします

- 人は血管とともに老いる ... 12
- 生活習慣病治療の目標値（初回） ... 22
- 生活習慣病療養計画書（継続用） ... 23
- LDLコレステロール管理目標値 ... 52
- 脂質異常症の食事療法（まとめ） ... 55
- 脂肪酸の種類 ... 56
- CKD（生活習慣病）治療にあたっての生活のポイント ... 103
- 睡眠日誌 ... 132
- オーダーメイドの花粉症治療 ... 145
- オーダーメイドの急性胃腸炎の治療 ... 210
- ノロウイルスの予防と対策 ... 211
- 尿の色でわかる脱水状態（セルフチェック） ... 280
- 頭部外傷後の注意 ... 281
- 脳梗塞急性期の治療を受けるために ... 307
- オーダーメイドのかぜ・インフルエンザ治療 ... 428
- 桔梗湯類の上手な服用の仕方 ... 429
- 特定健診の検査項目説明書 ... 460
- 胸部X線の読影・判定記載 ... 470
- ウイルス抗体検査とワクチン接種の判定 ... 502
- 4種ウイルス疾患（麻疹・風疹・水痘・流行性耳下腺炎） ... 502
- ワクチン接種スケジュールについて ... 503
- 予防接種　間隔一覧 ... 504
- 予防接種を受けた後の注意 ... 505
- 予防接種問診票 ... 506
- 肺炎球菌ワクチン ... 508
- 帯状疱疹ワクチン比較表 ... 509
- 学校感染症について ... 512
- インフルエンザによる出席停止証明書 ... 513
- インフルエンザ経過報告書 ... 514
- 英文診断書（予防接種歴とウイルス抗体価測定） ... 515

利用手順

1 右の二次元バーコードを読み取り羊土社ホームページ内［書籍特典］ページにアクセスして下さい

下記URL入力または「羊土社」で検索して羊土社ホームページのトップページからもアクセスいただけます
https://www.yodosha.co.jp/

2
- 羊土社会員の方 ➡ ログインして下さい
- 羊土社会員でない方 ➡ ［新規登録ページ］よりお手続きのうえログインして下さい

3 書籍特典の利用 欄に下記コードをご入力ください

コード：　cwe － fuol － higd　※すべて半角アルファベット小文字

4 本書特典ページへのリンクが表示されます

※ 羊土社会員の登録が必要です．2回目以降のご利用の際はコード入力は不要です
※ 羊土社会員の詳細につきましては，羊土社HPをご覧ください
※ 特典サービスは，予告なく休止または中止することがございます．本サービスの提供情報は羊土社HPをご参照ください．

第 1 章

生活習慣病

第1章 生活習慣病

1 動脈硬化性疾患

❶ 動脈硬化性疾患と生活習慣病

　超高齢社会を迎えた日本では，冠動脈疾患や脳血管障害による死亡は，総死亡の23％を占め主要な死因となっている．
　これらの疾患の基盤にある動脈硬化性疾患の予防と治療の重要性が高まっている．
　2022年に動脈硬化性疾患ガイドラインが改訂された内容を取り入れ，以下に記述する．

- 動脈硬化性疾患の対象は，**冠動脈疾患，脳血管障害，末梢動脈疾患**とする．
- **動脈硬化の危険因子**として，以下の①〜⑬の既往があげられる*．

> ①肥満，②脂質異常症，③高血圧，④糖尿病，⑤高尿酸血症，⑥慢性腎不全，⑦喫煙，⑧睡眠時無呼吸症候群，⑨不眠，⑩加齢，⑪男性，⑫冠動脈疾患の家族歴，⑬冠動脈疾患

＊各危険因子の詳細については，それぞれの疾患の項を参照．

▶図1　患者さん説明用：人は血管とともに老いる

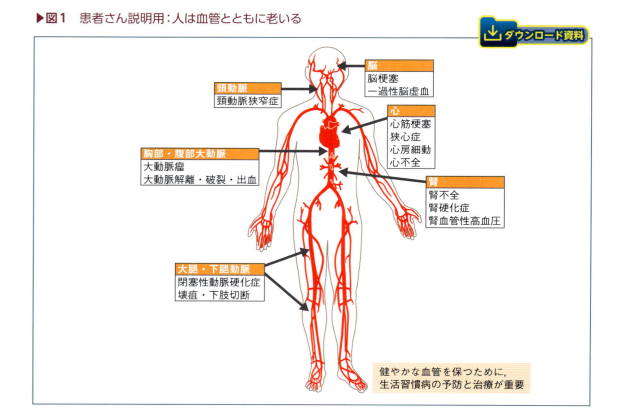

❷ 脳卒中・心臓病につながる生活習慣病

高血圧，糖尿病，脂質異常症は，互いに合併しやすく，合併すると心筋梗塞や脳卒中などの動脈硬化性疾患が相乗的に起こりやすくなる．

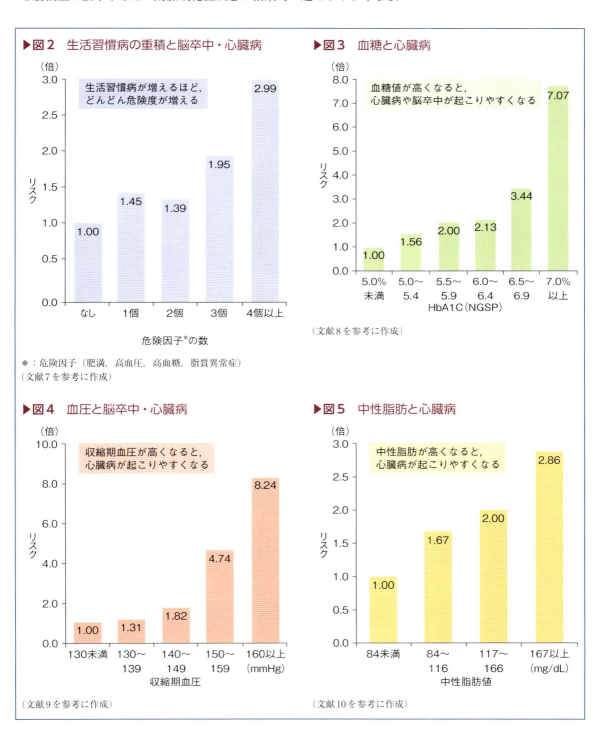

❸ 生活習慣病とメタボリック症候群

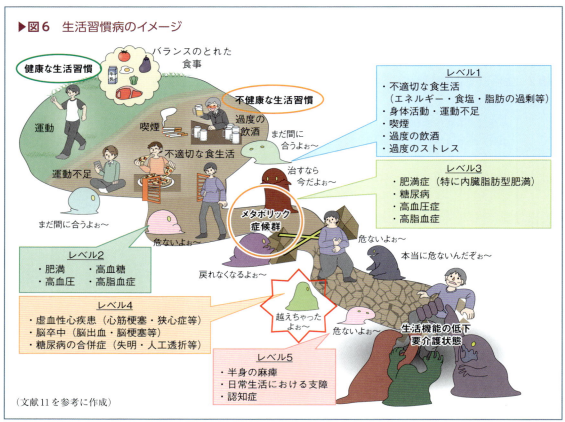

▶図6　生活習慣病のイメージ

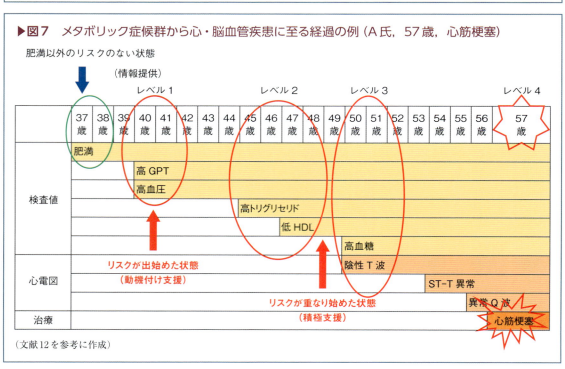

▶図7　メタボリック症候群から心・脳血管疾患に至る経過の例（A氏，57歳，心筋梗塞）

▶表1　メタボリック症候群診断基準

ウエスト周囲径	3項目のうち，2項目以上当てはまる		
男性85 cm以上 **女性90 cm以上** （内臓脂肪面積 100 cm² 以上に相当） ＋	リポタンパク異常	高トリグリセライド血症	150 mg/dL以上（空腹時） 175 mg/dL以上（随時）
		低HDLコレステロール血症	40 mg/dL未満
		のいずれか，または両方	
	血圧高値	収縮期血圧（最高血圧） 拡張期血圧（最低血圧）	130 mmHg以上 85 mmHg以上
		のいずれか，または両方	
	高血糖	空腹時血糖	110 mm/dL以上

（文献1より引用．赤字部分著者追加）

内臓脂肪型肥満を共通の要因として，脂質異常，高血圧，高血糖を呈する病態が重複した場合に，虚血性心疾患，脳血管障害などの発症リスクが高くなるという考えを基本としている．

❹ 動脈硬化の診断

動脈硬化性疾患の予防という観点からは，臨床症状が出現する前に動脈硬化の有無と程度を把握し，その進展予防あるいは退縮までを考慮に入れた危険因子の管理・治療が重要である．

動脈硬化性疾患の二次予防においては，血管造影をはじめとする侵襲的な診断法も必要となるが，**一次予防における動脈硬化の評価法は非侵襲的なものが中心となる**．

ここでは，現在用いられている動脈硬化の非侵襲的評価法を中心に形態学的検査法（エコー検査）と血管機能検査法について述べる．

1）形態学的検査法（画像診断）

エコー検査では，頸動脈や下肢動脈などの末梢動脈病変の評価が可能．

1）-❶ 頸動脈エコー検査

頸動脈硬化度の評価項目として，**IMT**，**プラーク**（1.1 mm以上の限局的隆起病変，p.16 **1**〜**2**参照），**狭窄度の計測**（p.16 **3**参照）が標準的評価法として推奨される．

IMT：intima media thickness
（内膜・中膜複合体厚）

- 頸動脈IMTは，血管の器質的変化を評価する指標で，脳心血管イベントの発症リスクの判定や治療効果の判定に役立つ．
- プラーク病変の存在は，疾病予測においてIMT指標よりも強い意義を有する．**最大厚が1.5 mm超のプラークについては性状評価も必要**で，特に脳梗塞源となりそうな脆弱性をもったプラーク（低輝度プラーク，潰瘍病変，可動性病変，脂質コアが大きなプラークなど）の評価は重要である．
- 短軸走査での血管内腔プラーク占有率が50％以上になると狭窄度を評価する必要がある．有意狭窄（70％以上）の場合は積極的内科治療に加えて，頸動脈血栓内膜剥離術（CEA）や頸動脈ステント留置術（CAS）も考慮する必要がある（p.16 **4**，p.18 **5**参照）．

CEA：carotid endarterectomy
（頸動脈血栓内膜剥離術）
CAS：carotid artery stenting
（頸動脈ステント留置術）

◼1 プラークの評価

プラーク（1.1 mm以上の限局性隆起性病変）が1.5 mm以下では臨床的意義が少ないことから，1.5 mm超プラークを評価する．

◼2 プラークの分類

①エコー輝度，②均一性，③表面性状，④可動性から性状診断がなされる．

①エコー輝度：組織性状との関連が高く，低輝度ほど脆弱であり，脳梗塞発症のリスクが高い．

▶表2　エコー輝度

輝度		疑われる病変
低輝度	血液に近い輝度	粥腫，血腫が疑われる
等輝度	筋肉やIMCに近い輝度	線維性病変が疑われる
高輝度	骨に近い輝度	石灰化病変が疑われる

IMC：intima media complex
（内中膜複合体）

②均一性：　輝度の均一，不均一の2つに分類される．**輝度が混在する不均一プラークは，症候性の病変の場合が多く，より脆弱なプラーク**と考えられる．
③表面性状：壁表面の平滑，不整，潰瘍（2 mm以上の陥凹）に分類される．**潰瘍はプラーク破綻により生じ，脆弱性の指標**となる．
④可動性：　**可動性プラークや局所的な拍動がみられるプラークでは，付着血栓，プラークの崩壊・脆弱性の関与**が推察される．

◼3 血流速度から狭窄率を推察

・狭窄部直後の血流速度は，狭窄の程度により変化するため，血流速度から狭窄率が推測できる．

> 収縮期最大速度が200 cm/秒以上で，
> 70%（NASCET法）以上の狭窄が存在すると推定する

・狭窄度の進行は，最大の危険因子であるため，経時的変化の観察が重要．
・**無症候性で高度狭窄が認められる場合は，3カ月ぐらいごとを目安に観察を続ける．**

◼4 治療開始のポイント

1）不安定プラークの検出

・不安定プラークは破綻しやすく脳塞栓症の塞栓源となる．
・①低輝度，②不均一，③潰瘍形成，④狭窄の進行，⑤高度狭窄，⑥可動性がある場合に，不安定プラークと診断する．

2）頸動脈狭窄の手術適応基準

・基本は内科的治療（抗血小板薬，降圧薬，脂質異常症治療薬）を適切に行う．
・症状の有無や狭窄率，リスクによって，頸動脈血栓内膜剥離術やステント留置術が行われる．

▶表3　頸動脈狭窄の手術適応基準

		頸動脈血栓内膜剥離術（CEA）	頸動脈ステント留置術（CAS）
手術法		狭窄部のプラークを外科的に剥離	大動脈よりカテーテルを挿入し，狭窄部にステントを留置
適応	症候性*	NASCET法で中等度（50%）以上の狭窄	NASCET法で中等度（50%）以上の狭窄かつCEA高リスク
	無症候性	NASCET法で高度（70%）以上の狭窄	NASCET法で高度（70%）以上の狭窄かつCEA高リスク

＊症候性：半年以内に頸動脈狭窄症に起因する症状を呈したもの
（文献13を参考に作成）

▶図8 頸動脈エコーによる血管壁の変化

A) 頸動脈の位置

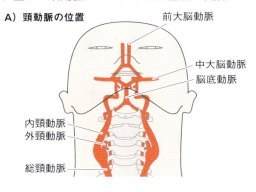
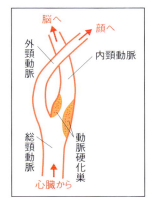

A) 総頸動脈は内頸動脈と外頸動脈に分かれ，内頸動脈は脳へ，外頸動脈は顔へとつながる．
狭窄部の動脈硬化巣が破裂すると，血栓ができる．血栓や動脈硬化巣のかすがはがれて脳へ流れ，脳卒中を起こすことがある

B) 頸動脈エコーによるプラーク観察

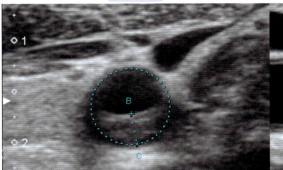
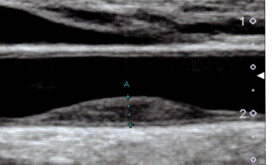

▶図9 プラークの形成・縮小とL/H比（LDL-C/HDL-C比）

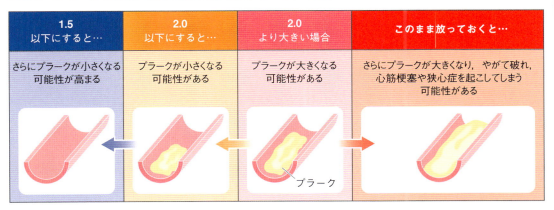

プラークとは：コレステロールなどが蓄積したもの．内部はお粥（おかゆ）のようにドロドロしていることから「粥腫（じゅくしゅ）」とも呼ばれる

第1章 生活習慣病

1 動脈硬化性疾患

⑤ 頸動脈狭窄症の治療法

頸動脈狭窄症の治療には以下の3つの方法がある．通常2）3）は1）と組合わせて行われる．

1）内科的治療

高血圧，脂質異常症を伴っていれば，降圧薬，脂質代謝の治療の強化と必要に応じて抗血小板療法を行う．

2）外科的治療（頸動脈血栓内膜剥離術：CEA）

頸部皮膚切開を行い，総頸動脈，内頸動脈および外頸動脈を切開し，**内膜，中膜および粥腫（プラーク）を摘出除去する**もの．狭窄の解除のみならず，血栓塞栓症の原因となるプラークそのものを除去するため**再発予防効果が高い**．

3）血管内治療（頸動脈ステント留置術：CAS）

CAS は，一般的に**血管内からバルーンカテーテルを狭窄部に誘導**し，経皮的血管形成術（percutaneous transluminal angioplasty：PTA）を行った後に**ステントという網目状の金属の筒を狭窄部に留置する治療**．全身麻酔下に施行される CEA と比較して，局所麻酔で行え，短時間で終了することから，わが国で広く行われている．

1）-❷ 下肢動脈エコー検査

プラーク性状と狭窄率の評価が重要．さらに側副血行路の存在確認，血流波形パターンや下腿血流通過時間などから狭窄部位の推定が可能．

1）-❸ CT

動脈のサイズを測定することで動脈瘤の有無が確認できる．CT 値により石灰化，脂肪，線維含有量が推測できるため，大動脈，末梢動脈における石灰化病変の存在を確認できる．

1）-❹ MRI・MRA

MRI は特に脳において虚血性変化や脳梗塞の病変確認に有用．
MRA は頭蓋内動脈，頸動脈，大動脈，腎動脈などの狭窄・閉塞病変の抽出に有用で，血管造影に代わって非造影 MRA 検査が行われる．

MRA：magnetic resonance angiography（磁気共鳴血管撮影法）

1）-❺ カテーテル検査

カテーテルを用いた血管造影法は侵襲的な検査法であるが，今なお動脈狭窄の中心的な診断法の1つである．

2）血管機能検査（生理検査）

動脈硬化の程度は，血管の硬さと動脈のつまり（狭窄や閉塞）の程度で表される．

2）-❶ 血管の硬さ

血管の硬さをみるにはbaPWV検査（脈波伝播速度）とCAVI検査（心臓足首血管指数）の2つの方法がある．

① baPWV検査（脈波伝播速度）

PWVは心臓の拍動によって生じる大動脈の振動（脈波）が末梢に伝播する速度．この数値が高くなるほど，動脈の弾力性が低下（動脈の硬さの指標）しており，脳心血管系疾患の発病するリスクが高くなる．

血管の硬さの統計データから当てはまる年齢を割り出し，「推定血管年齢」を求めることができる．

baPWV：brachial-ankle pulse wave velocity（脈波伝播速度）
CAVI：cardio ankle vascular index（心臓足首血管指数）

▶図10　baPWV検査結果のモニター表示例

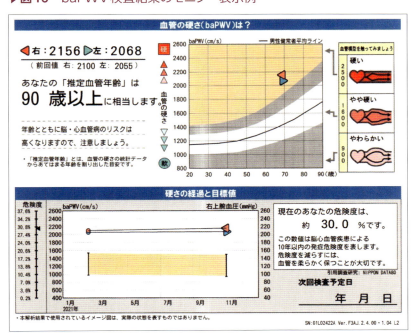

② CAVI検査（心臓足首血管指数）

Stiffness parameter β は，局所の動脈壁の固有の硬化度を表す指数で，測定時血圧で補正することにより血圧の影響を受けにくい動脈弾性能の指標として考案された．

CAVIはstiffness parameter β の概念を長さのある動脈に適用したもので，大動脈起始部から下肢足首までの動脈全体の弾性能を表す指数である．CAVIの特徴は測定時の血圧に影響されない．

▶表4　CAVIの評価基準

CAVI	
CAVI＜8.0	正常範囲
8.0≦CAVI＜9.0	境界域
CAVI≧9.0	動脈硬化の疑いあり

2）-❷ 動脈のつまり

動脈のつまりをみるには**ABI検査**（足関節/上腕血圧比）がある．

ABI：ankle-brachial pressure index（足関節/上腕血圧比）

① ABI検査（足関節/上腕血圧比）

ABIは上腕動脈が血圧に対する足関節レベルの血圧の比率をみることで，足関節より中枢主幹動脈の狭窄または閉塞性病変の存在と側副血行路による代償の程度を示す．

糖尿病患者や透析患者では，下肢動脈の石灰化が起こりやすく，ABIが正確に測定できない症例がみられることに注意が必要．

▶図11　ABI検査結果のモニター表示例

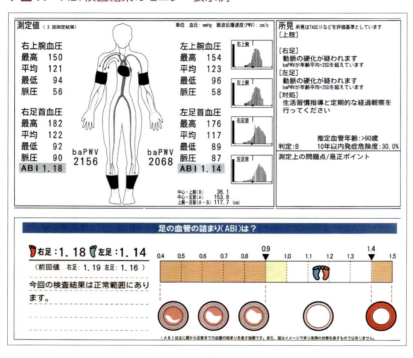

▶表5　ABIの評価基準

ABI	
ABI≦0.90	末梢動脈疾患
0.91≦ABI≦1.4	正常
ABI＞1.4	動脈硬化

❺ 生活習慣の改善

　加齢とともに動脈硬化は進行していく（参考：図12）．できるだけ早期から，以下に述べる生活習慣の改善を意識することで予防効果が大きく上がる．

▶表6　動脈硬化性疾患予防のための生活習慣改善（7か条）

1. **禁煙**し，受動喫煙を回避する
2. 過食と身体活動不足に注意し，**適正な体重を維持**する
3. 肉の脂身，動物脂，鶏卵，果糖を含む**加工食品の大量摂取を控える**
4. **魚，緑黄色野菜，海藻，大豆製品，未精製穀類の摂取量を増やす**
5. **糖質含有量の少ない果物**を適度に摂取する
6. **アルコールの過剰摂取を控える**
7. **中等度以上の有酸素運動**を，**毎日合計30分以上を目標**に実施する

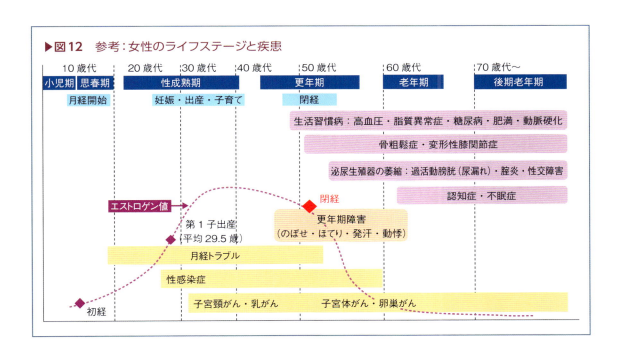

▶図12　参考：女性のライフステージと疾患

▶図13 患者さん説明用：生活習慣病治療の目標値（初回）

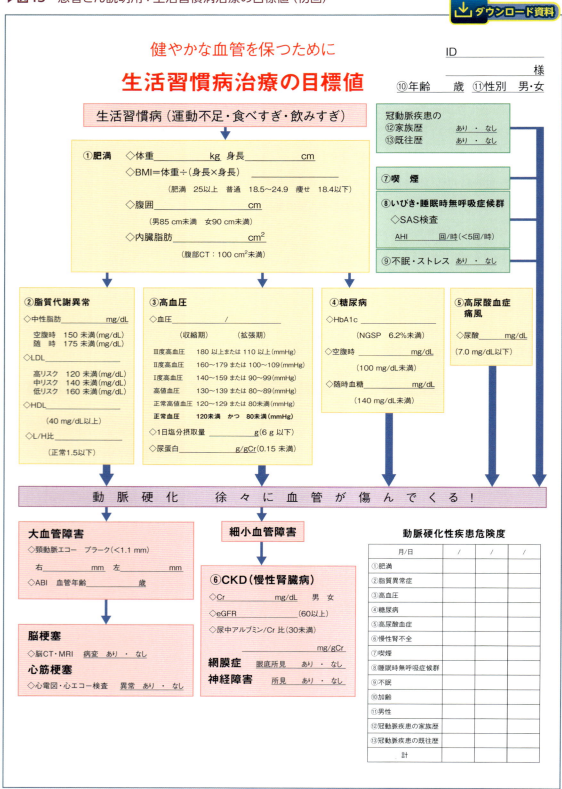

（著者作成）

▶図14 患者さん説明用：生活習慣病療養計画書（継続用）

ダウンロード資料

生活習慣病　療養計画書（継続用）

ID：＿＿＿＿＿　患者氏名＿＿＿＿＿＿＿＿＿　様　⑩年齢　　歳　⑪性別　男・女

月 ／ 日	／	／	／	／
①肥満				
②脂質異常症				
③高血圧				
④糖尿病				
⑤高尿酸血症				
⑥慢性腎不全				
⑦喫煙 ⑧睡眠時無呼吸症候群 ⑨不眠				
⑩加齢 ⑪男性				
⑫冠動脈疾患の家族歴 ⑬冠動脈疾患の既往歴				
指導項目　食事				
運動				
喫煙				
その他				
服薬指導				
患者署名				
医師署名				

（著者作成）

▶**図15** 生活習慣改善に努めた結果，内臓脂肪が減少した例

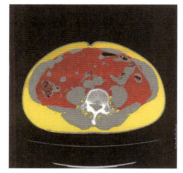

検査日： 2011 年 08 月 12 日
【前回のあなたの CT 写真と検査結果】

内臓脂肪の面積	153.3 cm²
皮下脂肪の面積	131.1 cm²
全体脂肪の面積	284.4 cm²
体格指数（BMI）	25.9
身長	166.8 cm
体重	72 kg
ウエスト周囲径	84 cm
理想の標準体重	61.2 kg

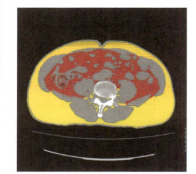

検査日： 2012 年 03 月 08 日
【今回のあなたの CT 写真と検査結果】

内臓脂肪の面積	109.7 cm²
皮下脂肪の面積	176.7 cm²
全体脂肪の面積	286.4 cm²
体格指数（BMI）	24.1
身長	166 cm
体重	66.5 kg
ウエスト周囲径	80 cm
理想の標準体重	60.6 kg

（自院例）

1）食事

▶**表7** 動脈硬化性疾患予防のための食事指導

● 総エネルギー摂取量（kcal/日）は，一般に 　**標準体重〔（身長 m）² × 22 kg〕× 身体活動量（軽い労作：25〜30，普通の労作：30〜35，重い労作：35〜）** 　とする
● 脂質エネルギー比率を 20〜25％，飽和脂肪酸エネルギー比率を 4.5％以上 7％未満，コレステロール摂取量を 200 mg/日未満に抑える
● n-3系多価不飽和脂肪酸の摂取を増やす
● 工業由来のトランス脂肪酸の摂取を控える
● **炭水化物エネルギー比を 50〜60％**とし，**食物繊維の摂取を 25 g/日以上**に増やす
● **食塩の摂取は 6 g/日未満**を目標にする
● **アルコールの摂取を 25 g/日以下**に抑える

2）運動

▶表8　運動療法指針

種類	**有酸素運動を中心に実施**する（ウォーキング，速歩，水泳，エアロビクスダンス，スロージョギング，サイクリング，ベンチステップ運動など）
強度	**中等度以上を目標**にする*
頻度・時間	**毎日合計30分以上を目標**に実施する（少なくとも週に3日は実施する）
その他	運動療法以外の時間も**こまめに歩く**など，できるだけ座ったままの生活を避ける

*中等度：
- **通常速度のウォーキング（＝歩行）に相当する運動強度**
- メッツ（METs：安静時代謝の何倍に相当するかを示す活動強度の単位）では一般的に**3メッツ（歩行）**であるが，個々人の体力により異なる
- 運動中の主観的強度として**ボルグ・スケール11〜13（楽である〜ややきつい）**

（文献1より引用，赤字は著者による）

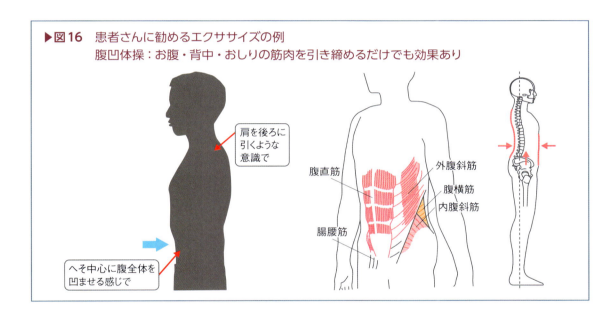

▶図16　患者さんに勧めるエクササイズの例
　　　　腹凹体操：お腹・背中・おしりの筋肉を引き締めるだけでも効果あり

❻ 薬物療法

　動脈硬化性疾患の薬物療法は，高血圧（1章2），脂質異常症（1章3），糖尿病（1章4），高尿酸血症（1章5），慢性腎臓病（1章6）などの各項目を参照．

❼ 包括的リスク評価・管理の実際

　脳心血管病予防には，喫煙，脂質異常症，高血圧，糖尿病など主要危険因子の管理を早期から包括的に行うべきである．食事療法，運動療法や禁煙などの生活習慣の改善は脳血管病予防の基本であり，薬物療法の導入後も指導を継続することが重要である．

▶表9　危険因子と個々の病態に応じた管理目標の設定

危険因子	管理目標
高血圧	①**75歳未満：　＜130/80 mmHg（家庭血圧＜125/75 mmHg）** ②75歳以上：　＜140/90 mmHg（家庭血圧＜135/85 mmHg） 　忍容性があれば　＜130/80（家庭血圧＜125/75 mmHg）をめざす ③**糖尿病合併または蛋白尿陽性のCKD合併：＜130/80 mmHg（家庭血圧＜125/75 mmHg）**
糖尿病	①血糖正常化をめざす際のコントロール指標：HbA1c＜6.0％ ②**合併症予防のためのコントロール指標：HbA1c＜7.0％** ③治療強化が困難な場合のコントロール指標：HbA1c＜8.0％
脂質異常症	下記に加えすべてのリスクカテゴリーで，**HDL-C≧40 mg/dL， TG＜150 mg/dL（空腹時），TG＜175 mg/dL（随時）** 低リスク：LDL-C＜160 mg/dL（non-HDL-C＜190 mg/dL） 中リスク：LDL-C＜140 mg/dL（non-HDL-C＜170 mg/dL） 高リスク：LDL-C＜120 mg/dL（non-HDL-C＜150 mg/dL）
肥満	**3～6カ月での体重あるいはウエスト周囲長の3％以上の減**による高血圧，糖尿病，脂質異常症の改善

高齢者では独居や介護の状況などの生活環境，日常生活動作（ADL），認知機能，QOLなど個々の事情を勘案し，管理目標を立てる
（文献14，15を参考に作成）

▶表10　専門医等への紹介必要性の判断

	専門医等への紹介が必要な場合
①脳卒中/一過性脳虚血発作（TIA）・冠動脈疾患・心房細動等の不整脈・大動脈疾患や末梢動脈疾患（PAD）の既往や合併が疑われる場合	
②高血圧	**二次性高血圧疑い**（若年発症，急激な発症など），妊娠高血圧症候群，高血圧緊急症・切迫症疑い（未治療で拡張期血圧≧120 mmHg），治療中ではあるが**≧180/110 mmHgまたは3剤併用でも降圧目標未達成**
③糖尿病	**1型糖尿病**，HbA1c≧8.0％，空腹時血糖≧200 mg/dL（または随時血糖≧300 mg/dL），**急性合併症（高血糖緊急症），妊娠糖尿病**
④脂質異常症	LDL-C≧180 mg/dL，HDL-C＜30 mg/dL，空腹時TG≧500 mg/dL，non-HDL-C≧210 mg/dL，**原発性脂質異常症疑い，二次性（続発性）脂質異常症疑い**
⑤慢性腎臓病（CKD）	**高度蛋白尿（蛋白尿/クレアチニン比≧0.5 g/gCr，または試験紙法で≧2＋）** **蛋白尿と血尿がともに陽性（試験紙法で≧1＋）** eGFR＜50 mL/分/1.73 m²（40歳未満では＜60，腎機能の安定した70歳以上では＜40）を認める場合*
⑥肥満	**高度肥満（BMI≧35），二次性肥満（症候性肥満）疑い**

＊：2017年に日本腎臓学会では年齢による区別をなくし，eGFR＜45 mL/分/1.73 m²に改定した
TIA：transient ischemic attack（一過性脳虚血発作），PAD：peripheral arterial disease（末梢動脈疾患）
（文献14より引用）

◆ 文　献

1）「動脈硬化性疾患予防ガイドライン 2022 年版」（日本動脈硬化学会／編），日本動脈硬化学会，2022
https://www.j-athero.org/jp/wp-content/uploads/publications/pdf/GL2022_s/jas_gl2022_3_230210.pdf

2）「日本内科学会雑誌 Vol.102 No.2 動脈硬化症：診断と治療の進歩」（梅村 敏／企画），日本内科学会，2013

3）「日本内科学会雑誌 Vol.112 No.2 動脈硬化 Update」（平田健一／企画），日本内科学会，2023

4）「動脈硬化診療のすべて」（日本医師会／編），南江堂，2019

5）「健康読本もっと もっと健康!! ず～っと元気!!」（日本総合健診施設協議会／編），日本総合健診施設協議会，2004

6）「G ノート Vol.5 No.2 動脈硬化御三家」（南郷栄秀／編），羊土社，2018

7）Ninomiya T, et al：Impact of metabolic syndrome on the development of cardiovascular disease in a general Japanese population: the Hisayama study. Stroke, 38：2063-2069, 2007

8）Ogihara T, et al：Relationship between the achieved blood pressure and the incidence of cardiovascular events in Japanese hypertensive patients with complications: a sub-analysis of the CASE-J trial. Hypertens Res, 32：248-254, 2009

9）Khaw KT, et al：Association of hemoglobin A1c with cardiovascular disease and mortality in adults: the European prospective investigation into cancer in Norfolk. Ann Intern Med, 141：413-420, 2004

10）Iso H, et al：Serum triglycerides and risk of coronary heart disease among Japanese men and women. Am J Epidemiol, 153：490-499, 2001

11）厚生労働省生活習慣病対策室：生活習慣病のイメージ.
https://www.mhlw.go.jp/bunya/kenkou/seikatsu/pdf/ikk-a20.pdf

12）厚生労働省：生活習慣病健診・保健指導の在り方に関する検討会（第2回会議），資料3（野口先生資料）メタボリックシンドロームの概念を導入した健診・保健指導の実施について～健康尼崎市職員21を例に～. 2005
https://www.mhlw.go.jp/shingi/2005/08/s0804-3c.html

13）佐藤 徹：頸動脈狭窄症. 日本医師会雑誌，148：295-297，2019

14）脳心血管病予防に関する包括的リスク管理合同会議：脳心血管病予防に関する包括的リスク管理チャートについて. 日本内科学会雑誌，104：824-864，2015

15）「高血圧診療ガイド 2020」（日本高血圧学会高血圧診療ガイド 2020 作成委員会／編），文光堂，2020

第1章 生活習慣病

2 高血圧

❶ 高血圧

高血圧の患者数は4,000万人を超えており，高血圧に起因する死亡数は年間10万人を超えると推定される．

血圧が高いほど，脳卒中，心筋梗塞，心疾患，慢性腎臓病（CKD），

CKD : chronic kidney disease（慢性腎臓病）

▶図1 高血圧治療ガイドラインによる分類（診察室血圧）

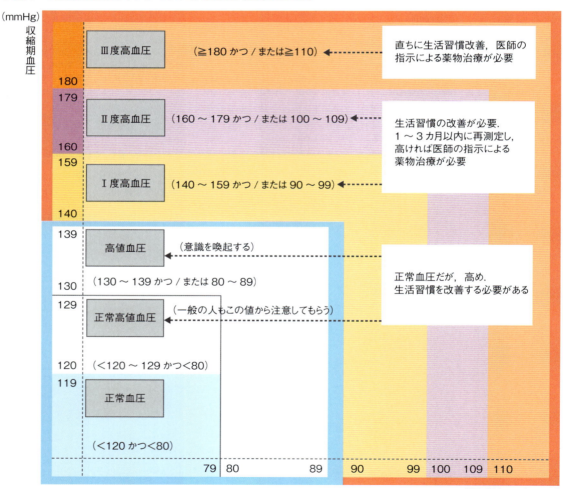

カッコ内：収縮期血圧／拡張期血圧（mmHg）
収縮期血圧と拡張期血圧が異なる分類に属する場合は高い方の分類に区分する
※家庭血圧の基準は，診察室血圧より **5を引く**
（文献10を参考に著者作成）

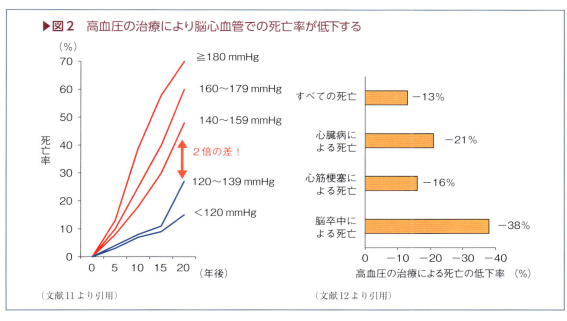

▶図2 高血圧の治療により脳心血管での死亡率が低下する

認知症などの最も大きな危険因子となる．降圧治療の最終目的は，脳心血管病症の予防である（図2）．

　高血圧には原因が明らかでない本態性高血圧（90％前後）と特定の原因のある二次性高血圧（10％前後）の2種類がある．二次性高血圧の頻度は以前に考えられていたよりも高く，高血圧の初診でみえた時には常に念頭に置いておく必要がある．

- 本態性高血圧は，もともと高血圧になりやすい体質や，塩分摂取過多，運動不足，肥満，喫煙や睡眠不足，ストレスなどの要因が考えられる．
- 二次性高血圧の原因疾患として，内分泌性，腎性，睡眠時無呼吸症候群，甲状腺機能亢進症，薬剤の副作用などがある＊．

＊二次性高血圧のスクリーニングについては後述の❻参照．

1）降圧目標

　日本高血圧学会による高血圧治療ガイドライン2019（JSH2019）では，75歳未満では，脳血管障害やCKD（尿蛋白陰性）がなければ，診察室血圧130/80 mmHg，家庭血圧125/75 mmHg未満をめざす．75歳以上では，診察室血圧140/90 mmHg未満，家庭血圧135/85 mmHg未満をめざす．

▶表1　年齢・病態別の降圧目標（文献10を参考に作成）

		診察室血圧	家庭血圧
75歳未満	目　標	130/80 mmHg未満	125/75 mmHg未満
	ただし，以下の病態では，右の値を目標とする． ・脳血管障害（両側頸動脈狭窄や脳主幹動脈閉塞あり，または未評価） ・尿蛋白陰性のCKD	140/90 mmHg未満 130/80 mmHg未満への降圧は個別に判断	135/85 mmHg未満 125/75 mmHg未満への降圧は個別に判断
75歳以上	目　標	140/90 mmHg未満	135/85 mmHg未満
	ただし，以下の病態では，右の値を目標とする． ・脳血管障害（両側頸動脈狭窄や脳主幹動脈閉塞なし） ・冠動脈疾患・尿蛋白陽性のCKD・糖尿病・抗血栓薬内服中	忍容性があれば 130/80 mmHg未満	忍容性があれば 125/75 mmHg未満

2) 家庭血圧の重要性

　脳卒中や心筋梗塞などの脳心血管病の発症を予防する方法として，診察室血圧よりも家庭血圧の方が優れていることから家庭血圧の測定が勧められる．

　脳心血管イベントの発症リスク（ハザード比）をみると，非高血圧に比して，白衣高血圧（1.3），持続性高血圧（2.3），仮面高血圧（2.1）となる[13]．

　未治療の仮面高血圧の脳心血管イベントリスクは持続性高血圧と同等であり，高血圧と考え対応する必要がある．

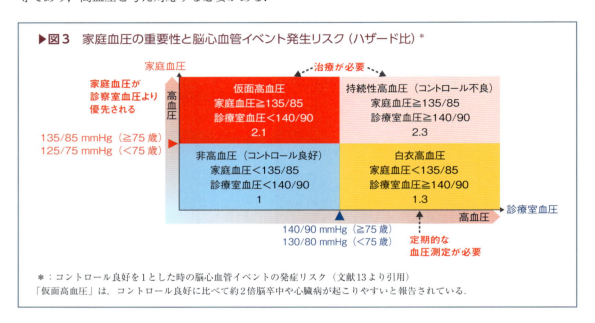

▶図3　家庭血圧の重要性と脳心血管イベント発生リスク（ハザード比）*

＊：コントロール良好を1とした時の脳心血管イベントの発症リスク（文献13より引用）
「仮面高血圧」は，コントロール良好に比べて約2倍脳卒中や心臓病が起こりやすいと報告されている．

3) 血圧日内変動パターンとその異常

　non-dipperやriserでは，脳心血管死亡リスクが高い．

▶表2　血圧日内変動パターンとその異常

血圧日内変動のタイプ	夜間血圧
正常 dipper	夜間血圧は昼間の覚醒時に比して，10〜20%低下する
non-dipper	夜間の血圧低下が0〜10%と少ない型
riser	夜間に血圧が上昇を示す型

4) 仮面高血圧に含まれる病態とその因子

　仮面高血圧の検出には，通常の朝・夕の家庭血圧の測定に加え，昼間時間帯や夜間睡眠中や，必要時に応じてABPMの測定が望まれる．

ABPM：ambulatory blood pressure monitoring（自由行動下血圧測定）

▶表3　仮面高血圧に含まれる病態とその因子（文献10を参考に作成）

病態	因子
診察室血圧＜140/90 mmHgかつ 早朝高血圧≧135/85 mmHg （夜間高血圧から移行するタイプと朝方に急峻に血圧が上昇するサージタイプがあり，両者とも脳心血管病リスクとなる）	● アルコール ● 喫煙 ● 寒冷 ● 起立性高血圧 ● 加齢 ● 血管スティフネスの増大 ● 睡眠時無呼吸症候群 ● 持続時間不十分な降圧薬
昼間高血圧（ストレス下高血圧） ≧135/85 mmHg	● 職場や家庭での精神的・肉体的ストレス ● 夜間交代勤務者（シフトワーカー） ● 喫煙
夜間高血圧≧120/70 mmHg	● 睡眠時無呼吸症候群 ● 循環血液量の増加（心不全・腎不全） ● 認知機能低下 ● 脳血管障害 ● 高食塩摂取 ● 不眠症・抑うつ状態

■ 一口メモ：血圧に関する基礎知識

1）脈圧

脈圧＝収縮期血圧－拡張期血圧（正常値40〜60 mmHg）

① 脈圧が大きい：血管の弾力性が失われている状態

　高齢になると動脈硬化により収縮期血圧が上昇し，血管の進展性が低下し，拡張期圧が低下することで脈圧が大きくなる．

② 脈圧が小さい：拡張期血圧が高い場合がほとんど

　原因としてストレスや喫煙，飲酒，肥満，脂質異常症などによって末梢循環不全を生じる．

　収縮期血圧が正常値内である場合，大動脈の動脈硬化はそれほど進んでいないものの，末梢血管の抵抗性が高く，比較的若い人にみられる高血圧．

　カルシウム拮抗薬やα_1拮抗薬などで治療を行うことがある．

③ 平均血圧＝脈圧（収縮期血圧－拡張期血圧）÷3＋拡張期血圧（正常値は90 mmHg以下）

2）上腕血圧の左右差

収縮期血圧20 mmHg/拡張期血圧10 mmHg以上の左右差がみられ，再現性があれば有意

　原因疾患として，大動脈炎症候群（高安病），解離性動脈病変の左右主要枝への波及，鎖骨下動脈のアテローム性硬化病変などが考慮される．

3）M/E比（morning/evening比）

家庭内血圧計を用いた薬効評価法：

朝の服用前と服用後12時間後の降圧比が1に近いほど，確実に24時間効いていることを意味する

　最適な服薬時刻（朝食後から夕食後あるいは就寝前に変更）や持続性薬剤への変更を検討する．

4）食塩感受性の亢進

　食塩感受性を臨床現場で正確に診断することは難しい．利尿薬を投与して血圧が下がる場合に，食塩感受性があるという治療的診断が行われる．

Na貯留に基づく体液量貯留型の判断として，血清レニンが1 pg/mL/hr以下，hANPが50 pg/mL以下が参考になる．

❷ 合併症を有する高血圧の管理

▶表4　合併症を有する高血圧に対する降圧薬の積極的適応

合併症		Ca拮抗薬 アムロジン® アダラート®CR	ARB/ACE阻害薬 ブロプレス® レニベース®	サイアザイド利尿薬 フルイトラン® （アルダクトン®A）	β遮断薬 アーチスト® メインテート®
脳血管障害慢性期		○	○	○*1	
左室肥大		○	○		
LVEFの低下した心不全			○*2	○ （サイアザイド利尿薬）	○*2
頻脈		○ （非ジヒドロピリジン系）			○*3
狭心症		○			
心筋梗塞後			○		○
CKD	蛋白尿（−）	△*4	○*5	○*6	
	蛋白尿（＋）	△	○*5	○*6	
糖尿病		○	○	△	
脂質異常症		○	○	△	△
高尿酸血症		○	○ （ロサルタンは尿酸値を下げる）	△	
末梢動脈疾患		○	○	△	△
誤嚥性肺炎			○ （ACE阻害薬）		×
骨粗鬆症				○*7 （サイアザイド利尿薬）	

○：積極的適応，△：慎重投与，×：禁忌
＊1：脱水に注意
＊2：少量から開始し臨床経過を観察しながら慎重に投与
＊3：冠攣縮性狭心症では増悪する可能性があるため，Ca拮抗薬を併用するなど慎重に投与
＊4：ARB/ACE阻害薬で降圧不十分な場合，臓器血流の増加が期待できるCa拮抗薬を併用する
＊5：Cr 2.0 mg/dL以上は慎重投与
＊6：eGFR＞30 mL/分/1.734 m²以上でサイアザイド利尿薬を，以下でループ利尿薬を使用
＊7：サイアザイド系利尿薬により遠位尿酸管でのカルシウムの再吸収が行われ血中カルシウムが増加する
（著者作成）

1) 脳血管障害

▶表5　脳血管障害

合併症	
脳梗塞超急性期	血栓融解療法：治療24時間以内は180/105 mmHg未満に保つ 未施行時：積極的降圧は避ける
脳出血	早期に収縮期血圧を140 mmHg未満に降下させる
くも膜下出血	積極的な降圧（前値の80％を目安）

2) 心疾患

▶表6　心疾患

合併症	
心肥大	ARB/ACE阻害薬，Ca拮抗薬は退縮効果あり
安定冠動脈疾患 労作時狭心症 安静型狭心症 心筋梗塞後 冠動脈疾患の二次予防	二次予防に，降圧目標130/80 mmHg未満 第1選択薬は，β遮断薬と長時間作用型Ca拮抗薬 第1選択薬は，Ca拮抗薬 β遮断薬，RA系阻害薬，MR拮抗薬（MRA）が死亡率を減少させ，予後を改善する 降圧療法とともに，抗血小板療法，スタチンによる高LDL低下療法，糖尿病の管理，禁煙など
心不全 HFrEF（左室駆出率低下）	標準治療として，RA系阻害薬・β遮断薬：高血圧治療の1/4～1/2量から緩徐に増量する MR拮抗薬（MRA）：少量から緩徐に増量する 臓器うっ血や予防には利尿薬を用いる
HFpEF（左室駆出率保全）	心不全再入院抑制のために収縮期血圧130mmHg未満とする 利尿薬による適切な体液量管理
心房細動	収縮期血圧130 mmHg未満で心房細動発症の抑制，適切な抗凝固療法

3) 慢性腎臓病（CKD）

▶表7　CKD患者における降圧目標と第1選択薬

		降圧目標	第1選択薬
尿蛋白（−）	糖尿病（−）	140/90 mmHg未満	RA系阻害薬，Ca拮抗薬，利尿薬
	糖尿病（＋）	130/80 mmHg未満	RA系阻害薬，Ca拮抗薬，利尿薬
尿蛋白（＋） （糖尿病を含む）		130/80 mmHg未満	RA系阻害薬

・蛋白尿：軽度尿蛋白（0.15 g/gCr）以上を「蛋白尿（＋）」と判定する．糖尿病では微量アルブミン尿（30 mg/gCr以上）で陽性とする．
・GFR 30 mL/分/1.73 m² 未満，**高齢者ではRA系阻害薬は少量から投与を開始する**
・利尿薬：GFR 30 mL/分/1.73 m² 以上は**サイアザイド系利尿薬**，それ未満は**ループ利尿薬**を用いる
・蛋白尿（＋）のCKD，糖尿病では130/80 mmHg以上の場合，臨床的に高血圧と判断する

4) 糖尿病

- 降圧目標は，診察室血圧で130/80 mmHg未満，家庭血圧で125/75 mmHg未満
- 微量アルブミン尿や蛋白尿を合併する場合は，ARB，ACE阻害薬が優先される
- 降圧目標の達成には，Ca拮抗薬，少量のサイアザイド系利尿薬の併用が有用

❸ 高血圧の治療：生活習慣の改善

　食事，運動，嗜好品などの生活習慣を修正することで高血圧の予防や改善が期待できる．

　減塩指導（6 g／日）でおよそ5 mmHg降圧，運動指導でおよそ3 mmHg降圧，節酒で2〜3 mmHg降圧，減量で1 kgにつき約1 mmHg降圧効果を認める．

> ① 食塩制限：1日6 g未満
> ② 野菜・果物の積極的摂取＊：
> 　飽和脂肪酸，コレステロールの摂取を控える
> 　多価不飽和脂肪酸，低脂肪乳製品の積極的摂取
> ③ アルコール摂取量の制限：
> 　エタノールとして男性20〜30 mL／日以下，女性10〜20 mL／日以下（ビール大びん1本，焼酎お湯割り1杯，ワイングラス2杯，ウイスキーシングル2杯程度まで）
> ④ 適正体重の維持：BMI 25未満
> ⑤ 運動療法：有酸素運動を毎日30分，または180分／週以上行う
> ⑥ 禁煙
> ⑦ 良質の睡眠：睡眠不足も血圧上昇の一因となる
> ⑧ ストレス管理：精神的・肉体的ストレスの対処
> ⑨ 寒冷対策：冬季の寒さは血圧を上昇させるため，着衣や暖房の工夫

＊カリウム制限が必要な腎障害患者では，野菜・果物の積極的摂取は推奨しない．

＊エネルギー制限の必要な肥満や糖尿病患者では，果物摂取は80 kcal／日程度にとどめる．

1) 食塩摂取量の評価

・食塩摂取量状況を把握することで減塩を意識し良好な高血圧管理の実現につながる．
・随時尿で尿中Naと尿中Crを測定することで，1日食塩摂取量を簡単に評価することが可能＊．

＊検査会社に依頼すると，尿中NaとCr検査を測定すると1日食塩摂取量を計算し報告してくれる．

▶図4　随時尿を用いた食塩摂取量の予測値

24 時間尿 Na 排泄量予測値＝21.98× $\left[\text{随時尿 Na} \div \text{随時尿 Cr} \div 10 \times 24 \text{時間尿 Cr 排泄量予測値}^{*} \right]^{0.392}$
（mEq／日）　　　　　　　（mEq／日）　　（mg/dL）

＊24 時間尿 Cr 排泄量予測値（mg／日）：体重（kg）×14.89＋身長（cm）×16.14−年齢×2.04−2244.45

予測値を算出する計算式は複雑だが，必要な検査値を入力するだけで簡単に算出できるようにExcelで設定したり，専用の計算機を活用したりするなどして減塩指導に上手に活用しよう

2） 高血圧の食事療法の中心は減塩

- 1日の塩分摂取量を6gに制限するのが理想的
- 日本人の1日の塩分摂取量は平均して10.2g

2）-❶ 今，食べているものから引き算感覚でまず減塩

2）-❷ 料理をひと工夫して減塩を徹底

- みそ汁やスープは，だしをきかせ塩を控えて具を多くする．
- 香辛料や酸味などで味の工夫をする．
- 調味料は計算して管理する．

2）-❸ ナトリウムを追い出すカリウムを摂取する

- カリウムを十分とると，カリウムが細胞に取り込まれその結果，ナトリウムが追い出されて血圧の上昇を防ぐ．
- カリウムは野菜や果物に多く含まれる．

3） 降圧不十分例には利尿薬を追加

食塩摂取量が多い患者，高齢者や肥満といった食塩感受性が高い患者には，ARB+利尿薬併用が有用．

❹ 高血圧の薬物療法の基本

高値血圧レベル（130/80 mg/Hg）以上では，正常血圧レベルより有意に脳心血管病リスクが上昇するため，可能であれば正常高値血圧（130/80 mg/Hg）以下を目標とする．脳心血管病リスクの抑制効果は，使用される薬剤の種類よりも降圧度の大きさに比例する．

▶表8　高血圧の薬物療法の基本

1）合併症のない高血圧に対しては，第1選択薬としてCa拮抗薬，ARB，ACE阻害薬，利尿薬の中から選択する．
2）積極的適応のある疾患に関しては，積極的に使用することが推奨されている薬剤から選択する．
3）高カリウム血症がある場合は，ARB，ACE阻害薬は慎重に投与する．
4）低ナトリウム血症，低カリウム血症が疑われる病態では，サイアザイト系利尿薬は禁忌である．高齢者で食欲不振，下痢・嘔吐時には体液中のナトリウム，カリウムが減少しやすくなるので注意．
5）高齢者にRA系抑制薬と利尿薬を併用する時は，急性腎不全や過度の降圧をきたすことがあり注意が必要．
6）妊娠にはARBとACE阻害薬は胎児毒性があり禁忌．中枢性交感神経抑制薬メチルドパは，妊娠初期から妊娠経過のすべての期間で使用可．降圧が不十分な場合，$\alpha\beta$遮断薬ラベタロール（トランデート®），長時間作用型ニフェジピン（アダラート®CR），血管拡張薬ヒドララジン（アプレゾリン®）を併用する．
7）降圧薬は1日1回投与が原則であるが，トラフ時（次回の服薬直前）の血圧が高い場合，朝内服を夕もしくは就寝前内服に変更したり，朝・夕もしくは就寝前の2回に分服することを試みる．
8）降圧効果が不十分な場合，増量するか，種類の異なる降圧薬を併用することを心がける．
9）治療抵抗性高血圧の場合，二次性高血圧，腎機能低下，体液量増加，ストレス，薬剤性高血圧などの要因を考慮する．十分な問診を行い，生活習慣の改善や服薬指導を行う．

▶表9 主な降圧薬選択のポイントと副作用・注意点

		治療に向く人	副作用・注意点
血管を拡張させる薬	カルシウム拮抗薬（CCB）	・高齢者 ・脳卒中, 心血管病 ・糖尿病, メタボリック症候群（Mets）	・動悸, 頭痛, 顔面紅潮, むくみ ・歯肉増生, 便秘 ・房室ブロックのある人には使用不可 （塩酸ジルチアゼムの場合）
	アンジオテンシンⅡ受容体拮抗薬（ARB）	・高齢者 ・脳卒中, 心血管病, 心不全 ・糖尿病, Mets ・CKD	・高K血症 ・妊娠中は使えない
	ACE阻害薬	・高齢者 ・脳卒中, 心血管病, 心不全 ・糖尿病, Mets ・CKD	・空咳 ・味覚障害 ・血管浮腫 ・妊娠中は使えない
	α遮断薬	・早朝高血圧の人 ・前立腺肥大症のある人 ・ストレスの多い人	・起立性低血圧 （立ちくらみ, めまい, 動悸, 失神, 尿漏れ） ・少量より漸増, 特に高齢者で注意
両方の作用	ARB/NEP阻害薬（ARNI）	・心不全 ・難治性高血圧 （ACE阻害薬・ARBより切り替え）	・低血圧 ・高K血症 ・腎障害
血流量を減らす薬	利尿薬（サイアザイド系利尿薬・ループ利尿薬）	・高齢者 ・食塩摂取量の多い人 ・他の薬で降圧効果のない人	・脱水 ・低K血症, 低Na血症 ・高尿酸血症, 痛風発作 ・耐糖能異常, 脂質代謝異常
	MR拮抗薬（MRA）	・原発性アルドステロン症 ・心不全 ・他の薬で降圧効果のない人	・高K血症 ・女性化乳房, 月経痛, 勃起不全 （セララ・ミネブロは副作用が少ない）
	β遮断薬	・若年・中年層 ・ストレスの多い人 ・心血管病, 心不全	・気管支喘息発作 ・徐脈, 房室ブロック, ・攣縮性狭心症ではCCBを併用 ・心不全 ・耐糖能異常, 脂質代謝異常

 ＝ ✕

血圧 ＝ 末梢血管抵抗 ✕ 心拍出量

↓ ↑ ↑

高血圧　　　　　　動脈硬化　　　　　　循環血液量増加
心血管イベント　　（血管のリモデリング）　・体液貯蓄
（RAS↑）　　　　　　　　　　　　　　　　・食塩感受性

（著者作成）

❺ 降圧薬の主な作用機序と副作用（表9）

1) カルシウム拮抗薬（CCB）（表10）

　長時間作用型のDH系カルシウム（Ca）拮抗薬は，強力な降圧作用と臓器血流保持効果に優れるため，多くの症例で第1選択薬として用いられる．

　副作用としては，血管拡張に伴う低血圧，動悸，頭痛，ほてり感，顔面紅潮，浮腫*などと，便秘，歯肉増生などがみられる．マクロライド系抗菌薬，グレープフルーツなどは降圧効果を増強し，フェノバルビタール，カルバマゼピン，リファンピシンなどは降圧効果が減弱する．

CCB ： calcium channel blocker（カルシウム拮抗薬）

＊CCBによる浮腫の対策は後述の❾-1）参照．

▶表10　カルシウム拮抗薬（CCB）

分類	一般名	商品名	投与回数	低用量	通常用量	高用量	備考
ジヒドロピリジン系							
L型	アムロジピン	アムロジン® ノルバスク®	1		2.5 mg	5〜10 mg	最も長時間作用型，多く使用される
	ニフェジピン	アダラート®CR	1〜2	10 mg	20 mg	40〜80 mg	徐放錠，長時間使用型 単独では最も降圧効果が高い
	ニカルジピン	ペルジピン®LA	2		20 mg	40 mg	脳血管特異的，頭蓋内出血に禁忌 徐放性（カプセル）
	マニジピン	カルスロット®	1		5 mg	10〜20 mg	
T型＋L型	アゼルニジピン	カルブロック®	1		8 mg	16 mg	降圧作用は緩徐で持続的，頻脈を起こしにくい 尿蛋白改善作用
	ニルバジピン	ニバジール®	2		2 mg	4 mg	冠・脳血管拡張作用が強い 脳血管特異的 頭蓋内出血に禁忌
	エホニジピン	ランデル®	1〜2		20 mg	40〜60 mg	頻脈を起こしにくい，尿蛋白改善作用
N型＋L型	シルニジピン	アテレック®	1		5 mg	10〜20 mg	頻脈を起こしにくい，尿蛋白改善作用，腎保護作用
N型＋L型＋T型	ベニジピン	コニール®	1		2 mg	4〜8 mg	半減期が短い，尿蛋白改善作用，降圧作用が穏やか，冠攣縮の予防効果は他剤より有効
ベンゾチアゼピン系							
	ジルチアゼム	ヘルベッサー®R	1		100 mg	200 mg	降圧効果は弱いが徐脈効果は強い R：長時間効果持続

L型：long-lasting型（不活性化速度が遅い）
T型：transient型（不活性化速度が速く一過性）
N型：nueral型（神経終末などに存在）

2）アンジオテンシンⅡ受容体拮抗薬（ARB）

アンジオテンシンⅡの働きを抑えることで，末梢血管を拡げ，体液貯留を抑制することで血圧を下げる．

脱水・減塩などでRA系が亢進している状態では，過度な降圧と腎機能障害を伴うことがあり注意が必要．

高齢者やCKD患者では，eGFR 30 mL/分/1.73 m² 未満では腎機能を悪化させるので，低用量から慎重に開始する．**妊婦や授乳婦への投与は禁忌**．

> ARB ： angiotensin Ⅱ receptor blocker（アンジオテンシン受容体拮抗薬）
>
> ARBによる浮腫の対策は後述の❾-2）参照．

▶表11　アンジオテンシンⅡ受容体拮抗薬（ARB）

	一般名	商品名	投与回数	低用量		通常用量	高用量	備考
弱い↑	ロサルタン	ニューロタン®	1	25 mg		50 mg	100 mg	尿酸低下作用 2型糖尿病性腎症に適用
	カンデサルタン	ブロプレス®	1	2 mg	4 mg	8 mg	12 mg	慢性心不全 腎障害を伴う場合2 mgから開始
降圧効果	バルサルタン	ディオバン®	1	20 mg	40 mg	80 mg	160 mg	半減期が比較的短い ATタイプ1受容体選択性が高い
	テルミサルタン	ミカルディス®	1	20 mg		40 mg	80 mg	長時間作用型，胆汁排泄型 PPARγ活性化作用
	オルメサルタン	オルメテック®	1	5 mg	10 mg	20 mg	40 mg	降圧効果が強い ATタイプ1受容体高親和性
↓強い	イルベサルタン	アバプロ® イルベタン®	1	50 mg		100 mg	200 mg (100 mg×2)	腎症
	アジルサルタン	アジルバ®	1	10 mg		20 mg	40 mg	強い降圧作用，長時間作用 夜間高血圧にも有効

▶表12　ARB/NEP 阻害薬（ARNI）

一般名	商品名	投与回数	低用量	通常用量	高用量	備考
サクビトリルバルサルタンナトリウム	エンレスト® 50 mg・100 mg・200 mg （バルサルタンそれぞれ25.7 mg/51.4 mg/102.8 mg含有）	1	100 mg	200 mg	400 mg	ACE阻害薬，ARBから切り替え慢性心不全に適応 心不全では100 mg/日 1日2回から治療開始 低血圧，高K血症，腎障害に注意 血管浮腫，重度の肝障害は禁忌

＊血管浮腫発現を防ぐため，ACE阻害薬 ⇄ 本剤の切り替えには36時間の間隔をあけること．

＊ARNIはRA系阻害薬とサイアザイド利尿薬の併用薬の位置づけと推測される（後述❽参照）．過度な血圧低下のおそれあり，原則として高血圧治療の第1選択薬としないこと．

3) アンジオテンシン変換酵素（ACE）阻害薬

　アンジオテンシンⅡの産生を抑えることで末梢血管を拡げ血圧を下げる．CKD患者の腎保護作用と心不全・左室肥大の改善効果がある．

　副作用としてはブラジキニン作用による空咳がみられるが，逆に誤嚥性肺炎の予防効果となる．重大な副作用としては血管神経性浮腫があり，糖尿病治療薬DPP-4阻害薬の併用で増加する．**妊婦への投与は禁忌．**

ACE : angiotensin converting enzyme（アンジオテンシン変換酵素）

▶**表13**　アンジオテンシン変換酵素（ACE）阻害薬

一般名	商品名	投与回数	低用量	通常用量	高用量	備考
エナラプリル	レニベース®	1		5 mg	10 mg	心不全の適応あり，広く使用される 慢性心不全，持続性，プロドラッグ 腎性高血圧，腎血管性高血圧
イミダプリル	タナトリル®	1	2.5 mg	5 mg	10 mg	空咳の発現頻度が低い 糖尿病性腎症，腎実質性高血圧症に適用 高齢者は2.5 mgから開始
ペリンドプリル	コバシル®	1	2 mg	4 mg	8 mg	作用時間が長い：持続性（T/P比100%） 血管リモデリングの改善作用
リシノプリル	ロンゲス®	1	2.5 mg	10 mg	20 mg	24時間安定した降圧効果，心不全の適応 高齢者・慢性心不全は2.5 mgより開始
テモカプリル	エースコール®	1	1 mg	2 mg	4 mg	胆汁，腎排泄 腎実質性高血圧症，腎血管性高血圧症
カプトプリル	カプトリル®R（徐放カプセル）	2		18.75 mg	37.5 mg	1日2回，長時間作用型，徐放性 空咳2%（朝方に多い）

＊カプトリル®（錠剤）は短期作用型．主に負荷試験や速効性を目的とする．

4) 利尿薬（表14）

　サイアザイド系利尿薬は塩分や循環血液量を減少させ，長期的には末梢血管抵抗を低下させ血圧を下げる．少量（通常用量の1/4～1/2）から投与することにより，副作用の発現を抑えて良好な降圧効果が得られる．

　ループ利尿薬は利尿作用は強いが降圧作用は弱い．使用に伴い高尿酸血症，脂質異常症，耐糖能異常など代謝系や電解質異常（低ナトリウム血症，低カリウム血糖，低マグネシウム血症）への悪影響がみられる．

5) MR拮抗薬（MRA）

　アルドステロンに拮抗し，カリウム排泄抑制とナトリウム排泄促進により血圧を下げる．臓器保護効果あり，治療抵抗性血圧にも有効，高尿酸血症にも使用可．

　原発性アルドステロン症の中心的薬剤．サイアザイド系利尿薬としばしば併用される．

　スピロノラクトン（SPL）には女性化乳房，月経痛，勃起不全，などの副作用があるが，エプレレノン（EPL），エサキセレノンには少ない．

MRA : mineralcorticoid receptor antagonist（ミネラルコルチコイド受容体拮抗薬）
SPL : spironolactone（スピロノラクトン）
EPL : eplerenone（エプレレノン）
esaxerenone：エサキセレノン

▶表14 利尿薬

分類	一般名	商品名	投与回数	用量	備考
サイアザイド系利尿薬	トリクロルメチアジド	フルイトラン®	1〜2	1日0.5〜2 mg	わが国で多用，少量から始め徐々に増量
	ヒドロクロロチアジド	ヒドロクロロチアジド	1〜2	1日6.25〜25 mg, 最大50 mg	少量から始め徐々に増量
サイアザイド系類似薬	インダパミド	ナトリックス®	1	1日0.5〜2 mg	海外臨床試験で多用 脂質への悪影響少ない 少量から始め徐々に増量
	メフルシド	バイカロン®	1〜2	1日25〜50 mg	少量から始め徐々に増量
ループ利尿薬	フロセミド	ラシックス®	1	(10〜40 mg)	利尿作用は強いが，降圧効果は弱く，持続も短い 腎機能を悪化させない，心不全・腎不全合併高血圧によく使用
MR拮抗薬	スピロノラクトン	アルダクトン®A	1	1日25〜50 mg	高血圧症（本態性，腎性），心性浮腫 女性化乳房，高K血症に注意
	エプレレノン	セララ®	1	1日50〜100 mg	女性化乳房の副作用が少ない，高K血症に注意 慢性心不全に適応
	エサキセレノン	ミネブロ®	1	1日2.5〜5 mg	選択性が高くアゴニスト作用をもたない，女性化乳房，月経痛などの副作用少ない，高K血症に注意

▶表15 腎機能の程度による利尿薬の使い分け

eGFR	＞30 mL/分/1.734 m²	サイアザイド系利尿薬
	＜30 mL/分/1.734 m²	ループ利尿薬

6) β遮断薬（表16）

β遮断薬は心拍数の減少と心収縮力抑制によって心拍出量低下させ血圧を下げる．

交感神経活性の亢進がみられる若年者，労作時狭心症，心筋梗塞後，頻脈合併例，甲状腺機能亢進症などで積極的適応がある．

β遮断薬は，**気管支喘息，高度の徐脈，Ⅱ度以上の房室ブロック，褐色細胞腫に対して禁忌ないし慎重投与**．

7) α遮断薬（表16）

交感神経末端の平滑筋側 α_1 受容体を選択的に遮断し，末梢血管拡張作用により血圧が下がる．

早朝高血圧に対して眠前投与で用いる．

起立性低血圧によるめまい，動悸，失神がみられるので少量より開始する．

▶表16　交感神経抑制薬

分類	一般名	商品名	投与回数	低用量	通常用量	高用量	備考
α	ドキサゾシンメシル酸塩	カルデナリン®	1		0.5 mg	1～4 mg	長時間作用型で副作用が少ない　褐色細胞腫による高血圧症適応
$\alpha_1\beta$, ISA (−)	カルベジロール	アーチスト®	1		10 mg	20 mg	血管拡張作用，糖脂質代謝を悪化させない　心不全，頻脈性心房細動にも適応　腎保護作用あり，カリウム上昇抑制作用　α_1遮断：β遮断＝1：8
$\alpha_1\beta$, ISA (＋)	ラベタロール	トランデート®	3		50 mg	450 mg	妊娠高血圧に使用可　早朝覚醒時の急激な血圧上昇を抑制　α_1遮断：β遮断＝1：3
β_1, ISA (−)	ビソプロロール	メインテート®	1	25 mg	5 mg		本態性高血圧（軽症～中等症）　心不全，頻脈性心房細動にも適応
				0.625 mg	1.25～5 mg		慢性心不全の治療
β_1, ISA (−)	アテノロール	テノーミン®	1		25 mg	50～100 mg	作用が強く，25～50 mgを投与，腎排泄　海外の臨床試験で多用，イベント抑制効果

ISA：intrinsic sympathetic activity（内因性交感神経刺激）

8）中枢性交感神経抑制薬

　血管運動中枢の受容体を刺激し，交感神経機能を抑制し血圧を下げる．副作用が多く，治療抵抗性高血圧や早朝高血圧に使用される．メチルドパは妊娠高血圧に適応がある．

▶表17　中枢性交感神経抑制薬

一般名	商品名	服用回数	低用量	通常用量	高用量	備考
メチルドパ	アルドメット®	1		250 mg	250～750 mg	α_2作動薬，妊娠高血圧に適応　溶血性貧血に注意　（血尿，クームステスト陽性）

9）古典的血管拡張薬

　副作用が多く，治療抵抗性高血圧，高血圧緊急症に用いられる．ヒドララジンは妊娠高血圧に適応がある．

▶表18　古典的血管拡張薬

一般名	商品名	服用回数	低用量	通常用量	高用量	備考
ヒドララジン	アプレゾリン®	3～4		1日30～40 mg	1日200 mgまで	副作用は多く，妊娠高血圧，高血圧緊急症以外に使用しにくい

▶表19 高血圧　配合剤一覧

種類	薬剤名	用量	Ca拮抗薬						利尿薬		
		薬剤名	アムロジン/ノルバスク			カルブロック		アテレック	ヒドロクロロチアジド		フルイトラン
種類	薬剤名	用量	2.5 mg	5 mg	10 mg	8 mg	16 mg	10 mg	6.25 mg	12.5 mg	1 mg
ARB	ニューロタン	50 mg								プレミネント LD (51.4) / ロサルヒド LD (18.6～25.9)	
		100 mg								プレミネント HD (76.7) / ロサルヒド HD (25.0～46.9)	
	プロプレス	4 mg							エカード LD (30.1) / カデチア LD (14.2)		
		8 mg		ユニシア LD (49.3) / カムシア LD (23.2～29.5)	ユニシア HD (49.5) / カムシア HD (23.1)				エカード HD (50.7) / カデチア HD (26.1)		
	ディオバン	80 mg		エックスフォージ (32.4) / アムバロ (12.8～16.9)				アテディオ (44.0)	コディオ MD (30.8) / バルヒディオ MD (21.6)	コディオ EX (30.8) / バルヒディオ EX (22.3～44.1)	
	ミカルディス	40 mg		ミカムロ AP (40.5) / テラムロ AP (10.4～23.8)						ミコンビ AP (40.9) / テルチア AP (10.1～24.9)	
		80 mg		ミカムロ BP (57.5) / テラムロ BP (14.7～35.0)						ミコンビ BP (59.9) / テルチア BP (12.4～35.1)	
	オルメテック	10 mg				レザルタス LD (29.2)					
		20 mg					レザルタス HD (54.1)				
	イルベタン アバプロ	100 mg		アイミクス LD (47.8) / イルアミクス LD (14.5～19.6)	アイミクス HD (55.3) / イルアミクス HD (15.6～22.7)						イルトラ LD (47.9)
		200 mg									イルトラ HD (71.9)
	アジルバ	20 mg	ザクラス LD (85.5)	ザクラス HD (86.5)							
3剤	ミカルディス ノルバスク	80 mg 5 mg								ミカトリオ (64.9)	
スタチン	リピトール	5 mg	カデュエット1番 (40.2) / アマルエット1番 (12.8～25.3)	カデュエット3番 (53.7) / アマルエット3番 (15.2～33.1)							
		10 mg	カデュエット2番 (64.1) / アマルエット2番 (18.7～34.2)	カデュエット4番 (78.0) / アマルエット4番 (22.2～47.5)							

黒字：商品名，赤字：ジェネリック（一般名），薬剤の商品名の®マークは割愛した
（カッコ内は1錠あたりの薬価：2024年4月現在）

❻ 二次性高血圧のスクリーニング

　高血圧には，本態性（90％）と二次性（10％）とがある．初診時治療開始前あるいは治療抵抗性の場合，二次性高血圧を疑い診察・検査を行う．二次性高血圧のうち，原発性アルドステロン症が高血圧全体の5〜10％を，腎実質性高血圧が2〜5％を占める．

▶表20　内分泌性の二次性高血圧

原因疾患	示唆する身体所見や病歴	示唆する血液・尿所見	鑑別に必要な検査
原発性アルドステロン症	夜間多尿，偶発的に副腎腫瘍を指摘	低K血症	血漿レニン活性，血漿アルドステロン濃度，副腎CT，負荷検査，副腎静脈採血
甲状腺機能低下症 甲状腺機能亢進症	徐脈，浮腫，活動性減少 頻脈，発汗，体重減少	脂質，CK，LDH高値 コレステロール低値	甲状腺ホルモン，自己抗体，甲状腺エコー
クッシング症候群	中心性肥満，満月様顔貌 年齢不相応の骨粗鬆症	高血糖，低K血症	コルチゾール，副腎皮質刺激ホルモン（ACTH），腹部CT，頭部MRI
褐色細胞腫	動揺性高血圧，動悸，頭痛，発汗	高血糖	血液・尿カテコラミンおよびカテコラミン代謝産物，腹部エコー・CT，MIBGシンチグラフィー
副甲状腺機能亢進症	夜間多尿，口渇感	高Ca血症	副甲状腺ホルモン

▶表21　腎臓と関連した二次性高血圧

原因疾患	示唆する身体所見や病歴	示唆する血液・尿所見	鑑別に必要な検査
腎血管性高血圧	RA系阻害薬で腎機能悪化，夜間多尿	低K血症	血漿レニン活性，血漿アルドステロン濃度，腎血流エコー，レノグラム，血管造影
腎実質性高血圧	腎疾患の既往	クレアチニン上昇，蛋白尿，血尿	血清免疫学的検査，腎エコー・CT，腎生検

▶表22　その他の二次性高血圧

原因疾患	示唆する身体所見や病歴	示唆する血液・尿所見	鑑別に必要な検査
睡眠時無呼吸症候群	日中の眠気，早朝高血圧，いびき，肥満		終夜睡眠ポリグラフィー（PSG）
薬剤誘発性高血圧	服薬歴，動揺性高血圧	低K血症	薬物使用歴の確認
大動脈縮窄症	血圧上下肢差，血管雑音		胸（腹）CT，MRI，MRアンギオグラフィー（MRA），血管造影
脳幹部血管圧迫	治療抵抗性高血圧，顔面けいれん，三叉神経痛		頭部（延髄）MRI，MRA

1) 原発性アルドステロン症（PA）の診断のアルゴリズム

1)-❶ レニン活性（レニン濃度）とアルドステロン濃度の測定

　測定は早期*（午前10時まで）か，ベッドに20分以上安静臥位後に採血を行う．

PA：primary aldosteronism
（原発性アルドステロン症）

＊午後からの採血ではアルドステロン値が低下するため．

《PA診断のポイント》
① 高血圧に加えて，アルドステロン濃度高値（PAC＞120〜150 pg/mL），レニン活性低値（PRA＜1.0 ng/mL/hr）
② アルドステロン濃度／レニン活性比（ARR＞200）
③ アルドステロン濃度／活性レニン濃度（＞40）

▶表23 高血圧患者でレニンとアルドステロンのパターンから疑うべき病態（日常診療で特に注意が必要な病態）

	高アルドステロン	低アルドステロン
高レニン	腎血管性高血圧 褐色細胞腫	RA系阻害薬投与
低レニン	原発性アルドステロン症	外因性ステロイド投与 甘草が含まれる漢方薬などによる偽アルドステロン症

1）−❷ 降圧薬服用中でもARRの評価はできる

・ARRに対するCa拮抗薬の影響は，ARBやACE阻害薬と比較して軽度である．
　よって，ARBやACE阻害薬で治療中の場合は，Ca拮抗薬に変更して2週間以上たってからARRを測定すべきとされている．
・ARBやACE阻害薬内服下でレニン活性＜1.0 pg/mL/hrあるいはレニン濃度＜5 pg/mLとレニン抑制を示す時は，その時点でPAのスクリーニング陽性と考えられる．
　ただし，β遮断薬，直接的レニン阻害薬を内服中は降圧薬の変更や休薬は必要となる．

▶表24 PAC，PRAおよびARRに及ぼす各種降圧薬の影響

	PAC （アルドステロン濃度）	PRA （レニン活性）	ARR （アルドステロン／レニン比）
ACE阻害薬/ARB	↓	↑↑	↓
Ca拮抗薬	→−↓	↑	↓
MR拮抗薬 サイアザイド系利尿薬	↑	↑↑	↓
β遮断薬	↓	↓↓	↓
直接的レニン阻害薬	↓	↓↓	↑

※カプトリル試験（カプトリル50 ng経口投与）：ARR≧200にて陽性と判定

▶表25 MR関連高血圧の定義と病態

	高アルドステロン血症を伴う MR関連高血圧	正常アルドステロン濃度の MR関連高血圧
定義	●MR拮抗薬が効果的な高血圧症 ●血漿レニン活性と比べて相対的に血漿アルドステロン濃度高値（通常≧150 pg/mL）	●MR拮抗薬が効果的な高血圧症 ●正常血漿アルドステロン濃度
病態	●原発性アルドステロン症　●アルドステロン関連高血圧　●肥満 ●アルドステロンブレイクスルー現象 ●閉塞性睡眠時無呼吸症候群　●睡眠障害（睡眠不足，不眠，交代勤務）	●肥満　●糖尿病　●慢性腎臓病 ●多嚢胞性卵巣症候群

（文献14より引用）

7 薬物誘発性高血圧

1）高血圧を誘発する薬物

▶表26　高血圧を誘発する薬物

作用機構	薬物
主に体内の水・Na貯留により血圧が上昇する	● 甘草 ● 経口避妊薬 ● 糖質コルチコイド ● NSAIDs
主に末梢血管の収縮により血圧が上昇する	● シクロスポリン ● タクロリムス
複数の原因により血圧が上昇する	● エリスロポエチン ● VEGF薬

2）他の薬剤との相互作用

① NSAIDsは腎での水・ナトリウム（Na）貯留と血管拡張抑制に働き血圧を上昇させる．また，ARB，ACE阻害薬，利尿薬，β遮断薬の降圧効果を減弱させる．

② H_2受容体拮抗薬は，チトクロームP450酵素系を阻害することによりCa拮抗薬やβ遮断薬の代謝を阻害し作用を増強する．

③ ジゴキシンは，非ジヒドロピリジン系Ca拮抗薬との併用によりジゴキシンの血中濃度が上昇する．

④ リファンピシンはCYP酵素系反応を誘導して代謝が促進されるので，ジヒドロピリジン系Ca拮抗薬の血中濃度が減弱する．

⑤ 漢方薬の甘草（かんぞう）に含まれるグリチルリチンは，組織でのグルココルチコイドの分解を抑制し，低カリウム血症を伴う高血圧をきたす（偽アルドステロン症）．薬物の中止，あるいは抗アルドステロン薬が有効．

⑥ グレープフルーツはCYP酵素系反応を抑制し，ジヒドロピリジン系Ca拮抗薬の血中濃度を上昇し，作用が増強することがある．

8 治療抵抗性高血圧への対策

治療抵抗性高血圧は，利尿薬を含む3種類の降圧薬を併用しても血圧が目標値まで下がらないもの，と定義される．

① 二次性高血圧がないか再検討，腎機能障害，体液量の増加，他薬剤との相互作用で降圧効果が減弱していないか原因を探す．

② 患者さんに十分な問診を行い，生活習慣の見直し，残薬はないか服薬指導を行う．

③ 処方薬剤の再評価を行う.

1) 利尿薬を含む**作用機序の異なる3剤以上処方されているか. 利尿薬が未使用なら開始する.**

2) **処方量は適切か**：忍容性がある範囲で最大用量まで増量，ただし，利尿薬は少量から.

3) **薬効の持続時間は十分か**：1日1回型から1日2回型への変更，朝→夜への内服に変更，など

4) **MR拮抗薬の追加**（高カリウム血症に注意）

5) 交感神経抑制薬（$\alpha\beta$遮断薬，β遮断薬，α遮断薬）の追加

6) 中枢性交感神経抑制薬の追加

7) 血管拡張薬（ヒドララジン）の追加

8) **慢性心不全の治療薬のARNIが高血圧の効能を追加承認された.**

- ・ARNIはARBであるバルサルタンとネプリライシン（NEP）阻害薬であるサクビトリルの化合物.
- ・サクビトリルバルサルタンの高血圧症に対する開始用量である200 mgにはバルサルタン102.8 mg相当が含まれており，バルサルタンの通常用量80 mgを上回る量であり，オルメサルタン20 mgより高い降圧作用を示した. NEP阻害薬は降圧薬としての位置づけがいまだ不明確であるが，作用機序としてナトリウム排泄促進や血管拡張，心負荷の軽減が得られるという報告がある.
- ・ARNIは"**RA系阻害薬とサイアザイド利尿薬の併用薬**"の位置づけと推測され，難治性高血圧の治療として試みる価値がある.

④ 上記項目対応後も治療抵抗性なら専門医へ紹介.

ARNI：angiotensin receptor neprilysin inhibitor（アンジオテンシン受容体ネプリライシン阻害薬）

NEP：neprilysin（ネプリライシン）

❾ 降圧薬による浮腫とその対策

1）カルシウム拮抗薬（CCB）による浮腫

- ・Caチャネルのサブタイプによって浮腫の頻度が異なる. 浮腫の頻度は，L型で高くT型やN型では低い.
- ・L型CCBであるアムロジピンによる浮腫の頻度は5 mgで0.6 %，10 mgで3.3 %と用量依存性に増加する.
- ・CCBにより下腿から足背部の浮腫をきたすことはめずらしくない. 特に高齢者でCCBを高用量で用いると下肢の浮腫をきたしやすいので要注意.

《浮腫の治療・対策》

- ・L型CCB→L/T型CCB，L/N型CCBに変更
- ・L型CCBの減量（浮腫は用量依存的）
- ・利尿薬やARB，ACE阻害薬の併用

46　患者さんを総合的に診るための　内科外来これ一冊、必携書

2）ACE阻害薬によって起こる浮腫

- ACE阻害薬による浮腫は，血管透過性亢進によって血管外への体液漏出が起こる血管浮腫で稀に報告される．
- 血管浮腫を生じた部位は，口唇や顔面が約50％，首・舌・眼瞼が約20％で，咽頭が12％，喉頭が約2％とされ，顔面から頸部に局在することが特徴．喉頭浮腫による気道の狭窄や閉塞により生命の危険をきたすことがあり，迅速な判断と適切な処置が重要．
- ACE阻害薬による血管浮腫の機序は，蓄積したブラジキニンによって起こると考えられている

《浮腫の治療・対策》
- ACE阻害薬の中止
- アドレナリン（エピネフリン）皮下注射，抗ヒスタミン薬，ステロイド薬
- 気道確保，気管挿管，気管切開

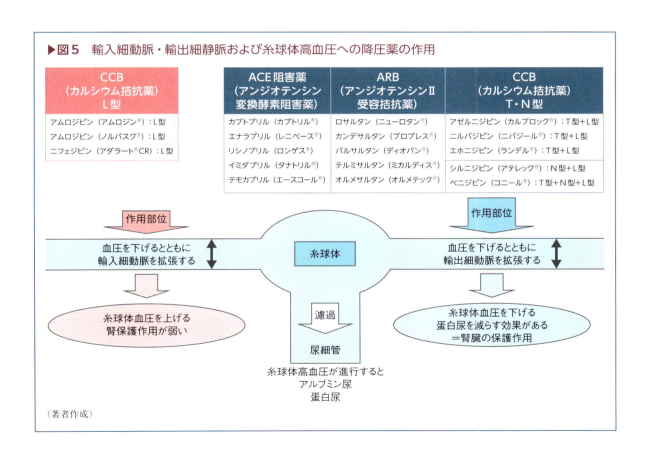

▶図5　輸入細動脈・輸出細静脈および糸球体高血圧への降圧薬の作用

◆ 文 献

1）「高血圧診療ガイド2020」（日本高血圧学会高血圧診療ガイド2020作成委員会／編），文光堂，2020

2）「高血圧診療のすべて」（日本医師会／編），診断と治療社，2013

3）「心血管内分泌検査から読み解く 降圧薬 俺流処方」（伊藤 裕／編），南山堂，2011

4）桑島 巖：高齢者高血圧論争を振り返る～その3：降圧薬の今昔．週刊日本医事新報，5018：32-35，2020

5）佐藤文俊，他：原発性アルドステロン症の適切な診断と治療のために．日本内科学会雑誌，103：886-894，2014

6）曽根正勝：実地医家のための内分泌性高血圧のスクリーニングのポイント．日本内科学会雑誌，107：659-666，2018

7）吉田雄一，柴田洋孝：原発性アルドステロン症の診療アップデート．日本内科学会雑誌，107：667-673，2018

8）光山勝慶：Ca拮抗薬による循環器疾患治療戦略 -L型，T型，N型?．Medico，41：325-329，2010

9）19. むくみ+高血圧（降圧薬によって起こる浮腫）：「あなたも名医！ 患者さんのむくみ，ちゃんと診ていますか?」（松尾 汎／編），pp123-129，日本医事新報社，2013

10）「高血圧治療ガイドライン2019」（日本高血圧学会高血圧治療ガイドライン作成委員会／編），ライフサイエンス出版，2019
https://www.jpnsh.jp/data/jsh2019/JSH2019_hp.pdf

11）藤島正敏：高血圧診療とエビデンス 本邦における高血圧の疫学．臨床雑誌内科，90：215-220，2002

12）「高血圧治療ガイドライン2004」（日本高血圧学会高血圧治療ガイドライン作成委員会／編），ライフサイエンス出版，2004

13）江口和男：白衣高血圧と仮面高血圧に対する治療方針．日本医師会雑誌，142：203-205，2013

14）Shibata H & Itoh H：Mineralocorticoid receptor-associated hypertension and its organ damage: clinical relevance for resistant hypertension. Am J Hypertens, 25：514-523, 2012

第1章　生活習慣病

3 脂質異常症

① 診断

1) 脂質異常症の診断

　基本的には**空腹時採血***を行い，血清中の総コレステロール（TC），HDL-コレステロール（HDL-C），中性脂肪（TG）を測定する．

　食後採血やTG ≧ 400 mg/dLの場合は，LDL-C直接法で測定するかnon-HDL-C（=TC − HDL-C）を使用する．

> 《Friedewaldの式》
> LDL-C = TC − HDL-C − TG/5)
> （ただし空腹時採血であることが必須条件）

*空腹時とは10時間以上の絶食後とする．ただし，水やお茶などカロリーのない水分の摂取は許可する．**空腹時であることが確認できない場合を「随時」とする**．高齢者では脱水症状に注意する．また採血前日の飲酒は禁止とする．

▶表1　脂質異常症診断基準

	基準値	
LDL-C	140 mg/dL 以上	高 LDL-C 血症
	120 〜 139 mg/dL	境界域高 LDL-C 血症
HDL-C	40 mg/dL 未満	低 HDL-C 血症
TG	150 mg/dL 以上（空腹時） 175 mg/dL 以上（随時）	高 TG 血症
non-HDL-C	170 mg/dL 以上	高 non-HDL-C 血症
	150 〜 169 mg/dL	境界域高 non-HDL-C 血症

（文献3より引用）

2) 続発性脂質異常症の鑑別

　脂質異常症には，さまざまな疾患や薬物に伴って発症することがあり，その対応を優先する．

▶表2　主な続発性脂質異常症の原因

● 甲状腺機能低下症	● 肥満
● ネフローゼ症候群	● アルコール多飲
● 腎不全・尿毒症	● 喫煙
● 原発性胆汁性肝硬変	● 自己免疫性疾患（全身性エリテマトーデスなど）
● 閉塞性黄疸	● 薬剤性（利尿薬, β遮断薬, ステロイド, エストロゲン, レチノイン酸, サイクロスポリンなど）
● 糖尿病	● 妊娠
● クッシング症候群	

（文献3を参考に作成）

❷ 脂質管理目標の設定

▶表3　脂質管理目標

治療方針の原則	管理区分	脂質管理目標値 (mg/dL)			
		LDL-C	HDL-C	TG	non-HDL-C[*1]
一次予防 まず生活習慣の改善を行った後，薬物療法の適用を考慮する	低リスク群	<160	≧40	<150（空腹時）[*4] <175（随時）	<190
	中リスク群	<140			<170
	高リスク群	<120 <100[*2]			<150 <130
二次予防 生活習慣の是正とともに薬物治療を考慮する	既往歴： 冠動脈疾患 アテローム 血栓性脳梗塞	<100 <70[*3]			<130 <100

*1：non-HDL-Cは，高TG血症の場合にLDL-Cの管理目標を到達したのちの二次目標である．**TGが400 mg/dL以上および食後採血の場合は，nonHDL-Cを用いる**．

*2：糖尿病において，細小血管症（網膜症，腎症，神経障害），PAD合併時，または喫煙ありの場合に考慮する．

*3：「急性冠症候群」，「家族性高コレステロール血症」，「糖尿病」，「冠動脈疾患とアテローム血栓性脳梗塞（明らかなアテロームを伴うその他の脳梗塞を含む）」，の4病態のいずれかを合併する場合に考慮する．

*4：10時間以上の絶食を「空腹時」とする．ただし水やお茶などカロリーのない水分の摂取は可．それ以外の条件を「随時」とする．

（文献3を参考に作成）

　脂質管理目標値の設定は，冠動脈疾患と**アテローム血栓性脳梗塞**を合わせた動脈硬化性疾患をエンドポイントとした久山町研究のスコア（**次ページ 図1**）が採用された．

　高LDL-Cの治療管理目標値は，患者の**動脈硬化性疾患の発症リスク***を評価し設定する．

　HDL-CとTGに関しては，リスクの高さにかかわらず，それぞれの基準値である．**HDL-Cは40 mg/dL以上，TGは150 mg/dL未満（空腹時），175 mg/dL未満（随時）**を目標とする．

*潜在性動脈硬化の臨床診断：
　詳細は1章1を参照．

①形態学的検査法
頸動脈エコー検査：内膜中膜複合体，プラーク病変

②血管機能検査法
脈波伝播速度 baPWV検査
足関節上腕血圧比　ABI検査

■ 家族性高コレステロール血症（FH）（文献3より引用）

▶表4　成人（15歳以上）FHの診断基準

1　高LDL-C血症（未治療時のLDL-C値180 mg/dL以上）
2　腱黄色腫（手背，肘，膝等またはアキレス腱肥厚）あるいは皮膚結節性黄色腫
3　FHあるいは早発性冠動脈疾患の家族歴（第一度近親者）

・他の原発性・続発性脂質異常症を除外したうえで診断する．
・すでに薬物治療中の場合，治療のきっかけとなった脂質値を参考にする．
・アキレス腱肥厚はX線撮影により男性8.0 mm以上，女性7.5 mm以上，あるいは超音波により男性6.0 mm以上，女性5.5 mm以上にて診断する．
・皮膚結節性黄色腫に眼瞼黄色腫は含まない．
・早発性冠動脈疾患は男性55歳未満，女性65歳未満で発症した冠動脈疾患と定義する．
・2項目以上満たす場合にFHと診断する．
・2項目以上満たさない場合でも，LDL-Cが250 mg/dL以上の場合，あるいは2または3を満たしLDL-Cが160 mg/dL以上の場合はFHを強く疑う．
・FH病原性遺伝子変異がある場合はFHと診断する．
・FHホモ接合体が疑われる場合は遺伝子検査による診断が望ましい．診断が難しいFHヘテロ接合体疑いも遺伝子検査が有用である．
・この診断基準はFHホモ接合体にも当てはまる．
・FHと診断した場合，家族についても調べることが強く推奨される．

▶表5　小児（15歳未満）FHの診断基準

1　高LDL-C血症（未治療時のLDL-C値140 mg/dL以上，複数回確認）
2　FHの家族歴（親または同胞）
3　親のLDL-Cが180 mg/dL以上または早発性冠動脈疾患の家族歴（祖父母または親）

他の原発性・続発性高LDL-C血症を除外し，
・項目1と2で，FHと診断する．
・項目1と3で，FH疑いと診断する．本人のLDL-C 180 mg/dL以上の場合はFHと診断する．
・項目1のみでも，250 mg/dL以上はFH，LDL-C 180 mg/dL以上はFH疑いと診断する．

・LDL-Cが250 mg/dL以上の場合や黄色腫が認められる場合，ホモ接合体を鑑別する．
・本人にFHの病原性遺伝子変異がある場合はFHと診断する．親または同胞にFH病原性遺伝子変異が判明すればFHの家族歴（項目2）に加える．
・早発性冠動脈疾患は，男性55歳未満，女性65歳未満で発症した冠動脈疾患と定義する．
・FH疑い例はさらなる精査や脂質低下療法が必要である．

▶図1 久山町スコアによる動脈硬化性疾患発症予測モデル

①性別	ポイント
女性	0
男性	7

②収縮期血圧	ポイント
<120 mmHg	0
120〜129 mmHg	1
130〜139 mmHg	2
140〜159 mmHg	3
160〜mmHg	4

③糖代謝異常（糖尿病は含まない）	ポイント
なし	0
あり	1

④血清LDL-C	ポイント
<120 mg/dL	0
120〜139 mg/dL	1
140〜159 mg/dL	2
160 mg/dL〜	3

⑤血清HDL-C	ポイント
60 mg/dL〜	0
40〜59 mg/dL	1
<40 mg/dL	2

⑥喫煙	ポイント
なし	0
あり	2

注1：過去喫煙者は⑥喫煙はなしとする

（文献3より引用）

ポイント合計	40〜49歳	50〜59歳	60〜69歳	70〜79歳
0	<1.0%	<1.0%	1.7%	3.4%
1	<1.0%	<1.0%	1.9%	3.9%
2	<1.0%	<1.0%	2.2%	4.5%
3	<1.0%	1.1%	2.6%	5.2%
4	<1.0%	1.3%	3.0%	6.0%
5	<1.0%	1.4%	3.4%	6.9%
6	<1.0%	1.7%	3.9%	7.9%
7	<1.0%	1.9%	4.5%	9.1%
8	1.1%	2.2%	5.2%	10.4%
9	1.3%	2.6%	6.0%	11.9%
10	1.4%	3.0%	6.9%	13.6%
11	1.7%	3.4%	7.9%	15.5%
12	1.9%	3.9%	9.1%	17.7%
13	2.2%	4.5%	10.4%	20.2%
14	2.6%	5.2%	11.9%	22.9%
15	3.0%	6.0%	13.6%	25.9%
16	3.4%	6.9%	15.5%	29.3%
17	3.9%	7.9%	17.7%	33.0%
18	4.5%	9.1%	20.2%	37.0%
19	5.2%	10.4%	22.9%	41.1%

①〜⑥のポイント合計	点

表のポイント合計より年齢階級別の絶対リスクを推計する

▶図2 患者さん説明用：LDLコレステロール管理目標値

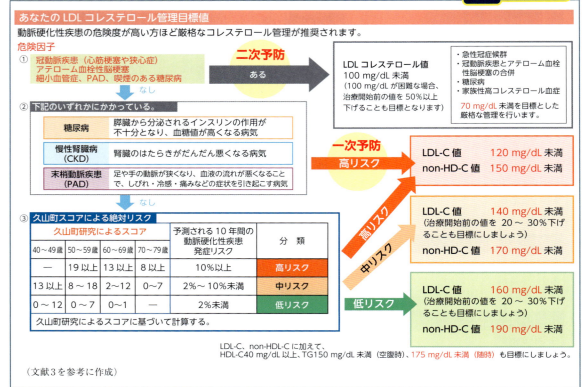

（文献3を参考に作成）

❸ 脂質異常症の治療・生活習慣の改善

① 治療の基本は生活習慣の改善であり，**食事療法**，**運動療法**，**肥満の改善**，**禁煙**，**飲酒の制限**を指導する．
② 冠動脈疾患を有する場合（二次予防の場合）には，直ちに薬物療法を開始するのが望ましい．
③ 一次予防では，まず生活習慣の改善を行い，効果が不十分な場合に薬物療法を行う．
④ 脂質異常症の治療目標は，単に血清脂肪値を低下させることではなく，あくまで動脈硬化性疾患の発症予防である．したがって，動脈硬化症の診断・評価のために，治療開始時，治療開始後に定期的に**頸動脈エコー検査**，**脈波伝播速度（血管年齢）**，**胸部X線**，**心電図**を行う*．

＊定期的な血液生化学検査：脂質異常症の治療中は，効果判定と有害事象（肝機能障害，横紋筋融解症，耐糖能の悪化，胆石，出血傾向）にも注意する．

定期的に行う血液生化学検査の項目：血清脂質値，肝機能，腎機能，血糖，CK（クレアチンキナーゼ）

▶表6　動脈硬化性疾患予防のための生活習慣の改善

- 1. 禁煙し，受動喫煙を回避する
- 2. 過食と身体活動不足に注意し，適正な体重を維持する
- 3. 肉の脂身，動物脂，鶏卵，果糖を含む加工食品の大量摂取を控える
- 4. 魚，緑黄食野菜を含めた野菜，海藻，大豆製品，未精製穀類の摂取量を増やす
- 5. 糖質含有量の少ない果物を適度に摂取する
- 6. アルコールの過剰摂取を控え，25 g/日以下に抑える．
- 7. 中等度以上の有酸素運動を毎日合計30分以上を目標に実施する

（文献3を参考に作成）

❹ 脂質異常症のタイプ別食事療法・運動療法

1）悪玉コレステロール（LDL-C）が多いタイプ

　コレステロールは動物の体内に多く存在し，植物にはほとんど含まれていないため，植物性の食品，特に野菜を食べる量を増やすことが効果的.

▶表7　悪玉コレステロール（LDL-C）が多い患者さんの食事の注意点

	食品の例など
① コレステロールの多い食品を控えめにする（1日300 mg以下）	卵，魚卵，魚の内臓，バター，チーズ，生クリーム，肉の脂身（牛肉，サーロイン，豚肉，ロース），レバー，たらこ，チョコレートなどコレステロールを多く含む食品を控え，摂取量をなるべく低く抑えよう. 肉類を食べる際は，脂身を避け，コレステロールの少なめの赤みがおすすめ
② 動物性脂肪の摂取を控える	動物性脂肪には飽和脂肪酸（p.56 図4 参照）が多く含まれ，LDL-Cを増やす. 逆に植物性脂肪や魚類に含まれる不飽和脂肪酸はコレステロールを下げる作用がある
③ 食物繊維を多く摂取する（1日25 g以上）	食物繊維はコレステロールの吸収を抑え，体外への排泄を促す. ・野菜（にんじん，ごぼう，さつまいも，ブロッコリーなど） ・豆類（大豆，エンドウ豆，あずき，いんげん，豆腐など） ・海草（わかめ，ひじき，昆布など） ・きのこ類（しいたけ，しめじ，えのきだけなど） ・穀物（玄米，もち麦）
④ ビタミンを多く摂取する	LDL-Cは酸化されると動脈硬化を促進するが，ビタミンCやE，カロチンは，コレステロールの酸化を防ぐ作用がある. ・ビタミンC：トマト，ブロッコリー，レモン，いちご，小松菜 ・ビタミンE：かぼちゃ，ほうれん草など緑黄色野菜，ナッツ類 ・カロチン：にんじん，ピーマン，かぼちゃなどの緑黄色野菜

2）中性脂肪（TG）が多いタイプ

　人間の活動エネルギー源となるものは糖質. 食事で摂った炭水化物（糖質）が余った場合，肝臓で中性脂肪が合成され，皮下脂肪や内臓脂肪として蓄えられ，"万病の元"となる肥満症を引き起こす.
　一方で，中性脂肪は体内のエネルギーが不足した時に代役となる.

▶表8　中性脂肪（TG）が多い患者さんの生活の注意点

① ごはん・パン・麺類・芋類などの炭水化物を減らす	炭水化物は糖質と食物繊維でできている. 余分な糖質は中性脂肪に変わる
② 果物・お菓子・ジュースなどの単糖類を減らす	単糖類は分解する手間が省けるので体内への吸収の速度が速く，余分な糖質は中性脂肪に変わる
③ アルコールを1日25 g以下に抑える（日本酒1合，ビール中瓶1本程度）	アルコールは糖質の含有量が多く，1 gで7 kcalのエネルギーがある. 糖質量は生ビール15.5 g/500 mL，梅酒12.4 g/90 mL，日本酒8.1 g/180 mL，ワイン3.2 g/210 mLと多い. 焼酎，ウイスキーには糖質は含まれていない. アルコールには食欲増進作用があり食べ過ぎの原因にもなる
④ 運動を生活に取り入れる	運動は中性脂肪を低下させ，HDLコレステロールを上昇させる働きがある. 筋肉量が増えると基礎代謝量が増え，消費エネルギーが摂取エネルギーを上回ると減量につながる. 中等度強度（主観的には楽である〜ややきつい程度）の有酸素運動（早歩きやスロージョギング）を週3日以上，30分以上続けるだけでも十分効果を認める

2）-❶ 標準体重をめざそう

　肥満を伴う高中性脂肪血症の人は，標準体重に近づけることが脂質改善への第一歩である．

　減量する場合，現在の体重から2～3％の減量を目標に，1カ月に1～2 kg減のペースで始めるように勧める．

> 標準体重（kg）＝身長（m）×身長（m）×22
>
> 1日に必要なエネルギー＝標準体重×25～30 kcal
>
> （あまり動かない人は25 kcal/kg，よく動く人は30 kcal/kg）

2）-❷ 炭水化物（糖質）の摂り過ぎに注意

　極端な糖質制限・糖質オフではなく，"食べ過ぎに注意する"ことが大切．まず現在食べている糖の分量を2～3％だけ減らすことから始めるように勧める．

2）-❸ 中性脂肪を減らすのに効果的な食品

　和食は脂質も糖分も控えめで，多くの場合ヘルシー．

　油を使って料理する時は，「焼く」→「炒める」→「揚げる」の順番で油の使用量が増え，それに伴って脂質やエネルギーも増えるので注意．

▶表9　中性脂肪を減らすのに効果的な食品

① 魚介類を多く摂る	魚にはDHAやEPAという良質の油が多く含まれていて，血液をサラサラにして動脈硬化を防ぐだけでなく，中性脂肪も下げる効果がある．焼き魚より刺身や煮魚の方が栄養素を効率よく摂取することができる
② 食物繊維を十分に摂る	海藻，きのこ，野菜などには食物繊維が多く含まれていて，腸内でコレステロールや中性脂肪が吸収されるのを妨げる働きがある．野菜，豆類，海藻などに多く含まれている水溶性の食物繊維にはコレステロールを減らす作用もある．
③ 植物性たんぱく質を摂る	植物性たんぱく質には，血液中のコレステロールや中性脂肪を減らす働きがある．豆腐や油豆などの大豆食品を利用する
④ 主食はできれば玄米に	白米は玄米からすべての糖を取り除いたもの．糖には，ビタミン群を主とするビタミンやミネラルが豊富に含まれている． 玄米は白米に比べて食物繊維を豊富に含んでおり，これが糖質の体への吸収をゆるやかにし，糖質が中性脂肪に変わる量を減らす効果がある
⑤ もち麦（大麦）	大麦にはβグルカンという食物繊維が豊富に含まれていて，血中のコレステロール値や中性脂肪値を下げたり食後の血糖値を下げる働きがある．大麦の中でも，その効果が優れているのがもち麦で白米や玄米に混ぜて炊くだけでよい
⑥ 肉を使う時は脂質の少ない部位を選択する	肉を選ぶ時は，できればバラ肉やロース肉ではなくて，脂質の少ないヒレ肉やもも肉，ささみなどを選ぶ．鶏肉を食べる時は皮や脂身を取り除いてから使う
⑦ 杜仲茶，ギャバ茶などの飲料水	杜仲茶やギャバ茶には中性脂肪を減らす働きがあると期待されている．杜仲茶にはむくみ解消の効果がある．ギャバ茶には緑茶としての長所である精神をリラックスしたりストレスを和らげたりする作用もある

3）善玉コレステロール（HDL-C）が少ないタイプ

▶表10　善玉コレステロール（HDL-C）が少ない患者さんの生活の注意点

①トランス脂肪酸の摂り過ぎに注意	トランス脂肪酸を摂り過ぎると，LDL-Cが増えて，HDL-Cが減り，心筋梗塞などのリスクが高まる． 天然：牛や羊などの反芻動物の胃の中でトランス脂肪酸がつくられる． 　　　牛肉，牛乳，羊乳，乳製品 加工食品：液体の植物油や魚油から油脂を製造する加工技術で水素添加によりトランス脂肪酸ができることがある． 　　　マーガリン，ショートニング，ファットスプレッド，それらを原材料に作ったパン，ケーキ，ドーナツなどの洋菓子，揚げ物
②運動療法	運動により，HDLが増え，中性脂肪が減る．インスリン感受性が高まりメタボリック症候群の予防・改善につながる

▶図3　患者さん説明用：脂質異常症の食事療法（まとめ）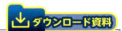

タイプ別脂質異常症の食事療法

① LDL（悪玉）コレステロールが多い場合
1. コレステロールの多い食品を控えめにしよう（1日300g以下）
2. 動物性脂肪の摂取を控えよう（植物性脂肪や魚類を摂る）
   ◇加熱しない料理には，オメガ3系脂肪酸：
   （亜麻仁油，なたね油，エゴマ油，青魚など）
   ＊HDL-Cを上げ，LDL-C・TGを下げる働きがある
   ◇加熱する料理には，オメガ9系脂肪酸：
   〔オリーブオイル，ひまわり油，サフラワー油（ベニバナ油），ヘーゼルナッツ，アボカドなど〕
   ＊LDL-Cを下げる働きがある
3. 食物繊維を多く摂取しよう（1日25g以上）
4. ビタミンを多く摂取しよう（緑黄色野菜など）

③ HDL（善玉）コレステロールが少ない場合
1. トランス脂肪酸の摂り過ぎに注意
   （マーガリン，ショートニング，パン，ケーキ，ドーナツ，揚げ物，乳製品）
2. 加熱しない料理にはオメガ3系脂肪酸（亜麻仁油，なたね油，エゴマ油，青魚など）
   ＊HDLを上げ，LDL・TGを下げる働きがある
3. 運動療法

② TG（中性脂肪）が多い場合
1. 標準体重をめざそう（まず，現在の体重の2～3％減量から）
2. ごはん，パン，麺類，芋類などの炭水化物を減らそう
3. 果物，お菓子，ジュースなどの単糖類を減らそう
4. アルコールを1日25g以下に抑えよう
   （日本酒1合，ビール中瓶1本程度，焼酎，ウイスキーは糖質ゼロ）
5. 運動を生活に取り入れよう

中性脂肪を減らす食品
1. 魚介類を多く摂ろう（DHA，EPAを多く含む）
2. 食物繊維を十分に摂ろう（海藻，きのこ，野菜など）
3. 植物性たんぱく質を摂ろう（豆腐，豆製品）
4. 主食はできれば玄米に
5. もち麦（大麦）を米に混ぜて食べる
6. 肉は脂質の少ない部位を選択する（ヒレ肉，もも肉，ささみ）
7. 杜仲茶，ギャバ茶などの飲料水を摂る

❖ トランス脂肪酸（図4）

・トランス脂肪酸は植物油に水素を添加した人工油で，マーガリンやショートニング，それらを原料にしたパン，ケーキやお菓子，揚げ物などに広く使用されている．
・健康な血管の細胞膜は柔軟で伸び縮みし，それによって血圧などを調整する．しかし，トランス脂肪酸が血管に取り込まれると血管の柔軟性が失われ，動脈硬化性疾患（心筋梗塞，心不全，不整脈など）や認知症が起こる．
・2003年WHOは世界中で年間50万人がトランス脂肪酸による心臓と血管の病気で亡くなっていると報告．また，1日あたりの摂取量を1日摂取する総カロリーの1％未満にするように提言し，最終的にはすべての食物から人工のトランス脂肪酸を取り除くことを提案している．

（次ページにつづく）

▶図4 患者さん説明用：脂肪酸の種類

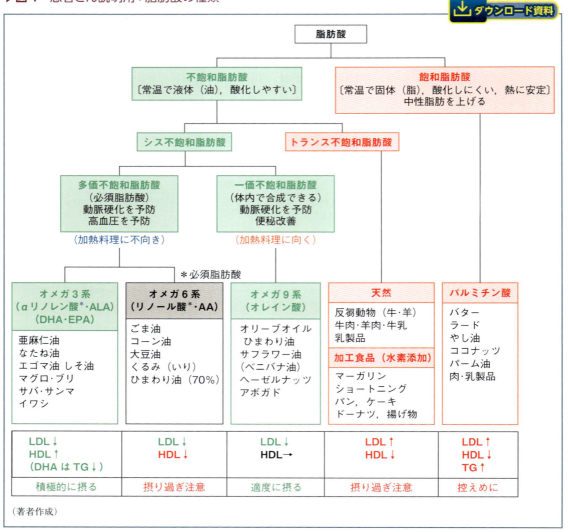

(著者作成)

- 一方，日本では，トランス脂肪酸が冠動脈硬化疾患のリスクを高めることは認めているが，何ら規制はされていない．日本人の平均摂取量がWHOの勧告基準であるエネルギー比の1％未満であり健康への影響を評価できるレベルを下回っていることから通常の食生活では健康への影響は小さいと説明している．トランス脂肪酸はヒトに不可欠なものではないので，できるだけ摂取を少なくすることが望まれる．

❖ 動脈硬化予防にEPA/AA比が重要

- 青魚などに多く含まれるオメガ3系（αリノレン酸）系のEPA（イコサペント酸）には，摂ることで炎症や血栓を抑え動脈硬化を抑制する作用がある．
- 植物油や動物性脂肪に多いオメガ6系（リノール酸）は，体の中でAA（アラキドン酸）に変化し過剰になると炎症や血栓ができやすくなり動脈硬化を促進したり，がん細胞の誘発，細胞の老化，免疫抑制効果がある．
- EPA/AA比が高いと，動脈硬化性疾患（心臓病や脳卒中）のリスクが低く，EPA/AA比が低いとリスクは高くなる．
- オメガ3系は不足しがちで，海の生物のほとんど（回遊魚，マグロ，サケ，青魚，サバ，サンマ，イワシなど）は，オメガ3系であるDHAやEPAをもっているので魚肉をしっかり食べよう．
- オメガ3系は熱に弱く酸化されやすいので，魚は生で，調理した料理やサラダにドレッシングとして使うと特性が活かされる．開封した油は，早めに使いきるのがお勧め．
- オメガ6系は身近にある油で，過剰摂取で上記の副作用がみられるため，通常の食事で十分な摂取量である．
- 油はどの油も1gは9kcalなので，摂り過ぎにはご注意．

❺ 脂質異常症の薬物治療

▶表11　脂質異常症治療薬

分類		LDL*	中性脂肪*	HDL-C	薬剤名（一般名）	代表的な商品名	用法・用量
スタチン	スタンダード	↓↓ (15～20％)	↓	↑	プラバスタチン シンバスタチン フルバスタチン	メバロチン® リポバス® ローコール®	10～20 mg（重症）/日（1～2回） 5～20 mg/日（1回） 20～30 mg, 60 mg（重症）/日（1回）
	ストロング	↓↓↓ (30～40％)	↓	↑	アトルバスタチン ピタバスタチン ロスバスタチン	リピトール® リバロ® クレストール®	10～20 mg, 40 mg（重症）/日（1回） 1～2 mg, 4 mg（重症）/日（1回） 2.5～10 mg, 20 mg（重症）/日（1回）
小腸コレステロールトランスポーター阻害薬		↓↓	↓	↑	エゼチミブ	ゼチーア®	10 mg/日（1回）
レジン		↓↓	－	↑	コレスチミド コレスチラミン	コレバイン® クエストラン®	3 g/日（2回） 18～27 g/日（2～3回）
プロブコール		↓	－	↓↓	プロブコール	シンレスタール® ロレルコ®	500 mg/日（2回）
配合剤		↓↓↓↓ (56～60％)	↓↓	↑↑	アトルバスタチン ＋ エゼチミブ	アトーゼット®LD （アトルバスタチン10 mg＋エゼチミブ10 mg） アトーゼット®HD （アトルバスタチン20 mg＋エゼチミブ10 mg）	1錠/日（1回） 1錠/日（1回）
配合剤		↓↓↓↓ (51～58％)	↓↓	↑↑	ピタバスタチン ＋エゼチミブ	リバゼブ®LD （ピタバスタチン2 mg＋エゼチミブ10 mg） リバゼブ®HD （ピタバスタチン4 mg＋エゼチミブ10 g）	1錠/日（1回） 1錠/日（1回）
配合剤		↓↓↓↓ (51～58％)	↓↓	↑↑	ロスバスタチン ＋ エゼチミブ	ロスーゼット®LD （ロスバスタチン2.5 mg＋エゼチミブ10 mg） ロスーゼット®HD （ロスバスタチン5 mg ＋エゼチミブ10 mg）	1錠/日（1回） 1錠/日（1回）
フィブラート系薬		↑～↓	↓↓↓ (39.7％)	↑↑	ベザフィブラート フェノフィブラート	ベザトール®SR リピディル®	400 mg/日（2回） 106.6～160 mg/日（1回）
選択的PPARα モジュレーター		↑～↓	↓↓↓ (46.2％)	↑↑	ペマフィブラート	パルモディア® パルモディア®XR	0.2～0.4 mg/日（2回） 0.2～0.4 mg/日（1回）
ニコチン酸 誘導体		↓	↓↓	↑	ニセリトロール トコフェロールニコチン酸エステル ニコモール	ペリシット® ユベラN® コレキサミン®	750 mg/日（3回） 600 mg/日（3回） 600～1,200 mg/日（3回）
ω3系多価不飽和脂肪酸		－	↓	－	イコサペント酸エチル（EPA） ω3脂肪酸エチル（EPA＋DHA）	エパデール ロトリガ®	1,800 mg/日（2～3回） 2～4 g/日（1回）

家族性高コレストロール血症（FH）の治療薬

分類	LDL-C	中性脂肪	HDL-C	薬剤名（一般名）	代表的な商品名	用法・用量
PCSK9阻害薬 （ヘテロ接合体）	↓↓↓↓	↓↓↓↓	－～↑	エボロクマブ	レパーサ®	140 mg/2週間 420 mg/2週間
MTP阻害薬 （ホモ接合体家族性）	↓↓↓	↓↓↓	↓	ロミタピド	ジャクスタピッド®	5 mg/日（1回） 夕食後2時間以上あける

↓↓↓↓：≦－50％　↓↓↓：－50％～－30％　↓↓：－20％～－30％　↓：－10％～－20％　↑：10％～20％　↑↑：20％～30％　－：－10％～10％

＊カッコ内数字：ベースラインからの低下率（文献3を参考に作成）

▶図5 脂質代謝異常の当院での治療症例（頸動脈エコー）

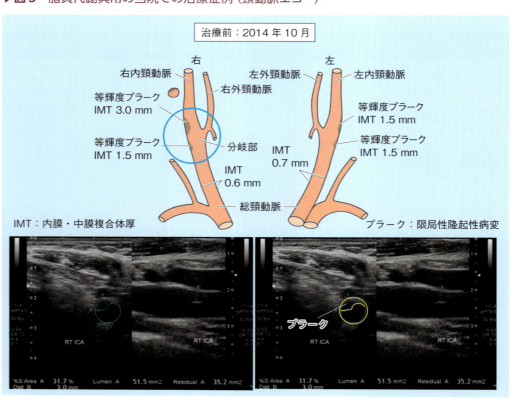

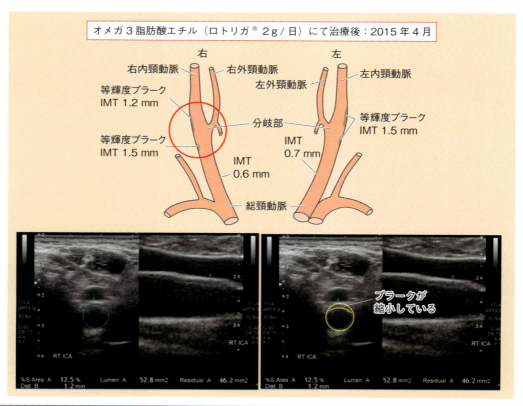

❖ 脂質異常症治療薬の服用時間

①**スタチン系薬**：コレステロールは夜間に体内で合成されるため，半減期の短い**スタンダードスタチンは夕食後の服用**が望ましく，**ストロングスタチンは効果が強く**，半減期が長いため**朝でも夕の服用でも効き目は変わらない**[11]．

②**フィブラート系**：中性脂肪は空腹時では吸収が悪いので**食後に服用**する．

③**小腸コレステロールトランスポーター阻害薬**：小腸におけるコレステロールの吸収を妨げるため**食後に服用**する．

④**ω3系多価不飽和脂肪酸**：EPA/DHAは脂溶性のため，脂肪酸や食物などの成分と一緒に摂取することで吸収が高まるため**食直後に服用**することが勧められる（食直後とは食後10分以内，「ごちそうさま」のタイミングでの服用）．

◆ 文　献

1）「動脈硬化性疾患予防のための脂質異常症診療ガイド2023年版」（日本動脈硬化学会／編），日本動脈硬化学会，2023

2）増田大作：循環器疾患予防のための脂質異常症治療の基本．日本循環器病予防学会誌，56：31-46，2021

3）「動脈硬化性疾患予防ガイドライン2022年版」（日本動脈硬化学会／編），日本動脈硬化学会，2022
https://www.j-athero.org/jp/wp-content/uploads/publications/pdf/GL2022_s/jas_gl2022_3_230210.pdf

4）日本医師会，日本老年医学会：超高齢社会におけるかかりつけ医のための適正処方の手引き．4.脂質異常症．2020
https://www.med.or.jp/dl-med/chiiki/tebiki/R0201_shohou_tebiki4.pdf

5）東 幸仁：頸動脈エコー 頸動脈内膜中膜複合体厚が優れた動脈硬化マーカーに．メディカル朝日，45：20-21，2016

6）日本動脈硬化学会，日本医師会：動脈硬化性疾患予防のための脂質異常症治療のエッセンス．2014
https://www.med.or.jp/dl-med/jma/region/dyslipi/ess_dyslipi2014.pdf

7）農林水産省：トランス脂肪酸の摂取と健康への影響．2022
https://www.maff.go.jp/j/syouan/seisaku/trans_fat/t_eikyou/trans_eikyou.html

8）「腹だけ痩せる技術」（植森美緒／著），メディアファクトリー，2012

9）「薬局ですぐに役立つ薬の比較と使い分け100」（児島悠史／著），羊土社，2017

10）「今日の治療薬2024」（伊豆津宏二，他／編），南江堂，2024

11）Martin PD, et al：Pharmacodynamic effects and pharmacokinetics of a new HMG-CoA reductase inhibitor, rosuvastatin, after morning or evening administration in healthy volunteers. Br J Clin Pharmacol, 54：472-477, 2002

第1章 生活習慣病

4 糖尿病

❶ 糖尿病の分類・病態

糖尿病はインスリン作用不足による慢性の高血糖状態である（図1）.

1型糖尿病は自己免疫性に膵β細胞が破壊されることがインスリン作用不足の主因である（図2左）.

多くの症例では発病初期に膵島抗原に対する自己抗体（膵島関連自己抗体）が証明される.

自己抗体が証明されないものは「特発性」とする. ただし, 清涼飲料水ケトーシスなどによって一時的にインスリン依存状態に陥るものは特発性には含めない.

2型糖尿病は, 膵β細胞の減少によるインスリン分泌低下やインスリン抵抗性をきたす遺伝因子に, 過食, 運動不足, 肥満などの環境因子が加わりインスリン作用不足を生じて発症する（図2右）.

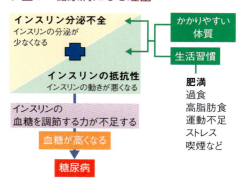

▶図1　糖尿病になる理由

インスリンの分泌が少なくなったり（インスリン分泌不全）, 働きが悪くなったり（インスリン抵抗性）すると, 血糖が高くなる. その原因として,「かかりやすい体質」と「生活習慣」が関係している
（文献8より転載）

▶図2　糖尿病の分類

1型糖尿病		2型糖尿病
インスリンを作る膵臓の細胞が壊れることで起こる	成因	インスリンの分泌が少なくなる, あるいは働きが悪くなることで起こる
小児〜思春期に多い	発症年齢	40歳以上に多い
肥満とは関係ない	体型	肥満または肥満の既住が多いが, 非肥満でも起こる
・薬物療法 （インスリン注射） ・食事療法 （カーボカウント） ・運動療法	治療	・食事療法 ・運動療法 ・薬物療法

糖尿病には,「1型糖尿病」と「2型糖尿病」がある. 2型糖尿病は糖尿病全体の95％以上を占めている
（文献8より転載）

❷ 糖尿病の診断

1) 糖尿病の診断の指針

慢性高血糖を確認し, さらに症状, 臨床所見, 家族歴, 体重歴などを参考にして総合的に判断する. 診断に至るには, 以下の3つの場合がある.

1)-❶ 糖尿病歴を2回確認（1回は必ず血糖値で確認する）

▶表1 糖尿病型の定義

血糖値	空腹時血糖値 ≧126 mg/dL 随時血糖値　　≧200 mg/dL 75g経口糖負荷試験（75gOGTT）2時間値≧200 mg/dL
HbA1c	HbA1c（NGSP）≧6.5％

OGTT : oral glucose tolerance test（経口ブドウ糖負荷試験）

① 血糖値とHbA1cが同一採血でそれぞれ糖尿病型を示すことが確認できれば，1回の検査だけでも糖尿病と診断できる．
② 別の日に行った検査で糖尿病型が2回以上認められれば，糖尿病と診断する．
③ ただし，HbA1cのみの反復検査による診断は不可．
2回のうち1回は必ず，血糖値のいずれかで糖尿病型を確認すること．

1)-❷ 糖尿病型（血糖値に限る）を1回確認＋慢性高血糖症状の存在

▶表2 慢性高血糖症状

1) 糖尿病の典型的症状	口渇，多飲，多尿，体重減少
2) 糖尿病の眼病変	確実な糖尿病網膜症の存在

上記の2つの条件のうち1つがある場合，血糖値が糖尿病型を示していれば，1回の検査でも糖尿病と診断する．

1)-❸ 過去に「糖尿病」と診断された証拠がある

現時点の血糖値が糖尿病型の基準値以下であっても，過去に❶もしくは❷の条件が満たされた記録があり糖尿病があったと判定される場合は，糖尿病として対応する．

2) 血糖値の判定区分

空腹時血糖値，75gOGTT 2時間値の組合わせにより，糖尿病型，正常型，境界型に分ける．

▶図3 血糖値の判定区分

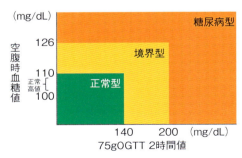

正常型	空腹時血糖値110 mg/dL未満かつ75gOGTT 2時間値140 mg/dL未満を満たすもの
糖尿病型	空腹時血糖値126 mg/dL以上または75gOGTT 2時間値200 mg/dL以上のいずれかを満たすもの，あるいは随時血糖値200 mg/dL以上のもの
境界型	正常型にも糖尿病型にも含まれないもの
正常高値	空腹時血糖値100～109 mg/dLの場合，正常域のなかで正常高値とする

＊血糖値は網膜症リスクの急激な増加をきたす閾値より少し低めに設定されている．
＊正常型では，糖尿病型への悪化率は年間1％未満．
＊境界型は糖尿病予備群であり，運動・食生活指導など定期的な管理が望ましい．
＊**HbA1c 6.5％は空腹時血糖値126 mg/dLおよび75gOGTT 2時間値200 mg/dLにほぼ対応する．**
（文献2を参考に作成）

▶**表3** 平均的な血糖値とHbA1cの値が乖離する
可能性のある疾患・状況

疾患・状況	HbA1cの乖離方向
急速に改善した糖尿病 鉄欠乏状態	高値
異常ヘモグロビン血症	高値・低値いずれもあり
急速に発症・増悪した糖尿病 鉄欠乏性貧血の回復期 エリスロポエチンで治療中の腎性貧血 溶血 失血後 輸血 肝硬変 透析	低値

（文献9より引用）

3）糖尿病に関連する臨床検査項目

▶**表4** 糖尿病に関連する臨床検査項目

検査項目	内容	正常値	意義
血糖	空腹時血糖値だけでなく随時（食後）も含め，糖尿病のコントロールと診断の有用な指標となる	70〜110 mg/dL（空腹時）	
HbA1c	過去約1〜3カ月の平均血糖値を反映する	4.7〜6.2%（NGSP値）	
GA（グリコアルブミン）	過去約1〜2週間の平均血糖値を反映する	11〜16%	貧血がある時に測定
1,5-AG	過去数日以内の血糖	14μg/mL以上	高血糖状態では腎尿細管からの再吸収が阻害され血中濃度が低下する
IRI（インスリン）	膵臓のインスリン分泌能やインスリン抵抗性の程度を調べる	2.2〜12.4μU/mL	
CPR（C-ペプチド）	内因性インスリン分泌能を反映	血清：0.8〜2.5 ng/mL 尿：22.8〜155.2μg/日	
HOMA-β	インスリン分泌能の指標 【空腹時インスリン値（μU/mL）×360】÷【空腹時血糖値（mg/dL）-63】	40〜60	30以下：インスリン分泌低下あり
HOMA-IR	インスリン抵抗性の指標 【空腹時インスリン値（μU/mL）×空腹時血糖値 mg/dL】÷405	1.6以下	2.5以上：インスリン抵抗性あり
抗GAD抗体	インスリン依存性糖尿病に高頻度に検出される膵β細胞に対する抗体	1.5μ/mL以下	陽性だと1型か，または将来1型になる可能性が強い
75gOGTT	空腹の状態で，75gのブドウ糖液を内服し，負荷後30分，1時間，2時間の血糖値やインスリン濃度を測定する検査	正常型： 空腹時血糖値110 mg/dL未満 負荷後2時間値140 mg/dL未満	境界型：正常型にも糖尿病にも属さないもの 糖尿病型：空腹時血糖値126 mg/dL以上 負荷後2時間値200 mg/dL以上

❸ 糖尿病診察の進め方

1） 糖尿病の病歴聴取

▶表5　糖尿病の病歴聴取の要点

1. 高血糖による症状の有無：口渇，多飲，多尿，体重減少，易疲労感など 合併症を疑う症状の有無と経過：視力低下，下肢のしびれなど 糖尿病の治療歴と治療中断の有無
2. 肥満，高血圧，脂質異常症，脳血管障害，虚血性心疾患の有無と経過・治療歴
3. 糖尿病の家族歴の有無
4. 食生活，身体活動度などの生活習慣
5. 妊娠糖尿病，巨大児（4,000 g以上）出産の有無

2） 身体所見と臨床検査項目

▶表6-1　身体所見と臨床検査項目（初診時）

検査項目	
体重測定，腹囲測定	肥満度の計算，目標体重の目安
アキレス腱反射	糖尿病神経障害チェック
眼科紹介	糖尿病網膜症チェック
歯科受診推奨	歯周病チェック
尿定性検査	糖，蛋白，潜血，ケトン体
血液検査（表4参照）	血糖値，HbA1c，Cr（eGFR），BUN，尿酸，TG，LDL，HDL，AST，ALT，γ-GTP，抗GAD抗体，IRI，HOMA-IR

▶表6-2　身体所見と臨床検査項目（再来時）

検査項目	
1） 毎月	
体重測定	BMI 25未満目標
血圧測定	130/80 mmHg未満（家庭血圧125/75 mmHg未満）
尿定性検査	糖，蛋白，潜血，ケトン体
血液検査（表4参照）	血糖値，HbA1c
2） 2〜3カ月ごと	
血液検査（表4参照）	血糖値，HbA1c，Cr（eGFR），BUN，尿酸，TG，LDL，HDL，AST，ALT，γ-GTP
尿中アルブミン検査	糖尿病早期腎症の発見のため（初診から3カ月後までに行う）
3） 年1回：誕生月に施行すると忘れない	
尿中アルブミン検査	糖尿病早期腎症の発見のため（微量アルブミン尿：30〜299 mg/gCr）
足のチェック	足背動脈触知，足白癬チェック
眼科受診	糖尿病網膜症チェック
歯科受診	歯周病チェック

❹ 2型糖尿病治療

1）糖尿病治療の目標

　糖尿病の**血管合併症の発症・進展を防止**し日常生活の**QOL の維持**と**健康寿命の確保**を目的とする.

- 治療目標は年齢，罹病期間，臓器障害，低血糖の危険性，サポート体制などを考慮して**個別に設定する**. 特に高齢者では，認知機能やADL，使用している薬剤に注意する.
- 合併症予防の観点から，HbA1cの目標値を7％未満とする（**図4**）. 対応する血糖値としては，空腹時血糖値130 mg/dL 未満，食後2時間値180 mg/dL 未満をおおよその目安とする.
- ただし，**高齢者**のSU薬・インスリンの使用においては**8.5％未満**を目標とする（**図5**）.

▶**図4** 血糖コントロール目標（65歳以上の高齢者については図5を参照）

目標	コントロール目標値[注4]		
	血糖正常化を めざす際の目標[注1]	合併症予防 のための目標[注2]	治療強化が 困難な際の目標[注3]
HbA1c（%）	6.0 未満	7.0 未満	8.0 未満

治療目標は年齢，罹病期間，臓器障害，低血糖の危険性，サポート体制などを考慮して個別に設定する.
注1）適切な食事療法や運動療法だけで達成可能な場合，または薬物療法中でも低血糖などの副作用なく達成可能な場合の目標とする.
注2）合併症予防の観点からHbA1cの目標値を7％未満とする. 対応する血糖値としては，空腹時血糖値130 mg/dL 未満，食後2時間血糖値180 mg/dL 未満をおおよその目安とする.
注3）低血糖などの副作用，その他の理由で治療の強化が難しい場合の目標とする.
注4）いずれも成人に対しての目標値であり，また妊娠例は除くものとする.
日本糖尿病学会　編・著：糖尿病治療ガイド 2022-2023，p34，文光堂，2022 より引用.

2）インスリンの適応の有無を判断

＜絶対適応＞
　1型糖尿病，糖尿病昏睡・ケトアシドーシス，重度の肝障害，腎障害，感染症，妊娠

＜相対適応＞
　高血糖による症状，著明な高血糖（約300 mg/dL 以上），尿ケトン体陽性，経口血糖降下薬で血糖コントロールが不十分（HbA1c≧9.0％）

→適応あれば専門医へ紹介

▶図5　高齢者糖尿病の血糖コントロール目標（HbA1c値）

患者の特徴・健康状態 [注1]		カテゴリーI	カテゴリーII	カテゴリーIII
		① 認知機能正常 かつ ② ADL自立	① 軽度認知障害～軽度認知症 または ② 手段的ADL低下，基本的ADL自立	① 中等度以上の認知症 または ② 基本的ADL低下 または ③ 多くの併存疾患や機能障害

重症低血糖が危惧される薬剤（インスリン製剤，SU薬，グリニド薬など）の使用	なし [注2]	7.0％未満		7.0％未満	8.0％未満
	あり [注3]	65歳以上75歳未満 7.5％未満 （下限6.5％）	75歳以上 8.0％未満 （下限7.0％）	8.0％未満 （下限7.0）	8.5％未満 （下限7.5）

治療目標は，年齢，罹病期間，低血糖の危険性，サポート体制などに加え，高齢者では認知機能や基本的ADL，手段的ADL，併存疾患なども考慮して個別に設定する．ただし，加齢に伴って重症低血糖の危険性が高くなることに十分注意する．

注1：認知機能や基本的ADL（着衣，移動，入浴，トイレの使用など），手段的ADL（IADL：買い物，食事の準備，服薬管理，金銭管理など）の評価に関しては，日本老年医学会のホームページ（www.jpn-geri-at-soc.or.jp/）を参照する．エンドオブライフの状態では，著しい高血糖を防止し，それに伴う脱水や急性合併症を予防する治療を優先する．

注2：高齢者糖尿病においても，合併症予防のための目標は7.0％未満である．ただし，適切な食事療法や運動療法だけで達成可能な場合，または薬物療法の副作用なく達成可能な場合の目標を6.0％未満，治療の強化が難しい場合の目標を8.0％未満とする．下限を設けない．カテゴリーIIIに該当する状態で，多剤併用による有害作用が懸念される場合や，重篤な併存疾患を有し，社会的サポートが乏しい場合などには，8.5％未満を目標とすることも許容される．

注3：糖尿病罹病期間も考慮し，合併症発症・進展阻止が優先される場合には，重症低血糖を予防する対策を講じつつ，個々の高齢者ごとに個別の目標や下限を設定してもよい．65歳未満からこれらの薬剤を用いて治療中であり，かつ血糖コントロール状態が表の目標や下限を下回る場合には，基本的に現状を維持するが，重症低血糖に十分注意する．グリニド薬は，種類・使用量・血糖値などを勘案し，重症低血糖が危惧されない薬剤に分類される場合もある．

【重要な注意事項】糖尿病治療薬の使用にあたっては，日本老年医学会編「高齢者の安全な薬物療法ガイドライン」を参照すること．薬剤使用時には多剤併用を避け，副作用の出現に十分に注意する．

日本老年医学会・日本糖尿病学会　編・著：高齢者糖尿病診療ガイドライン2023，p.94，南江堂，2023より転載．

3） インスリンの適応なしの場合

HbA1c＜7.0％をめざして，食事療法・運動療法・生活習慣の改善を行い3カ月ごとに判断する．

4） インスリン製剤以外の薬剤の選択

4）-❶ 病態に応じた薬剤選択

非肥満（BMI＜25）ではインスリン分泌不全を想定し，肥満（BMI≧25）ではインスリン抵抗性を想定した薬剤を選ぶ．

4）-❷ 副作用，リスクなどを考慮し安全性を配慮して選択

① 血糖非依存性インスリン分泌促進薬であるSU薬とグリニド薬は低血糖リスクが高いため，高齢者に対するSU薬使用はできるだけ避けた方が望ましい．
② 腎機能障害時には，ビグアナイド（BG）薬は乳酸アシドーシスのリスクが高まるためeGFR＜30では禁忌．腎排泄型のSU薬およびグリニド薬は**高度障害で禁忌**．チアゾリジン薬も禁忌．
③ 心不全合併者にはビグアナイド（BG）薬，チアゾリジン薬は避ける．

4）-❸ 併存疾患に対する治療的効果，臓器保護効果などのbenefitsを考慮した選択

　心血管疾患・慢性腎不全合併例にはSGLT2阻害薬，GLP-1受容体作動薬が心腎保護効果があり第1選択として推奨される．心不全にはSGLT2阻害薬が発症抑制効果がみられ第1選択薬として推奨される．

4）-❹ 考慮すべき患者背景

　患者さんの服薬遵守率，医療費（薬価）も考慮して薬を選択する必要がある．

5）2型糖尿病における治療薬選択

　米国糖尿病学会ADAの糖尿病診療ガイドライン（2022年）では，新しいエビデンスを取り込んで，「第1選択となる治療は，基本的にはメトホルミンと包括的な生活習慣の改善が含まれるがアテローム動脈硬化性疾患（ASCVD）の合併，心不全，慢性腎臓病（CKD）を合併している場合は，SGLT2阻害薬またはGLP-1受容体作動薬を選択する」に変更となった．

　日米での患者背景に差異があるが，合併症のある場合にSGLT2阻害薬使用ステップが格上げされた．

ASCVD：atherosclerotic cardiovascular disease（アテローム動脈硬化性疾患）
CKD：chronic kidney disease（慢性腎臓病）

・初診時にHbA1c 9.0％未満では，HbA1c 7.0％未満をめざして食事療法・運動療法・生活習慣の改善を指導する．HbA1cが目標値に達しない場合は，低血糖を避け薬物療法を開始する．
・初診時にHbA1c 9.0％以上では，食事療法・運動療法に加えて，患者背景を考慮して薬物療法を開始する*．
・高齢者では，低血糖のリスクの少ない経口血糖降下薬を選択する．
・体重の増加を抑えたい場合は，メトホルミン，SGLT2阻害薬，GLP-1受容体作動薬の使用を考慮する．
・肥満（BMI≧25），心血管疾患（心筋梗塞・狭心症）の既往，心不全リスク（≧BNP 100 pg/mL，もしくは≧NT-proBNP 400 pg/mL），慢性腎不全（微量アルブミン尿，eGFR＜60mL/分/1.73m²）を有する場合はSGLT2阻害薬もしくはGLP-1受容体作動薬を積極的に使用してよい．
・HbA1cが目標値に達しない時は，2～3種類の薬剤を組合わせる．
・DPP-4阻害薬とGLP-1受容体作動薬は同じインクレチン作用薬なので併用を避ける．

＊急激な血糖の硬化は網膜症や神経障害の発症・進展リスクがあり望ましくないため，薬物量や種類を調節する．

▶表7 2型糖尿病における治療選択の流れ

	非肥満（BMI＜25）インスリン分泌不全を想定，参考：C-ペプチド		肥満（BMI≧25）インスリン抵抗性を想定，参考：HOMA-IR	
第1選択薬剤	DPP-4阻害薬	ビグアナイド薬（メトホルミン）	SGLT2阻害薬	経口GLP-1受容体作動薬
体重変化	→	→	↓	↓
低血糖リスク	低	低	低	低
高度腎障害	処方できる薬剤を選択	禁忌（eGFR＜30）	効果減弱（eGFR＜20）	処方可
心血管疾患	－	（大血管症抑制効果あり）	保護効果あり	保護効果あり
心不全	－	－	発症抑制あり	－
慢性腎不全	－	－	保護効果あり	保護効果あり
コスト	中	安	中～高	高
処方例	トラゼンタ® 5 mg，1日1回 テネリア® 20 mg，1日1回 ──── エクア® 100 mg/日，1日2回 スイニー® 200～400 mg/日，1日2回	メトグルコ® 1日500mg，2回分服より開始 必要に応じて 1日1,000 mg，2回分服 1日1,500 mg，3回分服に増量	フォシーガ® 5～10 mg*，1日1回 ジャディアンス® 10 mg*～25 mg，1日1回 カナグル® 100 mg*，1日1回 ──── ルセフィ® 2.5～5 mg，1日1回	リベルサス® 3 mg，1日1回 起床時より開始 4週間以上投与後 7 mg，1日1回に増量 効果不十分 14 mg，1日1回まで増量可
備考	●腎機能による用量の調整が不要のものを選択する ●日本人含むアジア人に効果が高い ●水疱性類天疱瘡などの発疹の合併に注意 ●エクア®は効果が強い 重症肝機能障害は禁忌 ●スイニー®：LDL低下作用 ●GLP-1受容体作動薬との併用は不可	●腎機能により最高用量の調整が必要 45≦eGFR＜60：1,500 mg 30≦eGFR＜45：750 mg eGFR＜30：禁忌 ●ヨード造影剤検査前・投与後48時間は投与しない ●75歳以上では新規に投与しない ●脱水，アルコール多飲では投与を控える ●乳酸アシドーシスに注意	●心・腎の保護効果（*） ●心不全の抑制効果（*） ●脱水に注意，特に発熱，下痢，嘔吐，利尿剤使用時に ●尿路・性器感染症に注意 ●ルセフィは肝機能障害・腎機能障害時も使いやすい	●心・腎の保護効果 ●消化器症状（悪心・嘔吐）の発現を抑えるため，低用量から開始し漸増する ●本剤の吸収は胃内容物により低下するため，空腹の状態で120 mL以下の水で服用し，服用後30分は飲食や他の薬剤の経口摂取は避けること ●DPP-4阻害薬との併用は不可

↓ およそ3カ月ごとの治療効果の判定
HbA1c目標値未達成でさらに1剤，上乗せする

	α-グルコシダーゼ薬（α-GI）	スルホニル尿素（SU）薬	イメグリミン（ミトコンドリア機能改善薬）
体重変化	→	↑	→
低血糖リスク	低	高	低
コスト	中	低	中
処方例	ベイスン® 1回0.2 mg，1日3回毎食直前 セイブル® 1回25 mg，1日3回毎食直前	アマリール® 0.5 mg，1日1回から開始	ツイミーグ® 2,000 mg，1日2回分服
備考	●腸管での炭水化物の吸収分解遅延による食後血糖上昇の抑制 ●必ず食直前に服用すること ●副作用は腹部膨満感，放屁の増加，下痢など ●高齢者で腸閉塞に注意 ●低血糖時にはブドウ糖など単糖類で対処すること	●血糖非依存性インスリン分泌促進作用 ●最少量から開始，効果がない場合も低血糖に注意しながら慎重に増量 ●低血糖は遷延しやすいのでその対応に注意 ●高齢者，腎機能障害があると低血糖を起こしやすい	●血糖依存性インスリン分泌促進作用に加えてインスリン抵抗性改善作用のある二刀流 ●eGFR＜45では推奨しない ●メトホルミンでみられる乳酸アシドーシスの報告はみられない，メトホルミンの進化系か ●メトホルミンとの併用で消化器症状が増加 ●市販後まだ新しく副作用などの検証が必要

（著者作成）

❖ 筆者のお勧めの薬剤の選択

　低血糖などの重大な副作用を起こさないこと，体重増加をきたさないこと，心血管イベントを減らし腎機能保護作用があること，安価なこと，などを総合的に加味して選択している.

①禁忌がなければ，メトホルミンが第1選択薬.

②心血管疾患の既往，心不全，微量アルブミン尿・蛋白尿がある場合はSGLT2阻害薬を，痩せている高齢者ではDPP-4阻害薬を第2選択薬として併用.

③3剤目は，SGLT2阻害薬とDPP-4阻害薬の併用または経口GLP-1受容体作動薬を選択.

④さらにHbA1cが目標値に未達成の場合は，低血糖に注意しながらα-グルコシダーゼ阻害薬か少量のSU薬を1剤併用する. イメグリミンはメトホルミンからの代替も可能.

⑤以上でも未達成の場合は，注射薬のGLP-1受容体作動薬か基礎インスリンの使用を検討することになり，糖尿病専門医に相談・紹介する.

❺ 血糖降下薬一覧 (表7)

1) ビグアナイド (BG) 薬：インスリン抵抗性改善薬

- 用量依存的に血糖降下作用が増強する．日本人では1,500 mg/日まで可能．
- 最少量から開始し，効果をみながら漸増する．
- eGFR＜30 mL/分/1.73 m² では投与しない．
- 75歳以上では新規投与は推奨しない．
- 利尿作用を有する薬剤（利尿薬，SGLT2阻害薬など）との併用時には脱水に注意．
- ヨード系造影剤使用時は一時中止し，施術後48時間は投与を再開しない．

BG：biguanide（ビグアナイド）

▶**表8** ビグアナイド (BG) 薬

一般名	商品名	用量	特徴
メトホルミン	メトグルコ® 錠：250 mg, 500 mg	初期：500 mg/日，1日2回 維持：750〜1,500 mg/日，1日2〜3回 最大：2,250 mg/日，1日2〜3回	必要に応じて3カ月ごとに漸増する eGFR 45以上60未満：最大1500 mg eGFR 30以上45未満：最大750 mg eGFR 30未満，透析：禁忌

2) DPP-4阻害薬：インスリン分泌促進系

- 腎機能の程度で通常量が異なることに注意．
- SU薬との併用で低血糖を起こしやすい．
- 発疹（水疱性類天疱瘡など），Steven-Johnson症候群，横紋筋融解症，間質性肺炎などの**合併症**が疑われた場合，投与を中止し，適切な処置を行う．

DPP-4：dipeptidyl peptidase-4

▶**表9** DPP-4阻害薬

一般名	商品名	用量	特徴
リナグリプチン	トラゼンタ®*1	1日1回5 mg	すべての患者に使える
テネリグリプチン	テネリア®*1	1日1回20〜40 mg	腎機能低下時に使える，肝機能低下時は注意
ビルダグリプチン	エクア®	100 mg/日，1日2回	効果が強い，重度肝機能障害は禁忌
アナグリプチン	スイニー®	200〜400 mg/日，1日2回	脂質にいい影響（LDL低下作用）

DPP-4阻害薬は7種類と多いため，腎機能によって用量調整の必要がないもの，効果が強いものを選択した
＊1 腎機能による用量調節のない薬剤で推奨される

3) SGLT2阻害薬：糖吸収・排泄調整系

- 心血管疾患の既往，心不全，微量アルブミン尿・蛋白尿を有する場合は積極的に投与してよい．
- 最少量から治療開始．腎機能低下患者では糸球体濾過率が低下しているため血糖降下作用が減弱する．
- **体重低下が期待される**．
- 脱水防止に対しては十分な対策をとる．発熱，下痢，嘔吐，利尿薬使用時には特に脱水に注意する．
- 尿路感染症・性器感染症の予防と発見に努める．

SGLT2：sodium glucose cotransporter 2

▶表10　SGLT2阻害薬

一般名	商品名	用量	特徴
ダパグリフロジン	フォシーガ®*1	1日1回5〜10 mg 朝食前または朝食後	SGLT2に対して選択性が高く，HbA1c低下が確実. 慢性心不全，慢性腎臓病では，1日1回10 mg
エンパグリフロジン	ジャディアンス®*1	1日1回10〜25 mg 朝食前または朝食後	半減期が最も長く血糖降下作用の持続性が特徴. 慢性心不全では，1日1回10 mg
カナグリフロジン	カナグル®*1	1日1回100 mg 朝食前または朝食後	体重減少効果が強い. 慢性腎臓病では，1日1回100 mg
ルセオグリフロジン	ルセフィ®*2	1日1回2.5〜5 mg 朝食前または朝食後	肝機能障害・腎機能低下に使いやすい

海外で大規模な試験が行われ，心血管イベント，心不全，CKDの予防効果があるものを選択した

＊1　心血管イベントや糖尿病性腎症の予防効果が確立されている：糖尿病＋アルブミン尿症例では，この3つに明確な腎保護のエビデンスがある

＊2　肝機能障害，腎機能障害による慎重投与の制限がない

4) GLP-1受容体作動薬：インスリン分泌促進系＋グルカゴン分泌抑制系

- DPP-4阻害薬を用いても十分な血糖コントロールができない場合は，GLP-1受容体作動薬への切り替えを検討する.
- **胃内容排出抑制作用があり，空腹時血糖値と食後血糖値の両方を低下させる.** HbA1cの減少量は他の人種と比較してアジア人で大きい傾向がある.
- **食欲抑制作用があり，体重の低下作用がある.**
- 副作用として，下痢，便秘，嘔気などの胃腸障害が投与初期に認められる.
- 急性膵炎の報告あり.膵炎の既往のある患者には慎重に投与する.
- **経口セマグルチドは，空腹時に水とともに服用する．服用後30分は飲食・他剤服用は避ける.**
- DPP-4阻害薬との併用は避けること.

GLP-1 ： glucagon-like peptide-1

▶表11　GLP-1受容体作動薬

一般名	商品名	用量	特徴
セマグルチド	リベルサス®*1 錠：3 mg, 7 mg, 14 mg	開始：3 mgを1日1回，4週間以上投与 維持：7 mgを1日1回 効果不十分：14 mgまで増量可	経口薬 GLP-1受容体作動薬
	オゼンピック®*2	開始：0.25 mgを週1回皮下注，4週間投与後に0.5 mgに増量 維持：0.5 mgを週1回皮下注 効果不十分：週1回0.5 mgを4週間以上投与後に週1回1.0 mgまで増量可	皮下注 GLP-1受容体作動薬
デュラグルチド	トルリシティ®*2	0.75 mgを週1回皮下注	皮下注アテオス GLP-1受容体作動薬
チルゼパチド	マンジャロ®*2	開始：2.5 mgを週1回皮下注，4週間投与後に5 mgに増量 維持：5 mgを週1回皮下注 効果不十分：4週以上の間隔で2.5 mgずつ増量，最大週15 mgまで同一曜日に投与	皮下注アテオス GIP/GLP-1受容体作動薬

＊1　初めての経口GLP-1受容体作動薬，インスリン分泌促進は，血糖依存性であるため，低血糖は起こさない

＊2　週1回の自己注射薬

5) グリニド薬：インスリン分泌促進系

- 速効性の血糖非依存性インスリン分泌促進系で服用後短時間で血糖降下作用を発揮する.
- 食後高血糖の是正により適応.
- 1日3回，必ず食直前に服用すること，食前30分以上前では食事開始前に低血糖を起こす可能性あり.
- 低血糖に注意. 特に肝・腎障害のある患者では低血糖をおこすおそれがあり，使用は少量から慎重に行う.

▶表12　グリニド薬

一般名	商品名	用量	特徴
ナテグリニド	ファスティック® スターシス®	1回90 mgを1日3回 毎食直前（10分以内）	最大1回120 mg
ミチグリニド	グルファスト®	1回10 mgを1日3回 毎食直前（5分以内）	高齢：低用量1回5 mgから開始
レパグリニド	シュアポスト®*	1回0.25 mgから開始，1日3回毎食直前（10分以内） 維持1回0.25〜0.5mg 最大1回1 mg	作用時間が長く，血糖降下作用が大きい

＊　シュアポスト®：在庫品の出荷終了をもって販売中止予定

6) スルホニル尿素（SU）薬：インスリン分泌促進系

- 膵β細胞膜上のSU受容体に結合し，インスリン分泌を促進し服用後短時間で血糖降下作用を発揮する.
- **SU薬の低血糖は遷延しやすく**その対応について患者に十分指導する.
- **最少量から開始**すること.
- 服用により体重増加をきたしやすいので注意する.
- 低血糖発作時にはブドウ糖を投与する.

SU：sulfonylurea（スルホニル尿素）

▶表13　スルホニル尿素（SU）薬

一般名	商品名	用量	備考
グリメピリド	アマリール®	1日1回0.5 mgより開始	低血糖をきたす可能性あり，増量は慎重に行うこと. 最大量は2 mgまで

7) イメグリミン：
インスリン抵抗性の改善とインスリン分泌促進の2つの作用を併せもつ

- ミトコンドリア機能改善薬.
- 1日2回経口投与する.
- eGFR ＜ 45 mL/分/1.73m² の投与は推奨しない.
- 血糖濃度依存性にインスリン分泌促進作用を示し，低血糖のリスクがきわめて少ない.
- 副作用は悪心，下痢，便秘の報告があるが1〜5％未満.
- 肝臓での糖新生抑制や，骨格筋での糖取り込みの改善などの作用を有する．メトホルミンでみられる乳酸アシドーシスの報告はみられない．メトホルミンとの併用では消化器症状が増加する.
- DPP-4阻害薬との相性がよい.
- 市販後まだ新しいため副作用などの検証が必要.

▶表14　イメグリミン

一般名	商品名	用量	特徴
イメグリミン	ツイミーグ®	2,000 mg/日，1日2回	インスリン分泌促進，肝臓，骨格筋での糖代謝改善

8) α‐グルコシダーゼ阻害薬（α-GI）：糖吸収・排泄調整系

- 最少量から開始する.
- 食後著しい高血糖がある場合に効果が期待できる.
- **必ず食直前に服用する**．食後では効果が大きく減弱する.
- 副作用として，**腹部膨満感**，**放屁の増加**，**下痢**などが認められる.

α-GI：α-glucosihidase inhibitor（α-グルコシダーゼ阻害薬）

▶表15　α‐グルコシダーゼ阻害薬

一般名	商品名	用量
ボグリボース	ベイスン®*	1回0.2 mg，1日3回，毎食直前
ミグリトール	セイブル®*	1回50 mg，1日3回，毎食直前

*　毎朝直前，腹部膨満感の副作用の少ないものから開始．1日3回服用でアドヒアランスが不良

9) チアゾリジン薬：インスリン抵抗性改善薬

- インスリン抵抗性を改善させ血糖降下作用を発揮する.
- 1日1回朝食前または朝食後に30 mg経口投与，45 mgが上限.
- 水分貯留・浮腫をきたしやすく，心不全・腎不全では使いにくい.
- 体重が増加しやすい.
- 女性では骨折の発現頻度が高まる.
- 重篤な肝機能障害患者には使用しない.
- 膀胱がんの発症リスクを高めたとの報告がある.

▶表16　チアゾリジン薬

一般名	商品名	用量	特徴
ピオグリタゾン	アクトス®	1日1回15〜30 mg 朝食前または朝食後 （女性・高齢者・インスリン併用時は15 mgから）	1日45 mgが上限 インスリン併用時は30 mgが上限

10) 配合剤

10)-❶ DPP-4阻害薬＋ビグアナイド（BG）薬

▶表17　DPP-4阻害薬＋ビグアナイド（BG）薬

商品名	DPP-4阻害薬	ビグアナイド（BG）薬	用法
イニシンク®	アログリプチン25 mg	メトホルミン500 mg	1日1回食直前 または食後
エクメット®LD エクメット®HD	ビルダグリプチン50 mg ビルダグリプチン50 mg	メトホルミン250 mg メトホルミン500 mg	1日2回，朝夕
メトアナ®LD メトアナ®HD	アナグリプチン100 mg アナグリプチン100 mg	メトホルミン250 mg メトホルミン500 mg	1日2回，朝夕

10)-❷ DPP-4阻害薬＋SGLT2阻害薬

▶表18　DPP-4阻害薬＋SGLT2阻害薬

商品名	DPP-4阻害薬	SGLT2阻害薬	用法
トラディアンス®AP	リナグリプチン5 mg	エンパグリフロジン10 mg	1日1回朝直前 または朝食後
トラディアンス®BP	リナグリプチン5 mg	エンパグリフロジン25 mg	
カナリア®	テネリグリプチン20 mg	カナグリフロジン100 mg	1日1回朝直前 または朝食後
スージャヌ®	シタグリプチン50 mg	イプラグリフロジン50 mg	1日1回朝直前 または朝食後

❻ 血糖降下薬の作用・副作用と使用上の注意点

▶表19　血糖降下薬の作用・副作用と使用上の注意点

薬剤名	主な作用	副作用	低血糖リスク	体重変化	薬価	使用上の注意点
インスリン分泌非促進系						
ビグアナイド（BG）薬	肝臓での糖産生抑制	胃腸障害 乳酸アシドーシス ビタミンB$_{12}$欠乏症	低	→	低	最少量から開始，75歳以上では新規投与は推奨しない． ヨード造影剤使用時は一時中止し，施術後48時間は投与を再開しない． 利尿作用を有する薬剤と併用時には脱水に注意 心不全合併者には禁忌
ＳＧＬＴ２阻害薬	腎臓でのブドウ糖再吸収阻害による尿中ブドウ糖排泄促進	尿路・性器感染症 脱水，皮疹，ケトアシドーシス	低	↓	中～高	75歳以上の高齢者，老年症候群のある場合，慎重投与． 尿路感染症，性器感染症，脱水に注意
α-グルコシダーゼ阻害薬	腸管での炭水化物の吸収分解遅延による食後血糖上昇の抑制	胃腸障害（放屁，下痢，腹痛，便秘） 肝障害	低	→	中	最少量から開始 必ず食直前に服用
チアゾリジン薬	骨格筋，肝臓でのインスリン抵抗性改善	浮腫 心不全 膀胱がんの可能性	低	↑	低	女性は浮腫を起こしやすい． 水分貯留しやすい 高度腎障害，心不全で禁忌
インスリン分泌促進系／血糖依存性						
ＤＰＰ-４阻害薬	GLP-1とGIPの分解抑制による血糖依存性のインスリン分泌促進とグルカゴン分泌抑制	低血糖の増強 胃腸障害 皮膚障害 類天疱瘡	低	→	中	SU薬との併用で低血糖を起こしやすい． GLP-1受容体作動薬との併用を避ける
GLP-1受容体作動薬	DPP-4阻害薬による分解を受けずにGLP-1作用増強により血糖依存性のインスリン分泌促進とグルカゴン分泌抑制	低血糖の増強 胃腸障害 注射部位発赤 皮疹	低	↓	高	空腹時に約120mLの水で服用し，服用時および服用後30分は飲食および他の薬剤の服用を避ける． DPP-4阻害薬との併用を避ける
イメグリミン	インスリン抵抗性の改善 インスリン分泌促進	悪心，下痢，便秘	低	→	中	eGFR＜45には非推奨． ビグアナイド薬との併用で消化器症状が増す． DPP-4阻害薬との相性がよい
インスリン分泌促進系／血糖非依存性						
グリニド薬	よりすみやかなインスリン分泌の促進・食後高血糖の改善	肝障害	中	↑	中	食後高血糖に適した薬剤． 食前30分では低血糖の危険性あり． 毎食前の内服は必要． 腎機能障害合併者には腎排泄型のグリニド薬は避ける SU薬とは併用しない
スルホニル尿素（SU）薬	インスリン分泌の促進	肝障害	高	↑	低	最少量から開始，低血糖は特に高齢，腎機能障害のある場合で起こりやすい 低血糖リスクのある高齢者には避ける

❼ 低血糖およびシックデイ

1) 低血糖

　動悸，発汗，脱力，意識レベルの低下などの症状があり，血漿グルコース濃度が **70 mg/dL 未満の場合，低血糖と診断する．**
　薬物療法中，特に**インスリンまたは SU 薬の治療で起こる．SU 薬の低血糖は遷延しやすく注意が必要．**

対応
① 経口摂取が可能な場合，ブドウ糖（10 g）またはブドウ糖を含む飲料（150～200 mL）を摂取させる．
② 経口摂取が困難な場合，20％グルコース注射液 40 mL（50％グルコース注射液なら 20 mL）を静脈内に投与する．
③ 意識レベルが低下するほどの低血糖をきたした時は，専門医のいる医療機関に紹介する．

2) シックデイ

　糖尿病患者が治療中に，**発熱，下痢，嘔吐をきたしたり，食欲不振で食事がとれない時をシックデイと呼ぶ．**
・日頃から，シックデイの際には，治療薬についてどうするかを患者さんに指示しておくことが重要．
・自己判断で経口血糖降下薬やインスリンを中断しないよう指導する．
・食事摂取が困難な場合は医療機関に連絡し指示を受けるよう説明する．
・シックデイの際には脱水予防のため十分に水分を摂取し，糖分は摂取しやすい形（お粥，麺類，果汁など）で摂るようにする．

3) シックデイ時の薬剤調整

3)-❶ インスリンで治療中の場合
・インスリン治療中の患者は食事が摂れなくても自己判断でインスリン注射を中断してはならない．あらかじめ主治医と相談しておくか連絡して指示を受けておく．症状が強い時は必ず医療機関を受診する．
・十分な水分摂取により脱水を防ぐよう指示する．点滴注射では生理的食塩水など 1～1.5 L/日を補給する．
・来院時には，必ず尿ケトン体の測定を行う．

▶表20　シックデイ時のインスリンの調節の目安

インスリン	食事量		
	2/3以上	1/3～2/3	1/3以下
基礎インスリン（中間型・持効型）	原則インスリン量は変更しない		
追加インスリン（超速効型・速効型）	通常量注射	半量注射端数切捨て	中止
基礎＋追加インスリン（混合型）	通常量注射	事前に主治医と相談を	
GLP-1＋基礎インスリン（配合注）	事前に主治医と相談を		

＊インスリンは特に厳密な調節が必要．自分の判断でインスリン量を調節せず，主治医の指示に従うこと
（文献11，12を参考に作成）

74　　患者さんを総合的に診るための　内科外来これ一冊、必携書

3）–❷ 経口血糖降下薬で治療中の場合

▶表21　シックデイ時の経口血糖降下薬の調節の目安

糖尿病治療薬	食事量		
	2/3以上	1/3～2/3	1/3以下
インスリン分泌非促進系			
ビグアナイド（BG）薬	中止	中止	中止
SGLT2阻害薬	中止	中止	中止
α-グルコシダーゼ阻害薬	中止	中止	中止
チアゾリジン薬	通常量	中止	中止
インスリン分泌促進系・血糖依存性			
DPP-4阻害薬[1]	通常量	中止	中止
GLP-1受容体作動薬[1]	中止	中止	中止
イメグリミン	中止	中止	中止
インスリン分泌促進系・血糖非依存性			
グリニド薬	通常量	半量	中止
スルホニル尿素（SU）薬	通常量	半量	中止

[1] コンセンサスが得られていない
※特に消化器症状（嘔気・下痢）のある時は中止
※合剤系は対応が厳しい方の調節法に合わせる
※食事の前に飲む・注射する薬は，食べられた量を確認して，食後15分以内に飲む・注射
　をするようにする
（文献11，12を参考に作成）

❽ 糖尿病の治療（生活習慣の改善）

2型糖尿病の治療の基本は，食事療法と運動療法により適正に体重をコントロールし，インスリンの働きをよくすることである．食事療法と運動療法で効果が不十分な場合，経口薬や注射薬による治療を行う．

1）食事療法

1日の身体活動に必要なエネルギー（カロリー）を確保すると同時に適正な体重コントロールのために過剰摂取にならないようにする．

エネルギー摂取量＝目標体重×エネルギー係数*
＊エネルギー係数：
　　軽作業　　25～30 kcal/kg
　　普通作業　30～35 kcal/kg
　　重作業　　35～　　kcal/kg

2) 食事指導のポイント

① バランスのよい栄養素の摂取（種類は多く）.
　 動物性脂質（飽和脂肪酸）は控えめに.
　 炭水化物を含む間食を避ける.
② 食物繊維を多く含む食品（野菜, きのこ, 海藻）を摂る.
③ 腹八分目とする.
④ 食べる順序の工夫：まず食物繊維に富んだ野菜を先に食べ, 次におかず, 最後に炭水化物をゆっくりかんで食べる.

3) 運動療法

- 運動によりエネルギー摂取量と消費量のバランスが改善し, 減量効果が期待できる.
- 運動によりブドウ糖, 脂肪酸の利用が促進され血糖値が低下する.
- 歩行, ジョギング, 体操, 水泳などゆっくり息を吸いながら全身の筋肉を使う有酸素運動によりインスリン感受性が増大する.
- おもりや抵抗負荷に対して動作を行うレジスタンス運動は無酸素運動に分類される. 筋肉量が増加し, 筋力を増強する効果がある.
- 有酸素運動と無酸素運動を組合わせることで糖尿病の改善効果がさらに高くなる.
- 運動持続時間は, 糖質と脂肪酸の効率のよい燃焼のために20分以上持続することが望ましい.

❾ 糖尿病合併症

　糖尿病の合併症には, 高度のインスリン作用不足によって起こる急性合併症と長年の高血糖によって起こる慢性合併症とがある. これらの発症予防と進展阻止が糖尿病治療の目標である.

1) 急性合併症 (糖尿病性ケトアシドーシス, 高血糖, HHS)

　糖尿病患者に, **感染症, 脱水, 糖質の大量摂取**などの誘因が加わると, 絶対的あるいは相対的インスリン作用不足に陥り, 急性代謝失調である糖尿病性ケトアシドーシスや高浸透圧高血糖状態に陥ることがある.
　初発症状は腹痛や嘔気などの消化器症状や倦怠感で, 進行すると, **著しい口渇, 多飲, 多尿, 急激な体重減少, 意識障害**を呈する. 適切な初期治療を行わないと意識障害を起こし, 死に至ることもあるため, 入院治療を要し, 専門医との連携が必要である.

1)-❶ 糖尿病性ケトアシドーシス（DKA）

1型糖尿病あるいはインスリン分泌枯渇2型糖尿病患者のインスリン治療の中断，清涼飲料水の多飲，SGLT2阻害薬や抗精神病薬内服時に起こることがある．

若年に多く，**高血糖（≧250 mg/dL）**，**高ケトン血症（β-ヒドロキシ酪酸の増加）**，**アシドーシス（pH 7.3未満）**をきたした状態．

治療は**十分な補液と電解質の補正，インスリンの適切な投与**である．脱水の補正には**生理食塩水（0.9%）を1L/時**で開始し，その後，脱水の程度に応じて250〜500 mL/時で継続する．インスリンは少量持続静注法が原則で，速効型インスリンを0.1単位/kg/体重/時の速度でポンプを用いて注入する．できる限りすみやかに専門医のいる医療機関へ移送する．

DKA：diabetic ketoacidosis
（糖尿病性ケトアシドーシス）

1)-❷ 高浸透圧高血糖状態（HHS）

著しい高血糖に基づく高度脱水と高浸透圧を特徴とし，しばしば意識障害を伴う．高齢の2型糖尿病患者が，感染症，脳血管障害，利尿薬やステロイド投与，手術，高カロリー輸液などにより高血糖をきたした場合に発症しやすく，発症まで数日の期間がある．

著しい高血糖（≧600 mg/dL）と高度な脱水に基づく**高浸透圧（>320 mOsm/L）**，BUN上昇により循環不全をきたした状態であるが，著しい**アシドーシスは認めない（pH 7.3〜7.4）**．

治療は**脱水の補正とインスリンの適切な投与**であるが，血管を確保して直ちに専門医のいる病院に移送する必要がある．

HHS ： hyperglycemic hyperosmolar syndrome
（高浸透圧高血糖状態）

2）慢性合併症

長時間持続する高血糖によって引き起こされる全身の血管を中心とした組織の変性機能喪失である．全身のあらゆる臓器に血管障害が起こりえるが，細小血管障害では**網膜症，腎症，神経障害**が糖尿病の3大合併症として早期にみられる．

大血管障害では太い血管が動脈硬化を起こし，**脳梗塞，心筋梗塞，末梢動脈疾患，糖尿病性足病変**などがある．患者の機能や生命予後の決定因子となる．予防策は，糖尿病の早期発見と適切かつ継続的な危険因子の管理につきる．

2-A）細小血管障害

2)-A-❶ 糖尿病性網膜症

慢性的な高血糖により**網膜血管閉塞，血管透過性の亢進，血管新生**などにより**視力低下**や**視野障害**などの症状をきたす．糖尿病診断時に必ず眼科受診を指導し，眼科受診間隔は病期によって目安とするが，受診した眼科医の指示に従う．

▶**表22 糖尿病性網膜症の眼科受診間隔**

網膜症病期	眼科受診間隔
網膜症なし	1回/1年
単純網膜症	1回/6カ月
増殖前網膜症	1回/2カ月
増殖網膜症	1回/1カ月

2）-A- ❷ 糖尿病性腎症

血管周囲の結合組織であるメサンギウムが増生し，糸球体構造の破壊そして機能障害が起こる．**推定糸球体濾過量（eGFR）と尿中アルブミン排出量あるいは尿蛋白排出量によって評価する.**

腎症進展の予防には，生活習慣の改善（禁煙，適切な体重管理），厳格な血糖，血圧，脂質の管理が重要である.

> 1章6の「糖尿病性腎臓病（DKD）」も参照.

▶表23　糖尿病性腎症CKDの管理目標・治療

血糖	HbA1c 7.0％未満
血圧	＜130/80 mmHg
脂質	LDL＜120 mg/dL （冠動脈疾患の既往ありの場合＜100 mg/dL）
レニン・アンジオテンシン系（RAS）阻害薬（ACE阻害薬，ARB） SGLT2阻害薬，GLP-1受容体作動薬	
食事療法	塩分6 g/日未満，たんぱく質0.8 g/kg/日程度

2）-A- ❸ 糖尿病性神経障害

糖尿病による高血糖により**全身の末梢神経が障害**される．臨床的に高頻度にみられるのは**多発神経障害**である．主として**両足の感覚障害（しびれ，疼痛，知覚障害，異常知覚）**または，**両側アキレス腱反射，両足の振動覚および触覚異常**がみられる.

多発神経障害の予防治療法は，早期からの厳格な血糖コントロールである．アルドース還元酵素阻害薬である**エパルレスタット（キネダック®）**が自覚症状の改善と神経機能の悪化を抑制する.

有痛神経障害（穿刺痛，電撃痛，灼熱痛）の治療はCa^{2+}チャネル $\alpha_2\delta$ サブユニットリガンド（プレガバリン，ミロガバリン），SNRI（デュロキセチン），三環系抗うつ薬（アミトリプチリン）が処方される.

自律神経障害は，起立性低血圧，食後低血糖，消化管運動，神経機能低下による嘔気・嘔吐・便秘・下痢・神経因性膀胱，発汗異常，勃起障害（ED）など多彩で著しいQOLの低下をきたす．治療は血糖コントロールと生活習慣の改善により症状の改善が期待されるが，日常生活が妨げられる場合は対症療法となる.

> SNRI : serotonin noradrenaline reuptake inhibitor（セロトニン・ノルアドレナリン再取り込み阻害薬）

2-B）大血管障害

高血糖下では，**動脈壁にプラークの形成が促進**され，さらに**血小板の凝集や凝固系の活性化，線溶系の低下**がみられ，冠動脈疾患などによる下肢切断のリスクが高まる.

2）-B- ❶ 冠動脈疾患

糖尿病患者の狭心症，急性心筋梗塞は，**はっきりした症状のないことが多い（無症候性，非定型的）.** 発症時に冠動脈の多枝病変を有するなど，すでに病変の進行した例が多く，心不全や不整脈を起こしやすい．定期的に動脈硬化性疾患のスクリーニング検査と心電図を行い，

変化時には急性心筋梗塞を疑い，**心筋トロポニンTの簡易測定やCPK，AST，ALT，白血球数などの検査を行う．**

　血糖コントロールを含む生活習慣病の厳格な管理が冠動脈疾患防止に有効である．心血管イベントリスクが高い2型糖尿病に対しては，SGLT2阻害薬やGLP-1受容体作動薬がその発症を抑制する可能性が報告されている[3]．

2）-B-❷ 脳血管障害

　脳梗塞の発生頻度は，糖尿病患者で非糖尿病患者の2〜4倍高い．アテローム血栓性脳梗塞*やラクナ梗塞*がみられる．徐々に脳血管性認知症に至ることがあり，疑われたら，**脳MRIで確認する．**

*4章2参照.

2）-B-❸ 末梢動脈疾患（PAD）

　間欠跛行や安静時疼痛，虚血肢の皮膚の萎縮やチアノーゼ，潰瘍などを認める．**下肢皮膚温の低下，足背動脈および後脛骨動脈の拍動減弱・消失・左右差**などが診断の参考となる．

　足関節／上腕血圧比（ABI）が0.9以下は，PADの存在が示唆される．重症虚血肢の治療は，内科的治療に抵抗し，血管内治療や外科的バイパス術が選択される．

PAD：peripheral arterial disease（末梢動脈疾患）

ABI：ankle-brachial pressure index（足関節／上腕血圧比）

2）-B-❹ 糖尿病性足病変

　糖尿病性足病変は，神経障害や末梢動脈疾患（PAD）と関連して糖尿病患者の**下肢に生じる感染，潰瘍，足組織の破壊性病変**と定義される．足趾間や爪の白癬症，足や足趾の変形や胼胝（べんち），足潰瘍および足壊死まで幅広い病変が含まれる．

　診断には，外観の観察，足背動脈や後脛骨動脈の脈拍左右差の確認が必要．

　フットケアは毎日の足の定期観察を行い，趾間部の洗浄，乾燥を行う．

　足型に合った履物・保護具の選定，爪の切り方の指導を行う．知覚鈍麻があれば電気毛布やこたつ・湯たんぽの使用を避ける．

2-C） 併存疾患

　糖尿病に併存する頻度の高い疾患．

① 骨病変：**骨密度の低下により骨折リスクが上昇する．**

② 歯周病：歯肉の腫れ，出血，歯が抜ける．**歯周病が悪化すると血糖コントロール不良となり，さらに心筋梗塞などの動脈硬化性疾患のリスクが高まる．**

③ 認知症：糖尿病患者ではアルツハイマー型認知症が1.5倍，脳血管性認知症が2.5倍と多い．

④ がん：**血糖コントロールが急激に悪化した場合や急激な体重減少がみられた場合**にはがんの存在を念頭に置き鑑別診断をすすめる必要がある．

　特に糖尿病の新規発症や原因不明の急激な増悪，腹痛などの腹部症状を認める場合，**膵臓がん**の可能性を考慮し，検査を行うことが望ましい．**糖尿病ではそのほか，肝臓がん，乳がん，子宮内膜症，**

膀胱がんなどのリスクが高く，腹部エコー，腹部CT，便潜血などの検査を勧める．

◆ 文　献

1）坊内良太郎，他：2型糖尿病の薬物療法のアルゴリズム（第2版）．糖尿病，66：715-733，2023
http://www.jds.or.jp/uploads/files/article/tonyobyo/66_715.pdf

2）「糖尿病治療ガイド2022-2023」（日本糖尿病学会／編著），文光堂，2022

3）「糖尿病診療ガイドライン2024」（日本糖尿病学会／編著），南江堂，2024
https://www.jds.or.jp/modules/publication/index.php?content_id=40

4）東京都医師会生活習慣病対策委員会：糖尿病診療ミニマム．非専門医が安心して使える糖尿病経口薬の使用パス．2019
https://www.tokyo.med.or.jp/wp-content/uploads/application/pdf/DM_minimamu_pass_kaitei2019.3.pdf

5）東京都医師会生活習慣病対策委員会：経口血糖降下薬の選択アルゴリズム．2023
https://www.tokyo.med.or.jp/wp-content/uploads/application/pdf/Key-points-of-diabetes_selection-algorithm_2023.4.pdf

6）日本糖尿病・生活習慣病ヒューマンデータ学会糖尿病標準診療マニュアル作成委員会：糖尿病標準診療マニュアル2024（第20版）一般診療所・クリニック向け．2024
https://human-data.or.jp/wp/wp-content/uploads/2024/04/DMmanual_2024.pdf

7）野出孝一：SGLT2阻害薬，GLP-1受容体作動薬の正しい使い方．ドクターサロン，65：492-494，2021

8）帝人ファーマ株式会社ホームページ「糖尿病ってどんな病気？」
02糖尿病になる理由：https://www.teijin-pharma.co.jp/healthcare/dm-iroha/about/02.html
03糖尿病の分類　　：https://www.teijin-pharma.co.jp/healthcare/dm-iroha/about/03.html

9）清野　裕，他：糖尿病の分類と診断基準に関する委員会報告（国際標準化対応版）．糖尿病，55：485-504，2012

10）「高齢者糖尿病診療ガイドライン2023」（日本老年医学会，日本糖尿病学会／編著），南江堂，2023

11）「糖尿病療養指導ガイドブック2024」（日本糖尿病療養指導士認定機構／編・著），メディカルレビュー社，2024

12）横浜労災病院：シックデイ時の薬の調整の目安（薬剤師用）．2017年10月作成，2023年10月改定
https://yokohamah.johas.go.jp/data/media/yokohama_rosai_medical/page/file/community/pahrmacy/20231031sickday02.pdf

第1章 生活習慣病

5 高尿酸血症

❶ 尿酸値が高いとなぜいけない？

　血液中の尿酸の濃度を尿酸値といい，**尿酸値が7.0 mg/dLを超えた場合は「高尿酸血症」**と呼ばれる．

　今は何の自覚症状もなくても，高尿酸血症はさまざまな合併症の黄信号である．

▶表1　尿酸値の平均値と正常値

	血清尿酸値
正常値	7.0 mg/dL 以下
男性平均値	3.5〜7.0 mg/dL
女性平均値	2.5〜5.8 mg/dL

1）高尿酸血症は生活習慣病や慢性腎臓病を合併しやすい

　高尿酸血症は高血圧や脂質異常症，糖尿病などの生活習慣病や**慢性腎臓病（CKD）**を合併しやすいことがわかってきた．生活習慣病のベースにはメタボリック症候群（メタボリックシンドローム）といわれる内臓脂肪型肥満の代謝異常があるが，高尿酸血症はこれらの疾患と密接に関係し，**動脈硬化を進行させ，**CKD，**心筋梗塞**や**脳卒中**などを起こすリスクを高めているといわれている．

CKD ： chronic kidney disease（慢性腎臓病）

▶図1　尿酸値が高いとなぜいけない？

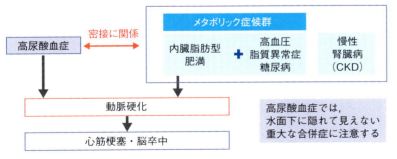

（文献5より引用）

2）高尿酸血症は痛風発作や腎障害の予備軍

高尿酸血症の状態が長く続くと，尿酸の結晶が体のあちこちに沈着し始め，激痛で知られる「痛風発作」をはじめとするさまざまな症状を引き起こす．

▶表2　高尿酸血症が引き起こす症状

疾患	
痛風発作（痛風関節炎）	尿酸の結晶が関節内に沈着して起こる関節炎で，あるとき急に腫れや激痛を伴って起こるのが特徴
尿路結石	尿が酸性になって，尿の中の尿酸が溶けにくくなり，結石ができる
腎障害（痛風腎）	尿酸の結晶が腎臓に沈着して，腎臓の働きが低下する．腎障害が進むと腎不全を起こし，透析が必要になることも
痛風結節	尿酸の結晶が皮下組織（皮膚の下）に沈着して塊ができる．肘や手の甲，耳介などの体温の低いところにできやすい

3）高尿酸血症と痛風の関係 〜痛風ってどんな病気？

痛風発作は痛風関節炎ともいわれ，尿酸の結晶が関節に沈着することで起こる．発作はある日突然起こり，腫れと激痛を伴うのが特徴である．場所は足の親指の付け根が最も多く，痛むのは普通一度に1カ所だけである．発作は1〜2週間程度で治まるが，根本にある高尿酸血症を放置しておくと発作をくり返す．

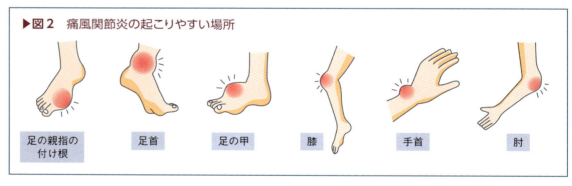

▶図2　痛風関節炎の起こりやすい場所

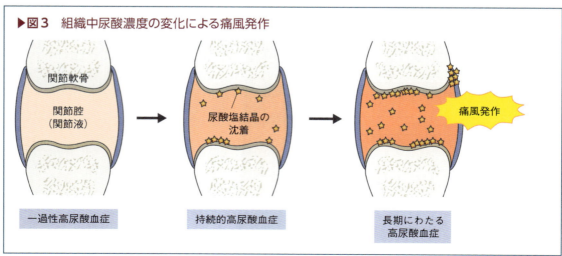

▶図3　組織中尿酸濃度の変化による痛風発作

❷ 病型分類

高尿酸血症は、尿酸産生過剰型、尿酸排泄低下型、混合型に大別される。この病型分類を24時間家庭蓄尿で行うことは負担が大きく、外来で随時尿を用いて、尿中尿酸濃度（Uua：mg/dL）/尿中クレアチニン濃度（Ucr：mg/dL）を算出する簡便法が実用的である。

▶表3　高尿酸血症の病型分類

病型	尿中尿酸濃度（Uua）/尿中クレアチニン濃度（Ucr）
尿酸産生過剰型	≧0.5
尿酸排泄低下型	<0.5

❸ 高尿酸血症・痛風の治療指針

1) 7・8・9のルール

① **血清尿酸値＞7.0 mg/dL で痛風関節炎または痛風結節の既往を有する場合**. すでにMSU結晶の沈着が生じている状態なので、尿酸降下薬の適応となる.

② **血清尿酸値≧9.0 mg/dL の場合**. 痛風関節炎や痛風結節を生じる可能性が高いため、尿酸降下薬の適応となる.

③ **血清尿酸値≧8.0 mg/dL, ＜9.0 mg/dL で合併症を有する場合**. ここでいう合併症は、腎障害や尿路結石をはじめとした、尿酸の関与が示されている、または疑われている疾患を指す. この場合は患者ごとに尿酸降下薬の適応があるかどうかを判断する必要がある.

MSU：monosodium urate
（尿酸―ナトリウム）

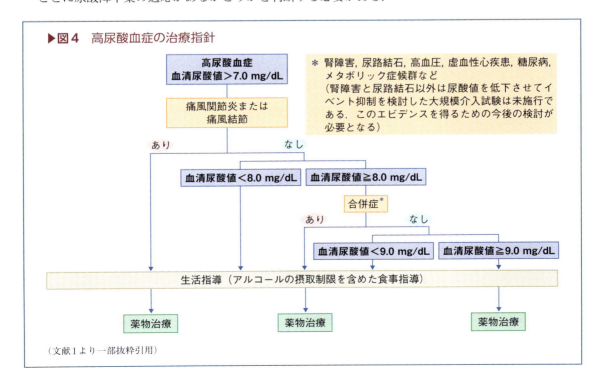

▶図4　高尿酸血症の治療指針

＊ 腎障害, 尿路結石, 高血圧, 虚血性心疾患, 糖尿病, メタボリック症候群など
（腎障害と尿路結石以外は尿酸値を低下させてイベント抑制を検討した大規模介入試験は未施行である. このエビデンスを得るための今後の検討が必要となる）

（文献1より一部抜粋引用）

▶図5 痛風発作時から間欠期の治療

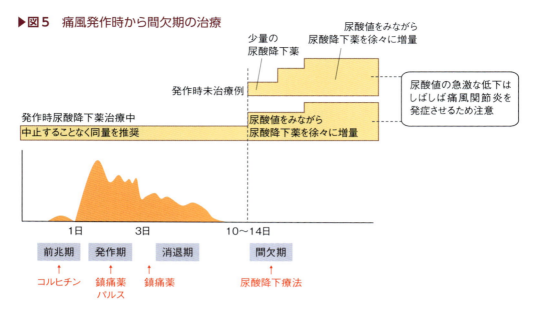

(著者作成)

> **❖ MEMO：痛風発作時の注意**
>
> ・痛風発作を認めている時に，血中尿酸値を変動させると関節炎が増悪したり，他関節に痛風発作を引き起こすことがある．このため，尿酸降下薬は，発作時に新たには開始せず，炎症が治まってから開始する．
>
> ・一方，尿酸降下薬で治療中に痛風発作を発症した場合は，尿酸降下薬の投与量は変動せず維持したまま，NSAIDsあるいは経口ステロイドを追加する．

2) 痛風発作が治まったら尿酸降下薬

- 尿酸降下薬により尿酸値を徐々に下げた場合：結晶は徐々に溶出し発作は誘発されない．
- 尿酸降下薬により尿酸値を急激に下げた場合：組織液の急激な尿酸値低下による濃度勾配により結晶が脱落し，発作が誘発される．

▶図6 痛風発作を引き起こすきっかけ

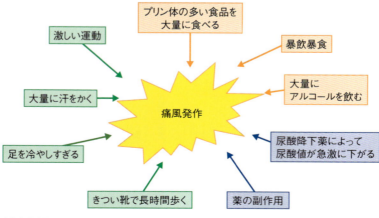

(著者作成)

84　患者さんを総合的に診るための　内科外来これ一冊，必携書

❹ 高尿酸血症・痛風の治療薬

- 高尿酸血症の治療の基本は生活習慣の改善
- 尿酸コントロールが十分でない場合は薬物療法を考慮する
- 尿酸降下薬は低用量から開始し，3～6カ月程度かけて**尿酸値を低下させ6.0 mg/dL以下を達成したらその用量を維持する**

1) 尿酸降下薬の選択基準

　従来は高尿酸血症の病型分類（**表3**参照）をもとに，原則として尿酸産生過剰型には尿酸生成抑制薬を，尿酸排泄低下型には尿酸排泄促進薬を使用することが推奨されていた．

　近年，尿酸生成抑制薬と尿酸排泄促進薬の併用療法の有用性や尿酸排泄低下型にも尿酸生成抑制薬が有効であるという報告がなされているが，流動的である．

　尿酸排泄促進薬と尿酸生成抑制薬の使い分けに明確な基準はない．

2) 尿酸降下薬の分類・用法用量・特徴

2)-❶ 尿酸生成抑制薬

　尿路結石を合併する高尿酸血症の治療薬は，尿酸生成抑制薬が第1選択である．

▶**表4**　尿酸生成抑制薬

一般名	商品名	製剤	用法・用量	特徴
アロプリノール	ザイロリック®	50 mg/錠 100 mg/錠	100～300 mg/日，1日1～3回	安価 キサンチンオキシダーゼを阻害し尿酸生成を抑制
フェブキソスタット	フェブリク®	10 mg/錠 20 mg/錠 40 mg/錠	1日1回10 mgから開始し必要に応じて徐々に増量 （最大1日60 mg）	優れた尿酸低下効果 1日1回投与
トピロキソスタット	トピロリック® ウリアデック®	20 mg/錠 40 mg/錠 60 mg/錠	1回20 mg，1日2回朝夕より開始，血中尿酸値を確認しながら徐々に増量 （最大1回80 mg，1日2回）	1日2回投与

2)-❷ 尿酸排泄促進薬

　尿酸排泄促進薬を使用する場合は，**尿アルカリ化薬**（ウラリット®または重曹）を併用し，尿pHを6.0～7.0に維持して尿路結石を予防する．

▶**表5**　尿酸排泄促進薬

一般名	商品名	製剤	用法・用量	特徴
ベンズブロマロン	ユリノーム®	25 mg/錠 50 mg/錠	1回50 mg，1日1～3回	尿細管での尿酸の再吸収を特異的に抑制 尿アルカリ化薬を併用する
ドチヌラド	ユリス®	0.5 mg/錠 1 mg/錠 2 mg/錠	1日1回0.5 mgより開始，尿酸値を確認しながら徐々に増量 維持量：通常1日1回2 mg 最大投与量：1日1回4 mg	近位尿細管に存在する尿酸トランスポーターURAT1を選択的に阻害，排泄を促進 尿アルカリ化薬を併用する

2）–❸ 尿アルカリ化薬

▶表6　尿アルカリ化薬

一般名	商品名	製剤	用法・用量	特徴
クエン酸カリウム・クエン酸ナトリウム水和物配合製剤	ウラリット®	配合錠（2錠） 配合散（1 g） 1 g＝2錠	1回1 g（2錠），1日1～3回 検尿でpH 6.2～6.8の範囲になるよう調整	酸性尿の改善 （尿路結石再発予防）

2）–❹ 痛風発作治療薬

- 痛風発作時には，コルヒチン・非ステロイド抗炎症薬（NSAIDs）・経口ステロイドが使われる．NSAIDsが使用不可・無効の場合や多発性関節炎では経口ステロイドを使用（プレドニゾロン15～20 mg/日，短期間投与）する．
- コルヒチンは痛風発作の特効薬である．
- **発作中は尿酸降下薬を開始したり，中止したりすべきではない***．　　　＊ p.84 MEMO 参照.

▶表7　痛風発作治療薬

一般名	商品名	製剤	用法・用量	特徴
コルヒチン	コルヒチン®	0.5 mg/錠	発作予防　：1日0.5～1 mg 発作予感時：1回0.5 mg	痛風発作の特効薬

発作後12時間以内にコルヒチン1 mg内服し，1時間後に0.5 mg追加．翌日以降は0.5～1 mg/日投与．疼痛が改善したらすみやかに中止する

❺ 生活習慣の改善

1）肥満の改善

　肥満の解消は血清尿酸値を低下させる効果が期待される．標準体重を意識して太りすぎないように気をつける．
　絶食など過度な食事制限はケトン体が多く発生し，尿酸排泄低下を介して血清尿酸値の上昇をきたすため適正カロリーを守ること．

2）食事

2）–❶ プリン体の多い食物を食べ過ぎない

　1日に摂取するプリン体は400 mgを超えないようにする．
- プリン体の多くは核酸やうま味成分のイノシン酸に由来している．

▶表8　主な食品中のプリン体含有量（100 gあたり）

プリン体含有量 （100gあたり）	食品の例
きわめて多い （300 mg）	鶏レバー，干物（マイワシ），白子（イサキ，ふぐ，たら），あんこう（肝酒蒸し），太刀魚，健康食品（DNA/RNA，ビール，酵母，クロレラ，スピルリナ，ローヤルゼリー）など
多い （200～300 mg）	豚レバー，牛レバー，カツオ，マイワシ，大正エビ，オキアミ，干物（マアジ，サンマ）など
中等度 （100～200 mg）	肉（豚・牛・鶏）類の多くの部位や魚類など ほうれん草（芽），ブロッコリースプラウト
少ない （50～100 mg）	肉類の一部（豚・牛・羊），魚類の一部，加工肉類など ほうれん草（葉），カリフラワー
きわめて少ない （～50 mg）	野菜類全般，米などの穀類，卵（鶏・うずら），乳製品，豆類，きのこ類，豆腐，加工食品

（文献7を参考に作成）

2）-❷ アルカリ性食品を多く摂る

野菜，きのこ，海草などのアルカリ食品は，尿が酸性に傾きすぎるのを防ぎ，尿酸を溶かしやすくする．肉類などの酸性食品を減らし，尿のpHを6.0〜7.0に保つことで尿管結石の予防にもなる．

▶表9　尿をアルカリ化する食品と酸性化する食品

尿をアルカリ化する食品	尿を酸性化する食品
• 藻類（ひじき，わかめ，昆布） • きのこ類（干ししいたけ） • 豆類（大豆） • 野菜類（ほうれん草，ごぼう，にんじん，キャベツ，大根，かぶ，なす） • 芋類（さつまいも，里芋，じゃがいも） • 果実類（バナナ，メロン，グレープフルーツ）	• 卵 • 肉類（豚肉，牛肉） • 魚介類（サバ，アオヤギ，カツオ，ホタテ，ブリ，マグロ，サンマ，アジ，カマス，イワシ，カレイ，アナゴ，芝エビ，大正エビ） • 穀類（精白米）

2）-❸ アルコール（特にビール）を控える

どのアルコール飲料でも血清尿酸値を上げる作用がある．特にビールや発泡酒は多くのプリン体を含んでいるので過度な摂取は控える．

血清尿酸値への影響を最低限に保つおおよそアルコール量は1日に，ビールなら500 mL，日本酒なら1合（180 mL），焼酎なら120 mL，ワイン180 mL，ウイスキーなら60 mLである．

2）-❹ 水分を十分に摂り，尿量を確保する

尿酸は腎臓から尿中に排泄されるので，お茶や水分を十分に摂って尿量が増えれば尿酸もたくさん出ていく．

3）軽い運動をする

激しい運動は無酸素運動となり血清尿酸値が上昇する．1日20分程度の早歩きや軽いジョギングなどの有酸素運動は尿酸値へ影響せず肥満の解消につながる．

▶表10　主な酒類中のプリン体含有量

アルコール飲料	1回量 （mL）	プリン体 （mg/1回量）
地ビール	350	16〜58
低アルコールビール	350	10〜46
ビール	350	12〜34
発泡酒	350	0〜14
日本酒	180	3
ワイン（赤）	200	3
ワイン（白）	200	3
焼酎（25％）	90	0
ウイスキー	60	0.1
梅酒	90	0.2

（文献7を参考に作成）

◆ 文　献

1）「高尿酸血症・痛風の治療ガイドライン 第3版 2022年追補版」（日本痛風・尿酸核酸学会ガイドライン改訂委員会／編），診断と治療社，2022
https://minds.jcqhc.or.jp/docs/gl_pdf/G0001086/4/hyperuricemia_and_gout_supplementary.pdf

2）「診断と治療のABC 105 高尿酸血症・痛風」（寺井千尋／企画），最新医学社，2015

3）内田俊也：高尿酸血症とCKD：病態と治療．週刊日本医事新報，4787：26-32，2016

4）水田栄之助，久留一郎：高尿酸血症とメタボリックシンドローム：病態と治療．週刊日本医事新報，4787：33-40，2016

5）市田公美：高尿酸血症・痛風の基礎から臨床まで．人間ドック，38：467-480，2023

6）「尿酸値気にしてますか?」（鎌谷直之／監，山中 寿／著），帝人ファーマ（資材番号：FET021），2020

7）「高尿酸血症・痛風の治療ガイドライン 第3版 2022年追補版」（日本痛風・尿酸核酸学会ガイドライン改訂委員会／編），診断と治療社，2022

第1章　生活習慣病

6　慢性腎臓病（CKD）

❶ 慢性腎臓病（CKD）の診断基準

　CKDは，増加する**透析患者をこれ以上増やさないため**，また**脳心臓血管系疾患の発症リスクを抑える**ために早期に腎障害を拾いあげ，腎機能の回復が可能な段階から適切な治療を行うことを目的に導入された概念である．

CKD ： chronic kidney disease（慢性腎臓病）

▶**表1　CKD診断基準**（文献1より引用）

	以下のいずれかが3カ月を超えて存在
腎障害の指標	アルブミン尿*（AER≧30 mg/24時間：ACR≧30 mg/gCr），蛋白尿*（PER≧0.15 g/24時間：PCR≧0.15 g/gCr） 尿沈渣の異常 尿細管障害による電解質異常やそのほかの異常 病理組織検査による異常，画像検査による形態異常 腎移植
GFR低下	GFR＜60 mL/分/1.73 m²

＊CKDの診断と重症度分類は国際時にはアルブミン尿が用いられる．尿蛋白定量で評価すると0.15 g/gCr以上が腎障害の指標となる（著者追加）

AER：尿中アルブミン排泄率，ACR：尿アルブミン／クレアチニン比，PER：尿中蛋白排泄率，PCR：尿蛋白／クレアチニン比

■ 推算GFR（eGFR）の算出式

　推算GFR（eGFR）は以下の血清クレアチニンの推算式（eGFRcreat）で算出する．

Cr：血清クレアチニン濃度
Cys-C：血清シスタチンC濃度

男性：eGFRcreat（mL/分/1.73 m²）＝ $194 \times Cr^{-1.094} \times$ 年齢$^{-0.287}$

女性：eGFRcreat（mL/分/1.73 m²）＝ $194 \times Cr^{-1.094} \times$ 年齢$^{-0.287} \times 0.739$

　筋肉量の極端に少ない場合（るいそうまたは下肢切断者など）には**血清シスタチンCの推算式（eGFRcys）**がより適切である．

男性：eGFRcys（mL/分/1.73 m²）＝ $(104 \times Cys\text{-}C^{1.019} \times 0.996^{年齢}) - 8$

女性：eGFRcys（mL/分/1.73 m²）＝ $(104 \times Cys\text{-}C^{1.019} \times 0.996^{年齢} \times 0.929) - 8$

　eGFRcysは筋肉量や食事・運動の影響が少ない．保険適用内で3カ月に1回測定可．

▶**表2　尿検査によるCKDの重症度の評価**

尿試験紙法（定性）	－ 〜 ±	1+	2+
蛋白尿区分	A1	A2	A3
尿アルブミン定量（mg/日）	正常	微量アルブミン尿	顕性アルブミン尿
尿アルブミン/Cr比（mg/gCr）	30未満	30〜299	300以上
尿蛋白定量（g/日）	正常（−）	軽度蛋白尿（±）	高度蛋白尿（＋〜）
尿蛋白/Cr比（g/gCr）	0.15未満	0.15〜0.49	0.50以上

❷ かかりつけ医から腎臓専門医・専門医療機関への紹介基準

▶ 表3　かかりつけ医から腎臓専門医・専門医療機関への紹介基準

原疾患		蛋白尿区分		A1	A2	A3
糖尿病		尿アルブミン定量 (mg/日)		正常	微量アルブミン尿	顕性アルブミン尿
		尿アルブミン/Cr比 (mg/gCr)		30未満	30〜299	300以上
高血圧 腎炎 多発性嚢胞腎 その他		尿蛋白定量 (g/日)		正常 (−)	軽度蛋白尿 (±)	高度蛋白尿 (+〜)
		尿蛋白/Cr比 (g/gCr)		0.15未満	0.15〜0.49	0.50以上
GFR区分 (mL/分/ 1.73 m²)	G1	正常または 高値	≧90		血尿+なら紹介, 蛋白尿のみ ならば生活指導・診療継続	紹介
	G2	正常または 軽度低下	60〜89		血尿+なら紹介, 蛋白尿のみ ならば生活指導・診療継続	紹介
	G3a	軽度〜 中等度低下	45〜59	40歳未満は紹介, 40歳以 上は生活指導・診療継続	紹介	紹介
	G3b	中等度〜 高度低下	30〜44	紹介	紹介	紹介
	G4	高度低下	15〜29	紹介	紹介	紹介
	G5	末期腎不全 (ESKD)	<15	紹介	紹介	紹介

- 蛋白尿と血尿を両方認めるCKDには，IgA腎症やループス腎炎など治療を要する腎疾患が含まれていることがあるので腎臓専門医に紹介する.
- eGFRは腎機能・血清Cr以外に，筋肉量，食事や運動，体液量の変化などの影響を受けるため10％程度の日内変動があることを含めて総合的に判断する.
- 3カ月以内に30％以上の腎機能の悪化を認める場合はすみやかに紹介する.
- 上記基準ならびに地域の状況等を考慮し，かかりつけ医が紹介を判断し，かかりつけ医と腎臓専門医・専門医療機関で逆紹介や併診等の受診形態を検討する.

腎臓専門医・専門医療機関への紹介目的（原疾患を問わない）

1) 血尿，蛋白尿，腎機能低下の原因精査

2) 進展抑制目的の治療強化（治療抵抗性の蛋白尿（顕性アルブミン尿），腎機能低下，高血圧に対する治療の見直し，二次性高血圧の鑑別など）

3) 保存期腎不全の管理，腎代替療法の導入

原疾患に糖尿病がある場合

1) 腎臓内科医・専門医療機関の紹介基準に当てはまる場合で，原疾患に糖尿病がある場合にはさらに糖尿病専門医・専門医療機関への紹介を考慮する

2) それ以外でも以下の場合には糖尿病専門医・専門医療機関への紹介を考慮する
　①糖尿病治療方針の決定に専門的知識（3カ月以上の治療でもHbA1cの目標値に達しない，薬剤選択，食事運動療法指導など）を要する場合
　②糖尿病合併症（網膜症，神経障害，冠動脈疾患，脳血管疾患，末梢動脈疾患など）発症のハイリスク患者（血糖・血圧・脂質・体重等の難治例）である場合
　③上記糖尿病合併症を発症している場合
　なお，詳細は「糖尿病治療ガイド」を参照のこと

（作成：日本腎臓学会，監修：日本医師会）
エビデンスに基づくCKD診療ガイドライン2023より引用（青字は著者追加）

> **❖ 尿検査の保険診療**
>
> ・アルブミン尿の定量測定は，糖尿病または糖尿病性早期腎症であって，微量アルブミン尿を疑う患者に対し，3カ月に1回に限り認められている．
>
> ・糖尿病において，尿定性で1＋以上の明らかな尿蛋白を認める場合は，尿アルブミン測定は保険で認められていないため，治療効果を評価するために定量検査を行う場合は尿蛋白定量を検討する．

❸ 腎機能障害進行の機序

1）糸球体高血圧（過剰濾過）

腎糸球体輸入細動脈には全身血圧とは独立して糸球体内圧*を一定（50 mmHg）に保持し，腎機能を一定に調整するための自己調整能が備わっている．

本態性高血圧や多発性嚢胞腎では，全身血圧が上昇しても，糸球体内圧は正常ないし低値を示し自己調節能は維持されている．一方，糖尿病性腎症や糸球体腎炎では，早期から自己調節能は破綻し，全身血圧の影響を受け糸球体内圧は上昇することから，より厳格な降圧が必要となる．

疫学研究では，血圧が130/80 mmHgを超えると腎障害が加速され，末期腎不全へのリスクが増大すると言われている．糸球体血圧の正常化が腎保護のための真の目標となる．全身血圧が130/80 mmHg未満の達成とアルブミン尿，蛋白尿が減少するような厳格な降圧が必要となる．

糸球体内圧を規定するものは① 腎血流量，② 輸入細動脈，③ 輸出細動脈の3つである．全身血圧が90〜180 mmHgの範囲では腎血流量，GFRは一定に保たれる．

糸球体内圧が高いと糸球体は硬くなり糸球体機能を低下させ，さらなる糸球体内圧が上昇する．原尿に漏れた蛋白は尿細管間質障害を起こし，さらに糸球体内圧を上昇させるといった悪循環に陥る．逆に糸球体内圧が低いとGFRが低下し，尿が減り尿細管間質障害を起こし，糸球体障害，さらなるGFRの低下が起きる．糸球体内圧が変動した場合，高すぎず低すぎずの圧に調整することで腎臓を守ることができる．

腎保護の観点からは腎血流を低下させずに糸球体内圧を下げるには輸出細動脈を拡張させるとよい．これが可能な薬剤が**RA系阻害薬（ACE阻害薬／ARB）**であり，RA系阻害薬は全身の血圧降下薬であるとともに"糸球体内圧降下薬"と言える．

そのほか相対的に輸出細動脈を拡張し糸球体内圧を下げて腎保護をしている薬剤として**T型・N型Ca拮抗薬，SGLT2阻害薬**（可能性）がある．SGLT2阻害薬は，糸球体過剰濾過を改善させて糸球体内圧を低下させている機序も考えられる．

逆に，輸入細動脈を拡張し，糸球体内圧を上げる因子として**L型Ca拮抗薬，心房性Na利尿ペプチド（ANP），NSAIDs，一酸化窒素（NO）**がある．

*糸球体内圧は腎機能評価の1つである糸球体濾過量（glomerular filtration rate：GFR）によって規定される．

RA系阻害薬：レニン・アンジオテンシン系阻害薬

▶図1　腎機能障害進行の機序

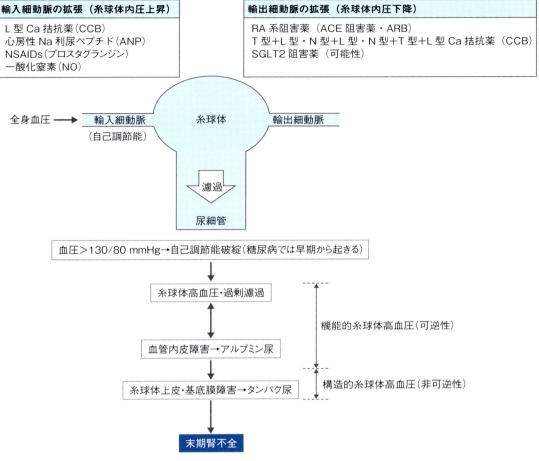

＊糸球体血圧の測定は外来診察で実施できないが，アルブミン尿，蛋白尿が間接的に糸球体血圧を反映する

2) CKDを伴う原疾患の鑑別と糸球体血行動態

　末期腎不全の3大原因疾患は，糖尿病性腎症，慢性糸球体腎炎，腎硬化症の順に頻度が高い．

- 糖尿病性腎症は，糖尿病の持続期間が5年以上で，蛋白尿の程度が強いわりに尿沈渣所見が乏しい．末期腎不全に至る確率が高い．
- 慢性糸球体腎炎は，蛋白尿が先行し，蛋白尿の程度は強く，尿沈渣所見で多彩な円柱を認める．末期腎不全に至る確率は高い．
- 腎硬化症は高血圧に基づく腎障害で，尿沈渣の所見は乏しく，蛋白尿の程度は弱く，末期腎不全に至る確率はきわめて低い．

❖ 降圧薬使用上の注意

- 心血管病でCKDを有する患者で顕性蛋白尿でない場合は，糸球体血圧は高くなく，腎硬化症や両側性腎動脈狭窄などにより，糸球体血圧が低い可能性がある．
- このような対象にRA系阻害薬に利尿薬を併用する治療法は，糸球体血圧をさらに低下させ虚血性腎症が発症し，腎機能低下をきたすことになる．
- 高齢者で有意な蛋白尿を認めず，GFRの低下したCKD患者に，RA系阻害薬主体の積極的降圧治療を行うと逆に腎機能を低下させ，脱水や高カリウム血症をきたすリスクとなるので注意．

3) 輸入細動脈の自己調節能の維持・破綻によって原疾患の特徴を分類する

▶表4 全身血圧が上昇しても糸球体血圧は正常ないし低値を示し, 輸入細動脈の自己調節能を維持している疾患

原疾患	高血圧の機序	蛋白尿	至適血圧レベル	腎保護する降圧薬
腎硬化症（高血圧）	心臓から糸球体に至る血管抵抗の上昇	1 g/日未満	140/90 mmHg未満	特に限定なし
多発性腎嚢胞	心臓から糸球体に至る血管抵抗の上昇	1 g/日未満	140/90 mmHg未満	特に限定なし

▶表5 全身血圧が正常であっても糸球体血圧が上昇し, 輸入細動脈の自己調節能が破綻している疾患

原疾患	高血圧の機序	蛋白尿	至適血圧レベル	腎保護する降圧薬
糖尿病性腎炎	尿細管 Na^+ 再吸収の亢進	1 g/日以上	130/80 mmHg未満	RA系阻害薬
慢性糸球体腎炎	限外濾過係数の低下	1 g/日以上	130/80 mmHg未満	RA系阻害薬

❖一口メモ：

急性腎障害（AKI）発生の三段攻撃

・三段攻撃とは, ①RA系阻害薬（ACE阻害薬, ARB）で糸球体濾過圧を下げて, ②利尿薬にて循環液血液量を減らして, ③NSAIDsで腎血液量が下がった時にAKIを発生しやすい.

・新たにNSAIDsを処方する際は, 腎機能が低下している患者かどうか確認し, NSAIDsを使用せざるを得ない時は少量短期間・頓用で使用するかアセトアミノフェンで代用できるか熟慮する必要がある.

❹ CKDの発症を抑制する治療法

1) 高血圧を伴うCKD患者の降圧療法

1)-❶ CKD患者における降圧目標（診察室血圧）

・蛋白尿*が軽微な腎硬化症におけるCKDにおいては, 厳格降圧群（125/75 mmHg）は利益が限定的であり, AKIや電解質異常を増加させることから, 一般には行わない. 降圧目的としては通常降圧群（140/90 mmHg）への降圧を提案する.

・下限値についてはエビデンスが少ないが, Jカーブ現象のリスクを考慮し, 収縮期血圧110 mmHg未満へは降圧しないように提案する.

・75歳未満では, CKDステージを問わず, 糖尿病および蛋白尿の有無により降圧基準を定めた. 蛋白尿A1区分では140/90 mmHg未満, 蛋白尿A2, A3区分では130/80 mmHg未満を降圧目標とする.

・75歳以上では, 150/90 mmHg未満に血圧を維持することを推奨し, 起立性低血圧やAKIなどの有害事象がなければ, 140/90 mmHg未満への降圧をめざす.

* A2以上を「蛋白尿あり」と判定する.

▶表6 CKD患者における降圧目標（診察室血圧）

		75歳未満	75歳以上
糖尿病（－）	蛋白尿（－）	140/90 mmHg未満	150/90 mmHg未満
	蛋白尿（＋）	130/80 mmHg未満	150/90 mmHg未満
糖尿病（＋）		130/80 mmHg未満	150/90 mmHg未満

・家庭血圧の目標値は診察室血圧の目標値から5を引く

1）-❷ CKD患者への降圧薬の選択

① 非糖尿病で蛋白尿（－）では，ACE阻害薬とARBの併用を除く1剤または2，3剤を組合わせる．

② 糖尿病合併CKDと非糖尿病で蛋白尿を呈するCKDでは，RA系阻害薬（ACE阻害薬，ARB）を第1選択薬とする．RA系阻害薬はすべてのステージにおいて投与可能である．

　RA系阻害薬で降圧が不十分な場合，第2選択薬としてCVDハイリスク型には長時間作用型Ca拮抗薬を，体液貯留型には利尿薬を併用する．利尿薬はステージG1～G3ではサイアザイド系を選択する．

　第3選択薬は第2選択薬で選ばれなかったものを選択する．

　ステージG4，G5のRA系阻害薬投与は少量から開始する．開始後，クレアチニン値の上昇が30％未満であれば投与を継続，30％以上またはカリウム値が5.5 mEg/L以上となるようであればRA系阻害薬を減量ないしは中止するかまたはCa拮抗薬への変更を推奨する．Ca拮抗薬は尿蛋白減少効果のあるT型・N型のものから選択．利尿薬はステージG4～G5ではループ利尿薬から選択する．

③ 75歳以上では，ステージG1～G3では75歳未満と同様の選択を行う．

　ステージG4～G5ではCa拮抗薬を選択し，降圧不十分な場合は，副作用に注意しながらACE阻害薬，ARB，利尿薬を併用する．

　高齢者では，糸球体よりも前方に位置する血管系に内腔狭小化，動脈硬化様病変を合併することが多い．

　Ca拮抗薬は血管拡張と臓器血液増加作用を有しており，高齢者や尿蛋白排出量の多くない症例において安全性の高い選択と考えられる．

▶表7　CKD患者への推奨降圧薬

CKDステージ		75歳未満		75歳以上
		非糖尿病で蛋白尿（－）	糖尿病，非糖尿病で蛋白尿（＋）	
G1～G3 （eGFR≧30）	第1選択薬	● ACE阻害薬あるいはARB ● CVDハイリスク→Ca拮抗薬	ACE阻害薬あるいはARB	75歳未満と同様
	第2・3選択薬 （併用薬）	● 体液貯留→サイアザイド系利尿薬 から選択	CVDハイリスク→長時間作用型Ca拮抗薬 体液貯留→サイアザイト系利尿薬	
G4～G5 （eGFR＜30）	第1選択薬	● 少量からACE阻害薬あるいはARB ● CVDハイリスク→Ca拮抗薬	少量からACE阻害薬あるいはARB	Ca拮抗薬 （T型・N型）
	第2・3選択薬 （併用薬）	● 体液貯留→長時間作用型ループ利尿薬 から選択	CVDハイリスク→Ca拮抗薬（T型・N型） 体液貯留→長時間作用型ループ利尿薬	

（文献1，12を参考に作成）

1) - ❸ 腎機能低下時の降圧薬投与量（表8〜表14：文献3を参考に作成）

▶表8　カルシウム拮抗薬（CCB）

薬剤名		1日の用量・用法		
		CCr（mL/分）		
一般名	商品名	＞50	10〜50	＜10
■L型CCB				
アムロジピン	アムロジン®	2.5〜10 mg/日, 1日1回	腎機能正常者と同じ	
	ノルバスク®			
ニフェジピン	（徐放）アダラート® CR	20〜40 mg/日, 1日1回		
	（徐放）アダラート® L	20〜40 mg/日, 1日2回		
■T型+L型CCB				
アゼルニジピン	カルブロック®	8〜16 mg/日, 1日1回	腎機能正常者と同じ	
ニルバジピン	ニバジール®	4〜8 mg/日, 1日2回		
エホニジピン	ランデル®	20〜60 mg/日, 1日1〜2回		
■N型+L型CCB				
シルニジピン	アテレック®	5〜20 mg/日, 1日1回	腎機能正常者と同じ	
■N型+T型+L型CCB				
ベニジピン	コニール®	2〜8 mg/日, 1日1〜2回	腎機能正常者と同じ	
■L型CCB				
ニカルジピン	（徐放）ペルジピン® LA	40〜80 mg/日, 1日2回	腎機能正常者と同じ	
マニジピン	カルスロット®	5〜20 mg/日, 1日1回		

▶表9　アンジオテンシン変換酵素（ACE）阻害薬

薬剤名		1日の用量・用法		
		CCr（mL/分）		
一般名	商品名	＞50	10〜50	＜10
エナラプリル	レニベース®	5〜10 mg/日, 1日1回	CCr 30 mL/分未満の場合 減量または投与間隔延長	
イミダプリル	タナトリル®	2.5〜10 mg/日, 1日1回		
ペリンドプリル	コバシル®	2〜8 mg/日, 1日1回		
リシノプリル	ロンゲス®	5〜20 mg/日, 1日1回		
	ゼストリル®			
テモカプリル	エースコール®	1〜4 mg/日, 1日1回	腎機能正常者と同じ	
カプトプリル	（徐放）カプトプリル® R	18.75〜75 mg/日, 1日1〜2回	CCr 30 mL/分未満の場合 減量または投与間隔延長	

▶表10　アンジオテンシンII受容体拮抗薬（ARB）

薬剤名		1日の用量・用法		
		CCr（mL/分）		
一般名	商品名	＞50	10〜50	＜10
ロサルタン	ニューロタン®	25〜100 mg/日, 1日1回	投与量は腎機能正常者と同じ （低用量から開始し, 慎重投与）	
カンデサルタン	ブロプレス®	2〜12 mg/日, 1日1回		
バルサルタン	ディオバン®	40〜160 mg/日, 1日1回		
テルミサルタン	ミカルディス®	20〜80 mg/日, 1日1回		
オルメサルタン	オルメテック®	5〜40 mg/日, 1日1回		
イルベサルタン	アバプロ®	50〜200 mg/日, 1日1回		
	イルベタン®			
アジルサルタン	アジルバ®	10〜40 mg/日, 1日1回		

▶表11　利尿薬

薬剤名		1日の用量・用法		
		CCr（mL/分）		
一般名	商品名	＞50	10〜50	＜10
■サイアザイド系利尿薬				
トリクロルメチアジド	フルイトラン®	0.5〜2 mg/日，1日1〜2回	単独ではあまり効果が期待できない	ループ利尿薬との併用で作用を増強
ヒドロクロロチアジド	ダイクロトライド®	12.5〜25 mg/日，1日1回		
ベンチルヒドロクロロチアジド	ベハイド®	4〜8 mg/日，1日2回		
■サイアザイド系類似利尿薬				
インダパミド	ナトリックス®	0.5〜2 mg/日，1日1回	単独ではあまり効果が期待できない	ループ利尿薬との併用で作用を増強
メフルシド	バイカロン®	20〜50 mg/日，1日1回		
■ループ利尿薬				
フロセミド	ラシックス®	20〜80 mg/日，1日1回または隔日	腎機能正常者と同じ	
アゾセミド	ダイアート®	60 mg/日，1日1回	あまり効果が期待できない	
■抗アルドステロン薬，カリウム保持性利尿薬				
スピロノラクトン	アルダクトン® A	25〜100 mg/日，1日1〜2回	血清 K 5.0 mEq/L 以上の場合　禁忌　重篤な腎障害の場合　慎重投与	
エプレレノン	セララ®	50〜100 mg/日，1日1〜2回	禁忌	
トリアムテレン	トリテレン®	90〜200 mg/日，1日2〜3回	減量投与	禁忌
エサキセレノン	ミネブロ®	1.25〜5 mg/日，1日1回	少量から開始	禁忌

▶表12　交感神経抑制薬

薬剤名		1日の用量・用法		
		CCr（mL/分）		
一般名	商品名	＞50	10〜50	＜10
■α遮断薬				
ドキサゾシン	カルデナリン®	0.5〜8 mg/日，1日1回	腎機能正常者と同じ	
■β遮断薬				
カルベジロール	アーチスト®	2.5〜20 mg/日，1日1〜2回	腎機能正常者と同じ	
ラベタロール	トランデート®	150〜450 mg/日，1日3回	腎機能正常者より少量から投与を開始する	
■β1選択性ISA（-）				
ビソプロロール	メインテート®	5 mg/日，1日1回	重篤な腎機能障害のある患者では慎重投与	
アテノロール	テノーミン®	25〜100 mg/日，1日1回	CCr 30 mL/分未満の場合投与間隔を延ばす	

▶表13　中枢性交感神経抑制薬

薬剤名		1日の用量・用法		
		CCr（mL/分）		
一般名	商品名	＞50	10〜50	＜10
メチルドパ	アルドメット®	250〜2,000 mg/日，1日1〜3回	250〜500 mg/日，1日2回	

▶表14　古典的血管拡張薬

薬剤名		1日の用量・用法		
		CCr（mL/分）		
一般名	商品名	＞50	10〜50	＜10
ヒドララジン	アプレゾリン®	30〜120 mg/日，1日2〜3回		15〜60 mg/日，1日1回

2) 脂質異常症を伴うCKD患者の脂質低下療法

2)-❶ スタチン，エゼチミブ

CKD患者は冠動脈疾患発生の高リスク群に分類される．脂質異常症を有するCKD患者に対するスタチンおよびエゼチミブ併用による脂質低下療法は，CVDイベント発症ならびに再発，尿蛋白増加および腎機能悪化を抑制するので推奨される．

スタチンは胆汁排泄型であり，透析を含んだCKDにおいて安全に使用できると報告されている．ただしロスバスタチンはCCr 30 mL/分/1.73 m² 未満では血漿濃度が約3倍に上昇するため，2.5 mgより開始し，最大5 mgまでとされている．

2)-❷ フィブラート系薬

フィブラート系薬による脂質低下療法は，CVDイベント発症ならびに再発の抑制において有用な可能性はあるが**中～高度腎障害患者では腎障害の危険因子となるため慎重投与もしくは禁忌である**．添付文書では，**ベザフィブラートは血清Cr 2.0 mg/dL以上で禁忌，フェノフィブラートは血清Cr 2.5 mg/dL以上で禁忌**と記載されている．

▶**表15**　脂質異常症を伴うCKD患者の管理目標値

	LDL-C	Non-HDL-C
冠動脈疾患の一次予防	<120 mg/dL	<150 mg/dL
冠動脈疾患既往の二次予防	<100 mg/dL	<130 mg/dL

（文献22）

3) 高尿酸血症を伴うCKD患者の尿酸低下療法

高尿酸血症はCKDの発症や進行の危険因子である．一方で，高尿酸血症を有するCKD患者に対する尿酸低下療法は，腎機能悪化を抑制し，尿蛋白を減少させる可能性がある．

高尿酸血症は，尿酸産生過剰型，尿酸排出低下型，混合型の3つがある[*1]．

CKD合併の高尿酸血症には，原則として尿酸生成抑制薬[*2]を用いる．尿酸産生抑制薬であるアロプリノールは腎代謝で尿中に排泄されるため，腎機能の程度に応じて使用量を減量する必要がある（表17）[*3]．

一方，**フェブキソスタット，トピロキソスタットは肝代謝により糞中と尿中から排泄されるため，軽症から中等症の腎機能においても使用量の調整は不要**である．アザチオプリンとメルカプトプリンとは**相互併用禁忌**である．

* 1　1章5 表3「高尿酸血症の病型分類」参照．
* 2　尿酸生成抑制薬の一覧：1章5 表4参照．
* 3　またアロプリノールは，テオフィリン，ワルファリン，シクロスポリンなどの薬剤との相互作用も考慮する必要がある．

▶**表16**　高尿酸血症を伴うCKD患者の管理目標値

	血清尿酸値
薬物治療を開始する	8.0 mg/dL以上
目標値	6.0 mg/dL以下

（文献23）

▶表17 腎機能に応じたアロプリノールの推奨使用量

腎機能	アロプリノール投与量
CCr＞50 mL/分	100〜300 mg/日
30 mL/分＜CCr≦50 mL/分	100 mg/日
CCr≦30 mL/分	50 mg/日
血液透析施行例	透析終了時に100 mg
腹膜透析施行例	50 mg/日

（文献23より引用）

CCr：クレアチニンクリアランス

4）糖尿病性腎臓病（DKD）

DKDは典型的な糖尿病性腎硬化に加え，顕性アルブミン尿を伴わないままGFRが低下する非典型的な糖尿病関連腎疾患を含む概念である．糖尿病合併CKDは，糖尿病と直接関連しない腎疾患（IgA腎症，PKDなど）患者が糖尿病を合併した場合を含む，より広い概念である．糖尿病性腎症，DKD，糖尿病合併CKDは現時点で厳密に鑑別することは必ずしも容易ではない．

DKD : diabetic kidney disease（糖尿病性腎臓病）
PKD : polycystic kidney disease（多発性嚢胞腎）

4）-❶ DM患者に尿アルブミンの測定は糖尿病性腎症の早期診断に有用

いわゆる典型的な糖尿病性腎症（DN）は，長期にわたるDM罹患ののちに尿中アルブミン排泄増加で発症し，間欠的〜持続性蛋白尿を呈したのちに，慢性腎不全，さらには末期腎不全（ESKD）へ進展する（図2）．

尿アルブミンの測定は，DNの早期診断に有用であり，DM患者における腎・心血管予後に対する危険因子である．

尿中アルブミン排泄量は採尿条件などによる変動もあり，経過観察のために3〜6カ月に1回の測定を行う．

DM : diabetes mellitus（糖尿病）
DN : diabetic nephropathy（糖尿病性腎症）
ESKD : end-stage kidney disease（末期腎不全）

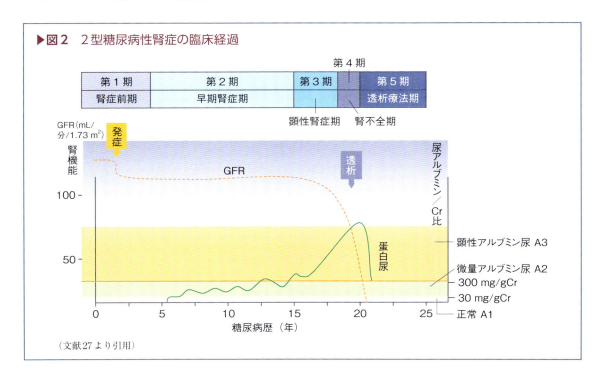

▶図2　2型糖尿病性腎症の臨床経過

（文献27より引用）

4）-❷ DMを伴うCKD患者は早い段階でHbA1c 7.0％未満に管理する

　糖尿病性腎症患者におけるHbA1c 7.0％未満の血糖管理は，早期腎症から顕性腎症への進行を抑制するために推奨されるが，顕性腎症期以降の進行抑制に関するエビデンスは不十分である．

　腎機能低下例では，赤血球寿命の短縮やエリスロポエチン製剤の影響により，HbA1c値が実際の血糖値を適切に反映しない（低値となる）場合があり，適宜グリコアルブミン，血糖値による血糖管理を考慮する必要がある．

4）-❸ 浮腫を伴うDKD患者において体液過剰が示唆される場合にループ利尿薬の投与を行う

　RA系阻害薬やNSAIDsなどの併用薬や過剰投与により腎機能が悪化するリスクがあり，投与中は慎重に経過観察する必要がある．DKDではネフローゼレベルの蛋白尿を呈している患者も多く，浮腫もきたしやすい．

　浮腫の治療においては，体液過剰を是正するために強力な利尿作用を有するループ利尿薬が使用されることが多い．

　ループ利尿薬はサイアザイド系利尿薬に比し，降圧効果は弱いものの利尿作用が強く，高度腎機能低下例においても効果を発揮する．体液過剰（心不全，肺水腫，浮腫）を呈するDKD症例において，強力な利尿作用を有するループ利尿薬投与による体液コントロールが行われることが多い．

　高血圧患者に対するRA系阻害薬とループ利尿薬併用において腎機能悪化を認める報告や，CKD患者ではNSAIDsとループ利尿薬の併用によりAKIを発症する報告がある．

　そのため，発熱・下痢・嘔吐などがあるとき，ないしは食思不振で食事が十分摂れないような場合，シックデイにはRA系阻害薬，NSAIDs，利尿薬などは休薬する．特にこれらの薬剤を投与している高齢DKD患者では，飲水不良や嘔吐・下痢，発汗過多などによる脱水や過度の塩分摂取制限には注意する．

4）-❹ DM患者に集約的治療は推奨される

　糖尿病性腎症を含めた血管合併症の発症・進行抑制ならびに生命予後改善のために，複数の危険因子の集約的治療（適切な体重管理を含む生活習慣の修正ならびに血糖・血圧・脂質の適切な管理）は推奨される．

　DM患者の治療としてDNを含めた血管合併症の発症・進行と総死亡率の抑制のために，生活習慣の修正〔適切な体重管理（BMI 22），運動，禁煙，塩分制限食など〕と現行のガイドラインで推奨されている血糖（HbA1c 7.0％未満），血圧（収縮期血圧130 mmHg未満かつ拡張期血圧80 mmHg未満），血清脂質〔LDLコレステロール120 mg/dL，HDLコレステロール40 mg/dL，中性脂肪150 mg/dL未満（早朝空腹時）〕の管理目標をめざす多因子介入による集約的治療を推奨する．

5）腎機能低下に合わせた経口血糖降下薬の選択

　2型糖尿病ではその病態に合わせた経口降下薬の選択が望まれる．腎機能障害時には，多くの薬剤で使用が制限される．

5）-❶ インスリン抵抗性改善薬

▶表18　インスリン抵抗改善薬

薬剤	使用上の注意		備考
ビグアナイド薬：メトホルミン（メトグルコ®）	eGFR＜45 mL/分/1.73 m²	慎重投与	心不全や肝疾患で乳酸アシドーシスのリスクが上昇する
	eGFR＜30 mL/分/1.73 m²	禁忌	
チアゾリジン薬：ピオグリタゾン（アクトス®）	・肝代謝のため腎機能に応じた用量調整は不要 ・体液貯留や心不全リスクよりCKD合併例は使用を避ける ・eGFR＜10 mL/分/1.73 m²の症例では使用しない		

5）-❷ インスリン分泌促進薬

▶表19　DPP-4阻害薬比較表

一般名		リナグリプチン	テネリグリプチン	サキサグリプチン	ビルダグリプチン	シタグリプチン	アログリプチン	アナグリプチン
商品名		トラゼンタ®	テネリア®	オングリザ®	エクア®	グラクティブ® ジャヌビア®	ネシーナ®	スイニー®
規格（mg）		5	20	2.5/5	50	25/50/100	6.25/12.5/25	100
用法		1日1回	1日1回	1日1回	1日1～2回	1日1回	1日1回	1日2回
常用量（mg/日）		5	20	5	50～100	50	25	200
最大量（mg/日）		−	40	−	−	100	−	400
CCr （mL/分） または eGFR （mL/分）	30≦＜50	腎機能正常者と同じ	減量の必要はない	2.5 mg	慎重投与（50 mg/日，1日1回，など）	25～50 mg	12.5 mg	400 mg/日，1日1回
	＜30					12.5～25 mg	6.25 mg	100 mg/日，1日1回
	＜10					12.5～25 mg	6.25 mg	100 mg/日，1日1回
	HD							
代謝・排泄		胆汁排泄	約20%が肝代謝 尿中未変化体22%	腎・肝代謝	腎・肝代謝 尿中未変化体22.7%	腎排泄	腎排泄	腎排泄

　薬剤ごとに用量調整を行うが，**腎機能の程度にかかわらず用量調整が不要なのはリナグリプチン**（トラゼンタ®）と**テネグリプチン**（テネリア®）の2つ.

▶表20　SGLT2阻害薬比較表

一般名		ダパグリフロジン	エンパグリフロジン	カナグリフロジン	イプラグリフロジン	トホグリフロジン	ルセオグリフロジン
商品名		フォシーガ®	ジャディアンス®	カナグル®	スーグラ®	デベルザ®	ルセフィ®
規格（mg）		5/10	10/25	100	25/50	20	2.5/5
用法		1日1回	1日1回　朝食前または朝食後				
常用量（mg/日）		5	10	100	50	20	2.5
最大量（mg/日）		10	25	−	100	−	5
CCr （mL/分） または eGFR （mL/分）	30≦＜60	効果が十分に得られない可能性があり必要性を慎重に判断する. eGFRが45 mL/分/1.73 m²未満に低下した場合は投与の中止を検討すること.			—		
	＜30 HD	禁忌　本剤の効果が期待できないため投与しない					

　SGLT2阻害薬は尿から糖を排泄することで血糖を下げる薬剤のため，**腎機能が低下するほど，効果が期待できない**．SGLT2阻害薬により腎機能が低下することがあり，定期的な腎機能検査が必要．重度の肝機能障害では使用経験がなく安全性は確立していない．

GLP-1受容体作動薬*のデュラグルチド，セマグルチドはいずれも肝代謝にて，腎機能低下・透析中でも同一用量で使用可能.

* GLP-1受容体作動薬の一覧：1章4 表11参照.

▶表21 スルホニル尿素（SU）薬

一般名	商品名	注意点
グリメピリド	アマリール®	SU薬は遷延性低血糖のリスクから原則禁止

▶表22 グリニド系薬

一般名	商品名	注意点
ナテグリニド	ファスティック® スターシス®	中等度腎障害（eGFR 60〜30 mL/分）で慎重投与 重症腎障害異常（eGFR 30 mL/分未満）で禁忌
ミチグリニド	グルファスト®	
レパグリニド	シュアポスト®	

▶表23 α-グルコシダーゼ阻害薬（α-GI）

一般名	商品名	注意点
アカルボース	アカルボース	アカルボース，ボグリボースは腎機能によって減量の必要はない
ボグリボース	ベイスン®	ミグリトールは約60％が未変化体のまま吸収され尿へ排出されるため，高度腎機能障害でその蓄積性が指摘されており禁忌となる
ミグリトール	セイブル®	

5)-❸ インスリン療法

腎機能低下時には，インスリンの半減期が長くなり低血糖の危険が高くなるため，適宜，投与量の減量を要する.

❺ 糖尿病治療薬による心血管疾患の発生予防効果

糖尿病性腎症は透析導入原疾患の第1位であり，また心血管疾患（CVD）の発生率が高いことが問題となっている．SGLT2阻害薬が慢性心不全や慢性腎臓病の治療適応となり注目されている．

CVD ： cardiovascular disease（心血管疾患）

SGLT2阻害薬

- 糖尿病合併CKDに対してSGLT2阻害薬を投与すると，long-term eGFRスロープの低下はプラセボに比して緩徐となる．アルブミン尿（蛋白尿）の有無，程度にかかわらず腎保護の観点から積極的に治療することが勧められる.

- 心不全（HFrEF/HFpEF）に対して，SGLT2阻害薬は心機能低下の有無にかかわらず心・腎保護効果を示す可能性があるため，心不全を合併したCKDに対して投与を考慮すべきである.

- SGLT2阻害薬は心不全，特に左室収縮能が低下（LVEF < 40％）した心不全HFrEFの治療薬として推奨されており，β遮断薬，MR拮抗薬，ARNIとともに心不全治療薬の"Fantastic four"と呼ばれている.

HFrEF：収縮機能が低下した心不全
HFpEF：収縮機能が保たれた心不全

心不全治療薬：4章3参照.

- CKD患者に対するSGLT2阻害薬使用時に注意すべきこと：

① 低血糖，② 正常血糖ケトアシドーシス，③ 脱水，④ 急性腎障害，⑤ サルコペニア・フレイル，⑥ 下肢切断・骨折，⑦ 尿路・性器感染症

▶表24 SGLT2阻害薬

一般名	商品名	効能・効果／用法・用量		
		慢性心不全	慢性腎臓病	糖尿病合併・慢性腎臓病
ダパグリフロジン	フォシーガ®	○ 10 mg，1日1回	○ 10 mg，1日1回	
エンパグリフロジン	ジャディアンス®	○ 10 mg，1日1回朝食前後	○ 10 mg，1日1回朝食前後	
カナグリフロジン	カナグル®			○ 100 mg，1日1回朝食前後

○：保険承認済み

❻ 腎性貧血を伴うCKD患者

赤血球造血刺激因子製剤（ESA）治療における適切なHb目標値：10 g/dL以上，13 g/dL未満を目標とする

　高用量のESAを投与した場合，生命予後の改善やCKD進行の抑制には有意差がなく，かえってCVDのリスクを上昇させる．重篤なCVDの既往や合併がある場合，Hb 12 g/dLを超える場合にESAの減量・休薬を考慮する．

ESA : erythropoiesis stimulating agent（赤血球造血刺激因子製剤）

❼ 75歳以上の高齢CKD患者で注意するべき薬剤

1）RA系阻害薬，利尿薬，ビタミンD製剤

　75歳以上の高齢者CKD患者においては代謝・排泄が低下しており，投与される機会の多いRA系阻害薬や利尿薬，ビタミンD製剤などの用量調節に注意が必要．

2）鎮痛解熱薬

　NSAIDsは腎細動脈に存在するCOX-2を阻害するため糸球体血流を減少させる．また近位尿細管から分泌されるため，特に高用量使用時には直接的な尿細管細胞障害もきたし．NSAIDs使用時には腎障害をきたす．

　NSAIDsはeGFR＜30の症例とリチウムないしRA系阻害薬を使用中の症例では投与を避けること，eGFR＜60の症例では継続的な投与を避けることが提案されている．

アセトアミノフェンには鎮痛作用はあるもののCOX-2を阻害しないため，糸球体血流減少作用はない．

腎血流やGFRの減少している患者（例：CKD，動脈硬化，高齢，脱水，心不全，利尿薬使用，RA系阻害薬使用など）では，鎮痛薬としてはNSAIDsよりアセトアミノフェンの使用が勧められる．

3）75歳以上の高齢CKD患者における脂質低下療法

65～71歳の高齢CKD患者におけるスタチンの総死亡やCVDに一次・二次予防の効果が認められるため，75歳以上の高齢CKD患者においても脂質低下療法（スタチン単独およびスタチンとエゼチミブ併用）を行うよう提案する．

4）糖尿病薬

DM合併の75歳以上の高齢CKD患者における，血糖降下療法による重症低血糖・転倒に注意．

CKDを伴う高齢者DMに対しては，熊本宣言2013や「高齢者糖尿病の血糖コントロール目標（HbA1c値）」を参考としCKD患者ではさらに低血糖リスクを有することを踏まえ，HbA1c 8.0％未満（下限7.0％）を目安に，個別の状況を考慮して目標HbA1c値を設定する．

高齢DM患者がCKDを合併する場合，非CKDと比較し低血糖のリスクはさらに高まるものと考えられる．

特に，経口血糖降下薬のうち腎排泄性であるSU薬，ビグアナイド薬，SGLT2阻害薬やグリニド薬の使用時には腎排泄の遷延に注意が必要である．腎機能による用量調整のないDPP-4阻害薬や腎機能保護作用のあるSGLT2阻害薬を選択する（1章4，表7，表9，表10参照）．

5）筋肉量によるGFRの補正

腎排泄性の薬剤を用いる場合，血清Cr値をもとにした，また標準体格で補正されているeGFRに準拠した投与方法では，小柄な高齢者や長期臥床などで筋肉量が低下した高齢者では過量投与となる可能性に留意し，シスタチンCを用いたeGFRから患者体表面積に合わせた換算を行う（eGFRcys：p.88参照）か，CCrを用いて投与量を設計する必要がある．

実際には，DPP-4阻害薬やα−グルコシーダ阻害薬，速効型インスリン分泌促進薬（グリニド薬）などの用量調節が不要な薬剤を選択すべきである．

CKD患者ではさらに低血糖リスクを有することを踏まえ，HbA1c 8.0％未満（下限7.0％）を目安に，個別の状況を考慮して目標HbA1c値を設定する．

6）75歳以上の高齢者CKD患者におけるCKD-MBDの管理

血管石灰化における骨折のリスクは加齢とともに上昇するため，高齢者におけるCKD-MBDの治療意義を明らかにすることは重要である．

高リン血症に対しては食事リン制限・リン吸着薬投与により血清リン濃度を基準範囲内に管理することを提案するが，**高齢者においては**

CKD-MBD：CKD-mineral and bone disorder（CKDに伴う骨・ミネラル代謝異常）

特に食欲低下や栄養状態の悪化をきたさないよう注意すべきである．

二次性副甲状腺機能亢進症に対しては血清リン・Ca濃度異常を是正したうえで経口活性型ビタミンD製剤の投与を行い，副甲状腺ホルモン濃度を基準範囲内に管理することを提案するが，血中Ca濃度を定期的に測定し，高Ca血症に注意すべきである．

❽CKDと生活習慣の改善・栄養指導

▶図3　患者さん説明用：CKD（生活習慣病）治療にあたっての生活のポイント

ダウンロード資料

腎機能は慢性的に低下すると、もとには戻らない！

病期	治療	生活のポイント
（腎症前期）尿に異常のない時期	・血圧管理：140/90 mmHg未満 ・血糖管理（HbA1c）：6.5％未満	●**腎臓を悪くする要素をなくす努力をする** ・塩分制限：8 g/日未満（高血圧は6 g/日未満） ・肥満があれば改善 ・タバコをやめる
（早期腎症期）微量アルブミン尿が見られる	・血圧管理：130/80 mmHg未満 ・血糖管理（HbA1c）：6.5％未満 ・降圧薬は原則的にレニン・アンジオテンシン系抑制薬を使用	・たんぱく質過剰摂取は避ける
（顕性腎症前期）蛋白尿が見られる		●**慢性腎臓病と診断されたら食生活の改善をはじめる** ・塩分制限：6 g/日未満 ・たんぱく質をとりすぎていたらその量を調節する ・たんぱく質制限：0.8〜1.0 g/体重1 kg/日
（顕性腎症後期）腎臓の働きが低下し始める		●**運動：体力を維持する程度** ・塩分制限：3〜6 g/日 ・むくみ、心不全があれば水分制限 ・たんぱく質制限：0.6〜0.8 g/体重1 kg/日
（腎不全期）腎臓の働きがさらに悪くなる	・腎機能悪化や高カリウム血症では降圧薬はCa拮抗薬へ変更 ・高カリウム血症に注意 ・高リン血症に注意	●**体力を低下させない程度の運動** ・高カリウム血症：カリウムの摂取量を減らす ・低たんぱく食：0.6〜0.8 g/体重1 kg/日
（末期腎不全）透析療法が必要となる		●**過度な運動はしない（運動は軽め）** ・水分制限

正常 GFR 100

生活習慣に注意する

慢性腎臓病を発病させた原因の除去が最も効果的

たんぱく尿が多くなってきたら専門医へ

進行するほど、心筋梗塞や心不全、脳卒中などを起こしやすい

このあたりの数値になっても、症状はほとんどみられない

透析療法や腎移植が必要になることも

G1（正常または高値）90以上

微量アルブミン尿

G2（正常または軽度低下）60〜89

腎機能低下

G3a（軽度〜中等度低下）45〜59

間欠的たんぱく尿

G3b（中等度〜高度低下）30〜44

持続的たんぱく尿

G4（高度低下）15〜29

腎不全

G5（末期腎不全）15未満

（著者作成）

1) 生活習慣の改善

1)-❶ 肥満の是正

肥満は末期腎不全に至るリスクが高いため，肥満の是正に努める．

以前は腎臓に負担がかかるため安静が強いられていたが，最近はCKDに対して運動療法の効用が明らかになり，ウォーキングなどの有酸素運動と筋肉トレーニングなどのレジスタンス運動を組合わせて行うことが推奨されている．

▶表25　減量の目標値

目標値	効果
3％以上の減量	脂質異常，耐糖能異常，肝機能異常の改善
5％以上の減量	高血圧，高尿酸血症の改善

1)-❷ 禁煙

CKD患者において喫煙が死亡率やCVD発症率，さらにCKD進展に影響を与えるため禁煙が推奨される．

1)-❸ 節酒

過度な飲酒は生命予後が悪く避けるべきであるが，適度な飲酒はCKDのリスクを低下させる効果がある．

▶表26　適正飲酒量（エタノール量）

性別	適正飲酒量（エタノール量）
男性	20〜30 mL/日以下（日本酒1合，ビール500 mLに相当）以下
女性	10〜20 mL/日以下

2) 栄養指導

わが国では65歳以上の男性の約30％，女性の約40％がCKDとの報告があり，CKDは高齢者の疾患と言える．高齢者はサルコペニア・フレイルを効率に合併する頻度が高く，CKDの進行のリスクとサルコペニア・フレイルのリスクを考えて，総合的に栄養指導の計画を立てることが求められる．

2)-❶ タンパク質制限

過剰なたんぱく質摂取は糸球体過剰濾過により腎機能を低下させ，またたんぱく質の代謝産物が尿毒性物質として蓄積される．CKDでは腎機能低下の程度に応じて腎保護効果を期待してたんぱく質摂取を制限する．「慢性腎臓病に対する食事療法基準2014年版」においてCKDステージ別のたんぱく質摂取量の基準は，CKDステージG3aで0.8〜1.0 g/kg標準体重/日，C3b以降は0.6〜0.8 g/kg標準体重/日が示されている[25]．

一方で，0.6 g/kg体重/日以下のたんぱく制限を行う場合は，35 kcal/kg/日以上のエネルギー摂取量を確保しなければ窒素バランスが負となる（異化亢進）ことが窒素平衡試験により示されている．実施にあたっ

ては，十分なエネルギー摂取量（25 〜 35 kcal/kg/標準体重/日）を確保した低タンパク質，すなわち，「**低たんぱく質，高エネルギー**」が重要である．サルコペニア・フレイルを合併した場合，CKDステージG3 〜 G5では，たんぱく質の制限緩和を検討すること．

2) – ❷ エネルギー摂取量

CKDのエネルギー摂取量の設定には，目標とする体重とともに摂取たんぱく質量との関係が重要である．エネルギー摂取量は標準体重を [身長（m）]^2 × 22（kg）とし，標準体重×身体活動量で算出する．性別，年齢，身長，活動レベルで調節するが，25 〜 35 kcal/kg/日が推奨される．肥満の場合は，20 〜 25 kcal/kg/日で指導してもよい．年齢別に，65歳未満ではBMI 22，高齢者では，BMI 22 〜 25，75歳以上ではサルコペニア・フレイル発症予防を重視し現体重を中心にBMI 25を基準として，目標体重を設定することが提唱されている．

2) – ❸ 食塩摂取量を 3 〜 6 g/ 日に制限

食塩摂取量が多いと脳卒中やCVD，腎機能障害，末期腎不全へのリスクが増加する．CKDや尿蛋白の抑制のため，1日6 g未満の食塩摂取制限を推奨する．過度な減塩，特に高齢者では減塩によって摂取量全体が低下し低栄養を招く可能性があり，過度の減塩にならないよう1日3 gを下限とする．CKDステージG1 〜 G2で高血圧，浮腫を伴わない場合は「過度な摂取はしない」にとどめてもよい．

2) – ❹ 血清カリウムの管理

血清カリウム値の目標値は，4.0 mEq/L以上，5.5 mEq/L以下で，5.5 mEq/L以上で総死亡，CVDの発症リスクが上昇する．日本人のカリウムの食事摂取基準は，男性で1日2,500 mg，女性では1日2,000 mgである．CKDが進行すると尿からカリウムが排出されなくなる．腎からカリウム排泄が低下しても便からのカリウム排出が増加し代償機構が働く．そのため，たんぱく制限によりカリウムの制限にもなるので，画一的な野菜・果物の制限は勧めず血清カリウム値を参考に個別に対応していく．

2) – ❺ リン制限

高リン血症はCKDの腎機能低下，死亡およびCVDの独立した危険因子である．一般にたんぱく質1 gあたりのリンは約15 mgで，たんぱく質を制限すれば，自然とリンは制限される．食品添加物にリンが多く含まれており，特に加工食品の過食に注意する．

CKD患者の病態は一様ではない．特に，高齢者を中心に過度なたんぱく質制限はQOLや生命予後悪化につながる危険性がある．サルコペニア・フレイルを予防しながらCKDの進展抑制のためには，個別に患者の病態や予後の評価を適切に行う必要があり，その実施については腎臓専門医と管理栄養士に相談するなどチーム医療が重要である．

▶**表27** 慢性腎臓病：食事指導基準

病期 蛋白尿	総エネルギー (kcal/kg/日)	たんぱく質 (g/kg 標準体重/日)	食塩 (g/日)	カリウム (mg/日)
第1期 （腎症前期） 尿に異常のない時期 陰性	25〜35	過剰な摂取はしない	過剰な摂取はしない （高血圧あれば6未満）	制限なし
第2期 （早期腎症期） 微量アルブミン尿が見られる				
第3期a （顕性腎症前期） 蛋白尿が見られる 1 g/日 未満		0.8〜1.0 たんぱく制限食	3以上6未満	
第3期b （顕性腎症後期） 腎臓の働きが低下し始める 1 g/日 以上				2,000以下
第4期 （腎不全期） 腎臓の働きがさらに悪くなる 高窒素血症 尿蛋白		0.6〜0.8 低たんぱく食		1,500以下
第5期 （末期腎不全） 透析療法が必要となる				

（文献28より引用）

◆ **文 献**

1）「エビデンスに基づくCKD診療ガイドライン2023」（日本腎臓学会／編），東京医学社，2023

2）深水 圭：慢性腎臓病治療薬としてのSglt2阻害薬と今後の展望．日本内科学会雑誌，112：761-768，2023

3）「CKD診療ガイド 高血圧編」（日本腎臓学会，日本高血圧学会／編），東京医学社，2008
https://jsn.or.jp/jsn_new/news/CKD-kouketsuatsu.pdf

4）「心血管内分泌検査から読み解く 降圧薬 俺流処方」（伊藤 裕／編），南山堂，2011

5）柏原直樹：10. 微量アルブミン尿の評価と降圧薬の選び方．「心血管内分泌検査から読み解く 降圧薬 俺流処方」（伊藤 裕／編），pp84-92，南山堂，2011

6）柏原直樹：微量アルブミン尿は既にハイリスク．日経メディカル特別編集版：5-7，2008

7）宮崎正信：見直しませんか？CKDにしない5つのポイント 検査結果を"見る"から"診る"へ．日経メディカル特別編集版：18-22，2008

8）木村玄次郎：慢性腎臓病（CKD）合併例の血圧管理．「高血圧診療のすべて」（日本医師会／編），pp229-233，診断と治療社，2013

9）苅尾七臣：13. 血圧変動と臓器障害，ABPMからみた降圧薬の選び方．「心血管内分泌検査から読み解く 降圧薬 俺流処方」（伊藤 裕／編），pp108-114，南山堂，2011

10）野出孝一：14. 高血圧における血管不全の診断と降圧薬の選び方．「心血管内分泌検査から読み解く 降圧薬 俺流処方」（伊藤 裕／編），pp115-122，南山堂，2011

11）柏原直樹：高血圧におけるCKDの治療「心血管リスクを防ぐ！テーラーメイド高血圧診療ガイド」（島本和明／総編集，石光俊彦，他／編），pp227-236，南山堂，2010

12）林 晃一：11. CKDステージとCa拮抗薬の使い分け．「心血管内分泌検査から読み解く 降圧薬 俺流処方」（伊藤 裕／編），pp93-105，南山堂，2011

13）「Rp.＋ レシピプラス Vol.19 No.4 腎臓が教える腎機能のみかた」（古久保拓／編），南山堂，2020

14）倉田 遊，他：糖尿病性腎臓病（DKD）の管理・治療戦略－腎臓専門医の立場から．週刊日本医事新報，4944：38-43，2019

15）古家大祐：腎不全の早期先制治療．週刊日本医事新報，4737：26-32，2015

16）田中哲洋：糖尿病腎症の治療 血糖降下薬の腎臓への影響および新規糖尿病治療薬について．東京都医師会雑誌，70：1193-1198，2017

17）守山敏樹：慢性腎臓病における尿酸降下薬の使い方．日本内科学会雑誌，107：848-855，2018

18）「週刊日本医事新報 No.5014 糖尿病＆CKD患者の食事療法アップデート」（小林修三／著），日本医事新報社，2020

19）丹羽利充：慢性腎臓病：人間ドックによる早期発見と食事・生活指導．人間ドック，30：549-555，2015

20）「改訂版 慢性腎臓病（CKD）進行させない治療と生活習慣」（原 茂子，福島正樹／著），法研，2016

21）「糖尿病性腎症の病態に基づいた栄養管理・指導のコツ」（宇都宮一典，蒲池桂子／編），診断と治療社，2012

22）「動脈硬化性疾患予防のための脂質異常症診療ガイド2023年版」（日本動脈硬化学会／編），日本動脈硬化学会，2023

23）「高尿酸血症・痛風の治療ガイドライン 第3版 2022年追補版」（日本痛風・尿酸核酸学会ガイドライン改訂委員会／編），診断と治療社，2022
https://minds.jcqhc.or.jp/docs/gl_pdf/G0001086/4/hyperuricemia_and_gout_supplementary.pdf

24）日本糖尿病学会：熊本宣言2013 ―あなたとあなたの大切な人のために Keep your A1c below 7%―
http://www.jds.or.jp/modules/important/index.php?content_id=42

25）日本腎臓学会：慢性腎臓病に対する食事療法基準2014年版，2014
https://cdn.jsn.or.jp/guideline/pdf/CKD-Dietaryrecommendations2014.pdf

26）「糖尿病治療ガイド2018-2019」（日本糖尿病学会／編著），文光堂，2018

27）「糖尿病性腎症―発症・進展機序と治療」（槇野博史／編著），p192，診断と治療社，1999

28）猪坂善隆：CKDに対する栄養療法．日本内科学会雑誌，112：636-641，2023

29）菅野義彦：「腎臓病＝たんぱく制限」の時代ではない！高齢CKD患者に対する食事療法．週刊日本医事新報，5122：18-29，2022

30）日本腎臓病薬物療法学会：腎機能低下時に最も注意が必要な薬剤投与量一覧，2023
https://www.jsnp.org/ckd/yakuzaitoyoryo.php

第1章　生活習慣病

コラム 診療報酬改定（2024）への対応

❶ 2024年度診療報酬改定：診療所は実質マイナス改定 ～特定疾患療養管理料から生活習慣病管理料（Ⅱ）へ

　2024年度の診療報酬改定で，特定疾患療養管理料の対象疾患から，算定の約9割を占める高血圧症，脂質異常症，糖尿病の3疾患が除外された．処方料および処方箋料の特定疾患処方管理加算についても同様に対象疾患から除外された．

　「生活習慣管理料」は新たに検査などが包括される「生活習慣病管理料（Ⅰ）」として引き継がれ，除外された3疾患は検査などが包括算定されない「生活習慣病管理料（Ⅱ）」へ移行された．

　算定の要件として，学会等の診療ガイドラインを参考に，検査数値目標値などを設定し，生活習慣（食事，運動，減量，喫煙・飲酒，睡眠，仕事・余暇）および服薬指導などを記載した療養計画書を作成し（1章1，p.23，図14参照），患者に丁寧に説明を行い，患者の同意（署名）を得ることが条件となる．

▶図1　生活習慣病に関する管理料の見直し

改定前	改定後
【生活習慣病管理料】 ＊検査等の費用は包括される	**【生活習慣病管理料（Ⅰ）】**（月1回） ＊検査等の費用は包括される ＊28日以上の長期処方，リフィル処方箋を交付すること
1 脂質異常症を主病とする場合　　570 点 2 高血圧症を主病とする場合　　　620 点 3 糖尿病を主病とする場合　　　　720 点	1 脂質異常症を主病とする場合　　610 点 2 高血圧症を主病とする場合　　　660 点 3 糖尿病を主病とする場合　　　　760 点
【特定疾患療養管理料】（月2回算定可） 1 診療所の場合　　　　　　　　　225 点 2 100 床未満の病院　　　　　　　147 点 3 100 床以上 200 床未満の病院　　87 点	**【（新）生活習慣病管理料（Ⅱ）】**（月1回） ＊検査等を包括しない ＊28日以上の長期処方，リフィル処方箋を交付すること 管理料　　　　　　　　　　　　333 点 検査等の費用　　　出来高で算定できる
▶（改定により）特定疾患療養管理料の対象疾患から，生活習慣病である脂質異常症，高血圧症，糖尿病を除外	（Ⅰ）（Ⅱ）の両管理料ともに算定回数は1月に1回のみで，いずれかの管理料を算定後6カ月間はもう一方の管理料を算定できない

（文献1を参考に作成）

今回の改定で，診療報酬の引き下げ幅は大きく，より高次・専門的な管理を要するため診療所や中小病院の経営には逆風である（後述の**表4**参照）．一方で，総合的な治療管理は，歯科医師，看護師，薬剤師，管理栄養士等，他職種と連携して実施することが望ましい，という一文が追加されており，連携して適切に生活習慣病を診察していけば負担の軽減になると考えられる．

本書の生活習慣病の章（1章）では，治療目標，生活習慣の改善などに力点を置いて記載しているので活用してぜひ追い風に変えてほしい．

❷ 特定疾患療養管理料の概要

① 算定する患者が，厚生労働省が定める疾患（**表1**）を主病とする．
② 治療計画に基づき，療養上必要な治療管理を行った場合に月2回に限り算定できる．療養上の管理内容の要点を診療録に記録すること．
③ 施設基準の届け出は不要．

▶表1　特定疾患療養管理料の対象疾患（文献1を参考に作成）

器官	疾患名	器官	疾患名
呼吸器	● 単純性慢性気管支炎および粘液膿性慢性気管支炎 ● 詳細不明の慢性気管支炎 ● その他慢性閉塞性肺疾患 ● 肺気腫 ● 喘息 ● 喘息発作重積状態 ● 気管支拡張症 ● 結核	甲状腺	● 甲状腺障害 ● 処置後甲状腺機能低下症
		腫瘍	● 悪性新生物
		その他	● スフィンゴリピド代謝障害およびその他の脂質蓄積障害 ● ムコ脂質症 ● リポ蛋白代謝障害およびその他の脂（質）血症（家族性高コレステロール血症等の遺伝性疾患に限る）（令和6年度改定にて変更） ● リポジストロフィー ● ローノア・ベンソード腺脂肪腫症 ● 思春期早発症 ● 性染色体異常
循環器・脳神経	● 虚血性心疾患 ● 不整脈 ● 心不全 ● 脳血管疾患 ● 一過性脳虚血発作および関連症候群		
消化器	● 胃潰瘍 ● 十二指腸潰瘍 ● 胃炎および十二指腸炎 ● 肝疾患（経過が慢性なものに限る） ● 慢性ウイルス肝炎 ● アルコール性慢性膵炎 ● その他慢性膵炎	追加	● アナフィラキシー（令和6年度改定にて追加） ● ギラン・バレー症候群（令和6年度改定にて追加）

▶表2　特定疾患療養管理料の診療報酬点数

	診療報酬
診療所	225点（196点）
許可病床数が100床未満の病院	147点（128点）
許可病床数が100床以上200床未満の病院	87点（76点）

月2回まで算定できる
（　）内は情報通信機器を用いた診療で，施設基準の届け出が必要となる
（文献1，2を参考に作成）

※診療報酬上では，特定疾患療養管理料を継続して算定できるのが一番メリットが高いため，主病名を対象疾患に切り替える必要がある

（例）　＃1主病　高血圧　＃2不整脈
↓
＃1主病　不整脈　＃2高血圧

109

❸ 生活習慣病管理料の概要

1) 生活習慣病管理料（Ⅰ）の算定要件

① 診療ガイドライン等を参考として疾患管理を行うことを要件とする.

② 少なくとも1月に1回以上の総合的な治療管理を行う要件は廃止された.

③ 血液検査結果を療養計画書とは別に手交または患者の求めに応じて，電子カルテ情報共有サービスを活用して共有している場合，その旨を診療録に記載することで療養計画書の血液検査項目について記載を不要とする.

④ 生活習慣に関する総合的な治療管理に係る療養計画書は，患者またはその家族などから求めがあった場合にも交付し，おおむね4カ月に1回以上は交付する.

⑤ 患者の状態に応じ，28日以上の長期投与を行うことまたはリフィル処方箋を交付することについて，当該対応が可能であることを当該保険医療機関の見やすい場所に掲示するとともに，患者から求められた場合に適切に対応すること.

⑥ 糖尿病患者について，歯周病の診断と治療のため，歯科受診を推奨することを要件とする.

⑦ 総合的な治療管理は，歯科医師，薬剤師，看護師，栄養管理士などの多職種と連携して実施することが望ましい.

2) 生活習慣病管理料（Ⅱ）の算定要件

① **患者の同意を得て治療計画を策定**し，当該治療計画に基づき，生活習慣に関する**総合的な治療管理を行った場合**に，月1回限り算定する.

② 加算の算定には28日以上の長期の投薬を行うこと，またはリフィル処方箋を交付することについて当該対応が可能であることを当該保険医療機関の見やすい場所に掲示すること.

③ 糖尿病の患者については，歯周病の診断と治療のため，歯科受診の推奨を行うこと.

④ 総合的な治療管理は，歯科医師，薬剤師，看護師，管理栄養士などの多職種と連携して実施することが望ましい.

3) 生活習慣病管理料（Ⅰ）と（Ⅱ）の比較

　生活習慣病管理料の（Ⅰ）（Ⅱ）のいずれかを算定することが望ましいか検討する（表3）.

　一般的な採血・検査管理加算などを算定している医療機関においては，（Ⅱ）を算定する方が点数が高くなり経営上のメリットが大きい（表4）.

管理料（Ⅰ） ＜ 管理料（Ⅱ）＋採血など検体検査管理加算など

110　患者さんを総合的に診るための　内科外来これ一冊、必携書

▶表3 生活習慣病管理料（Ⅰ）と（Ⅱ）の比較

両管理料ともに算定回数は1月に1回のみで，いずれかの管理料を算定後6カ月間はもう一方の管理料を算定できない

	生活習慣病管理料（Ⅰ）	生活習慣管理料（Ⅱ）
点数	脂質異常症：610点 高血圧症： 660点 糖尿病： 760点	333点
算定回数	月1回	月1回
外来管理加算 特定疾患処方管理加算	算定できない	算定できない
検査・注射・病理診断の費用	包括される	**算定できる**
療養計画書の作成	概ね4カ月に1度必要	概ね4カ月に1度必要

▶表4 生活習慣病管理料（Ⅱ）へ変更した診療報酬の算定例

高血圧症・脂質異常症・糖尿病を主病とする患者が月1回来院し，特定疾患に対する薬剤を28日以上処方した場合（2024年6月1日以降）

	診療報酬		
	改定前	改定後	差額
再診料	73点	75点	＋2点
管理料	特定疾患療養管理料 225点	生活習慣管理料（Ⅱ） 333点	＋108点
外来管理加算	52点	なし	－52点
処方箋料	68点	60点	－8点
特定疾患処方管理加算2	66点	なし	－66点
合計（検査なし）	484点	468点	**－16点**
血液化学検査 （10項目以上）	なし	103点	＋103点
合計（検査あり）	484点	571点	**＋87点**

＊改定後は，検査・注射・処置・手術などは包括されずに別途算定できる
［新設］血糖自己測定指導加算（年1回）500点
　　　　2型糖尿病でインスリンを使用していない患者に血糖自己測定値に基づく指導を行った場合に算定できる
［新設］外来データ提出加算　50点
　　　　生活習慣病の治療管理状況等のデータを厚生労働省に提出した場合に加算できる

◆ 文 献

1）厚生労働省：令和6年度診療報酬改定説明資料等について．令和6年3月5日版
　　01 令和6年度診療報酬改定の概要（全体概要版）
　　07 令和6年度診療報酬改定の概要【外来】
　　https://www.mhlw.go.jp/stf/seisakunitsuite/bunya/0000196352_00012.html
2）公益社団法人 東京都医師会：電話や情報通信機器を用いた診療に係る診療報酬特例や時限的対応について．令和5年7月18日
　　https://www.tokyo.med.or.jp/wp-content/uploads/application/pdf/20230718-finish.pdf
3）株式会社クレドメディカル：2024年度（令和6年度）診療報酬改定　生活習慣病管理料（Ⅰ）（Ⅱ）とは
　　https://www.credo-m.co.jp/column/detail/hosyu/15679/

第 2 章

日常的によくある病気

第 2 章　日常的によくある病気

1　貧血・多血症・腎性貧血

❶ 貧血の検査

▶表1　赤血球系の検査値一覧

男性	D（要精査：治療）	C（経過観察）	A（正常）	B（軽度異常）	D（要精査）
RBC（$10^4/\mu$L）	<359	360〜399	400〜539	540〜599	600〜
Hb（g/dL）	<11.9	12.0〜13.0	13.1〜16.6	16.7〜17.9	18.0〜
Ht（%）	<35.3	35.4〜38.4	38.5〜48.9	49.0〜50.9	51.0〜

女性	D（要精査：治療）	C（経過観察）	A（正常）	B（軽度異常）	D（要精査）
RBC（$10^4/\mu$L）	<329	330〜359	360〜489	490〜549	550〜
Hb（g/dL）	<10.9	11.0〜12.0	12.1〜14.6	14.7〜15.9	16.0〜
Ht（%）	<32.3	32.4〜35.4	35.5〜43.9	44.0〜47.9	48.0〜

		D（要精査：治療）	A（正常）	D（要精査：治療）
MCV（fL）		<80 （小球性）	80〜100 （正球性）	>100 （大球性）
MCH（pg）		<27 （低色素性）	27〜32 （正色素性）	>32
小球性貧血	血清鉄 （μg/dL）	<50 （低下）	70〜160	>180 （上昇）
	総鉄結合能 （TIBC：μg/dL）	<200 （低下）	250〜300	>360 （上昇）
	フェリチン （ng/mL）	<12 （低下）	20〜150	>200 （上昇）
大球性貧血	ビタミンB$_{12}$ （pg/μL）	<180	180〜914	>914
	葉酸 （μg/μL）	<2.4	2.4〜9.8	>9.8
正球性貧血	網赤血球数 （Ret：‰）	<5	5〜20	>20
	エリスロポエチン （mIU/mL）	<8	8〜36	>36

RBC：赤血球数
Hb：ヘモグロビン
Ht：ヘマトクリット
MCV：平均赤血球容積
MCH：平均赤血球ヘモグロビン量
（文献2〜7を参考に作成）

❷ 貧血の鑑別診断

　貧血を鑑別する際は，**平均赤血球容積（MCV）**を手掛かりに診断を進めるとわかりやすい．次ページの貧血診断のフローチャートも参照．

MCV：mean corpuscular volume（平均赤血球容積）

1）小球性貧血

▶**表2　小球性貧血（MCV＜80）→血清鉄，TIBC，フェリチン検査**

血清鉄	TIBC	フェリチン	疾患	備考
↓	↑	↓	鉄欠乏性貧血（栄養障害，慢性出血）	消化管，婦人科：子宮筋腫，肝炎など精査を
↓	↓→	↑→	続発性貧血（ACD）	慢性感染症，炎症性疾患，悪性腫瘍，甲状腺機能低下症などの精査を

（文献1を参考に作成）

　鉄欠乏性貧血と診断したら，その原因を検索すること．鉄のINとOUTのバランスを考えるとよい．
　①食生活（偏食，ダイエット），②月経過多・子宮筋腫の有無，③痔核を含む消化管からの出血の有無を尋ねる．

ACD：anemia of chronic disease（慢性疾患に伴う貧血）

2）大球性貧血

▶**表3　大球性貧血（MCV＞100）→ビタミンB₁₂，葉酸検査**

ビタミンB_{12}	葉酸	疾患
↓	→	悪性貧血，胃切除後など
→	↓→	葉酸欠乏性貧血
→	→	続発性貧血（アルコール多飲，甲状腺機能低下症，肝機能障害）
→	→	腎性貧血

（文献1を参考に作成）

3）正球性貧血

▶**表4　正球性貧血→網赤血球数，Cr，BUN，エリスロポエチン検査**

網赤血球数	Cr	BUN	エリスロポエチン	疾患	備考
→	↓	↓	↓→	腎性貧血	
→	→	→	↑	骨髄低形成[*1]など	骨髄検査などで鑑別を要する（血液内科へ紹介）
↑	→	→	→	急性出血	出血の鑑別を
↑	→	→	→	溶血性貧血[*2]など	ハプトグロビン，骨髄検査などで鑑別を要する（血液内科へ紹介）

Cr：血清クレアチニン，BUN：血液尿素窒素
以下は専門性が高く，血液内科へ紹介する．
＊1：白血病，再生不良性貧血，骨髄異形成症候群（MDS），多発性骨髄腫，甲状腺機能低下症など
＊2：自己免疫性溶血性貧血，薬剤性溶血性貧血，脾腫など
（文献1を参考に作成）

■ 貧血診断のフローチャート

　貧血を鑑別する際は，**平均赤血球容積（MCV）**と**網赤血球数（Ret）**を手掛かりに診断を進めるとわかりやすい．図1〜図3に示した手順はその一例である．

Ret：reticulocyte（網赤血球数）

▶**図1　小球性貧血の検査の流れ**

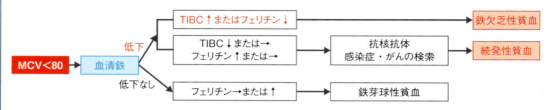

▶**図2　大球性貧血の検査の流れ**

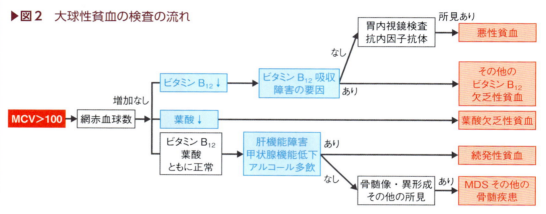

ビタミン B₁₂ または葉酸欠乏が明らかな場合は，必ずしも骨髄検査をする必要はない

▶**図3　正球性貧血の検査の流れ**

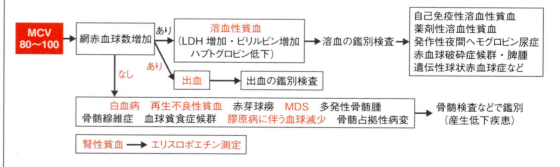

Ret：網赤血球数，TIBC：総鉄結合能，UIBC：不飽和鉄結合能，MCV：平均赤血球容積，MDS：骨髄異形成症候群
（著者作成）

❸ 貧血の原因となる代表疾患とその対応

▶表5 貧血の原因となる代表疾患とその対応

疾患名	主な所見	一般診療での主な対応	専門医への紹介
①小球性貧血→鉄関連検査			
鉄欠乏性貧血	血清鉄低下，TIBC増加，フェリチン値低下	鉄剤処方	
慢性疾患に伴う貧血（ACD）	血清鉄低下，TIBC低下，フェリチン値低下せず	原疾患の検索と治療	
サラセミア	赤血球数低下せず，標的赤血球，mentzer index（MCV/赤血球数）≦13		血液内科
②大球性貧血→ビタミンB$_{12}$・葉酸検査			
ビタミンB$_{12}$欠乏性貧血	MCV高値，ビタミンB$_{12}$低値（ハプトグロビン低値，LDH高値）	ビタミンB$_{12}$投与，萎縮性胃炎胃がんの確認	
葉酸欠乏性貧血	MCV高値，葉酸低値	葉酸投与	
骨髄異形成症候群	異型細胞・芽球増加など		血液内科
溶血性貧血	LDH・関節ビリルビン増加，ハプトグロビン低値		血液内科
腎性貧血	腎障害・尿所見異常		腎臓内科
③正球性貧血→網赤血球検査など			
白血病	芽球増加など		血液内科
再生不良性貧血	血球減少，網赤血球減少など		
赤芽球癆	赤血球のみの減少，網赤血球数減少など		血液内科
骨髄異形成症候群	異型細胞・芽球増加など		血液内科
多発性骨髄腫	総タンパク，Mタンパク増加など		
骨髄線維症	血球減少，白赤芽球症，脾腫など		血液内科
膠原病に伴う血球減少	膠原病所見など		血液内科，膠原病科
骨髄占拠性病変（がん転移）	白赤芽球症など		血液内科
腎性貧血	腎障害，尿所見異常		腎臓内科

（文献12より引用）

❹ 貧血の治療

1) 鉄欠乏性貧血

▶表6　鉄欠乏性貧血の治療薬

分類	一般名	商品名	用法・用量
経口	クエン酸第一鉄ナトリウム	フェロミア®錠50mg	2〜4錠/日，1日2回
	フマル酸第一鉄	フェルム®カプセル100mg	1カプセル/日，1日1回
	硫酸鉄	フェロ・グラデュメット®錠105mg	1〜2錠/日，1日1〜2回
	溶性ピロリン酸第二鉄	インクレミン®シロップ5％	（鉄として6 mg/mL）15 mL/日，1日3回
静注	含糖酸化鉄	フェジン®静注40mg	2（または3）アンプル＋5％ブドウ糖液20 mL/日 2分以上かけて静注
漢方	芎帰調血飲	芎帰調血飲	6 g/日，1日3回．月経過多に

　ビタミンCを内服すると鉄の吸収が促進する．
　お茶などに含まれるタンニン，制酸薬，テトラサイクリンなどの抗
菌薬は鉄の吸収を妨げるので併用を避ける．

2) 悪性貧血（ビタミンB$_{12}$欠乏）

▶表7　悪性貧血（ビタミンB$_{12}$欠乏）の治療薬

一般名	商品名	用法・用量
メコバラミン	メチコバール®注射液500μg	1日1回500μg，週3回，筋注
維持療法として		
メコバラミン	メチコバール®注射液500μg	1回500μg，筋注，1〜3カ月ごと
	メチコバール®錠500μg	1,000〜2,000μg/日，連日，内服

3) 葉酸欠乏性貧血

▶表8　葉酸欠乏性貧血の治療薬

一般名	商品名	用法・用量
葉酸	フォリアミン®（5 mg/錠）	5〜20 mg/日，1日2〜3回，1〜数カ月，連日内服

　葉酸欠乏の原因は，摂取不足，アルコール多飲である．
　ビタミンB$_{12}$欠乏，葉酸欠乏の両方を認める患者に**葉酸単剤だけ投与**
すると神経症状の増悪を招くこととなるので必ずビタミンB$_{12}$の補充
も行う．

❺ 赤血球増多症（多血症）の鑑別診断

《定義》
- ヘマトクリット（Ht）高値が2カ月以上持続
- 男性 Ht 51％以上，女性 Ht 48％以上
- **Htが極端な高値（男性60％，女性55％以上）であれば絶対的赤血球増多症（真性もしくは二次性）の確率が高い**

Ht：hematocrit（ヘマトクリット）

- 検診で食事制限後の採血
- 駆血帯で長い間腕を絞めた後の採血でも赤血球増加がみられる

▶表9 赤血球増多症（多血症）の鑑別疾患

臨床所見・検査所見	相対的赤血球増多症	二次性赤血球増多症	真性多血症
頻度	多い	稀	稀
循環赤血球量増加	なし（血漿成分の減少）	あり	あり
白血球増加	なし	なし	あり（時になし）
血小板増加	なし	なし	あり（時になし）
脾腫	なし	なし	あり
動脈酸素緩和度	92％以上	基礎疾患による	92％以上
エリスロポエチン値	正常	上昇↑	低下↓
ヒスタミン値	正常	正常	上昇↑
原因	脱水 ストレス 喫煙 肥満 高血圧	低酸素血症をきたす基礎疾患 COPD 先天性心疾患	

（著者作成）

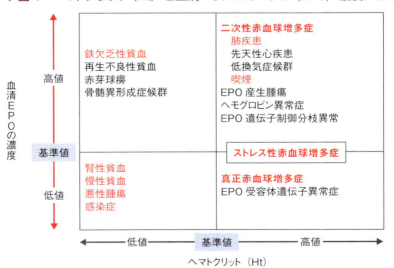

▶図4 ヘマトクリット（Ht）と血清エリスロポエチン（EPO）濃度による鑑別

（文献5より引用）

❻ 腎性貧血

1) 腎性貧血の診断

腎障害に伴うエリスロポエチン（EPO）の産生低下によって引き起こされる貧血であり，貧血の原因（特に鉄欠乏性貧血など）が腎障害（CKD）以外に認められない場合に診断される．

貧血の程度は，クレアチニン（Cr），BUNとは必ずしも相関しない．保存期CKD患者では，血中EPO濃度の測定が補助診断として有用である．

CKD患者でHb＜10 g/dLの貧血を認め，EPO＜50 mIU/mLであれば腎性貧血として矛盾しない． EPO≧50 mIU/mL以上では貧血をきたす原因として他疾患，特に消化管出血を鑑別する必要がある．

腎性貧血は慢性的に進行するため，貧血症状（全身倦怠感，労作時息切れ，動悸，立ちくらみ，など）を自覚しないことが多い．診察時に顔色，眼瞼結膜，爪色など貧血による変化に注意する必要がある．

腎性貧血の診断は，ヘモグロビン（Hb）を用いて，年齢・性差を考慮して以下の基準で行うのが妥当．

EPO：erythropoietin（エリスロポエチン〕

▶表10　腎性貧血の診断基準

	60歳未満	60歳以上70歳未満	70歳以上
男性	Hb値＜13.5 g/dL	Hb値＜12.0 g/dL	Hb値＜11.0 g/dL
女性	Hb値＜11.5 g/dL	Hb値＜10.5 g/dL	Hb値＜10.5 g/dL

（文献8より引用）

2) 腎性貧血の有病率

CKDに伴う腎性貧血の有病率は，GFRステージがG3bで20％前後，G4で40％前後，G5で50％前後とステージが進むにつれて頻度が上昇する．**G3aのステージの前後の段階では，貧血の原因として他の疾患を鑑別する必要がある．**

3) 腎性貧血の治療開始基準ならびに治療目標Hb値

実際の診療においては，個々の症例（保存期CKD，血液透析期，腹膜透析期）にて，心血管疾患（CVD）の病態の有無によって，下記数値を参考として目標Hb値を定めて治療することが推奨される．

▶表11　腎性貧血治療の開始基準と目標Hb値

	治療開始Hb値	治療目標Hb値	減量・休薬の基準値
保存期	＜11 g/dL	11〜13 g/dL	＞12 g/dL*
血液透析期	＜10 g/dL	10〜12 g/dL	＞12 g/dL
腹膜透析期	＜11 g/dL	11〜13 g/dL	＞13 g/dL

＊重篤な心血管疾患（CVD）の既往や合併のある患者．あるいは医学的に必要のある患者
（文献8を参考に作成）

4) 腎性貧血の治療

この項では一般診療で遭遇することの多い保存期CKD患者の治療を中心に記述する.

- 高齢者ではHb値が9～11 g/dLで日常生活の活動性低下が認められなければ治療の必要はなし.
- Hb値11 g/dL未満が治療開始の目安となる.
- Hb値13 g/dL以上では,脳卒中のリスクが上昇する可能性が高まるため,12 g/dLを超えたらESAまたはHIF-PH阻害薬を減量か休薬する.
- 貧血の補正速度が速いと,脳卒中のイベントや死亡例が増えるため,**Hbの補正速度は,0.5 g/dL/週を超えないようにすること**.
- 腎性貧血の治療開始前に,鉄が十分補充されていることが重要.腎性貧血の治療により急激に造血が亢進することで,相対的に鉄欠乏となるため,治療前に鉄剤補充が優先される.

> 《鉄剤補充の適応》
> **TSAT 20％以下かつフェリチン濃度100 μg/mL以下で鉄剤を補充する**＊.

TSAT：血清フェリチン（Fe）値/TIBC

＊適応を満たしても,MCVが90 fL以上の場合,必ずしも鉄剤補充の必要はない.急速にフェリチン値が上昇する症例がみられるため,早期に再検する.

▶表12 鉄剤補充療法の基準

検査項目	基準値	意義
血清フェリチン（貯蔵鉄の指標）	<100 mg/mL	低値で鉄欠乏状態を示す
トランスフェリン飽和度（TSAT）（循環している鉄の指標）	<20％	鉄の利用状況を反映し,鉄欠乏,炎症で低下する

鉄評価の頻度：月1回程度（鉄投与中）,3カ月に1回程度（鉄非投与時）
（文献8を参考に作成）

4)-❶ 赤血球造血刺激因子製剤（ESA）

長期作用型ESAであるネスプ®,ミルセラ®は投与間隔が長いため,通院日数の少ない保存期CKD患者によい適応がある.

ESA：erythropoiesis stimulating agent（赤血球造血刺激因子製剤）

▶表13 ESAの用途・用量（保存期）

一般名	商品名	用法・用量	
ダルベポエチン アルファ	ネスプ®	初期	30 μg,2週に1回,皮下注か静注
		維持	30～120 μg,2週に1回,皮下注か静注
		貧血改善	60～180 μg,4週に1回
エポエチンベータペゴル	ミルセラ®	初期	25 μg,2週に1回,皮下注か静注
		維持	25～250 μg,4週に1回,皮下注か静注

4)-❷ HIF-PH阻害薬（表14）

保存期CKD患者ではESA製剤の定期的な皮下注・静注が負担になっていたが,**2019年から経口のHIF-PH阻害薬が承認**された.従来のESAが静注あるいは皮下注であるのに比して侵襲が少ないこと,鉄動態を最適化する作用があることより,ESA低反応性症例への効果も期待できる.

HIF-PH：hypoxia inducible factor-prolyl hydroxylase（低酸素誘導因子-プロリン水酸化酵素）

▶表14 HIF-PH阻害薬の用法・用量（保存期）

一般名	商品名	用法・用量	
1）週3回			
ロキサデュスタット	エベレンゾ®	1回50 mg，週3回で開始，※最高3 mg/kgを超えないこと ESAからの切り替え 1回70 mgまたは100 mg週3回，※最高3 mg/kgを超えないこと	
2）毎日			
ダプロデュスタット	ダーブロック®	1日1回2 mg（Hb≧9.0 g/dL） 1日1回4 mg（Hb＜9.0 g/dL） ESAからの切り替え 1日1回4 mg，※最高1日1回24 mgまで	他剤との相互作用が少ない
バダデュスタット	バフセオ®	1日1回300 mgから ※最高1日1回600 mgまで	スタチン，フロセミドとの併用注意
エナロデュスタット	エナロイ®	1日1回2 mg（保存期） 食前または就寝前，※最高1回8 mgまで	
モリデュスタット	マスーレッド®	1日1回25 mg（保存期），食後，最高1回200 mgまで ESAから切り替え 1日1回25 mgまたは50 mg（保存期），食後，※最高1回200 mgまで	

※ダーブロック®以外は鉄剤を含む多価陽イオンとの併用注意（前後2時間はあけて服用）

5）ESA，HIF-PH阻害薬を適正使用するための注意点

5）-❶ HIF-PH阻害薬

　HIF-PH阻害薬を使用する際は，**事前に悪性腫瘍，網膜病変の検査を行い，適切な治療がなされているかを確認したうえで治療を開始すべきである**＊.

> ＊左記の合併症が管理不十分な場合，長期の安全性が確認されていないため.

5）-❷ 心血管疾患（CVD）の病態の有無

　虚血性心疾患，脳血管障害や末梢血管病（閉塞性動脈硬化症や深部静脈血栓症など）のある患者については，血栓塞栓症のリスクを評価したうえで適応の可否を慎重に判断すること.

5）-❸ ESAからHIF-PH阻害薬への切り替え

① 通常用量のESAを投与しても，貧血の治療目標を達成できない場合，まず**ESA抵抗性の原因，反応性を低下させる因子として，感染症，低栄養，出血などの有無を精査する**．それでも不明の場合，腎臓内科，透析専門医への相談すること．ESA抵抗性の原因が不明もしくは対応が困難な場合，HIF-PH阻害薬への切り替えを考慮してもよい.

② 高用量のESAからの切り替え直後にHb値の低下が認められることがあり，Hb値の推移を十分に観察してHIF-PH阻害薬の用量を調節すること.

③ ESAとHIF-PH阻害薬の併用は認められない.

◆ 文　献

1 ）「日本医師会雑誌 Vol.147 No.4 適切な貧血診療のポイント」（張替秀郎，黒川峰夫 / 企画，監），日本医師会，2018

2 ）東田修二：血球計数（網赤血球も含む）．「臨床検査ガイド 2011 ～ 2012」（Medical Practice 編集委員会 / 編），pp526-530，文光堂，2011

3 ）森 直樹：血清鉄，不飽和鉄結合能，総鉄結合能，フェリチン．「臨床検査ガイド 2011 ～ 2012」（Medical Practice 編集委員会 / 編），pp546-548，文光堂，2011

4 ）渡辺清明：フェリチン．「臨床検査ガイド 2011 ～ 2012」（Medical Practice 編集委員会 / 編），pp175-177，文光堂，2011

5 ）小松則夫：血中エリスロポエチン．「臨床検査ガイド 2011 ～ 2012」（Medical Practice 編集委員会 / 編），pp549-551，文光堂，2011

6 ）臼杵憲祐：ビタミン B_{12}．「臨床検査ガイド 2011 ～ 2012」（Medical Practice 編集委員会 / 編），pp284-286，文光堂，2011

7 ）橋詰直孝：血中ビタミン B 群（B_1, B_2, B_6，ニコチン酸，パントテン酸，ビオチン，葉酸）．「臨床検査ガイド 2011 ～ 2012」（Medical Practice 編集委員会 / 編），pp280-283，文光堂，2011

8 ）日本透析医学会慢性腎臓病患者における腎性貧血治療のガイドライン改訂ワーキンググループ：2015 年版 慢性腎臓病患者における腎性貧血治療のガイドライン．日本透析医学会雑誌，49：89-158，2016
https://www.jstage.jst.go.jp/article/jsdt/49/2/49_89/_pdf/-char/ja

9 ）「週刊日本医事新報 No.5116 腎性貧血の診断と薬剤選択，治療目標」（長澤 将 / 著），日本医事新報社，2022

10）宮崎真理子：慢性腎臓病における貧血の病態と管理．日本医師会雑誌，147：748-752，2018

11）小松則夫：血中エリスロポエチン．「臨床検査ガイド 2011 ～ 2012」（Medical Practice 編集委員会 / 編），pp549-551，文光堂，2011

12）鈴木隆浩：専門医に紹介すべき貧血—紹介すべきタイミングと鑑別検査．日本医師会雑誌，147：713-718，2018

13）「診断に自信がつく検査値の読み方教えます！」（野口善令 / 編），羊土社，2013

第2章 日常的によくある病気

2 睡眠障害・不眠症

❶ 睡眠時間について

- 年代，体質，日中の活動量によって，それぞれ必要な睡眠時間は異なる．
- 定年退職後など，時間に余裕ができると，早く床に就くようになり寝床で過ごす時間が長くなると，入眠障害，中途覚醒，熟睡感欠如が起こりやすくなる．
- **日中しっかりと覚醒して過ごせるかどうか**を睡眠時間が足りているかを判断する目安とし，睡眠時間自体にこだわらないようにすることが重要．
- 年齢に応じた生理的な睡眠時間がある（図1）．60歳未満なら7時間程度，60歳を超えたら6～6.5時間程度である．
- 不眠症の患者では，少しでも長時間寝床の中で過ごしていることが多く，睡眠時間そのものにこだわりをもっている場合が多い．これが浅眠感や中途覚醒の原因となっている．

▶図1 加齢と睡眠時間

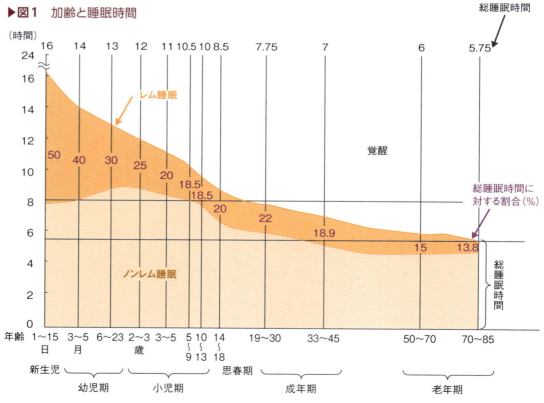

（文献5より引用）

❷ 難治性（慢性）不眠症への対応

　難治性の慢性不眠症患者が陥りやすい誤った習慣や認知障害を把握することが重要である．睡眠習慣指導を行い薬効を正しく評価することが，効果的で安全な薬物療法につながる．

▶表1　慢性不眠症疾患に共通した誤った睡眠習慣

誤った睡眠習慣	なぜよくないか	対応
早寝	眠れそうもない早い時間帯に眠ろうとする ⇒睡眠ゲートが開く時間帯は体内時計で決まっている ⇒効率が悪い時間帯に服薬と就床	ちょい遅寝，ちょい早起きを勧める （ベッド時間を圧縮する）
長寝	ベッドへのしがみつき ⇒横になっているだけでも休まる，はウソ ⇒眠れずに悶々とする時間が長いほど不眠は悪化	
乍（ながら）寝	不眠を悪化させる儀式 ⇒不眠の条件付けを毎晩強化 ⇒眠ろうとする努力が不眠を招く	寝室では寝ること以外しない
昼寝	長すぎる午睡 ⇒ベッド以外では寝やすい ⇒午睡が睡眠ニーズを減らす	自己申告しないのでしっかりと聴き取る

1）認知の歪みがある（睡眠状態の誤認）

　大部分の患者は睡眠時間を短く見積もることが多い．
　⇒自覚症状だけで薬物療法の深堀りをするのは危険．
　⇒睡眠感へのこだわりから外に目を向けさせる（睡眠は目的ではなく日中に活動するための手段）．

2）治療のゴール設定

　不眠症状が改善したら，維持療法をどの程度の期間続けるべきか患者ごとに検討する．減薬・休薬を実施する前提として，不眠症状とQOL障害の両面が改善する，すなわち不眠症が寛解（回復）していることが求められる．寛解（回復）に至ってから減薬・休薬を開始するまでの間には，再燃（再発）リスクを低減させるのに十分な期間をおく．

3）不眠症の寛解（回復）目安

・不眠症状は完全に消失しなくてよい．
・誤った睡眠習慣が是正され，睡眠に対するこだわりが緩和され，日中の不調が改善すること．
・中高年では，生理的加齢変化として少数回の中途覚醒が認められる．若い頃のような眠りは期待させない．
・1～2カ月以上の安定期を経て，減薬にチャレンジする．

▶**表2** 主な不眠症・不安症のタイプと第1選択薬

不眠症のタイプ	推奨される薬剤	一般名	商品名
入眠困難	超短時間作用型	エスゾピクロン	ルネスタ®
		ゾルピデム	マイスリー®
	メラトニン受容体作動薬	ラメルテオン	ロゼレム®
	オレキシン受容体拮抗薬	レンボレキサント	デエビゴ®
中途覚醒 早期覚醒	中間作用型	ニトラゼパム	ベンザリン®
		フルニトラゼパム	サイレース®
	長時間作用型	クアゼパム	ドラール®
	オレキシン受容体作動薬	スボレキサント	ベルソムラ®
		レンボレキサント	デエビゴ®
睡眠相のずれ	メラトニン受容体作動薬	ラメルテオン	ロゼレム®
上記薬剤無効例	睡眠作用の強い抗うつ薬	トラゾドン	レスリン®，デジレル®
		ミアンセリン	テトラミド®
		ミルタザピン	リフレックス®，レメロン®
	少量の抗精神病薬	クエチアピン	セロクエル®
		レボメプロマジン	ヒルナミン®，レボトミン®

不安症のタイプ	推奨される薬剤	一般名	商品名
全般不安症 社交不安症 パニック症	抗精神病薬：SSRI	エスシタロプラム	レクサプロ®
		セルトラリン	ジェイゾロフト®
	漢方薬	甘麦大棗湯 <small>かんばくたいそうとう</small>	甘麦大棗湯 <small>かんばくたいそうとう</small>
強迫症	抗精神病薬：SSRI	パロキセチン	パキシル®
		エスシタロプラム	レクサプロ®
	三環系抗うつ薬（TCA）	クロミプラミン	アナフラニール®

SSRI：選択的セロトニン再取り込み阻害薬
（文献1を参考に作成）

▶**表3** $\omega_1 \cdot \omega_2$ 両受容体作用薬，肝・腎機能障害のある場合の睡眠薬の選択

		入眠障害 （超短時間型・短時間型）	中途覚醒・早朝覚醒 （中間型・長時間型）
ω_1 受容体作用薬 （催眠作用・鎮痛作用）	神経症的傾向が弱い場合 脱力・ふらつきが出やすい場合 （抗不安作用・筋弛緩作用が弱い薬剤）	ゾルピデム（マイスリー®） ゾピクロン（アモバン®）	クアゼパム（ドラール®）
ω_2 受容体作用薬 （抗不安作用・筋弛緩作用）	神経症傾向が強い場合 肩凝りなどを伴う場合	トリアゾラム（ハルシオン®） ブロチゾラム（レンドルミン®） エチゾラム（デパス®）など	フルニトラゼパム（サイレース®） ニトラゼパム（ベニサリン®，ネルボン®） エスタゾラム（ユーロジン®）など
腎機能障害，肝機能障害がある場合 （代謝産物が生活をもたない薬剤）		ロルメタゼパム（エバミール®，ロラメット®）	ロラゼパム（ワイパックス®）

（文献1を参考に作成）

❸ 主な睡眠薬の作用時間・作用強度・特徴

現在用いられている睡眠薬と抗不安薬のほとんどがベンゾジアゼピン（BZD）受容体作動薬である．これらの薬剤の中で，**催眠効果の強いものが睡眠薬，抗不安効果のより強いものが抗不安薬**と呼ばれている．

BZD：benzodiazepine（ベンゾジアゼピン）

1) ベンゾジアゼピン（BZD）受容体作動薬

- **超短時間作用型**：夜間覚醒時の追加投与において比較的安全なため，**一過性不眠に適する**．
  ベンゾジアゼピン（BZD）系はω_1とω_2の両方に作用し，非BZD系はω_1受容体だけに作用する．ω_1受容体作用薬*は筋弛緩作用が弱く，高齢者で転倒リスクの軽減が期待できる．非BZD系薬は，比較的反跳性不眠が少ない．
- **短時間作用型**：連用による蓄積は軽度で，持ち越し効果は比較的少ない．
- **中間作用型**：入眠障害や**中途覚醒，早期覚醒**に適する．連用による蓄積があり，日中の抗不安作用が期待できる．持ち越し効果に注意．一過性不眠のみならず長期不眠にも有用．
- **長時間作用型**：早期覚醒によく，**日中の抗不安作用も強く示すため，**神経性不眠によい．

* ω_1受容体作用薬，ω_2受容体作用薬の分類は**表3**参照．

▶表4 睡眠薬：ベンゾジアゼピン（BZD）受容体作動薬

分類（作用時間）	一般名	商品名	剤形	特徴
超短時間作用型 **（2～4時間）**	ゾルピデム	マイスリー®	錠5 mg，10 mg	ω_1，非BZD系，脱力や転倒などの副作用が少なく，高齢者に使用しやすい
	トリアゾラム	ハルシオン®	錠0.125 mg，0.25 mg	ω_2
	ゾピクロン	アモバン®	錠7.5 mg，10 mg	ω_1，非BZD系，苦味あり，徐波睡眠を回復
	エスゾピクロン	ルネスタ®	錠1 mg，2 mg，3 mg	ω_1，非BZD系，依存性は低い
短時間作用型 **（6～10時間）**	エチゾラム	デパス®	錠0.25 mg，0.5 mg，1 mg	ω_2，抗不安作用と催眠作用，筋弛緩効果，依存性に注意，高齢者への使用に注意（転倒など）
	リルマザホン	リスミー®	錠1 mg，2 mg	高齢者にも安全
	ブロチゾラム	レンドルミン®	錠0.25 mg	ω_2
	ロルメタゼパム	エバミール® ロラメット®	錠1 mg	グルクロン酸抱合されCYPで代謝されない 肝疾患や高齢者でも使いやすく相互作用の心配が少ない
中間作用型 **（12～24時間）**	エスタゾラム	ユーロジン®	錠1 mg，2 mg，散1%	ω_2
	フルニトラゼパム	サイレース®	錠1 mg，2 mg	ω_2，強力な睡眠作用あり
	ニトラゼパム	ベンザリン® ネルボン®	錠2 mg，5 mg，10 mg，細粒1%	筋弛緩作用，抗痙攣作用あり
長時間作用型 **（24時間～）**	クアゼパム	ドラール®	錠15 mg，20 mg	ω_1，BZD系，半減期が32時間と長く，持ち越し効果に注意，催眠作用に特化
	フルラゼパム	ダルメート®	カプセル15 mg	

第2章 日常的によくある病気

2 睡眠障害・不眠症

127

2) オレキシン受容体拮抗薬

覚醒をコントロールする物質であるオレキシンの**受容体を遮断**することで睡眠をもたらす.

▶表5 オレキシン受容体拮抗薬

分類	一般名	商品名	剤形	特徴
中間作用型 （12～24時間）	スボレキサント	ベルソムラ®	錠10 mg，15 mg，20 mg	中途覚醒や早期覚醒に効果あり，悪夢に注意
長時間作用型 （24時間～）	レンボレキサント	デエビゴ®	錠2.5 mg，5 mg，10 mg	効果発現が速い．デエビゴ®は速く効いて長く効果が続く

3) メラトニン受容体作動薬

- メラトニンのMT_1／MT_2受容体刺激により催眠効果を発揮する.
- 筋弛緩作用や記憶障害，**依存性がないため安全性が高い**.
- 効果は若干弱く，**高齢者や睡眠位相のずれを活かす際に有効**.

▶表6 メラトニン受容体作動薬

一般名	商品名	剤形	特徴
ラメルテオン	ロゼレム®	錠8 mg	効果が弱い，高齢者や睡眠相のずれなどへの効果が期待 効果発現に2週間～4週間を要す

4) 抗うつ薬

- BZD受容体作動薬**無効例や抗うつ症状を伴う不眠**，**またはせん妄**に用いられる.
- **就寝前に少量を用いると睡眠薬として有用**（表7 赤字の分量）.

▶表7 抗うつ薬

分類	一般名	商品名	剤形	特徴
5-HT_2A遮断薬	トラゾドン	レスリン® デジレル®	錠25 mg，50 mg	抗コリン作用弱く，鎮静が強い
四環系	ミアンセリン	テトラミド®	錠10 mg，30 mg	鎮静強く睡眠薬としても使用可 心血管系への影響が少ない
NaSSA	ミルタザピン	リフレックス® レメロン®	錠15 mg，30 mg	胃腸症状や性機能障害少ない 体重増加に注意，眠気あり
SSRI	エスシタロプラム	レクサプロ®	錠10 mg	抗不安作用あり

NaSSA：ノルアドレナリン作動性・特異的セロトニン作動性抗うつ薬
SSRI：選択的セロトニン再取り込み阻害薬

❹ 主な抗不安薬の作用時間・作用強度・特徴

1) 抗不安薬の投与の方法

・依存性が問題となるため，必要最小量を短く使用すること．
・依存性は半減期の短い薬物で認められるため，できるだけ半減期の
　長いものに置き換えるか，抗不安・抗焦燥効果のあるSSRIに置き
　換えていくことが望ましい．

SSRI：selective serotonin reuptake inhibitor（選択的セロトニン再取り込み阻害薬）

2) ベンゾジアゼピン（BZD）受容体作動薬

・**短時間作用型・中間作用型**：発作時の症状を抑えたり，不安症状の
　出現予防によい．依存性がつきやすく，離脱症状も出現しやすく，
　1日に何度も服用することが問題．
・**長時間作用型・超長時間作用型**：いつ起きるかわからない症状の予
　防や夜間や早朝に出現する症状にはよい．持ち越し効果が問題．

▶表8　抗不安薬：ベンゾジアゼピン（BZD）受容体作動薬

分類	一般名	商品名	用法・用量	強度	特徴
短時間作用型 （6〜10時間）	トフィソパム	グランダキシン®		弱	きわめてマイルドな抗不安作用
	クロチアゼパム	リーゼ®	錠5 mg，10 mg	弱	マイルドな抗不安作用
	エチゾラム	デパス®	錠0.25 mg，0.5 mg，1 mg	中	強力な抗不安作用と催眠作用，筋弛緩効果が強く緊張型頭痛や肩凝りに使用
中間作用型 （12〜24時間）	アルプラゾラム	ソラナックス® コンスタン®	錠0.4 mg，0.8 mg	中	パニック発作に，半減期短い，依存性に注意
	ロラゼパム	ワイパックス®	錠0.5 mg，1 mg	**強**	薬物相互作用が少なく，肝障害者・高齢者に使いやすい．アルコール依存症の離脱予防
	ブロマゼパム	レキソタン®	錠1 mg，2 mg，5 mg	**強**	強い抗不安作用・鎮静・筋弛緩・抗痙攣作用が強い
長時間作用型 （24時間〜）	オキサゾラム	セレナール®	錠5 mg，10 mg	弱	マイルドな抗不安作用
	メダゼパム	レスミット®	錠2 mg，5 mg	弱	マイルドな抗不安作用
	クロルジアゼポキシド	バランス® コントール®	錠5 mg，10 mg	弱	神経症・うつ病・心身症の不安・緊張・抗うつ
	メキサゾラム	メレックス®	錠0.5 mg，1 mg	中	神経症・心身症の不安・緊張・抑うつ・易疲労性・睡眠障害
	クロキサゾラム	セパゾン®	錠1 mg，2 mg	**強**	鎮静作用・抗不安作用強い，抗うつ薬との併用で効果
	ジアゼパム	セルシン® ホリゾン®	錠2 mg，5 mg，10 mg	中	抗てんかん作用・鎮静・筋弛緩・抗けいれん作用が強い，作用時間が長い，広いスペクトル
	クロナゼパム	リボトリール® ランドセン®	錠0.5 mg，1 mg，2 mg	**強**	抗てんかん作用，パニック発作に
超長時間作用型 （100時間〜）	ロフラゼプ酸エチル	メイラックス®	錠1 mg，2 mg	中	抗不安作用強力，依存性少ない，1日1回夕食後か就寝前

3）セロトニン作動薬

▶表9　セロトニン作動薬

分類	一般名	用法・用量	用法・用量	強度	特徴
短時間作用型	タンドスピロンエン酸塩	セディール®	錠5mg, 10mg, 20mg	弱	筋弛緩作用, 健忘, 依存性が少ない. 効果発現が遅い, 軽症例, 高齢者に適する, 抗不安作用, うつ病に使いやすい

4）選択的セロトニン再取り込み阻害薬（SSRI）

SSRIの治療薬は表7参照.

抗不安・抗パニック効果がある．効果発現に時間がかかるため，頓用使用にはふさわしくない．初期にBZD受容体作動薬を併用し，落ち着いてからSSRI中心の治療とする．

❺ 睡眠薬の減薬・中止法

1）減薬・休止のトライアル

- 漸減法による休薬が基本.
- 睡眠習慣指導，認知行動療法的アプローチを併用.
- 必要な患者さんには長期服用という選択肢も提示して計画を立てる（決して追いつめない）.

▶図2　睡眠薬の減薬・中止法

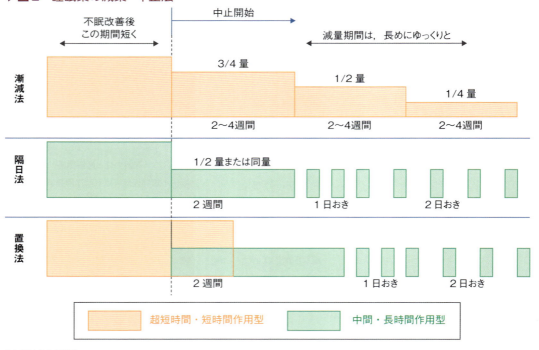

（文献7より引用）

2) 睡眠薬の中止方法

　不眠症状が改善し，睡眠薬を止めたい場合には，一定の手順に従って中止する．

　睡眠薬の中止方法には，**漸減法・隔日法・置換法**があげられる（**図2**）．

　中断は，① 最低1カ月以上不眠が改善した状態で，② 不眠への恐怖感や不安感が軽減し，③ 睡眠薬中断への不安が少ないことが必要．

　超短時間作用型や**短時間作用型**では**漸減法**を，**中間型**や**長時間作用型**では**隔日法**を用いるのが一般的．漸減法がうまくいかない場合には，いったん作用時間の長い睡眠薬に置き換えた後から**漸減法**または**隔日法**を用いて中止を試みる*．

＊ただし，置き換え時に一過性の不眠（多くは1週間ぐらい）が生じる点に留意すること．

❻ 生活習慣へのアドバイス

▶表10　生活習慣へのアドバイス（睡眠障害対処12の指針）

①睡眠時間は人それぞれ，**日中の眠気で困らなければ睡眠時間は十分である**
②刺激物は避け（就寝前4時間のカフェイン摂取，1時間の喫煙など），**寝る前には自分なりのリラックス法**（軽い読書，音楽，ぬるめの入浴，香りなど）を行う
③**眠たくなってから床に就く，就寝時刻にこだわる必要はない**
④同じ時刻に毎日起床する
⑤**光を利用する．目が覚めたら日光を取り入れ**，夜は明るすぎない照明にする
⑥規則正しい3度の食事，規則的な運動習慣が熟睡を促進させる
⑦**昼寝**をするなら，**15時前の20〜30分がよい**
⑧眠りが浅いときは，むしろ**積極的に遅寝，早起きする．寝床で長く過ごしすぎると熟睡感が減る**
⑨睡眠中の激しいイビキ・呼吸停止や足のぴくつき・むずむず感に注意する
⑩十分眠っていても日中の眠気が強いときは医師に相談する
⑪睡眠薬代わりの**寝酒は不眠の原因になる**
⑫睡眠薬は医師の指示で正しく使えば安全である

（文献6より引用）

▶図3 患者さん説明用：睡眠日誌

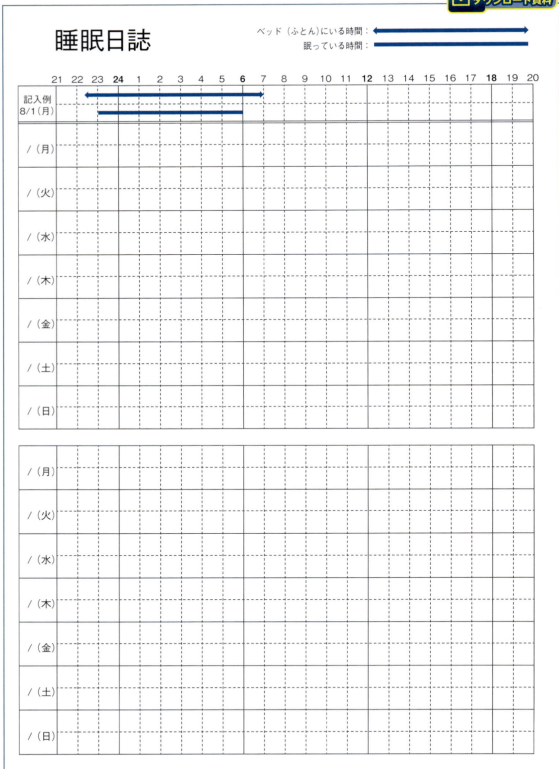

(著者作成)

◆ 文　献

1 ）「睡眠障害の対応と治療ガイドライン 第3版」（内山 真／編），じほう，2019
2 ）「G ノート Vol.5 No.8 睡眠問題，すっきり解決！」（森屋淳子，喜瀬守人／編），羊土社，2018
3 ）「週刊日本医事新報 No.4731 眠れない患者に対応する」（塩見利明／編），日本医事新報社，2014
4 ）「週刊日本医事新報 No.4916 高齢者に対する睡眠薬の正しい使い方」（谷口充孝／監），日本医事新報社，2018
5 ）Roffwarg HP, et al：Ontogenetic development of the human sleep-dream cycle. Science, 152：604-619, 1966
6 ）睡眠障害対処12の指針．厚生労働省精神・神経疾患研究委託費 睡眠障害の診断・治療ガイドライン作成とその実証的研究班 平成13年度研究報告書
7 ）内村直尚：不眠症：薬物療法．治療，93：233-238，2011

第2章　日常的によくある病気

3　アレルギー性鼻炎・花粉症

❶ アレルギー性鼻炎・花粉症

　アレルギー性鼻炎は原因抗原（アレルゲン）が鼻や眼の粘膜に接触することで引き起こされるⅠ型アレルギー反応により，くしゃみ，鼻水（鼻漏），鼻づまり（鼻閉），眼のかゆみなどの症状がみられる．

　アレルギー性鼻炎の原因抗原（アレルゲン）は**花粉以外にもハウスダスト・ダニ，カビ，昆虫，ゴム製品などがあげられる**が，花粉が原因の場合，花粉症と呼ばれる．

❷ 花粉症の原因植物

　花粉症の症状が起こる時期は人によってさまざまである．原因となっている花粉が何かで時期は変化し，気温や花粉の飛散量，天候（雨の日は症状が出にくい）などによっても症状の変動がみられる．住んでいる地域によって生育している植物の特殊性がある．**日本では人工のスギ林**

▶図1　アレルギー性鼻炎・アレルゲンカレンダー

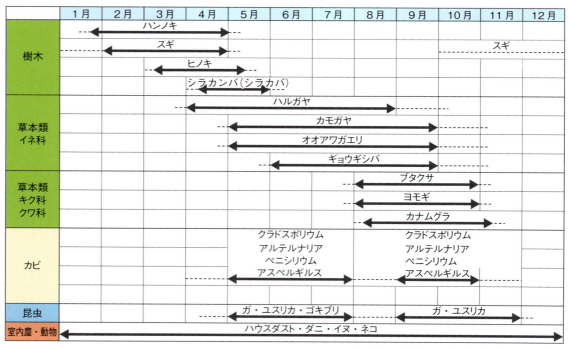

植生および時期は地域により若干異なる（著者作成）

が多く，北海道や沖縄を除いて広くみられる．シラカンバ（シラカバ）は北海道，東北地方，信州に多く，関西，九州地域ではみられない．

❸ 花粉症のメカニズム

花粉（アレルゲン）を吸い込むと，その花粉に合致する抗体（特異的IgE抗体）が産生される．肥満細胞に結合した抗体が抗原（花粉）とくっつき抗原抗体反応を起こすと，肥満細胞が活性化され，**ヒスタミン（Hi）やロイコトリエン（LTs）などの化学伝達物質（ケミカルメディエーター）が放出される**．

放出されたヒスタミン（Hi）が**鼻粘膜の知覚神経を刺激するとくしゃみ，分泌腺を刺激すると鼻水（鼻漏），眼の結膜表面で神経を刺激し，眼のかゆみ，涙が出る**．

ロイコトリエン（LTs）とヒスタミン（Hi）が鼻粘膜の血管を刺激し，浸出液と粘膜の浮腫により鼻づまり（鼻閉）を生じる．

Hi：histamine（ヒスタミン）
LTs：leukotriene（ロイコトリエン）

▶図2　スギ花粉症のメカニズム

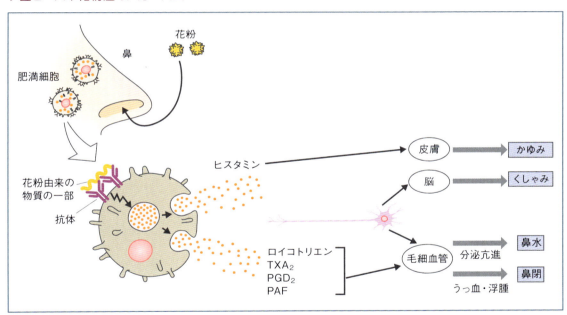

❹ 血液検査（特異的IgE抗体）

問診によって症状を起こしているアレルゲンが何かを予想しながら検査をすすめる．**いつ（時期），どこ（場所）で症状が出るか**，1年のうち何月に症状があり（**季節性**），いつまで続くのか（**期間**）を確認する．

❺ 症状の個人差

　原因となる花粉との接触をくり返していると，IgE抗体は少しずつ体内に蓄積されていく．IgE抗体がある量まで蓄積されると発症の準備が整った状態となる．

　この状態の時に花粉と接すると抗原抗体反応が起き，花粉症の症状が現れる．IgE抗体の量と症状の強さは相関せず，必ずしもIgE抗体量が多ければ重症となるわけではない．

　アレルギー反応の程度は反応性と過敏性とに関わっており，人によってそれぞれ異なるため症状の違いに個人差が出る．

❻ 花粉症の治療

1）薬物療法

　花粉症治療の基本は，薬を使った対症療法が主となる．詳細は後述の❾参照．

1）-❶ 抗ヒスタミン薬

　ヒスタミンの働きをブロックし，くしゃみ，鼻水，かゆみといった症状を抑える．

1）-❷ 抗ロイコトリエン薬（ロイコトリエン受容体拮抗薬）

　鼻粘膜血管透過性の抑制と鼻粘膜膨張を抑制する作用があるため，鼻づまりの強い時に，抗ロイコトリエン薬を使用する．

1）-❸ 漢方薬

　上記の薬で症状が抑えきれない時に**頓用で併用**する．

▶図3　アレルギー性鼻炎に用いる漢方薬

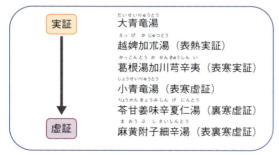

（著者作成）

「実証」とは体力が充実した状態をいい，「虚証」とは体力が落ち込んで弱い状態を指す．くわしくは4章12を参照．

1）-❹ 鼻噴霧用ステロイド薬

　鼻粘膜局所だけに作用するように作られているため，副作用は少ない．

1）-❺ 点眼薬

　点眼用抗ヒスタミン薬，点眼用化学物質遊離抑制薬，点眼用ステロイド薬がある．

2）レーザー手術

薬物治療で十分な効果が得られない，特に**鼻づまりの症状が強い場合，症状のない時期（季節）にレーザー手術を行うことがある**.

鼻粘膜の表面に麻酔をかけ，レーザーで粘膜を焼き，アレルギー反応を抑える治療法である.

3）舌下免疫療法（SLIT）

舌下免疫療法はアレルギー性鼻炎の原因となっている物質（アレルゲン）を舌の下に投与して粘膜から少しずつ吸収させ体をアレルゲンに慣らしていく減感作療法で，2年以上，3〜5年の継続治療が望ましい.

現在，認可発売されているのはスギ花粉症におけるシダキュア®，ダニ通年性アレルグー性鼻炎におけるアシテア®，ミティキュア®のみで，それ以外のアレルゲンに対しては効果が期待できない．施行する医師にはインターネットによる講習が義務づけられている.

舌下に1分間保持した後，飲み込むというもので，注射のように痛みもなければ，頻回に通院する必要はない（通院は1カ月に1回程度）．SLITは全身の副作用は少ないが口腔浮腫・口腔掻痒感などの局所反応を認めることがある.

SLIT：sublingual immuno-therapy（舌下免疫療法）

❼ 初期療法

花粉が飛びはじめる前，もしくは症状が軽いうちに治療を始めるのを初期療法という*.

本格的にスギ花粉が飛散する前から薬を飲み始めることによって発症の時期を遅らせたり，ピーク時の症状を軽くすることができる．内服による治療の効果が出るまで1〜2週間程度かかるので，スギ花粉症の場合，自覚症状がなくても1月末から薬を服用するとよい.

＊花粉症の予防的内服の有用性：

症状が出現する前より内服を開始することで，抗ヒスタミン薬がインバース・アゴニスト（逆作動薬）として働き，不活性型受容体を安定させる結果，症状の軽減につながる.

❽ 日常生活の注意ポイント

▶表1　抗原（アレルゲン）の除去と回避

①花粉情報に注意する→環境省の花粉情報サイトなどを参照
②飛散の多い時の外出を控える．外出時にマスク，メガネを使う
③表面がけばだった毛織物などのコートの使用は避ける
④帰宅時，衣服や髪をよく払ってから入室する．洗顔，うがいをし，鼻をかむ
⑤飛散の多い時は，窓，戸を閉めておく．換気時の窓は小さく開け，短時間にとどめる
⑥飛散の多い時の布団や洗濯物の外干しは避ける
⑦掃除を励行する．特に窓際を念入りに掃除する

❾ 抗ヒスタミン薬

▶図4 抗ヒスタミン薬の効果の強さと副作用（眠気）との比較

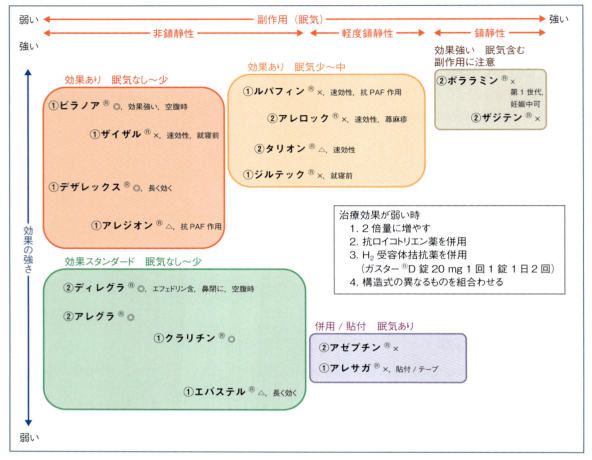

人により感受性が異なるため，主に効果の強さは T_{max}（後出図6参照）を，眠気は脳内ヒスタミン H_1 受容体占拠率（後出図7参照）を参照した．

効果の判定は，花粉の量，風の強さなど環境や食事と服用時間との関係など多様な因子に影響されるため，客観的に判断することが難しい．この表を1つの物差しにして，問診で患者さんごとの生活スタイルに合わせて適切な薬を選択し，次回受診時に，前回の効き具合を確認し調節を行っていくオーダーメイドの処方が勧められる．

【図中の表示の説明（左から）】
・服用法　①：1日1回，②：1日2回
・薬品名
・自動車運転　◎注意なし，△注意，×禁止
・特徴
（著者作成）

▶表2 抗ヒスタミン薬

分類	一般名	商品名	剤形	服用法[*1]	血中濃度・時間 ($T_{max}/T_{1/2}$)	特徴	薬価[*2]
第1世代	クロルフェニラミンマレイン酸塩	ポララミン®	錠2 mgなど	1回1錠1日2回	3/7.9	抗コリン作用眠気，口渇，排尿困難自動車運転：×	103円(5.7円)
第2世代(三環系)	ケトチフェンフマル酸塩	ザジテン®	カプセル1 mgなど	1回1 cap1日2回	2.8/6.7	眠気自動車運転：×	166円(9.2円)
	デスロラタジン	デザレックス®	錠5 mg	1回1錠1日1回	1.8/20.7長	長く効く，催眠作用少クラリチン®の活性代謝物自動車運転：◎	383円(42.6円)
	ルパタジン	ルパフィン®	錠10 mg	1回1錠1日1回	0.9短/6.6	速効性，急性期，鼻閉，膨疹，抗PAF作用，眠気ありクラリチン®の活性代謝物自動車運転：×	418円(46.4円)
	エピナスチン	アレジオン®	錠20 mgなど	1回1錠1日1回	1.9/9.2	LT産生抑制，PAF作用，倍量自動車運転：△	246円(27.3円)
	ロラタジン	クラリチン®	錠10 mg	1回1錠1日1回	2.3/14.5長	慢性期自動車運転：◎	338円(37.5円)
	オロパタジン	アレロック®	錠5 mgなど	1回1錠1日2回	1短/8.8	速効性，急性期，成人・小児機械性蕁麻疹自動車運転：×	428円(24.3円)
第2世代(ピペリジン系)	ビラスチン	ビラノア®	錠20 mg	1回1錠1日1回	1短/10.5	効果強い，催眠作用少(空腹時)自動車運転：◎	479円(53.2円)
	ベポタスチン	タリオン®	錠10 mgなど	1回1錠1日2回	1.2短/2.4	速効性，急性期，メントール含む，止痒効果，粘膜腫脹の改善，倍量自動車運転：△	425円(23.6円)
	フェキソフェナジン	ディレグラ®	合剤	1回2錠1日2回	1.8/18.4	鼻閉に有効，エフェドリン含(空腹時)自動車運転：◎	1,105円(30.7円)
		アレグラ®	錠60 mgなど	1回1錠1日2回	2.2/9.6	倍量自動車運転：◎	558円(31円)
	エバスチン	エバステル®	錠10 mgなど	1回1錠1日1回	5.2/18.5長	強力持続性，慢性期自動車運転：△	438円(48.7円)
第2世代(ピペラジン系)	レボセチリジン	ザイザル®	錠5 mg	1回1錠1日1回	1短/7.3	速効性，急性期，倍量ジルテック®光学異性体自動車運転：×(就寝前)	440円(48.9円)
	セチリジン	ジルテック®	錠10 mgなど	1回1錠1日1回	1.4/6.7	倍量自動車運転：×(就寝前)	221円(24.6円)
第2世代(アゼパン系・三環系)	アゼラスチン	アゼプチン®	錠1 mgなど	1回1錠1日2回	4/16.5	LT産生抑制，苦味自動車運転：×	175円(9.7円)
第2世代(ジアゼパン系)	エメダスチン	アレサガ®	テープ4 mg	1日1枚	20/15.5	貼付/テープ自動車運転：×	510円(56.7円)

自動車運転：◎注意なし，△注意，×禁止
＊1 左の剤形の場合の服用法
＊2 薬価：3割負担で1カ月分の薬価（カッコ内は1錠の薬価：2024年4月現在）
※第1世代抗ヒスタミン薬は，緑内障・前立腺肥大注意

1) 抗ヒスタミン薬の構造からみた薬剤の変更

① 治療効果が現れるまでに3～4日を要するので，1～2週間内服を継続して判定する．
② 効果が現れないときは倍量まで増やしてみる[*1]．
③ 構造式の異なるものを組合わせてみる（図5）．
④ ほとんどすべての抗ヒスタミン薬は，食後服用の場合効果が落ちる[*2]．
そのため，ザイザル®など多くの薬が寝る前投与となっている．
アレグラ®など，1日2回服用する場合，**起床時（食事30分以上前）に服用することで血中濃度がより上昇し，かつ通勤時は最も高い状態が保たれる．**
特に効果の強いビラノア®の場合は，食前1時間以上前か，食後2時間以上あける必要がある．

▶図5　抗ヒスタミン薬の構造からみた薬剤の変更

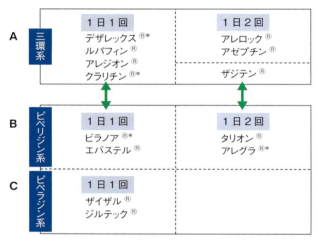

＊：眠気が出にくい薬剤
（次ページの図6，図7を参考に著者作成）

[*1] ただし，ビラノア®，デザレックス®，ルパフィン®は倍量投与は認められていない．

[*2] 抗ヒスタミン薬と食事時間との関係[6]：
① ビラスチン：食後吸収が40％低下（空腹時投与）
② レボセチリジン：食後35％低下（就寝前投与），エピナスチン：38％低下（空腹時，就寝前投与）
③ オロパタジン：16％低下，フェキソフェナジン：15％低下，ベポタスチン：7％低下
④ デスロラタジン，セチリジン，ロラタジンは食事の影響はなし．

抗ヒスタミン薬の効果を最大限発揮させるには食事と服用時間との関係がポイントとなる．

2) 抗ヒスタミン薬の使い分け

即効性を重視する場合はT_{max}の短いものを，アドヒアランスを重視する場合は$T_{1/2}$が長く1日1回の投与で十分な効果の得られるものを選択する（図6）．

▶表3　自動車運転の注意事項

記載なし	注意	運転しないこと
ビラノア®①	アレジオン®①	その他の抗ヒスタミン薬
デザレックス®①	タリオン®②	
アレグラ®②	エバステル®①	
クラリチン®①		
ディレグラ®②		

＊用量・用法　①1回1錠，1日1回，②1回1錠，1日2回

▶図6 主な第2世代抗ヒスタミン薬の最高血中濃度到達時間（T_{max}）と血中濃度半減期（$T_{1/2}$）

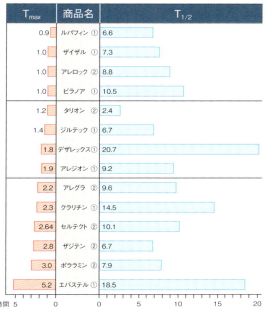

①1日1回服用，②1日2回服用
薬剤名の®は割愛した
（著者作成）

▶図7 抗ヒスタミン薬におけるヒト脳内ヒスタミンH_1受容体占拠率

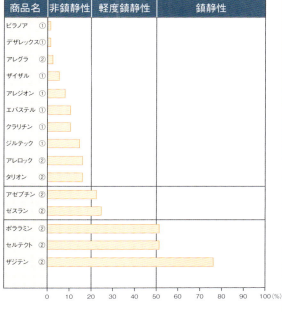

①1日1回服用，②1日2回服用
薬剤名の®は割愛した
（著者作成）

▶表4 妊娠中に使用できる経口薬

	商品名	オーストラリア基準	FDA基準
抗アレルギー薬〔第2世代抗ヒスタミン剤〕	アレグラ®②	B2	C
	クラリチン®①	B1	B
	ザイザル®①	B2	B
	ジルテック®①	B2	B
	アレジオン®①	ー	C
ロイコトリエン受容体拮抗薬	オノン®②	ー	ー
	シングレア®①	ー	ー
第1世代抗ヒスタミン薬	ポララミン®②	A	B

※妊娠15週までは極力薬物療法を避ける
用量・用法 ①1回1錠，1日1回，②1回1錠，1日2回
ー（マイナス）：該当データなし，妊婦への有害事象の報告なし
オーストラリア基準：A，B1，B2は胎児への直接・間接的有害作用の報告なし
FDA基準：Bは人での危険性の証拠はない，Cは人での危険性は否定できない（有益性が危険性を上回る場合に使用できる）

> ■ 抗ヒスタミン薬に関するメモ
>
> 1）"善玉"物質としてのヒスタミン
>
> 　動脈硬化になりにくい，認知機能を高める，抗肥満作用がある，抗ストレス・抗疲労作用がある，骨粗鬆症になりにくい，創傷治療が早い，がんになりにくい，糖尿病になりにくい，といった作用がある.
>
> 2）抗ヒスタミン薬のインペアード・パフォーマンス
>
> 　自覚されにくい能力低下を意味する.
>
> 3）相互作用
>
> 　タリオン®，アレロック®，アレジオン®は相互作用が少なく使いやすい.
>
> 4）「眠気のある抗ヒスタミン薬の方が治療効果が高いか？」は風説である
>
> 　抗ヒスタミン薬の眠気と効果は相関しない（ACROSS trial によって証明された）.

3）アレルギー性鼻炎用点鼻薬の特徴と使い分け

3）-❶ ステロイド点鼻薬

・効果は強力で，作用発現も早い（1〜2日）のが特徴.
・作用は2〜4週でピークに達する.
・鼻腔内の外側壁に向けて噴霧すること.

▶表5　ステロイド点鼻薬

一般名	商品名	用法・用量	注意点
フルチカゾンプロピオン酸エステル	フルナーゼ®	1日2回	
フルチカゾンフランカルボン酸エステル	アラミスト®	1日1回	1日目から効果あり
モメタゾンフランカルボン酸エステル水和物	ナゾネックス®	1日1回	
デキサメタゾンシペシル酸エステル	エリザス®	1日1回	粉末製剤で液だれがなく，鼻への刺激が少ない．両鼻同時に噴霧できるのが特徴.

3）-❷ 血管収縮薬

・連用により高度の鼻粘膜を腫脹させ，逆に薬剤性鼻炎を起こす.
・使用量は最低限にし，1〜2週間をめどに局所ステロイドの効果発現とともに休薬する.

▶表6　血管収縮薬

一般名	商品名	用法・用量	注意点
プレドニゾロン　塩酸テトラヒドロゾリン	コールタイジン®	1日1〜2回	局所ステロイドの使用10〜30分前に噴霧

4) 点眼薬

▶表7　点眼薬

一般名	商品名	用法・用量	注意点
エピナスチン	アレジオン® LX点眼薬0.1％	1回1滴，1日2回	ベンザルコニウム塩化物非含有
	アレジオン®点眼薬0.05％	1回1滴，1日4回	ベンザルコニウム塩化物非含有
オロパタジン	パタノール®	1回1～2滴，1日4回	
レボカバスチン	リボスチン®	1回1～2滴，1日4回	
ケトチフェンフマル酸塩	ザジテン®	1回1～2滴，1日4回	眠気あり
フルオロメトロン	フルメトロン®	1回1～2滴，1日2～4回	ステロイド含有，緑内障注意

5) ロイコトリエン受容体拮抗薬（LTRA）の使い方

・鼻閉の発現にはロイコトリエンが関与しており，花粉症の初期治療や鼻閉を訴える中等症以上の症例にLTRAが推奨される.

・LTRAは血管内皮細胞や好酸球のCysLT受容体に対する親和性が低いため，効果発現までに時間を要する.

・効果発現は，内服開始後1週で認められ，連用で改善率が上昇する.

・LTRAの作用を十分に発揮させるためには，鼻噴霧用ステロイドなどを併用して，CysLT産生細胞を抑制することがコツであり，LTRAの効果をより早期から期待できる.

LTRA：leukotriene receptor antagonist（ロイコトリエン受容体拮抗薬）

▶表8　ロイコトリエン受容体拮抗薬（LTRA）

一般名	商品名	用法・用量	注意点
プランルカスト	オノン®	1日2カプセル，1日2回	妊娠中に使用可
モンテルカスト	シングレア®	1回1錠，1日1回就寝前	妊娠中に使用可
	キプレス®	1回1錠，1日1回就寝前	

6) 抗IgE抗体療法

・オマリズマブ（ゾレア®）はIgEのマスト細胞結合部位Cε3に対する抗体で，遊離したIgEと結合し，IgEがマスト細胞に結合することを妨げて，その活性を抑制することで効果を発揮する.

・重症季節性アレルギー性鼻炎に対して使用可能で，抗ヒスタミン薬および鼻噴霧用ステロイドを使用しても症状が残存する患者が対象となる. 最適使用ガイドラインに基づいて，既存の治療で効果が不十分であることを確認し，総IgEを測定しそのIgE値に基づき使用する投与量が決められている. 基本的には12週間を目安に投与する.

▶表9　抗IgE抗体療法

一般名	商品名	用法・用量	注意点
オマリズマブ	ゾレア®	1回75～600 mg，2週または4週ごと，皮下注	12歳以上

◆ 文　献

1）「抗ヒスタミン薬−達人の処方箋Rx」（宮地良樹／編），メディカルレビュー社，2013
2）「西洋・漢方療法から予防まで 花粉症 治療とセルフケアQ＆A」（板谷隆義／監，橋本 浩／著），ミネルヴァ書房，2004
3）「鼻アレルギー診療ガイドライン−通年性鼻炎と花粉症−2020年版（改訂第9版）」（日本耳鼻咽喉科免疫アレルギー学会 鼻アレルギー診療ガイドライン作成委員会／編），ライフ・サイエンス，2020
4）「週刊日本医事新報 No.5101 厄介な花粉症の治療戦略−合併症と重症例の対応・コツと落とし穴」（太田伸男／著），日本医事新報社，2022
5）「週刊日本医事新報 No.4998 点耳薬・点鼻薬の上手な使い方」（高橋優二，宗 謙次／著），日本医事新報社，2020
6）「週刊日本医事新報 No.4945 薬理学的にみる非鎮静性抗ヒスタミン薬の使用法」（谷内一彦／監），日本医事新報社，2019
7）「皮膚アレルギーフロンティア Vol.11 No.2 抗ヒスタミン薬−新たな地平−」（佐藤伸一／企画），メディカルレビュー社，2013
8）アレルギー用薬．「ポケット医薬品集2024年版 第33版」（龍原 徹／監，澤田康文，佐藤宏樹／著），南山堂，2024

▶図8　患者さん説明用：オーダーメイドの花粉症治療

＿＿＿＿＿＿＿＿　様

（抗ヒスタミン薬）　　　　　　　　　　　　　（かゆみ・くしゃみ・鼻水）

（抗アレルギー薬）　　　　　　　　　　　　（鼻づまり）

（局所治療）　　　点鼻薬　　　　　　点眼薬

1　症状の強い時（上記処方に加えて：食事に関係なく服用可）

　　① 小青竜湯（１９）朝6錠/１包　朝服用

　　② 日中に症状が強い時に小青竜湯（１９）6錠/１包を頓用で服用

　　③ 小青竜湯（１９）6錠/１包　１日3回まで服用可

2　症状が軽くならない時（竜虎湯　１９＋９５）

　　・五虎湯（９５）1回1包 上記、小青竜湯に加えて服用する

3　それでも改善しない時（大青竜湯　２７＋２８）

　　・麻黄湯（２７）

　　・越婢加朮湯（２８）

　　各1包を1日1〜3回食後に服用する、30分ぐらいで効いてきます。
　　ただし、小青竜湯を服用中は、3時間以上あけてください。

※注意
上記はいずれも麻黄剤ですので、動悸、不眠、胃もたれなど
気になることが起きたら、減量するか、中止してください。
食後に服用すると上記症状が出にくいです。

第2章　日常的によくある病気

4 長引く咳の鑑別診断の進め方

❶ 診断のための問診・身体所見・各種検査

　咳（咳嗽）は，一般診療において受診理由として最も多い主訴の1つであり，すべての臨床医が日常診療で遭遇する可能性がある．したがって，咳嗽と喀痰をきたす病態を十分に理解し，原因疾患の鑑別をすることが重要である．

1）問診

　病歴を詳細に聴くことが長引く咳の鑑別で最も重要である．

● 咳嗽の持続期間と疾患の分類（図1）
　3週間未満の咳を「**急性咳嗽**」，8週間以上の咳を「**慢性咳嗽**」，中間の3～8週間の咳を「**遷延性咳嗽**」と分類する．
　急性咳嗽では感染症が原因となることが多く，細菌性肺炎，肺結核，急性心不全，間質性肺炎，肺がんなど緊急を要する疾患が含まれるため，発症時期や発症様式の正確な聴取が必要となる．期間中に自然軽快する場合は，呼吸器系のウイルス感染が原因のことが多い．急性上気道炎後に咳だけ残る感染後咳嗽は持続時間が長くなるが頻度は減少する．
　逆に，**3週間以上の咳が続く遷延性・慢性の咳嗽では，感染症の可能性は低くなり**，アレルギーが関与する咳喘息，アトピー咳嗽，胃食道逆流症，慢性副鼻腔炎（副鼻腔気管支症候群）などの多彩な疾患が原因となることが多い．
　ただし，特に第一線の診療の場では，非感染性の咳嗽でも咳喘息の患者さんが1～2週間の発症早期に受診したり，逆に感染性咳嗽でも，百日咳や肺結核の患者さんが慢性の経過を経て受診したりと例外も多い．
　以上のことも念頭に置いて本項では，遷延性・慢性咳嗽の鑑別ポイントについて記載する．

2）喀痰の有無と性状 – 乾性咳嗽と湿性咳嗽

　咳嗽は喀痰の有無によって，喀痰を伴わないか少量の粘液性喀痰のみを伴う**乾性咳嗽**と，咳嗽のたびに喀痰を伴い，その喀痰を喀出するために生じる**湿性咳嗽**とに分類される．**乾性咳嗽では治療対象が咳嗽そのものであるのに対して，湿性咳嗽の治療対象は気道の過分泌の減少**である．

▶図1　症状持続期間と感染症による咳嗽比率

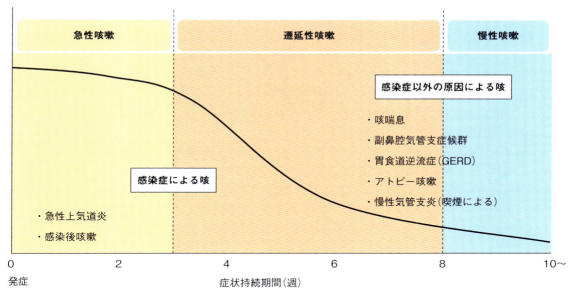

（文献1を参考に作成）

　喀痰はその外観から粘液性，漿液性，膿性に大きく分類される．粘液性の痰は気管支炎，慢性閉塞性肺疾患（COPD），気管支喘息などが多く，漿液性の痰は肺うっ血，急性呼吸窮迫症候群（ARDS），肺胞上皮がんなどがある．これらは感染の合併がなければ，基本的には無色透明ないし白色である．

　膿性痰の多くは細菌感染を示唆するため，抗菌薬投与の判断の根拠となる．しかし，気管支喘息発作時の好酸球を多く含んだ喀痰やウイルス感染時の喀痰などでも膿性を呈することがあり，注意を要する．膿性痰は淡黄色が多いが，膿の量が増えると濃い黄色から緑色となる．

　赤色や褐色～黒色の痰は，新鮮あるいは陳旧性出血を示唆する．血痰・喀血の原因は，気道感染，気管支喘息，COPD以外にも，肺がん，肺結核，気管支拡張症の診断の糸口として重要である．

▶表1　喀痰の性状と原因疾患

性状・色調	原因疾患
粘液性	気管支炎，COPD，気管支喘息
漿液性*	ARDS，肺水腫
膿性	気道感染症，肺炎，COPDの憎悪，気管支喘息発作
●緑色	緑膿菌感染
●オレンジ色	レジオネラ
●鉄さび色	肺炎球菌感染症，肺吸虫症
●苺ゼリー状	クレブシエラ肺炎
●黒色・褐色	真菌
鮮紅色・黒褐色	血痰，喀血

＊：肺水腫などではピンク色の泡沫状漿液性痰となるのが有名．また卵白様の漿液性痰が大量に喀出されるものを「ブロンコレア」と称する
（文献1より引用）

3）咳嗽の発生時間帯・好発時間帯・環境

　日中のうちで咳嗽が発生しやすい時間帯から，ある程度咳嗽の原因を推測することが可能である．

①咳喘息・気管支喘息では，未治療で「**深夜から明け方（3時～6時）にかけて増悪**」「**冷たい空気を吸って増悪**」「**埃っぽいところで増悪**」がみられ，気道の過敏性が亢進していることが疑われる．

②アトピー咳嗽では，**咽頭部の違和感**に加え，「**花粉，煙，運動，会話などで増悪**」がみられることが特徴．

③アレルギー性鼻炎・副鼻腔炎・咽喉頭炎では，**夜19時ぐらいから徐々に増加し，就寝前後にピークをもつ痰のからむ咳嗽**で，さらに**就寝後布団の中で朝3時頃まで続き，起床時の朝6～9時にも咳嗽のピークがある**．これは，布団にいるダニの死骸・糞を吸入することにより起こる鼻炎や喘息，鼻炎からの刺激性の強い後鼻漏による咽喉頭炎が原因として考えられる．

④心不全では**就寝直後以降の23時から3時に咳嗽のピーク**がみられる．

⑤胃食道逆流症（GERD）では，**食事や就寝後に咳嗽が多く，夜間より昼間に症状が多い傾向**がある．プロトンポンプ阻害薬（PPI）や消化器運動機能改善薬や生活習慣の改善で症状は軽減する．

⑥心因性咳嗽では，日中人がいる時間に咳込むが，夜間就寝中や人がいない時間には症状が出ないことが特徴である．器質的疾患を除外し何らかのストレスなどの心理的な背景がないかを確認する．

▶図2　各疾患の咳嗽好発時間帯

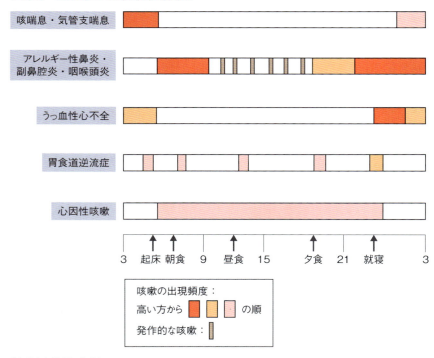

（文献6を参考に作成）

4） 喫煙歴，生活歴

喫煙・受動喫煙歴を聴取し，禁煙を優先する．
職歴で粉塵に暴露されていないか，ペットの飼育歴なども聴取する．

5） 既往歴と治療歴・治療薬剤の確認

咳をきたしうる疾患，COPD，膠原病肺，薬剤性肺炎，心不全などの既往を聴取することと，咳嗽と関連する陰影がないかどうか胸部X線，CTで確認する．

高血圧の治療として臓器保護作用と誤嚥性肺炎の予防に優れるACE阻害薬（1章2参照）には咳嗽の副作用があることに注意したい．ACE阻害薬服用中の患者の5～35％に慢性咳嗽を起こすと言われている．普段はACE阻害薬で咳嗽はないが，感冒などの感染症をきっかけに咳嗽が遷延することもある．わが国で使用されるACE阻害薬は10種類あるが，**イミダプリル（タナトリル®）は降圧作用は強いが，咳嗽は少ない**といわれている．

ACE阻害薬による咳嗽は典型的な乾性咳嗽で，咽頭のかゆみや引っ掻かれるような感じを伴うとされるが，**内服中止により1～4週間後に軽快する**．

▶表2　わが国で使用されているACE阻害薬

一般名	商品名	用法・用量	血中半減期（時間）	排泄経路
カプトプリル	カプトリル®	1回12.5～50 mg，1日3回	0.43～2.1	腎
エナラプリル	レニベース®	1回2.5～10 mg，1日1回	14	腎
アラセプリル	セタプリル®	1回12.5～100 mg，1日1～2回	2.6～7.2	腎
デラプリル	アデカット®	1回15～60 mg，1日2回	1.1	腎
リシノプリル	ロンゲス®	1回5～20 mg，1日1回	34	腎
ベナゼプリル	チバセン®	1回2.5～10 mg，1日1回	3.7～8.2	腎，肝
イミダプリル	タナトリル®	1回2.5～10 mg，1日1回	2 8（活性体）	腎
テモカプリル	エースコール®	1回1～4 mg，1日1回	0.2 22（活性体）	腎，肝
トランドラプリル	オドリック®	1回0.5～2 mg，1日1回	1.3～2.5 97～188（活性体）	肝，腎
ペリンドプリル	コバシル®	1回2～8 mg，1日1回	57	腎

6) 身体所見の診察

6)-❶ バイタルサイン

体温（発熱の有無），血圧，脈拍，呼吸数，酸素飽和濃度（SpO_2）．

6)-❷ 鼻の観察

副鼻腔炎がないかどうか，後鼻漏がないかどうか，鼻汁の有無とその性状（膿性，水様性）．

副鼻腔炎が疑われるとき，頬（上顎洞），鼻根部（篩骨洞），眉間〜額部（前額洞）に分けて，圧痛あるいは叩打痛の有無を確認する．

6)-❸ 口腔咽頭の観察

舌圧子を用いて，咽頭後壁を観察する．後鼻漏の場合，咽頭後壁に敷石状所見（coblestone appearance）が見られることが多い．これはリンパ濾胞の肥厚である．

咽頭に鼻汁が付着あるいは流れ落ちていないかを観察する．

6)-❹ 頸部リンパ節の腫瘍の有無

肺がん，肺結核，サルコイドーシスなどで触知されることがある．

6)-❺ 聴診

初期の気管支喘息を見逃さないために，強制呼気で呼気終末にwheezesを聴取すると気管支の攣縮を強く裏づける所見である．

最大呼気を指示し，そのまま数秒間息止めをした後に一気に「はー」と吐いてもらうとよい．

6)-❻ 視診

脊椎後弯症や肥満があると，GERDのリスクが高い．高齢者では四肢末端の浮腫の有無，頸静脈の怒張が確認できると心不全が疑われる．

7) 胸部X線撮影

急性咳嗽で症状が軽減してきている場合は，胸部X線写真を撮影する必要はない．

長引く咳嗽で，改善傾向にない場合には，胸部X線写真は撮影する必要がある．

7)-❶ 胸部X線写真で異常陰影を呈する場合

所見に合わせてより詳細な病歴の聴取，胸部CT検査，血液検査（白血球数と分画，CRP，BNP，腫瘍マーカーなど），喀痰検査（一般菌，抗酸菌塗抹・培養・感受性，細胞診，好酸球・好中球比率），生理機能検査（心電図，スパイロメトリー）などを追加して鑑別をすすめる．必要に応じて，呼吸器科，循環器科，耳鼻科への紹介も検討する．

① 胸部X線で異常陰影を呈し，湿性咳嗽をきたす疾患

肺炎・誤嚥性肺炎，気管支拡張症，副鼻腔気管支症候群，COPD（慢性気管支炎，肺気腫），うっ血性心不全，肺結核，非結核性抗酸菌症などが鑑別診断にあがる．

150　患者さんを総合的に診るための　内科外来これ一冊，必携書

② 胸部 X 線が異常所見で，乾性咳嗽をきたす疾患

間質性肺炎・肺線維症，肺がん，過敏性肺臓炎などが鑑別にあげられる．

7) -❷ 胸部 X 線は正常所見で，容易に原因が特定できない咳嗽（狭義の成人遷延性・慢性咳嗽）

実臨床で問題となるのは，長引く咳嗽があるのに，胸部 X 線で異常所見を示さず喘鳴も呈さない場合で診断が一見して困難な狭義の成人遷延性・慢性咳嗽である．

まず，大切なことは気管支喘息を見落とさないことである．喘息患者は昼間の外来診察時は，症状が軽快していることが多いので，聴診で喘鳴が聴取できないからといって「喘息ではない」とは断定できない．

問診で，**深夜・早朝の喘鳴の有無の確認，診察室で聴診によって強制呼出時に呼気終末での喘鳴の有無を確認する．喘鳴があれば，気管支喘息の可能性が大きくなるが，同時にCOPD，心不全を慎重に鑑別する必要がある．**

① 胸部 X 線で異常所見がなく湿性咳嗽を呈する疾患

慢性副鼻腔炎，後鼻漏が考えられる．前者は副鼻腔 CT で上顎洞に液貯留・粘膜肥厚を認め，後者は咽頭後壁に沿って落ちる鼻汁を認めれば診断は容易．

② 胸部 X 線で異常所見がなく乾性咳嗽を呈する疾患

遷延性・慢性乾性咳嗽の 4 大原因疾患は，咳喘息，アトピー咳嗽，感染後咳嗽，胃食道逆流症である（❷ で後述）．

8) 臨床検査

8) -❶ 呼吸機能検査（スパイロメトリー）

呼吸機能検査で 1 秒率 < 70 ％の場合，閉塞性障害をきたす咳喘息・気管支喘息，COPD の存在が疑われる．

咳喘息の初期病変では，必ずしも 1 秒率の低下は認めない．フローボリューム曲線が下に凸であることが診断のポイントとなる．フローボリューム曲線で，呼気後半の流速は末梢気道の抵抗を表すので，その流速が遅くなっている状態は末梢気道に閉塞性病変が存在することを意味する．

▶図3　フローボリューム曲線

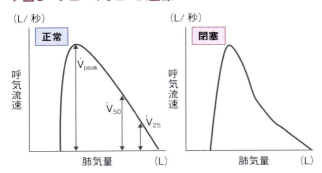

8)–❷ FeNO濃度測定

呼気中に含まれる一酸化窒素濃度（FeNO）を測定することで下気道の好酸球性炎症の評価ができる.

日本人の成人健常者におけるFeNO濃度の平均値は15 ppb，健常者と咳喘息患者を鑑別するFeNO濃度のカット値は22 ppb，統計的な正常上限は37 ppbと算定される.

吸入ステロイド薬（ICS）未使用で咳や喘鳴などの症状に加え，**FeNOが22 ppb以上なら，喘息・咳喘息の可能性が高く，37 ppb以上であればほぼ確実に喘息・咳喘息と診断できる.**

このように胸部X線が正常で，長引く咳が続く場合，FeNOの測定は喘息・咳喘息を診断するのに有力なツールとなる.

▶図4 呼気一酸化窒素濃度（FeNO）測定

A）好酸球性気道炎症の指標

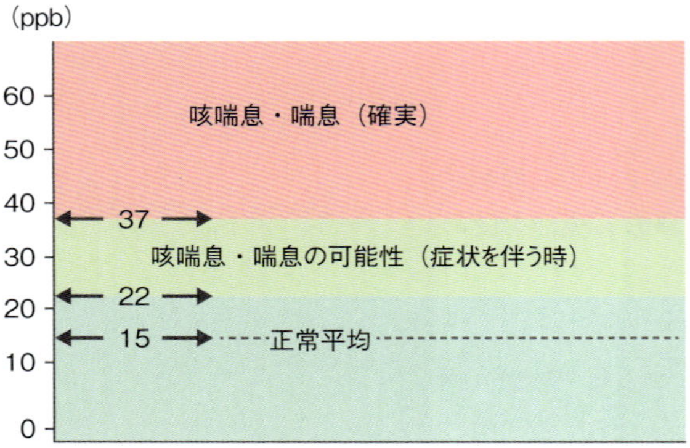

（A：文献12より引用）

B）FeNO濃度に影響するもの

上昇させる	低下させる
アレルギー性鼻炎（20%↑） 好酸球性副鼻腔炎 アトピー性皮膚炎 ウイルス感染（急性期）　→	喫煙（30%↓） ウイルス感染（回復期）
	ステロイド（吸入，全身性）
食品（硝酸塩を含むもの） ほうれん草 サラダ菜 レタス ごぼう	アルコール 果糖（フルクトース）
	呼吸機能検査（1時間で回復）
日内変動あり	

（B：文献7より引用）

❷ 遷延性・慢性咳嗽をきたす5大疾患の鑑別の進め方
（咳喘息，アトピー咳嗽，感染後咳嗽，胃食道逆流症，慢性副鼻腔炎）

① 胸部X線で異常を呈し，時に重篤となりうる疾患を除外する.

② 次に問診で治療歴からACE阻害薬による咳と喘息を注意深く除外する.

③ 続いて「狭義の」慢性咳嗽の原因疾患の鑑別を進める.

④ 病歴を丁寧に聴取し，可能な範囲で臨床検査を行って治療前診断を決め，特異的な治療により治療後診断を確定する.

▶図5 慢性・遷延性咳嗽の原因疾患の鑑別診断

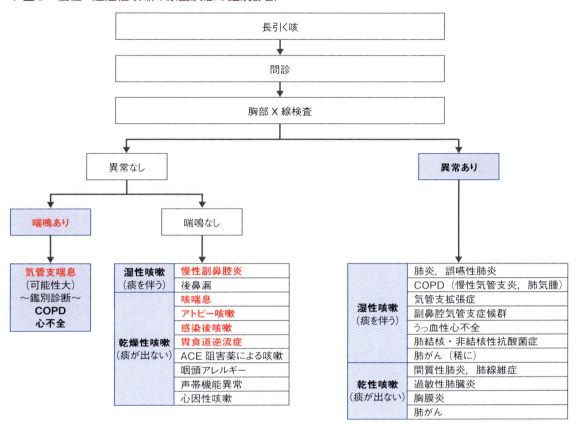

疾患	病歴のポイント	検査	治療的診断
ACE阻害薬による咳	内服開始2〜3カ月後に出現することもある	（問診）	薬剤の中止・変更
気管支喘息	喘鳴（深夜早朝，強制呼出時の呼吸終末に）	フローボリューム曲線が下に凸，FeNO	吸入ステロイド，LABA，LTRA
慢性副鼻腔炎	膿性痰，症状（後鼻漏，鼻水，鼻づまり，頭痛），慢性副鼻腔炎の既往	副鼻腔X線・CT検査	マクロライド系抗菌薬，去痰薬
咳喘息	夜間〜早朝に悪化，症状の季節性変動（受動喫煙，温度変化で悪化），アトピー素因	フローボリューム曲線が下に凸，FeNO，SABAによる可逆性，アレルゲンテスト	気管支拡張薬による症状の改善，吸入ステロイド，LTRA，麦門冬湯（2週間）
アトピー咳嗽	咽頭のイガイガ感・掻痒感，症状の季節性，アトピー素因（花粉症）	アレルゲンテスト	ヒスタミンH₁受容体拮抗薬，吸入ステロイド（2週間）
胃食道逆流症	胸やけ，咽喉頭違和感，胸痛，会話・食後・起床直後・前屈時の悪化，体重増加，亀背	上腹部症状・問診表（改訂Fスケール）	プロトンポンプ阻害薬，ヒスタミンH₂受容体拮抗薬，消化管運動機能改善薬，肥満，高脂肪食の回避（4〜8週間）
感染後咳嗽	かぜ症状先行，自然軽快傾向		対症療法，自然軽快（2週間）

（著者作成）

▶表3 胸部X線で正常所見を示す，遷延性・慢性咳嗽の原因疾患とその鑑別法

痰の有無		なし（乾性咳嗽）				あり（湿性咳嗽）
	疾患	咳喘息	アトピー咳嗽	かぜ症候群（感染）後咳嗽	胃食道逆流症による咳嗽	副鼻腔気管支症候群
臨床像	アレルギー歴	時にあり	時にあり	ある症例もある	ある症例もある	ある症例もある
	周囲に同様の症状，かぜ症状先行	なし	なし	あり	なし	なし
検査	喀痰中の好酸球比率	増加	増加	正常	正常	正常
	喀痰中の好中球比率	正常	正常	不詳	不詳	増加
	気流閉塞（1秒率）	低下または正常範囲内	正常	正常	正常	正常
	気道可逆性	軽度あり	なし	なし	なし	なし
	ピークフローの日内変動	あり	なし	なし	なし	なし
	気道過敏性	亢進（軽度）	正常	正常	正常	正常
	咳感受性	正常または亢進	亢進	亢進	亢進	正常または亢進
	治療	気管支拡張薬 吸入ステロイド	ヒスタミンH$_1$受容体拮抗薬 吸入ステロイド	中枢性鎮咳薬 ヒスタミンH$_1$受容体拮抗薬 麦門冬湯 抗コリン薬 経口ステロイド	PPI ヒスタミンH$_2$受容体拮抗薬	（EM少量長期療法） 14，15員環マクロライド系抗菌薬 去痰薬
	予後	一部が喘息に移行	良好	良好（自然軽快）	一部難治性	良好

（著者作成）

1）咳喘息（CVA）

CVA ： cough variant asthma（咳喘息）

　咳喘息とは，喘鳴や呼吸困難を伴わない慢性咳嗽が唯一の症状で，呼吸機能はほぼ正常，気道過敏性は軽度亢進，気管支拡張薬が有効と定義される気管支喘息の亜型（咳だけを症状とする喘息）である．

1）－❶ 咳喘息の病因

　外因性抗原に対する特異的IgE抗体の陽性率，陽性数，総IgE値は典型的気管支喘息に比して低い．

1）－❷ 咳喘息の病態
① 気道攣縮と気道過敏性

　呼吸機能検査で1秒量（FEV$_1$）やピークフロー（PEF）などの気道閉塞指標は正常範囲内のことが多い．

　一方で，末梢気道閉塞の指標である$\dot{V}_{50}$，$\dot{V}_{25}$，最大呼気中間流量（MMF）値はしばしば低下する．

　これを反映して，フローボリューム曲線が下に凸となることが多い（図3参照）．PEFは咳嗽が強いときに低下し，軽快すると改善する．気道過敏性は，典型的喘息に比して，軽度あるいは同等である．

② 気道炎症と気道リモデリング

　喀痰，気管支肺胞洗浄液ならびに気管支生検組織中の好酸球数が増加していて重症度と相関する．

喀痰中に好酸球・好中球の両者が増加している患者ではICS治療に抵抗性を示す．炎症の持続に伴う気道リモデリングが存在することから抗炎症治療の重要性が示唆される．

1）-❸ 咳喘息の臨床像

咳嗽は，典型的喘息と同様に就寝時，深夜あるいは早朝に悪化しやすいが（**図2**），昼間にのみ咳を認めることもある．しばしば症状に季節性がみられ，喀痰は伴わないか，あっても少量で非膿性である．

成人では女性に多く，上気道炎，冷気，運動，受動喫煙を含む喫煙，雨天，湿度の上昇ならびに花粉や黄砂の飛散などが増悪因子となる．

喘鳴は自他覚的に認められず，強制呼出でも聴取されない．わずかでも認めた場合は「咳優位型喘息」と呼ぶ．

1）-❹ 咳喘息（CVA）はどのように診断するか

▶**表4** 咳喘息（CVA）の診断基準：下記1～2のすべてを満たす

1. 喘鳴を伴わない咳嗽が8週間以上*持続 　聴診上もwheezesを認めない 2. 気管支拡張薬（β2刺激薬など）が有効
*：3～8週間の遷延性咳嗽であっても診断できるが，3週間未満の急性咳嗽では原則として確定診断しない．
参考所見 （1）末梢血・喀痰好酸球増多，FeNO濃度高値を認めることがある（特に後2者は有用） （2）気道過敏性が亢進している （3）咳症状にしばしば季節性や日差があり，夜間～早朝優位のことが多い

（文献1より引用）

β2刺激薬などの気管支拡張薬投与により咳嗽が改善すれば咳喘息と診断できる．ただし，COPDの咳にも有効とのエビデンスもあり喫煙患者では留意を要する．

診察中の咳嗽や突発的に生じる咳なら短時間作用性β2刺激薬（SABA）の吸入で即座に効果判定できる．夜間の咳が続く場合には長時間作用性薬剤（貼付ホクナリン®テープあるいは吸入LABA）を1～2週間使用して効果をみる．気管支拡張薬の有効性の確認が待てない状況では，ICS常用と咳嗽時の吸入SABA頓用で治療を開始してもよい．

喀痰中好酸菌増多，FeNO濃度上昇は補助診断に有用であるが，低値例もみられる．FeNOが低い場合，特に冷気と会話による咳嗽の誘発が咳喘息に特徴的とする報告があり診断の参考とする．

SABA：short acting beta2 agonist（短時間作用性β2刺激薬）

LABA：long acting beta2 agonist（長時間作用性β2刺激薬）

1）-❺ 咳喘息の治療

咳喘息は典型的喘息と同様に気道炎症や気道リモデリングが病態生理学的に存在することから，診断確定後はICSを第1選択薬とした長期治療を行う．未治療症例の治療は症状の強さに基づいて決定する．治療開始前の重症度分類と重症度別治療指針（**表5**）を参照する．既治療例で症状が残っている場合，ICSを高用量まで増量しながら，適宜，他の長期管理薬を追加する．

▶表5 咳喘息（CVA）の治療開始前の重症度と，重症度別治療指針

治療前重症度	軽症	中等症以上
症状	症状は毎日ではない 日常生活や睡眠への妨げは週1回未満 夜間症状は週1回未満	症状が毎日ある 日常生活や睡眠が週1回以上妨げられる 夜間症状は週1回以上
長期管理薬	中用量ICS （使用できない場合はLTRA）	中〜高用量ICS＋LABAまたはLTRA，LAMA，テオフィリン徐放製剤 （LABAは配合剤の使用可） 2剤以上の追加やLTRA以外の抗アレルギー薬の併用も考慮してよい
発作治療	吸入SABA頓用 効果不十分なら短期経口ステロイド薬	吸入SABA頓用 中用量BFCのmaintenance reliever療法 効果不十分なら経口ステロイド薬（症状に応じて治療開始時から数日間 併用してもよい）

BFC：ブデソニド/ホルモテロール配合薬
（文献1より引用）

① 軽症

中用量のICS単剤で加療する．治療効果が乏しい場合は他のICS製剤へ変更する．ICS製剤が使用しにくい場合はロイコトリエン受容体拮抗薬（LTRA）を代替薬として用いる．ただし典型的喘息への移行防止作用は不明である．

② 中等症以上

中〜高用量ICSを中心に，必要に応じて長時間作用性β_2刺激薬（LABA），LTRA，長時間作用性抗コリン薬（LAMA），徐放性テオフィリン薬を併用し，ICS増量も考慮する．

必要であれば，2剤以上を上乗せする．吸入ICS/LABA配合薬の使用によりすみやかな効果発現と良好なアドヒアランスが期待できる．各種抗アレルギー薬の有効性も証明されており，選択肢の1つとなる．

③ 悪化時の治療

上気道炎などによる悪化時や，ICS吸入により咳が誘発される場合，連夜の睡眠障害など症状が強い場合には，吸入SABAを頓用で用いながら経口ステロイド薬を短時間併用する（プレドニゾロン20〜30 mg/日を3〜7日間，最長14日以内にとどめる）．

④ 難治例への対応

・抗メディエーター薬（トロンボキサシン受容体拮抗薬など）が著効することがある．
・しばしば合併するGERDの治療も考慮する．
・LAMA（チオトロピウム）の追加吸入で咳症状や咳受容体感受性の亢進改善した報告がある．

1）-❻ 咳喘息の予後と長期治療の必要性

治療不十分の場合，成人では30〜40％に喘鳴が出現し，典型的喘息に移行するが，ICSの使用により移行率が低下する．

ICSを中心とする治療で大多数の症例で咳嗽はすみやかに軽快し，薬

LTRA：leukotriene receptor antagonist（ロイコトリエン受容体拮抗薬）

LAMA ： long acting muskarinic antagonist（長時間作用性抗コリン薬）

剤を減量できるが，治療中止によりしばしば再燃する．難治例，症状持続例では必然的に長期の治療継続が必要であり，患者のアドヒアランスも比較的保たれる．

　一方，治療開始後，短時間で症状が改善した患者にいつまで治療を続けるかのエビデンスはない．専門施設では，症状に加えて，呼吸機能やFeNOなどの客観的指標を用いて管理していくことが推奨される．

　一方，それらが利用できない非専門施設においても治療の継続が推奨されるが，過去1年以上治療を行い，ICSが低用量まで減量できて無症状であれば，ICSの中止を考慮してもよい．ただし，再燃の可能性とその際の早期受診を指導しておくことが重要である．

1）-❼ 咳喘息とアトピー咳嗽の鑑別

▶表6　咳喘息とアトピー咳嗽の鑑別点

	咳喘息	アトピー咳嗽
病変の場所	中枢気道～末梢気道 ＊主に末梢気道	中枢気道 ＊末梢気道には起こらない
アトピー合併	40～80％	40～50％
咳嗽機序	気管支平滑筋収縮	咳受容体感受性亢進
わかりやすく書くと	喘息の前段階 ・喘鳴を伴わない咳嗽型の喘息	＊気道の蕁麻疹，イガイガ ・咳喘息と同じ症状だが気管支拡張薬無効
気道過敏性（寒暖差，運動など）	亢進（軽度）	正常
咳感受性（気道のイガイガ・ヒリヒリ）	ほぼ正常	亢進
呼気一酸化窒素濃度（FeNO）	上昇↑	正常
気道可逆性	軽度あり	なし
気道リモデリング	あり	なし（諸説あり）
気管支喘息への移行	あり（30％），2～3カ月治療	なし（予後良好）

（文献1，4を参考に作成）

▶表7　咳喘息とアトピー咳嗽の治療

	咳喘息	アトピー咳嗽
気管支拡張薬の効果	有効	無効
1）β₂刺激薬（吸入：SABA，LABA）	有効	無効
2）テオフィリン薬	有効	―
3）抗コリン薬	有効	―
その他の主な治療薬		
4）ヒスタミンH₁受容体拮抗薬	有効	有効
5）ロイコトリエン受容体拮抗薬	有効	―
6）Th₂サイトカイン抑制薬	有効	有効
7）ステロイド薬（吸入，経口）	有効	有効
8）麦門冬湯	有効	―
9）プロトンポンプ阻害薬	―	―

（文献1，4を参考に作成）

2) アトピー咳嗽

2)-❶ アトピー咳嗽の病態

アトピー咳嗽の病態は，**中枢気道を主座とする好酸球性炎症**で気道壁表層の咳受容体感受性亢進である．カプサイシン咳感受性が亢進しているが，咳嗽が軽快時には正常化する．アトピー咳嗽では，気管および気管支の粘膜生検にて上皮下組織に好酸球浸潤を認めるが，気管支肺胞洗浄液中の好酸球増加は認められず，このことから，好酸球炎症は中枢気管に限局していると考えられている．このため，**咳喘息とは異なりFeNO濃度は正常範囲**である．

メサコリンによる気管支平滑筋収縮に対する咳反応は，咳喘息では亢進しているがアトピー咳嗽では正常者と同程度である．

2)-❷ アトピー咳嗽の臨床像（疑うポイント）

アトピー素因を有する**中年の女性に多い．咽喉頭の搔痒（イガイガ）感を伴う**．咳嗽が多い時間帯は，就寝時，深夜から早朝，起床時，早朝の順に多い．誘因としては上気道感染，気温・湿度・気圧の変化，会話や電話，ストレス，受動喫煙，運動などがあげられる．

2)-❸ アトピー咳嗽の診断と治療

日常臨床におけるアトピー咳嗽の診断は，遷延性・慢性の乾性咳嗽の治療的診断に基づいて，気管支拡張薬が無効であることを確認して咳喘息を否定したうえで，**ヒスタミンH$_1$受容体拮抗薬を1～2週間投与する**．その有効率は60％である．

咳嗽が改善すれば，アトピー咳嗽と治療的診断する．改善はあるが，不十分な場合はステロイド（吸入，必要に応じて経口）の併用を検討するとともに，他の疾患がないか再検討する．

ICSの維持療法を必要としないアトピー咳嗽を咳喘息と誤診することは，不要な長期ステロイド療法を導入することで患者の不利益をもたらすことになるので慎重な鑑別が求められる．

2)-❹ アトピー咳嗽の予後

アトピー咳嗽は予後良好な疾患であり，長期的に喘息の発症や閉塞性換気障害への進行は認めないため，**咳嗽が軽快すれば治療は中止可能**である．

2)-❺ アトピー咳嗽の診断基準

▶表8　アトピー咳嗽の診断基準：診断基準1～4のすべてを満たす

1. 喘鳴や呼吸困難を伴わない乾性咳嗽が3週間以上持続
2. 気管支拡張薬が無効
3. アトピー素因を示唆する所見（注1）または誘発喀痰中好酸球増加の1つ以上を認める
4. ヒスタミンH$_1$受容体拮抗薬または/およびステロイド薬にて咳嗽発作が消失
注1．アトピー素因を示唆する所見 　　（1）喘息以外のアレルギー疾患の既往あるいは合併 　　（2）末梢血好酸球増加 　　（3）血清総IgE値の上昇 　　（4）特異的IgE抗体陽性 　　（5）アレルゲン皮内テスト陽性

（文献1より引用）

3）感染性咳嗽・感染後咳嗽

感染性咳嗽はウイルスや細菌などの原因微生物による気道感染症（上気道炎，気管・気管支炎，肺炎）によって惹起される炎症の部分症状として咳嗽がみられる病態である．

非結核性抗酸菌や結核など特殊な原因微生物による感染を除き，咳嗽は自然消退するのが大きな特徴である．

定義上は，原因微生物が病巣局所に活動性に存在する場合を感染性咳嗽とし，原因微生物が免疫力あるいは抗酸薬の投与ですでに排除されているか，少なくなっている病態で，咳嗽が後遺症状として残っている状態を感染後咳嗽と区別している．

ただし，狭義の感染性咳嗽と感染後咳嗽の両者を明確に区別することは困難である．例えば，百日咳や肺炎マイコプラズマ，肺炎クラミジア，結核，非結核性抗酸菌症などは3週間を過ぎても生菌が培養されるため"3週間以上遷延する咳嗽＝感染後咳嗽"とは定義できないことに留意したい．

▶図6　感染性咳嗽の病理・病態と臨床経過

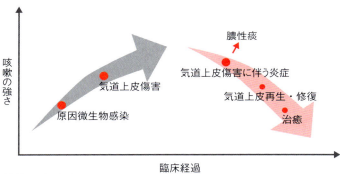

（文献2より引用）

▶図7　感染性咳嗽の分類（狭義）

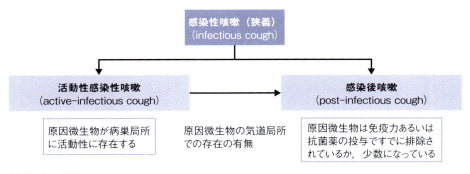

（文献2より引用）

3)-❶ 感染性咳嗽（遷延する咳嗽も含む）

　初期に感染性咳嗽を疑う重要なポイントは随伴症状である．特に発熱を伴う原因の多くは感染性咳嗽である．ウイルスによる感染性咳嗽では，非特異的上気道炎症状が先行することが多く，マイコプラズマや百日咳では，周囲に同様の咳嗽患者がいる頻度が高い．また，感染性咳嗽は，咳の程度に日差はあるものの好発時間はなく1日中続くのが特徴である．

　これに対して，咳喘息・喘息では咳は夜間から早朝に悪化し，アレルギー性鼻炎・副鼻腔炎・咽喉頭炎では朝起床時の6～9時と就寝前後に悪化，胃食道逆流では，食後満腹時，就寝前の食事後に横臥したとき，上半身前屈時に悪化する特徴がある（図2参照）．

　経過とともに自然軽快するのもウイルスによる感染性咳嗽の特徴で，気道上皮傷害が進むにつれて局所の炎症が進み，膿性痰として喀出され，経過を通して膿性度の変化がみられる．

▶図8　成人における感染性咳嗽の診断

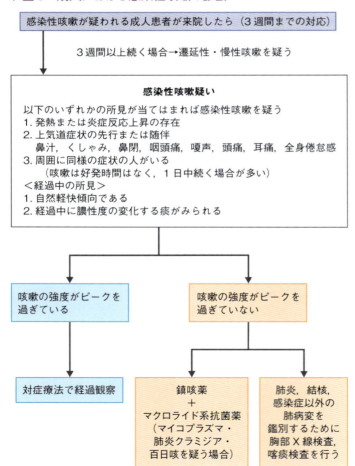

（文献2を参考に作成）

■ マイコプラズマ

マイコプラズマによる気道感染症では，上気道炎や気管支炎が主体で，肺炎は10％程度と言われている．

1）臨床像

病初期に38.0℃を超える高熱を2〜3日経験し，日中関係なくひどい咳が出て，夜間不眠となるほどで，基礎疾患を有していない**若年者が患者層**となる．病初期には痰はなく，家族や職場などの周囲に同じような症状の人がいるのが特徴．

2）診断

マイコプラズマ感染の診断は，血清抗体価測定により行うのが主流である．**ペア血清で4倍以上，単一血清であれば，微粒子凝集反応（PA）法で320倍以上，補体結合反応（CF）法で64倍以上で陽性**と判断する（※マイコプラズマ抗原検査キットは，キットにより最小検出感度の設定基準が異なるため比較できない．また，検体採取の手技が結果に大きく影響する）．

3）薬物治療

第1選択は，**マクロライド系抗菌薬**であり，テトラサイクリン系，レスピラトリーキノロン系，リンコマイシン系，エリスロマイシン系抗菌薬が有効である．

マクロライド耐性マイコプラズマによる感染が疑われる場合，最初からレスピラトリーキノロン系抗菌薬もしくはテトラサイクリン系抗菌薬を用いる．**テトラサイクリン系抗菌薬は，妊婦，乳幼児には慎重投与となっており基本的には投与してはならない**．

4）予後

マイコプラズマ抗体には，感染防止作用はなく，マイコプラズマ呼吸器感染症はくり返し感染する（再発）するため咳嗽をくり返す．

■ 百日咳

1週間以上続く咳に，「発作性の咳込み」「吸気性笛声」「咳込み後の嘔吐」いずれか1つ以上を伴っていれば，**臨床的百日咳**としている．

成人では，典型的な吸気性笛声を呈する症例は少なく，頑固な咳嗽として感染後3〜4週間たってから受診することが多い．

確定診断は病原体を分離することであるが，成人では小児より菌量が少なく，発症後3週間での分離率は1〜3％と低い．

迅速診断としてPCR法やLAMP法などの検査法も提案されているが，実施可能な施設は限られている．百日咳毒素（PT）に対する抗体価の測定が汎用され，**PT-IgGが100 EU/mL以上であれば百日咳と診断できる**．ただし，病初期では抗体価の上昇を認めないこともあるのでペア血清による評価が基本である．

治療はマクロライド系抗菌薬が第1選択で，周囲への感染拡大を防ぐ必要があるため，**一度は抗菌薬での治療を行う**．通常は治療開始後5〜7日間で百日咳菌は陰性となる．成人では通常の咳嗽治療に反応せず，感染初期に適切な抗菌薬治療を行えなかった場合には，2〜3カ月後の自然治癒まで待たなくてはならない．

■ 肺炎クラミジア

肺炎クラミジアは，頑固な咳嗽が遅延するものの，**病初期に高熱を呈することは少なく，高齢な患者が多いことがマイコプラズマ感染と異なる**．臨床症状だけで診断することは難しく，早期診断も困難である．

肺炎クラミジアは培養が困難なため，血清抗体価測定による診断が一般に行われる．IgM抗体は，初感染ではIgG抗体やIgA抗体により早期に上昇し，発症後2〜3カ月で消失することから急性感染の指標に用いられる．最近，5〜10分で判定可能な診断キット，**エルナス®肺炎クラミドフィラIgMが使用可能**となった．

治療はマクロライド系抗酸菌が第1選択．再発の可能性があるため2週間の投与が必要とされているが，一般的に1週間程度の投与が推奨される．確定診断がなされた場合には，2週間の投与を推奨し，遷延性咳嗽に対してエンピリック治療を行うには1〜2週間が妥当である．

3) - ❷ 感染後咳嗽

感染後咳嗽とは，呼吸器感染症（特にかぜ症候群）の後に続く．胸部X線写真では肺炎などの異常所見を呈さず，通常，自然に軽快する遷延性ないし慢性咳嗽と定義される．

① 臨床像と診断

感染後咳嗽は，臨床的な診断が基本であり，1）かぜ症候群が先行してること，2）遷延性咳嗽あるいは慢性咳嗽を生じる他疾患を除外できること，3）自然軽快傾向がある場合に診断される．

② 診断基準

▶表9　感染（かぜ症候群）後咳嗽　診断基準

下記1〜4を満たす
1. かぜ症候群（症状は発熱，鼻汁，くしゃみ，鼻閉，流涙，咽頭痛，嗄声，咳嗽など） あるいは気道感染が先行し，咳嗽が3週以上持続している
2. 胸部X線写真に咳嗽の原因となる異常所見なし
3. 他の遷延性・慢性咳嗽の原因が除外される 咳喘息，アトピー咳嗽，胃食道逆流による咳嗽，喉頭アレルギー，副鼻腔気管支症候群，ACE阻害薬による咳嗽，喫煙による咳嗽などを除外
4. 非特異的咳嗽治療薬（ヒスタミンH_1受容体拮抗薬，麦門冬湯，吸入抗コリン薬，中枢性鎮咳薬）により，咳嗽は改善する（吸入抗コリン薬は保険適用外）

（文献13より引用）

③ 治療

この咳嗽は結果的には自然軽快するが，咳嗽が続くことにより睡眠障害，胸痛，不安，抑うつならびにQOL低下につながることから，咳嗽を改善させることは大切である．

非特異的咳嗽治療薬〔ヒスタミンH_1受容体拮抗薬，麦門冬湯，吸入抗コリン薬ならびに中枢性鎮咳薬など〕により咳嗽は改善する．中枢性鎮咳薬は安易に処方しない，また処方する場合は短期間とする．

患者さんに対しては，禁煙やマスクの着用によって咳嗽誘発の刺激を避けること，飲水や飴玉により喉を浸潤させることなどを指導する．

4）胃食道逆流症（GERD）による咳嗽

　胃食道逆流症（GERD）は，胃内容物の逆流によって生じる食道症状（胸やけ，胸骨後部痛，胸痛，上腹部痛）と食道外症状（咳，喘息，咽喉頭違和感/咽喉頭炎，歯牙酸蝕，中耳炎，副鼻腔炎，睡眠障害）など多岐にわたる．

　このように咳は，GERDの食道外症状の1つであるが，逆に**GERDによる咳嗽患者のうち43～75％で食道症状を伴わない**とされており，咳を主体とする患者の診断に難渋することがある．また，心窩部痛や胃もたれなどの心窩部を中心とする腹部症状を呈する機能性ディスペプシア（FD）もGERDに合併し，GERDの食道症状・食道外症状の悪化に関与すると言われている．

GERD：gastroesophageal reflux disease（胃食道逆流症）

FD：functional dyspepsia（機能性ディスペプシア）

4）-❶ GERDによる咳嗽の病態

　GERDによる咳嗽の発生機序として，①reflux theory（逆流説）と②retlex theory（反射説）の2つの機序が想定されている．

① 逆流説

　逆流説は，胃酸や逆流胃内容物の下気道への微小誤飲や咽頭喉頭刺激に分けられるが，両者とも胃内容物による刺激により咳が生じる．これらは，**食道裂孔ヘルニアや亀背を伴うような恒常的な下部食道括約筋（LES）圧の低下**の状態で生じやすく，**夜間，臥床時に多く，びらん性GERDが多い**とされる．

② 反射説

　反射説は，一過性のLES圧低下により胃酸や胃内容物が下部食道の迷走神経受容体を刺激し，延髄弧束核に存在する咳中枢を介して咳反射が誘発される（食道気管支反射）．LES圧低下は夜間に比し昼間に高頻度に生じることから，**咳は日中に多く，非びらん性GERDが多い**と言われている．

▶図9　咳をきたすメカニズム

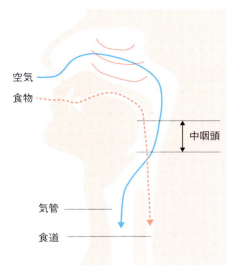

①咽頭の口蓋垂と喉頭蓋の間を中咽頭といい，空気と食物の通路が交差する．食道から胃内容物が逆流して咽頭などの粘膜に炎症が起きることにより，胃食道逆流症（GERD）が起きる
②アレルギー性鼻炎あるいは副鼻腔炎により鼻汁が上咽頭から咽頭後壁に沿って落ちて機械的刺激（後鼻漏）や鼻汁が下気道に達すると気管支炎を合併し，咳・痰が長引くこととなる

③ その他

さらに，咳嗽により経横隔膜圧の上昇，胃食道蠕動障害を起こすことにより，胃酸や，胃内容物の逆流を誘発し，咳嗽を悪化させる悪循環サイクルも示唆されている．

4) - ❷ GERD咳嗽の診断

日常診療においては，咳を誘発する因子や咳を生じる時間帯の問診と改訂Fスケール（FSSG）*による酸逆流症状またはFD症状の評価がGERD咳嗽の補助診断として有用である．

上部消化管内視鏡検査は，異常（びらん）を示さないGERD患者が多いため感度は低い．

GERD咳嗽は**病歴を中心に疑い**（治療前診断），**PPI，消化管運動機能改善薬ならびに肥満・食生活の改善といったGERDに対する治療により，咳が消失または緩和することで確定診断**となる．

PPIの効果が明らかな場合は，治療的診断でGERD咳嗽と診断してもよいが，無効か効果不十分な場合，GERDを否定できるわけではない．

GERD咳嗽が咳喘息，アトピー咳嗽，副鼻腔気管支炎症候群などと併存していることも多く，**単一治療で治癒しない場合，GERD咳嗽の併存も考慮する必要がある．**

4) - ❸ 薬物治療

① 胃酸分泌抑制薬

治療の第1選択はプロトンポンプ阻害薬（PPI）による治療であり，**GERDによる咳嗽が疑われた場合，PPIによる3カ月間の治療が推奨されている**．これは，食道症状に比して，**咽喉頭症状や咳の改善に時間を要すること**に起因する．

難治例では最大量PPIの分2投与（ラベプラゾールにのみ保険適用）や眠前のヒスタミンH$_2$受容体拮抗薬追加（保険適用なし）が推奨される．新規PPIのボノプラザンの有効性も期待される．

② 消化管運動機能改善薬

胃酸の逆流や食道運動不全の関与が大きい患者では，胃酸分泌抑制薬のみでは効果不十分であり，**消化管運動機能改善薬の併用**となる．

▶**表10　消化管運動機能改善薬**

分類	一般名	商品名	
1）アセチルコリンエステラーゼ阻害薬	アコチアミド	アコファイド®	唯一の機能性ディスペプシア治療薬．胃運動を活発化する
2）セロトニン（5-HT$_4$）受容体作動薬	モサプリド	ガスモチン®	消化管運動機能改善薬
3）ドパミン受容体拮抗薬	ドンペリドン	ナウゼリン®	消化管運動亢進，胃内容物排出促進作用，制吐作用
	メトクロプラミド	プリンペラン®	消化管運動調整，制吐作用

*FSSG：Fスケールは上部消化管内視鏡検査所見に基づいて考察された質問票で，7項目の酸逆流関連病状，5項目の運動不全症状の合計12項目からなり合計点が高いほどGERD症状が強い．
カットオフ値を8点としたとき，感度62％および特異度59％である．2012年にKusnoらによって，運動不全症状はFD症状と名称変更，FD症状に新たに2項目が追加され，改訂Fスケールは14項目となった．

③ 漢方薬

▶表11　漢方薬

薬名	
六君子湯 （りっくんしとう）	消化管運動機能改善，腹部膨満感の改善
半夏厚朴湯 （はんげこうぼくとう）	咽頭症状の改善に
人参養栄湯 （にんじんようえいとう）	胃の運動機能改善

漢方薬：4章12参照.

4)-❹ 生活指導

① 逆流防止の食事療法

- 低脂肪食の推奨，禁煙，チョコレート，柑橘類，トマト，炭酸飲料の摂取回避.
- 就寝前の飲食禁止：可能な限り食後4時間以上経過するまで臥位をとらない.

② 生活習慣の改善

- 禁煙ならびに減量.
- 就寝時は上半身を挙上する.
- 腹圧を増大させる衣服は回避.
- 腹圧を上昇させる激しい運動は控える.

❺ 副鼻腔気管支症候群（SBS）

　副鼻腔気管支症候群（SBS）は，上気道と下気道，すなわち副鼻腔と気管支・肺に慢性的に好中球による炎症を合併した病態である．遷延性・慢性の咳嗽の原因疾患の中で**喀痰症状を伴う湿性咳嗽が鑑別ポイントとして重要**である.

SBS ： sinobranchial syndnome（副鼻腔気管支症候群）

1)　臨床像と診断

　慢性副鼻腔炎の症状として，鼻閉，鼻汁，後鼻漏とこれによって生じる咳払いを認める．**診察で咽頭後壁に膿性もしくは粘性の後鼻漏を認めればほぼ間違いなく**，副鼻腔単純X線あるいは副鼻腔CTにて上顎洞に明確に陰影を認めれば診断が確定する.

　アレルギー性鼻炎の鼻水は水様性で起床時に鼻症状が強く，くしゃみを連発するのに対して，副鼻腔炎の鼻水は膿性もしくは粘性で常に鼻閉が存在し，ずるずるとすすっているような状態もしくは咳払いをしている違いがみられる.

2)　副鼻腔炎の治療法と予後

- 14員環・15員環マクロライド系抗菌薬や去痰薬が有効.
- 急性副鼻腔炎で鼻漏を認める場合は，細菌培養および感受性検査を

行いアモキシシリン（AMPC）を5日間内服を行う．症状の改善が認められない場合，細菌検査の結果を参考に感受性のある抗菌薬に変更する．

- 成人における副鼻腔炎の起炎菌は，インフルエンザ菌，肺炎球菌，モラクセラ・カタラーリスの順に多く，これらの菌に感受性のある代表としてAMPCを選択する．
- **軽快したらマクロライド少量長期療法（約3カ月）を開始する**．3カ月間経たずとも症状の改善がみられれば終了する．
- マクロライド系抗菌薬の選択にあたり，**肺MAC症との鑑別が重要となる**．肺MAC症では，クラリスロマイシン（CAM）はキードラッグであるためCAMを単独投与すると耐性が誘導され難治化するリスクに留意する．**第1選択としてCAMと交差耐性を示さないエリスロマイシン（EM）を用いて治療を開始する**．無効時は喀痰検査で肺MAC症を除外して，CAMあるいはロキシスロマイシン（RXM）へ変更を考慮し，それでも治療に難渋する際はアジスロマイシン（AZM）に変更する（有効率70％以上）．
- 慢性の喀痰症状に対して，**喀痰調整薬（去痰薬）を併用**する．

▶表12　従来型副鼻腔炎と好酸球性副鼻腔炎の違い

	従来型副鼻腔炎	好酸球性副鼻腔炎
1. 発症年齢	全年代	成人
2. 主要症状 　　鼻汁の性状	鼻閉・鼻漏・頭痛 膿性・粘性	嗅覚障害が多い 粘調・にかわ状
3. 鼻茸の合併	ない場合とある場合がある	合併する
4. ポリープの状態	中鼻道 片側・単発	中鼻道・嗅裂 両側性・多発性
5. 優位な病変部位	上顎洞優位	篩骨洞優位
6. 細胞浸潤	好中球浸潤優位	血中好酸球比率が高い/組織中好酸球浸潤優位
7. 合併症	びまん性汎細気管支炎 気管支拡張症	気管支喘息，アスピリン喘息（AERD），NSAIDsアレルギー
8. CT所見	上顎洞陰影	篩骨洞陰影・嗅裂閉鎖
9. 画像イメージ	嗅裂あり　　分泌物（膿）	嗅裂閉鎖　　分泌物（膿）

（文献1を参考に作成）

3）好酸球性副鼻腔炎の治療

　一般医療で本疾患を疑った時は，まず経験のある**耳鼻咽喉科での診断と治療方針を仰ぐことが重要**．

　好酸球性副鼻腔炎は**指定難病（306番）**に指定されており，JESRECスコア11点以上で鼻茸副鼻腔組織を400倍視野で3視野鏡検し，1視野あたり70個以上の好酸球を認めた時に認定される．

▶**表13　好酸球性副鼻腔炎診断基準（JESRECスコア）**

項目	スコア
病側：両側	3点
鼻茸あり	2点
篩骨洞陰影/上顎洞陰影　≧1	2点
血中好酸球（%） 2< 　≦5% 5< 　≦10% 10%<	4点 8点 10点

スコアの合計：11点以上では好酸球性副鼻腔炎の可能性が高く，鼻茸組織中に70個以上の好酸球浸潤（400倍視野）が確認されれば確定診断となる
（文献1より引用）

4）薬物治療

　経口ステロイド（プレドニン®，セレスタミン®）の短期間投与が有効であるが，症状が軽快するのみであり，再発も多いため安易にステロイド内服を行わず，耳鼻咽喉科専門医に相談する．

　その後**鼻噴霧用ステロイド薬**や**漢方薬（辛夷清肺湯）**に移行する．

　鼻茸が大きくなったら**内視鏡下副鼻腔手術（ESS）**を行い，術後は十分な鼻洗浄を行い，鼻噴霧用ステロイド薬を併用する．適宜経口ステロイド薬を追加し再発を予防する．

◆ **文　献**

1）「咳嗽・喀痰の診療ガイドライン2019」（日本呼吸器学会咳嗽・喀痰の診療ガイドライン2019作成委員会／編），メディカルレビュー社，2019

2）「咳嗽に関するガイドライン 第2版」（日本呼吸器学会咳嗽に関するガイドライン第2版作成委員会／編），メディカルレビュー社，2012

3）「プライマリケア医のための咳のマネジメント」（足立 満／編），医薬ジャーナル社，2008

4）「咳の診かた，止めかた」（藤森勝也／編），羊土社，2016

5）「咳のみかた、考えかた」（倉原 優／著），中外医学社，2017

6）「プライマリ・ケアの現場でもう困らない！止まらない"せき"の診かた」（田中裕士／著），南江堂，2016

7）「呼気一酸化窒素（NO）測定ハンドブック」〔呼気一酸化窒素（NO）測定ハンドブック作成委員会，日本呼吸器学会肺生理専門委員会／編〕，メディカルレビュー社，2018

8）「日本内科学会雑誌 Vol.109 No.10 咳嗽の臨床」（新実彰男／企画），日本内科学会，2020

9）松永和人：気管支喘息の新しい診断ツール：呼気一酸化窒素濃度測定．日本内科学会雑誌，105：950-956，2016

10）「呼吸機能検査ガイドライン」（日本呼吸器学会肺生理専門委員会／編），メディカルレビュー社，2004

11）原 悠, 他：咳嗽・喀痰の診かたと薬物療法．日本内科学会雑誌，110：1063-1070，2021

12）Matsunaga K, et al：Exhaled nitric oxide cutoff values for asthma diagnosis according to rhinitis and smoking status in Japanese subjects. Allergol Int, 60：331-337, 2011

13）藤森勝也, 菊地利明：感染後咳嗽（かぜ症候群後咳嗽）．日本内科学会雑誌，109：2109-2115，2020

第2章　日常的によくある病気

5　酸関連疾患

❶ 酸関連疾患 ～胃潰瘍，十二指腸潰瘍，GERD，RE，NERD，FD，NSAIDsによる潰瘍，ピロリ菌感染症

　酸関連疾患（acid-related diseases）の対象はかつて，胃潰瘍，十二指腸潰瘍といった消化性潰瘍や上腹部の不定愁訴を伴う慢性胃炎が主流であった．

　近年の食生活の欧米化，*H. pylori* 感染率の低下，高齢化に伴う低用量アスピリン（LDA）や非ステロイド性抗炎症薬（NSAIDs）服用者の増加による過酸状態に加え，肥満や下部食道括約筋弛緩性の処方薬（カルシウム拮抗薬やニトロ製剤）などによる胃酸の逆流頻度の増加により，逆流性食道炎を含む胃食道逆流症の頻度が増加している．

LDA：low dose aspirin（低用量アスピリン）

❷ 胃食道逆流症（GERD），逆流性食道炎（RE），非びらん性胃食道逆流症（NERD）

　胃食道逆流症（GERD）とは，「胃内容物が食道へ逆流することによって，胸やけ，呑酸などの症状や内視鏡的に粘膜障害があること」と定義されている．

　GERDには，内視鏡的にびらん・潰瘍が認められる逆流性食道炎（RE）と，内視鏡的には明らかな粘膜障害がなく逆流症状のみがある非びらん性胃食道逆流症（NERD）が含まれる．

　1週間に2回以上の胸やけなどの逆流症状があれば，内視鏡所見の有無にかかわらずGERDと診断することができる．そして，第1選択薬としてプロトンポンプ阻害薬（PPI：後述）が処方されるが，**REとNERDではPPIの治療効果はNERDの方が約20％低い**．

　頓用ですむような軽症例であれば，酸分泌抑制効果の立ち上がりが早いH₂受容体拮抗薬（H₂RA：H₂ブロッカー，後述）が有効．それでも効果がない場合，消化管運動機能改善薬（後述）なども考慮する．

　標準的なRE例の薬物治療の第1選択は，標準用量のPPIの内服治療である．NERDに対しては，保険適用上の制限のため半量のPPIが用いられる．

　PPIを用いて治療を行い症状が消失しても，GERDの根本的な病因を治療しているわけではないので，PPIの内服を中止すると再発することが多い．このため維持療法やオンデマンド療法を続けることが必要となる．

GERD：gastroesophageal reflux disease（胃食道逆流症）
RE：reflux esophagitis（逆流性食道炎）
NERD：non-erosive reflux disease（非びらん性胃食道逆流症）
PPI：proton pump inhibitor（プロトンポンプ阻害薬）
H₂RA：histamine H₂ receptor antagonist（ヒスタミンH₂受容体拮抗薬）

168　患者さんを総合的に診るための　内科外来これ一冊、必携書

GERDのリスクファクターである，**肥満，飲酒，喫煙，就寝前の飲食**などの生活習慣の改善により逆流を減らすことができれば維持療法が必要でなくなる例もみられる．

❸ 機能性ディスペプシア（FD）

胃もたれや胃の痛みがあるのに内視鏡検査で症状を説明しうる器質的所見のないものを機能性ディスペプシア（FD）と呼ぶ．

FDを診断する方法として内視鏡検査やそれ以外の画像検査を行うことが推奨されている．FDは症状に基づく症候群で，その病態はいまだ明確にされていない．

食事の後に起こるもたれ感，早期飽満感を中心とした食後愁訴症候群（PDS）と**食事の関連が必ずしも明確でない心窩部に起こる不快な痛みや灼熱感を中心とした心窩部痛症候群（EPS）の2つのカテゴリー**に分類される．

薬物療法としては，消化管運動機能不全改善のための**消化管運動賦活薬（ガスモチン®など），酸分泌抑制薬が第1選択薬として推奨される**．抗不安薬や抗うつ薬，**漢方薬がその次に推奨される**．

しかし，いずれも好ましい成績が得られない場合，アセチルコリンエステラーゼ（AChE）阻害薬であるアコチアミド（アコファイド®）が，**主に消化管運動を亢進し，PDSの症状である食後膨満感，上腹部膨満感，早期満腹感を改善する**ことが示されている．

安全に関しては，AChE阻害薬に特徴的な便通異常の発現率は低く（下痢2.1％，便秘1.6％），重篤な副作用は認められていない．

FD：functional dyspepsia（機能性ディスペプシア）

PDS：postprandial distress syndrome（食後愁訴症候群）
EPS：epigastric pain syndorome（心窩部痛症候群）

❹ 非ステロイド性抗炎症薬（NSAIDs）による潰瘍

リウマチ治療薬の進歩に伴いNSAIDsの使用量が減少する傾向にあるが，それに代わる問題として浮上してきたのが，低用量アスピリン製剤の頻用に伴うアスピリン潰瘍の急増である．

アスピリン潰瘍では，吐血・下血・貧血などの出血性症状が多く重篤となりやすい．

1）NSAIDs潰瘍の治療予防策

NSAIDs潰瘍に対する根本的な治療はNSAIDsを中止することである．それが無理ならNSAIDsとともにPPIもしくはプロスタグランジン（PG）製剤を投与することが推奨される．一般にPPIの方がPG製剤より有効性が高い．

NSAIDsとの併用による潰瘍の予防については，高用量のH₂ブロッカー，PPI，PG製剤の3つについて有効性があるというエビデンスが表示されている．わが国では**高用量のH₂ブロッカー投与については保険適用がない**．通常量のH₂RAや防御因子増強薬にはNSAIDs潰瘍を予防するエビデンスはない．

第2章 日常的によくある病気

5 酸関連疾患

169

❺ 上部消化管疾患におけるPPI，P-CAB内服製剤の用法・用量一覧

▶表1　上部消化管疾患におけるPPI，P-CAB内服製剤の用法・用量一覧

分類		PPI				P-CAB
一般名 （商品名）		ラベプラゾール （パリエット®）	ランソプラゾール （タケプロン®）	オメプラゾール （オメプラール®/オメ プラジン®）	エソメプラゾール （ネキシウム®）	ボノプラザンフマル 酸塩 （タケキャブ®）
剤形		錠 5 mg，10 mg， 20 mg	カプセル・OD錠 15 mg，30 mg	錠 10 mg，20 mg	カプセル 10 mg，20 mg	錠 10 mg，20 mg
逆流性食道炎	初期治療 （最長8週間まで）	10 mg 20 mg（症状が著 しい場合および再発 性・難治性の場合）	30 mg	20 mg	20 mg	20 mg 通常4週間 （効果不十分の場合 最長8週間まで）
	PPIによる治療で効果不十分 な場合（最長8週間まで）	1日2回投与	−	−	−	−
		10 mg/回 20 mg/回（重度の 粘膜傷害の場合）				
	再発・再燃を くり返す場合	10 mg	15 mg，30 mg	10〜20 mg	10〜20 mg	10 mg 20 mg（効果不十 分の場合）
低用量アスピリン投与時における 胃潰瘍または十二指腸潰瘍の再発 抑制		5 mg 10 mg（効果不十 分の場合）	15 mg	−	20 mg	10 mg
NSAIDs投与時における 胃潰瘍または十二指腸潰瘍の再発 抑制		−	15 mg		20 mg	10 mg
胃潰瘍（最長8週間まで） 十二指腸潰瘍（最長6週間まで）		10 mg 20 mg（症状が著 し場合および再発 性・難治性の場合）	30 mg	20 mg	20 mg	20 mg
吻合部潰瘍（最長8週間まで） Zollinger-Ellison症候群						
非びらん性胃食道逆流症 （最長4週間まで）		10 mg	15 mg	10 mg	10 mg	−

P-CAB：potassium-competitive acid blocker（カリウムイオン競合型アシッドブロッカー）
用法・用量：特に記載のないものは1日1回

❻ ピロリ菌（*H. pylori*）感染症

　Helicobacter pylori（*H. pylori*）は，慢性萎縮性胃炎，胃十二指腸潰瘍，胃MALTリンパ腫，胃がん，胃過形成ポリープ，ピロリ菌陽性の逆流性食道炎，鉄欠乏性貧血，突発性血小板減少性紫斑病（ITP）に関連があることがわかってきた．

　胃・十二指腸潰瘍，胃MALTリンパ腫ならびにITPでは，除菌治療により高い治療効果が示されている．さらに胃がんの発がん予防という観点から，早期の*H. pylori*のスクリーニングと除菌治療が推奨される．

ITP ： idiopathic thrombocytopenic purpura（突発性血小板減少性紫斑病）

170　患者さんを総合的に診るための　内科外来これ一冊，必携書

1) 除菌治療前の内視鏡検査

① ピロリ胃炎患者の除菌治療が2013年から保険適用となった.
   保険適用には事前の内視鏡診断が必須であり, 胃炎を診断する前に
   胃がんなどの重大な疾患の有無を確認することが大切である.
② 内視鏡検査は, 検診や他施設での検査結果が利用できるが, 胃がん
   チェックの意味から**内視鏡検査が必須. レセプト摘要欄に検査施**
   設・施行日・結果を記載しておく.

2) ピロリ菌感染診断

① 内視鏡検査により採取した生検組織を用いる侵襲的検査

▶**表2** 内視鏡検査により採取した生検組織を用いる侵襲的検査

迅速ウレアーゼ試験（RUT）	● 迅速性. PPIなどの内服により偽陽性となる ● 除菌判定には感度の限度があり推奨できない
組織鏡検法	● 検査結果が保存できる ● PPIなどの内服で偽陰性となる
培養法	● 感受性検査に有用, 手間と時間がかかる

② 内視鏡を用いない非侵襲的検査法

▶**表3** 内視鏡を用いない非侵襲的検査法

尿素呼気試験（UBT）		● 胃粘膜全体の様子を反映する「面の診断」のため信頼度の高い検査法 ● 感染診断だけでなく, 除菌判定にも有用 ● PPI, 一部の防御因子製剤の内服で偽陰性となる
抗ピロリ抗体検査	血清	● 手軽に行えるが, 除菌判定には不向き
	尿	● 除菌成功後も, 抗体陰性化に1年以上を要する
便中ピロリ抗原検査		● 簡便で, 感染診断. 除菌判定に有用 ● PPIの影響を受けにくい ● 水様便で偽陰性となる

3) 胃がんリスク層別化検査としてのABC分類

　ABC分類は胃がんリスク判断法であり, 胃がん診断ではない. 抗ヘ
リコバクターピロリ菌（Hp）抗体検査とペプシノゲン（PG）法を組
合わせることにより胃がん危険群を抽出できる（p.173 表5, 図1）.

3)-❶ 抗ヘリコバクターピロリ菌 (Hp) 抗体法

・胃がヘリコバクターピロリ菌に感染していないかを調べる検査で,
   3 U/mL未満を陰性, 3 U/mL以上を陽性とする. 除菌する場合は,
   必ず他のピロリ菌検査を実施し, ピロリ菌の存在診断を行うこと.

3)-❷ ペプシノゲン (PG) 法

・PGは大部分が胃内に分泌されるが, 約1％は血中に流出する. PG1

は胃底部腺からのみ分泌されるが，PG2は胃底部以外にも幽門部・噴門部・ブルネル腺からも分泌される．

- Hp感染がない胃粘膜では，血清PG1は40〜50 mg/mL，PG2は8〜10 mg/mL，PG1/2比は5.0以上を示す．
- Hp感染により胃粘膜に炎症が生じるとPG1，PG2ともに上昇し，PG1/2比は低下する．高度に炎症が進行すると胃粘膜が萎縮する．胃粘膜萎縮の進展は胃底腺領域の縮小と考えられPG1は低下するが，十二指腸からの分泌は保たれPG2の低下率は小さいため，萎縮の進展に伴いPG1/2比はさらに低下する．PG1値とPG1/2比から陽性の判定は3段階となる．

▶表4 スクリーニング検査としてのABC分類

ペプシノゲン法	判定
PG1 30 ng/mL以下　かつ　PG1/PG2比 2.0以下	3＋
PG1 50 ng/mL以下　かつ　PG1/PG2比 3.0以下	2＋
PG1 70 ng/mL以下　かつ　PG1/PG2比 3.0以下	1＋
上記以外	－

4) ピロリ菌除菌治療

4)-❶ 一次除菌

- 一次除菌はプロトンポンプ阻害薬（PPI：表1，表8）の4種類およびP-CABであるボノプラザンのいずれか1種類と，アモキシシリン（AMPC：1回量750 mg），クラリスロマイシン（CAM：1回量200 mgまたは400 mg）の3剤を組合わせ，朝夕1日2回，1週間服用する（後出の表10参照）．
- 中等症以上の下痢，味覚障害など高度の副作用はCAM 1回量800 mgで優位に高率であるため，**400 mg（1回量）が選択されるべき**である．400 mgで不成功であっても800 mgで再除菌しないように．
- **P-CABを用いた一次除菌では92.6％（CAM耐性で82％）**と1回量のPPIに比して高い除菌率を有し，**二次除菌までで99.85％成功**した．
- P-CABは除菌用量1日40 mgでは，**服用初日で胃内pH 5が80％**となることが高い除菌率の根拠である．
- P-CABは静菌作用，ウレアーゼ活性阻害作用を有さないか，継続のままピロリ診断できるかどうかの検討は必要．

P-CAB ： potassium-competitive acid blocker（カリウムイオン競合型アシッドブロッカー）

4)-❷ 二次除菌

- 最近はマクロライド系薬剤の使用頻度の増加もあってCAM耐性菌30％まで増加し，一次除菌（PPI/AC）率の低下が報告されている．
- メトロニダゾール（MNZ）の耐性率は2〜5％と低く，保険認可された二次除菌（PPI/AM）の除菌立は90％以上と良好である．
- CAMもMNZ除菌失敗症例では50％以上の確率で耐性を獲得するとされている．
- MNZ使用時はアルコールを禁止とし，ワルファリン内服者では出血傾向に注意を要する．

▶表5 胃がんリスク層別化検査（ABC分類）2016年度改定版

ABC分類		ヘリコバクター・ピロリ抗体価検査	
		3 U/mL 未満（−）	3 U/mL 以上（+）
ペプシノゲン（PG）検査	（−）	A群	B群
	(1+)〜(3+)	D群	C群

＜ABC分類に適さない方＞
・明らかな上部消化器症状のある方
・上部消化器疾患治療中の方
・プロトンポンプ阻害薬（PPI）服用中の方
・胃切除後の方
・腎不全の方
・ヘリコバクター・ピロリ菌除菌治療を受けた方

A群	健康な胃粘膜で胃の病気になる危険性は低いと考えられる
B群	少し弱った胃．胃潰瘍・十二指腸潰瘍などに注意が必要
C群	胃がんなどの病気になりやすいタイプ．内視鏡による定期的な検査を受け，胃の病気の早期発見・早期治療に努めることがことが望ましい
D群	胃がんなどの病気になるリスクがある．必ず胃部検査を受診すること．異常がなくても，年1回の胃部検査を勧める
E群 除菌群	ABC分類対象外 ヘリコバクター・ピロリ菌除菌後は，除菌により胃がん発生率が1/3程度に低下するという報告もあるが，決して0％になるわけではない．定期的な内視鏡検査を勧める

（文献16より引用）
胃粘膜萎縮（老化）マーカーのペプシノゲン（PG）検査と胃潰瘍・十二指腸潰瘍の主な原因と考えられているヘリコバクター・ピロリ抗体価検査を組合わせて，胃の健康度をA，B，Cの3群に分類するのがABC分類である．ただし，ヘリコバクター・ピロリ菌除菌後の場合はE群（除菌群）とし，ABC分類対象外として定期的な経過観察を勧める

▶図1 胃がんリスク検診（ABC分類）の運用

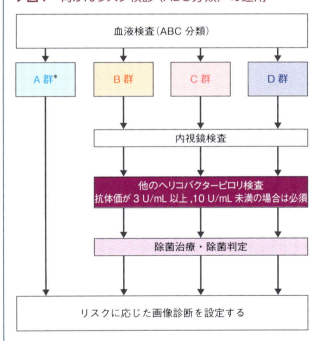
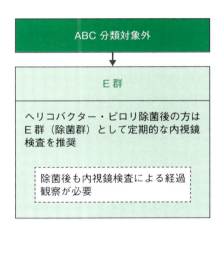

＊：B・C・D群と判定された方は，精密検査（内視鏡検査）を受け，担当医のもと，定期的に内視鏡検査を受ける．
＊：A群と判定された方もA群の多くはヘリコバクター・ピロリ未感染と考えられるが，PG II ≧ 15 ng/mLやPG I ≦ 35 ng/mLおよびPG I/II比＜4.0では，ヘリコバクター・ピロリ感染も疑われるため，内視鏡検査か胃X線検査を行うことを推奨する
（文献16より引用）

注意：胃がんリスク検診（ABC分類）は，胃がん検診に代わるものではない．
PG法やヘリコバクター・ピロリ抗体価検査は胃粘膜の状態を簡便に評価するのに有用であるが，胃がんを見つける診断法ではない．胃がんの診断には内視鏡検査や胃X線検査などの画像診断が必要．

4)-❸ 除菌判定の時期と方法

- ピロリ除菌判定には，**尿素呼気試験**または**便ピロリ抗原検査**が勧められる．
- **除菌判定の時期は，除菌治療薬投与終了後，少なくとも4週間以降に行う．8週間後に行う方がより正確．**
- 除菌治療後に菌数が減少するので偽陰性となる可能性がある．疑わしい場合は，経過観察をして再検査することが望ましい．
- 尿素呼気試験でカットオフ値近傍の5％未満の時には，直ちに再除菌せず，経過観察または便中ピロリ菌抗原検査で確認することが重要．
- 抗ピロリ抗体検査は健診などのスクリーニングで用いられる．**除菌前と除菌後6カ月以上の経過観察で定量的な比較を行い，抗体価が前値の半分以下に低下したときには，除菌成功と判断できる．**
- より正確な除菌診断のためには**複数の検査法での判定が望ましい**と日本ヘリコバクター学会のガイドラインで報告されている．2010年4月より除菌判定時に**尿素呼気試験，便中ピロリ抗原検査，抗ピロリ抗体検査の2種類を同時に行う**ことが保険でも認められた．

❼ H₂ブロッカー（H₂RA）とPPIの使い分け

▶**表6** H₂RAとPPIの胃酸分泌抑制作用の特徴

	H₂RA	PPI
1. 効果の出現	速い（2～3時間）	遅い（2～3日）
2. 胃酸分泌抑制力	強力	より強力
3. 胃酸分泌抑制作用が強い時間	夜間	日中
4. 効果の持続	短い	長い
5. 連用による効果の減弱・耐性	あり	なし
6. 肝代謝酵素の影響	受けない	あり
7. 腎機能の影響	あり	なし

- H₂RAは，内服後胃酸分泌抑制効果の発現が速く，2～3時間で十分な胃酸分泌抑制効果を示す．PPIは，効果の発見が遅く，2～3日かけて強力な胃酸分泌抑制効果が得られるようになる．
- H₂RAは，日中や食後の胃内pH上昇作用が弱く，反対に夜間のpH上昇作用が強い．PPIは，日中や食後の胃内pH上昇作用が強く，夜間の作用はやや弱い．

▶**表7** PPI長期使用で懸念される主な副作用

酸分泌抑制に関連するリスク	酸分泌抑制に関連しないリスク
●ビタミンB₁₂の吸収障害 ●鉄の吸収障害 ●肺炎 ●骨折 ●薬物相互作用（薬剤の吸収効率の変化） ●腸管感染症 ●胃ポリープ ●胃がん，大腸がんの発生 ●胃カルチノイド腫瘍	●低マグネシウム血症 ●間質性腎炎 ●顕微鏡的大腸炎（microscopic colitis） ●薬物相互作用（薬剤の代謝の変化）

患者さんを総合的に診るための　内科外来これ一冊、必携書

❽ 酸関連疾患の治療薬

▶表8　プロトンポンプ阻害薬 (PPI)

一般名	商品名	剤形	用法	初期量 (1回量)	維持量 (1回量)	特徴
ラベプラゾール	パリエット®	錠 5 mg, 10 mg, 20 mg	1日1回	10〜20 mg	10〜20 mg 重度で1日2 回まで	胃酸分泌物をすみやかに抑制, 酸分泌回復性に優れ, 薬剤代 謝酵素への影響少ない, リバ ンドが少ない
ランソプラゾール	タケプロン®	カプセル・OD錠 15 mg, 30 mg	1日1回	30 mg	15〜30 mg	持続性, 腸溶性製剤 【注射】出血性消化性潰瘍に 適応
オメプラゾール	オメプラール® オメプラゾン®	錠 10 mg, 20 mg	1日1回	20 mg	10〜20 mg	日中・夜間を問わず, 酸分泌 を確実に抑制 【注射】強力な胃酸分泌抑制 作用により上部消化管出血を 抑制
エソメプラゾール	ネキシウム®	カプセル 10 mg, 20 mg	1日1回	20 mg	10〜20 mg	強力な酸分泌抑制効果で高い 有効性

▶表9　カリウムイオン競合型アシッドブロッカー (P-CAB)

一般名	商品名	剤形	用法	初期量 (1回量)	維持量 (1回量)	特徴
ボノプラザンフマル酸塩	タケキャブ®	錠 10 mg, 20 mg	1日1回	20 mg	10〜20 mg	酸分泌抑制効果の出現 が速く強い

▶表10　*H. pylori* 除菌の3剤併用療法

	単剤商品名 パック 商品名	PPI パリエット®錠 10 mg	P-CAB タケキャブ®錠 20 mg	AMPC サワシリン®錠 250 mg	AMPC アモキシシリン カプセル 250 mg	CAM クラリスロマイシン 錠 200 mg	MNZ フラジール® 内服錠 250 mg
ラベキュア®	400	2	−	6	−	2	−
	800	2	−	6	−	4	−
ラベファイン® (二次除菌)		2	−	6	−	−	2
ボノサップ®	400	−	2	−	6	2	−
	800	−	2	−	6	4	−
ボノピオン® (二次除菌)		−	2	−	6	−	2

＊用法：用量：上記を分2, 7日間内服

PPI：プロトンポンプ阻害薬，RPZ：ラベプラゾール，P-CAB：ボノプラザン，AMPC：アモキシシリン，CAM：クラリスロマイシン，MNZ：メトロニダゾール

▶表11 H$_2$受容体拮抗薬（H$_2$RA）

一般名	商品名	剤形	用法	用量 （1回量）	特徴
シメチジン	タガメット®	錠 200 mg，400 mg	1日1回 1日2回	800 mg 400 mg	胃酸・ペプシン分泌抑制作用
ニザチジン	アシノン®	錠 75 mg，150 mg	1日1回 1日2回	300 mg 150 mg	酸分泌抑制作用 消化管運動・唾液分泌促進作用
ファモチジン	ガスター®	錠・OD錠 10 mg，20 mg	1日1回 1日2回	40 mg 20 mg	内分泌系へ影響を及ぼさない
ラフチジン	プロテカジン®	錠・OD錠 5 mg，10 mg	1日1回 1日2回	10 mg 10 mg	持続性，胃粘膜防御因子増強作用
ロキサチジン	アルタット®	カプセル 37.5 mg，75 mg	1日1回 1日2回	150 mg 75 mg	徐放製剤，粘膜保護作用を有する 内分泌系，肝代謝酵素に影響しない

＊1日2回（朝食後，就寝前），1日1回（就寝前）

▶表12 制酸薬

一般名	商品名	剤形	用法	用量 （1回量）	特徴
水酸化アルミニウムゲル 水酸化マグネシウム	ディクアノン®	懸濁配合顆粒 1.2 g/包，500 g	1日数回	1.6〜4.8 g	制酸作用，胃粘膜付着作用，液剤として経管投与可能．胸やけ，胃痛に対して頓用薬．用時懸濁，懸濁後はすみやかに服用．または本剤をコップ1杯の水で服用

▶表13 アセチルコリンエステラーゼ（AChE）阻害薬

一般名	商品名	剤形	用法	用量 （1回量）	特徴
アコチアミド塩酸塩	アコファイド®	錠 100 mg	1日3回	100 mg	唯一の機能性ディスペプシア治療薬 副交感神経の刺激を強め胃運動を活発化する

▶表14 消化管運動機能改善薬

一般名	商品名	剤形	用法	用量 （1回量）	特徴
A. ドパミン受容体拮抗薬					
メトクロプラミド	プリンペラン®	錠 5 mg	1日2〜3回 （食前）	10〜30 mg	中枢性，末梢性嘔吐のいずれにも制吐作用 長期連用で錐体外路症状の出現あり
ドンペリドン	ナウゼリン®	錠・OD錠 5 mg，10 mg	1日3回 （食前）	5〜10 mg	上部消化管およびCTZに作用し制吐作用，胃腸運動も促進 脳−血管関門は通過しにくいため錐体外路症状が出にくい
スルピリド	ドグマチール®	錠・カプセル 50 mg， （100 mg， 200 mg）	1日3回	50 mg	低用量で抗うつ作用，高用量で抗精神病作用．食欲増進，潰瘍治癒促進効果あり．プロラクチン値上昇に注意
イトプリド塩酸塩	ガナトン®	錠 50 mg	1日3回 （食前）	50 mg	抗ドパミンD$_2$（制吐作用）慢性胃炎（胃の機能障害）における消化器症状を改善．相互作用少ない

（次ページにつづく）

患者さんを総合的に診るための 内科外来これ一冊、必携書

▶表14　消化管運動機能改善薬（前ページのつづき）

一般名	商品名	剤形	用法	用量（1回量）	特徴
B. オピアト作動薬					
トリメブチンマレイン酸塩	トリメブチンマレイン酸塩	錠 100 mg	1日3回	100 mg	胃・腸両方に作用し，運動調律作用，末梢性鎮吐作用．慢性胃炎における消化器症状を改善．過敏性腸症候群では1回100〜200 mg服用
C. セロトニン（5-HT$_4$）受容体作動薬					
モサプリドクエン酸	ガスモチン®	錠 2.5 mg，5 mg	1日3回	5 mg	消化管運動機能改善薬，慢性胃炎に伴う消化器症状の改善．適応外で逆流性食道炎，過敏性腸症候群の症状改善

▶表15　粘膜防御因子増強薬

一般名	商品名	剤形	用法	用量（1回量）	特徴
ミソプロストール	サイトテック®	錠 100 μg，200 μg	1日4回	200 μg	PGE$_1$誘導体．攻撃因子抑制作用と防御因子強化作用の両方あり
スクラルファート	アルサルミン®	細粒90 % 内服液10 % （10 mL）	1日3回 1日3回	1〜1.2 g 10 mL	胃粘膜保護，抗ペプシン，制酸作用，胃痛，胸やけなどの頓服薬
テプレノン	セルベックス®	カプセル 50 mg	1日3回 （食後）	50 mg	胃粘膜保護作用，胃粘膜PGE$_2$，PGI$_2$増加作用
レバミピド	ムコスタ®	錠 100 mg	1日3回	100 mg	胃粘膜PG増加作用，胃粘膜保護作用，損傷胃粘膜修復作用
メチルメチオニンスルホニウムクロリド	キャベジンU	錠 25 mg	1日3回	25〜75 mg	抗潰瘍作用，肝障害改善作用
アズレンスルホン酸ナトリウム	アズノール®	錠 2 mg	1日3回	2 mg	消炎，創傷治癒促進作用 口内炎，咽頭炎では1回4〜6 mgを適量
アルギン酸ナトリウム	アルロイド®G	内用液 5 % （5 g/100 mL） 200 mL，600 mL	1日3〜4回	20〜60 mL	液剤．粘膜保護作用，止血作用，経管投与も可能 胃十二指腸潰瘍，びらん性胃炎の止血，逆流性食道炎の自覚症状改善
ポラプレジンク	プロマック®	錠 75 mg	1日2回	75 mg	亜鉛を含む，胃粘膜損傷部位に付着し，創傷治癒促進，抗酸化作用（適応外）味覚障害，口内炎，亜鉛欠乏に
アズレンスルホン酸ナトリウムL-グルタミン	マーズレン®S	配合顆粒 1 g	1日3〜4回	1.5〜2.0 g	組織修復作用，抗炎症作用，血管新生作用

▶表16　健胃薬・消化酵素

一般名	商品名	剤形	用法	用量（1回量）	特徴
タカヂアスターゼ メタケイ酸アルミン酸 炭酸水素ナトリウム 沈降炭酸カルシウム 丁字，茴香，桂皮，甘草	S・M配合散	配合散	1日3回 （食後）	1.3 g	食欲不振，胃不快感，胃もたれ，嘔気，嘔吐
ジアスターゼ	ジアスターゼ	原末	1日3回	0.2〜0.3 g	α，βアミラーゼを含む．澱粉を麦芽糖，低級デキストリンにまで消化．炭水化物の消化異常症状を改善

◆ 文　献

1 ）「週刊日本医事新報 No.4751 酸関連疾患の治療はどのように変わるか」（鈴木秀和／監），日本医事新報社，2015

2 ）鈴木秀和，他：機能性ディスペプシア．日本内科学会雑誌，102：63-69，2013

3 ）古田賢司，木下芳一：非びらん性胃食道逆流症（NERD）の病態・診断・治療．日本内科学会雑誌，102：55-62，2013

4 ）河合 隆：FDの薬物療法を考える．東京都医師会雑誌，72：9-13，2019

5 ）岩切勝彦：GERDの病態から考える GERDとFDのオーバーラップ．東京都医師会雑誌，72：14-20，2019

6 ）稲森正彦：胃酸分泌の程度や症状の頻度がポイント．日経メディカル：167-168，2006

7 ）和田康宏，村上和成：PPIの効果的な服用のタイミング．週刊日本医事新報，4939：10-11，2018

8 ）千葉俊美：NSAIDs潰瘍の治療・予防を考える．日経メディカル特別編集版：44－45，2006

9 ）「血清ABC検診で 内視鏡で X線で 胃炎をどうする?」（三木一正／編），日本医事新報社，2015

10）「ピロリ除菌治療パーフェクトガイド 第3版」（榊 信廣／編著），日本医事新報社，2020

11）「日本内科学会雑誌 Vol.110 No.1 *Helicobacter pylori* 感染症：残された課題」（飯島克則／企画），日本内科学会，2021

12）「日本内科学会雑誌 Vol.106 No.1 *Helicobacter pylori* 感染陰性時代の消化管疾患」（木下芳一／企画），日本内科学会，2017

13）杉山敏郎：*H. pylori* 感染診断・治療の最前線：上手な除菌と成否判定．日本内科学会雑誌，106：1968-1974，2017

14）「これでわかるピロリ除菌療法と保険適用 改訂第5版」（高橋信一／著），南江堂，2016

15）「週刊日本医事新報 No.4647 ピロリ菌除菌保険適用拡大－胃疾患診療の大転換を迎えて」（浅香正博／監），日本医事新報社，2013

16）日本胃がん予知・診断・治療研究機構 胃がんリスク層別化検査運用研究会：新しいABC分類 胃がんリスク層別化検査（ABC分類）2016年度改定版 運用の提案．2016
https://www.gastro-health-now.org/wp/wp-content/uploads/2016/11/54caa9671ec-30c558371fe3a7a7b04aa.pdf

17）「H.pylori 感染の診断と治療のガイドライン 2016改訂版」（日本ヘリコバクター学会ガイドライン作成委員会／編），先端医学社，2016

18）日本ヘリコバクター学会ガイドライン作成委員会：日本ヘリコバクター学会"H.pylori 感染の診断と治療のガイドライン" 2009改訂版．日本ヘリコバクター学会誌，10：104-128，2009

19）厚生労働省：「ヘリコバクター・ピロリ感染の診断及び治療に関する取扱いについて」の一部改正について．2013
https://www.mhlw.go.jp/seisakunitsuite/bunya/kenkou_iryou/iryouhoken/iryouhoken15/dl/tuu-chi-h24-0221-31.pdf

第2章　日常的によくある病気

6 便秘症

❶ 便秘症の症状と原因

　日本内科学会では，「3日以上排便がない状態，または毎日排便があっても残便感がある状態」と定義している.

《「便通異常症診療ガイドライン 2023- 慢性便秘症」[1] による定義》
　便秘　　：本来排泄すべき糞便が大腸内に滞ることによる兎糞状便・硬便，排便回数の減少や，糞便を快適に排泄できないことによる過度な怒責，残便感，直腸肛門の閉塞感，排便困難感を認める状態
　慢性便秘症：慢性的に続く便秘のために日常生活に支障をきたしたり，身体にもさまざまな支障をきたしうる病態

　排便習慣は個人差が大きく，「毎日排便があっても，硬い便や排便困難を感じる場合は便秘症」となり，「排便が2～3日に1回で，便が硬くても軟らかくても全く苦痛を感じない場合は定義上は便秘症ではない」ということになり，明確な定義はない.
　便秘症の割合は，20～60歳では女性の50％以上が便秘症と多く，60歳以降は男女とも年齢とともに増えていき，80歳以上では男女ともに10％を超え，男女差はなくなってくる.

▶表1　便秘の概念

	例
排便の頻度	● 3～4日以上出ない ● 週に2～3回以下 ● 数日に1回以下
便の形状	● 便が硬い ● 水分量が少ない
排便時の気分	● 強くいきまないと出ない ● 時間がかかる
排便後の気分	● 便が残っている感じ ● すっきり感がない

1）ブリストルスケール（BSスコア）で便のタイプを知る

　1997年に英国のブリストル大学で開発された世界的な「便」の基準を示す（表2）.
・1～2：腸内に便が停滞する時間が長く，便秘とされる.
・3～5：正常な便で，特に4は理想的な便（日本の野球に例えるとクリーンアップは3～5）.
・6～7：腸内に便が停滞する時間が短く，下痢・軟便とされる.

179

▶表2　ブリストルスケール（BSスコア）

		便の性状	タイプ	形状	
非常に遅い（約100時間）		便秘	1	コロコロ便	硬くてコロコロの兎糞状の（排便困難な）便
			2	硬い便	ソーセージ状であるが硬い便
消化管の通過時間		正常	3	やや硬い便	表面にひび割れがあるソーセージ状の便
			4	普通便	表面がなめらかで軟らかいソーセージ状，あるいはヘビのようなとぐろを巻く便
			5	やや軟らかい便	はっきりしたしわのある軟らかい半分固形の（容易に排便できる）便
		下痢	6	泥状便	境界がほぐれて，ふにゃふにゃの不定形の小片便，泥状の便
非常に早い（約10時間）			7	水様便	水様で，固形物を含まない液体状の便

・理想的な便は水分量が70〜80％でバナナのような形
・水分量が増えると半練状・泥状となるが半練状は健康な便
・水分量が90％を超えると水様便となり，排便回数も増え下痢となる
・便の水分量が70％を下回ると，便は硬くなる

2）排便のメカニズム

・食べ物は口から肛門まで消化管を通って進む．口から順に，食道（長さ25 cm），胃（20 cm），小腸（5〜6 m），大腸（1.6 m），直腸（20 cm），そして肛門へと続く（図1）．

・滞在時間は，胃で2〜3時間（長くて6時間），小腸で3〜10時間，大腸で24〜72時間程度と言われている．この通過時間が長くなるのが便秘である．

・便には水分量が60〜70％と多く含まれている．消化酵素によって分解された栄養素は小腸で吸収されるが，食物繊維などの消化されなかったものは消化液の中に混ざったまま大腸に移動する．小腸に流れ込んだ9 Lの水分のうち7 Lくらいが栄養素とともに小腸で吸収され，残り2 Lくらいが大腸に入る．上行結腸に到達した時はほぼ液体の状態で，大腸に滞在している間に主に水分や電解質が吸収されるので食べ物のカス（食物残渣）だけが集められ便となる．

・大腸の通過時間が短いと水分が吸収されず水様便〜泥状便となり，通過時間が長いと水分の吸収が進み，便はコロコロ便，硬い便となる．

180　患者さんを総合的に診るための　内科外来これ一冊，必携書

▶**図1** 大腸の区分と内容物の形状

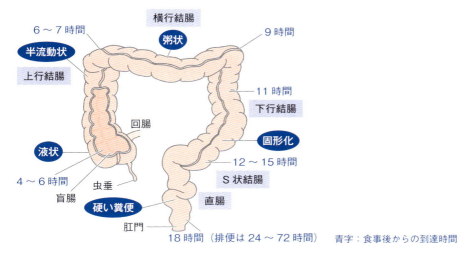

3) 排便と反射のしくみ

便塊はすぐに排泄されるわけではなく，結腸の最後尾に位置するS状結腸でしばらく待機している．便はどうやって直腸に移動するのか，排便のための刺激となるのは食事・便量の増加で，欠かすことのできない2つの反射がある．

3) - ❶ 胃・大腸反射

胃に食べ物が入った段階で，脳から信号が送られ，**横行結腸からS状結腸にかけて強い蠕動運動が生じる**．

この反射は胃がからっぽの時ほど起こりやすいとされており，特に朝食後に起こりやすく，普段の結腸の蠕動（0.1 cm/分）と比較して21〜24 cm/分と顕著な蠕動運動が起こる．

3) - ❷ 排便反射（直腸・肛門反射）

胃・大腸反射によりS状結腸から直腸に便が送られる．**便の移動により直腸内圧が40〜50 mmHg以上になると，刺激が直腸壁の骨盤神経から仙髄の排便中枢に伝わり，視床下部を経て大脳皮質に伝達され，便意を催すことになる．**

こうした刺激は，直腸内の内容物より上方の緊張や運動を高め，それより下方の緊張や運動を低下させる．この絞り出すような運動により便はしだいに肛門に向けて送り出されていく．

また，排便中枢に刺激が達すると副交感神経が刺激され，反射的に直腸筋が収縮して内肛門括約筋が弛緩し，内容物を絞り出すような運動が起こる．さらに，随意筋からなる外肛門括約筋により意識的に排便を調整できる．

このような反射には，自律神経のうち，リラックスしている時に強く作用する副交感神経が大きく関係していると言われている．**スムーズな排便のためには，1日のうちでリラックスして排便が行える時間を作ることが大切である．**

▶図2 排便を促すメカニズム(胃・大腸反射,直腸・肛門反射)

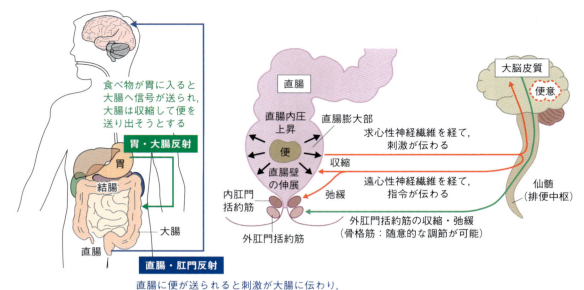

便意が起こると,大脳は下腹部にいきむように命令を出す.あるいは,排便のタイミングまで,我慢するように命令を出す

❖一口メモ：肛門括約筋

・肛門周囲にある**内肛門括約筋は平滑筋で不随意筋**であるのに対して,**外肛門括約筋は横紋筋で随意筋**である.排便中枢を通じて副交感神経が刺激されると,内肛門括約筋は反射的に弛緩するが,外肛門括約筋は排便動作をとらない限り弛緩しない.意識的に外肛門括約筋を緊張させれば,便意を一時的に我慢できる.

・液状便は肛門上部の受容器を刺激し,内肛門括約筋を弛緩させる.外肛門括約筋を収縮させて我慢できるが,通常40～60秒程度しかもたない.

❷ 便秘の分類

便秘は1)器質性,2)症候性,3)薬剤性,4)機能性の4つに分類される.一般的な便秘の多くは機能性便秘と考えられているが,まず器質性便秘を除外し,症候性便秘,薬剤性便秘も念頭におく必要がある.

1) 器質性便秘

大腸がん,腸閉塞,腹部疾患術後に伴う狭窄・癒着,炎症性腸疾患(潰瘍性大腸炎,クローン病),放射性腸炎,S状結腸軸捻転症,S状結腸憩室炎,糞石,肛門疾患などがあげられる.

50歳以上の便秘患者では,①2年未満の発症,②便秘が進行性に増悪,③発熱や体重減少,④貧血,⑤便の狭小化,⑥出血・便潜血陽性,⑦大腸がんの家系など,いわゆるalarm signを認めた場合は,大腸内視鏡検査を含む精査を進めていくことが重要である.

2）症候性便秘

便秘は腸以外の他の疾患の初期症状として現れることがある．神経疾患として，パーキンソン病，レビー小体型認知症，うつ病，自律神経失調症，代謝性疾患として甲状腺機能低下症，糖尿病，低カリウム血症，高カルシウム血症などで便秘を併発することがあり注意を要する．

3）薬剤性便秘

薬剤によっては，大腸の動きや機能などに影響を与えるものがある．鉄剤，鎮咳薬，制酸薬，降圧薬など使用頻度の高い薬剤で便秘になる可能性があるため，便秘を訴える患者には，他の疾患で服用している薬剤を確認する必要がある．

▶表3　便秘を起こす可能性のある薬剤

便秘の原因となる薬剤	便秘を起こす主な作用
鎮咳薬（コデイン） 麻薬系の鎮痛薬（モルヒネ）	腸の蠕動運動の抑制
抗コリン薬 抗ヒスタミン薬 気管支拡張薬（β_2刺激薬） 抗不整脈薬 パーキンソン病治療薬 抗うつ薬 向精神病薬	消化管の緊張を低下
降圧薬（Ca拮抗薬）	消化管運動の低下
鉄剤 制酸薬 収れん薬（ビスマス製剤）	収れん作用（皮膚や粘膜のタンパク質と結合して保護膜を作る作用）により粘膜への刺激が弱まり，腸の蠕動が抑えられる
利尿薬	電解質異常に伴う腸管運動能の低下

4）機能性便秘

機能性便秘は❶弛緩性便秘，❷痙攣性便秘，❸直腸性便秘，❹食事性便秘の4つに分類される．**弛緩性便秘が最も多い**．

4）－❶ 弛緩性便秘：腸が動かないために起こる

大腸の蠕動運動（筋力）が低下し，便が停滞している状態．原因は**食物繊維の摂取不足や排便に関係する筋肉が弱いこと（高齢者，妊婦，運動不足，長期の寝たきり）**などが考えられる．

全結腸で通過時間が延長する．便意が弱く，硬便で下剤乱用の傾向がある．

4）－❷ 痙攣性便秘：腸の緊張が強いために起こる

大腸の蠕動運動が過剰で有効でないため，腸内容物の輸送が障害され，便が硬くなり便秘となる．多くは腸の運動が亢進して腹痛を伴う

が，排便や排ガスで軽快する.

コロコロした硬い便で残便感がある. **ストレスの関与が強く，若い女性に多いのが特徴**. 右結腸で通過時間が延長する. 兎糞・間欠的な下痢がみられる.

4)－❸ 直腸性便秘：便が直腸まで来ているのに出ない

排便反射が弱くなってしまい，直腸に便が停滞している状態.

排便を我慢する習慣や刺激性下痢を使いすぎて，**直腸内に大量に糞便が存在するのに便意を感じにくい**. 高齢者の弛緩性便秘とよく合併する.

4)－❹ 食事性便秘

偏った食事，ダイエットなどで食事の量が少ないために起こる.

❸ 便秘の治療：生活習慣の改善

1) 排便習慣の改善

排便のしくみに重要な胃・大腸反射と排便反射という**2つの神経反射をうまく活かすことが便秘を防ぐコツ**.

朝起きてからっぽの胃の中に食物が入ってくると，その刺激によって腸が動き出す**「胃・大腸反射」**を起こす. この反射は，胃がからっぽの時間が長ければ長いほど，また食事の量が多ければ多いほど，活発になる.

朝，忙しさにまぎれて便意があってもトイレに行くのを我慢していると便意そのものを感じなくなる. 反射にはリラックスしている時に強く作用する副交感神経が大きく関係している. スムーズな排便のために，**1日のうちでリラックスして排便できる時間を作り，便意を我慢しないことが大切である**.

排便姿勢は，ロダンの"考える人"の姿勢をとると，便の通りがまっすぐになり便を絞り出しやすくなる.

2) 規則正しい食生活と食物繊維が決め手

2)－❶ 生活リズムの改善

生活リズムを整えることで，自律神経が整い規則正しい排便につながる.

2)－❷ 適度な運動

適度な運動により腸の動きが促される.

お腹のマッサージなどでも腸の動きを促すことができる.

2)－❸ 水分摂取

水分をしっかりとることで，便がやわらかくなり，排便がしやすくなる. 朝，起き抜けに冷たい水や牛乳を飲むとよい.

2）−❹ 食生活の改善

1日3食を規則正しく食べることで腸の活動が促される．ヨーグルトや乳酸菌飲料に含まれる乳酸菌などのプロバイオティクスを摂取することも便秘症の改善に有効．

食物繊維は人間では吸収されずにそのまま便の材料となり，便の量を増やし，同時に腸を刺激する働きがあり，排便をスムーズにしてくれる．

2）−❺ ストレスを避ける

消化管は自律神経に支配されており，自律神経は感情や心の動きに左右されているため腸にもその影響が及ぶ．腸は第2の脳と呼ばれており，脳が不安やストレスを受けるとその信号が腸に伝わり腸の運動に影響を与える．

2）−❻ 温水洗浄便座の使用

排便時，温水洗浄便座（ウォシュレット）などで肛門周囲に刺激を与えると大脳に刺激が伝わり便意を催す．

❖一口メモ：食物繊維

· 食物繊維には「不溶性」と「水溶性」の2種類がありそれぞれ腸の中で異なる働きをしている．
· 不溶性食物繊維は，穀物や豆類・きのこ・芋類・野菜・果物などに多く含まれていて，腸内で水分を吸収して膨らみ，腸壁を刺激して腸の働きを促す．便のカサを増やす作用があるので，便秘解消には効果的だが，水に溶け

ない性質のため摂取しすぎると逆に便が硬くなり便秘が悪化してしまうこともあり摂取量には注意が必要．
· 水溶性食物繊維は海藻やこんにゃく，大麦などに多く含まれていて，腸管内の水分を吸収して，便を軟らかくする作用がある．ネバネバした粘性があるので，腸内の老廃物や毒素を吸着し，便として排出してくれる．また善玉菌を増やして腸内細菌を整える作用もある．

▶表4　食物繊維を多く含む食品

不溶性食物繊維を多く含む食品	
野菜類	こぼう，菜の花，タケノコ，トウモロコシ，アボカド，春菊，カボチャ，モロヘイヤ，枝豆，ほうれん草
豆類	インゲン豆，ひよこ豆，えんどう豆
芋類	じゃがいも，しらたき，さつまいも，こんにゃくなど
きのこ類	干しきくらげ，エノキ茸，干しシイタケ，しめじ，なめこなど
水溶性食物繊維を多く含む食品	
海藻類	寒天，ひじき，めかぶ，わかめ，もずく，昆布など
果物類	キウイ，バナナ，りんご，レモン，柿，桃，いちごなど
野菜類	ゴボウ，アボカド，オクラ，モロヘイヤ，春菊
豆類	納豆，きな粉

❹ 便秘の薬物療法 (p.191 図3, p.192〜193 表5)

問診・診察の結果，排便回数減少型（週3回未満，BSFSでタイプ1〜2の硬便）であれば，まず**食物繊維の摂取を確認し，不足（18 g未満／日）であれば**，食物繊維を摂るよう食事指導を行う．

食生活を変えることができない人には，食物繊維の代わりに同じ効果の得られる**膨張性下剤の処方を検討**する．

便秘の治療の基本は，**非刺激性下痢を毎日適量内服**して，排便回数を1〜2日に1回もしくは，1日2回まで，便性をBSスコアでタイプ3〜5の普通便に調整することである．

刺激性下剤は非刺激性下剤が適切な種類・量に達するまでの**レスキューとして就寝前に頓用で使用**する．

> BSFS：Bristol stool form scale（ブリストル便性状スケール）

1) 膨張性下剤

ポリカルボフィルカルシウム（ポリフル®，コロネル®）

- 水分を取り込み，便の容積や腸管内容量・便量を増やすことで排便しやすくする．
- 作用は緩徐に作用し，習慣性はない．

2) 非刺激性下剤

2)-❶ 浸透圧性下剤

酸化マグネシウム（酸化マグネシウム，マグミット®）

- 酸化マグネシウムは胃で胃酸と混ざり塩化マグネシウムに変化，小腸で膵液と混ざり炭酸マグネシウムとなる．大腸において難吸収性の炭酸マグネシウムは腸内に水を引き込み糞便を軟化させて大腸内の輸送を促進させ，排便回数を増加させる．
- 胃切除術後やH_2受容体拮抗薬・プロトンポンプ阻害薬内服者では，胃酸が低下しているため酸化マグネシウムによる下剤効果が十分に得られない場合がある．
- 腎機能低下例，長期に高用量服用例，稀には腎機能正常例で**高マグネシウム血症（正常値1.4〜2.1 mEg/L）を合併する危険性**がある．長期服用時には，3〜6カ月間隔で血清マグネシウム濃度のモニターが望ましい．
- 高マグネシウム血症の症状：低血症，徐脈，悪心・嘔吐，筋力低下など（5章4参照）

2)-❷ ポリエチレングリコール（PEG）製剤

マクロゴール4000配合（モビコール®）

- ポリエチレングリコールは等張性の浸透圧効果により腸管内の水分量を増やし便を軟化し排便を促す．塩類下剤と異なり電解質異常を起こすことなく，体内にも吸収されないため安全性が高い．粉末製剤で液体に溶かして内服するため微調整が容易である．欧米では慢性便秘症標準治療となっている．

2）-❸ 粘膜上皮機能変容薬

① ルビプロストン（アミティーザ®）

・小腸粘膜のタイプ2クロライドチャネル活性化による塩素イオンの腸管内への能動輸送に伴って，小腸で水分分泌を促進して便を軟化し排便回数を増やす．用量依存性に効果を発揮する．副作用として嘔気，下痢の報告がある．動物実験で流産を認めたため**妊婦には禁忌**で，**嘔気の副作用が若い女性に比較的多い**ので，若年女性への投与は注意が必要．空腹時に服用すると嘔気が出やすいので適応通り食後に服用のこと．また，半量製剤の12μgもあるため患者の症状に応じて減量を検討する．

② リナクロチド（リンゼス®）

・腸粘膜上皮のグアニル酸シクラーゼC受容体活性化による塩素イオンと重炭酸イオンの腸管内への能動輸送に伴って，小腸で水分分泌を促進して便を軟化し，排便回数を増加させる．アミティーザ®と比較して，作用機序がやや複雑なため，効果が用量依存性ではなく下剤として若干使いにくい面がある．

・一方，リンゼス®は腸管粘膜下組織の求心性神経の過敏性を改善することにより，腹痛や腹部不快感を改善することから，**腹痛を特徴とする便秘型過敏性腸症候群の適応**がある．

・用法では食前投与とされているが，下痢の有害事象を避けるためであり，適応外ではあるが，むしろ**食後投与にした方が効果が高い**と思われる．

2）-❹ 胆汁酸トランスポーター阻害薬
エロビキシバット（グーフィス®）

・回腸末端部の上皮細胞に発現している胆汁酸トランスポーター（IBAT）を阻害し，胆汁酸の再吸収を抑制することで大腸管腔内に流入する胆汁酸の量を増加させる．

・**胆汁酸は大腸内に水分分泌を増加させ，大腸蠕動運動を促進させる．**用量依存性に結腸通過時間を短縮させる．

・胆汁酸が大腸蠕動運動を亢進させるため，副作用としての**腹痛が他の非刺激性下剤よりもやや多い傾向にある**．

IBAT ： ileal bile acid transporter（胆汁酸トランスポーター）

3) 刺激性下剤

刺激性下剤は，前述の非刺激性下剤が適量に達するまでのレスキューとしてのみ使用する．使用については，患者さんに「**排便は毎日ある必要がないこと**」を教育し，「**排便が全くなかった日の就寝前*に刺激性下剤を服用し，排便があった日には服用しない**」ように指導することが重要である．

*就寝前に服用するのは効果発現までに6〜8時間かかるため．

3) – ❶ アントラキノン系
センノシド（アローゼン®，プルゼニド®），大黄，アロエ

- 生薬類に含まれる配糖体で，小腸より吸収されて血行性に，または直接大腸粘膜を刺激する．アルカリ尿で赤色を呈する．
- 市販されている下剤の約70％がこのアントラキノン系の下剤で，**即効性も高く緊急用に短期間使用される**．**長期連用により大腸メラノーシス（色素沈着症）をきたすため常用は避けるべき**．

3) – ❷ ジフェノール系
ピコスルファート（ラキソベロン®）

- 腸内細菌叢由来のアリルスルファターゼによりジフェノール体となり大腸を刺激する．液体で量が調整しやすい，**習慣性がない**などの利点があり幼小児，高齢者でも頻用される．

3) – ❸ 坐薬：直腸性便秘に使用
① ビサコジル（テレミンソフト®）

- 結腸・直腸の粘膜に選択的に作用し，蠕動運動を促進．大腸検査の前処置に頻用される．

② 炭酸水素ナトリウム（新レシカルボン®）

- 直腸内で徐々にCO_2を発生し，腸運動を亢進させるため直腸性便秘症に使用する．

3) – ❹ 浣腸：直腸性便秘に使用
グリセリン（グリセリン50％液）

4) オピオイド誘発性便秘症（OIC）治療薬

ナルデメジントシル酸塩（スインプロイク®）

OIC : opioid-induced constipation（オピオイド誘発性便秘）

- オピオイド薬は，脳のμオピオイド受容体を介して鎮痛作用を発揮する一方で，**腸管に存在する末梢のμ－オピオイド受容体と結合して腸の運動を抑制する**．その結果，オピオイド誘発性便秘症を引き起こす．

- ナルデメジントシル酸塩が腸管末梢のμオピオイド受容体と結合し，オピオイドをブロックすることにより**腸運動抑制作用が抑えられて便秘が改善される**．一方で，血液脳関門での透過性が低いため，脳内への移行が少なく鎮痛効果にはほとんど影響しない．

- オピオイドには，がん性疼痛に使用されてきた**強オピオイド**と，最近では慢性疼痛や頑固な咳で使用頻度が多くなってきた**弱オピオイド**があり，両者とも便秘の副作用がありその便秘にはナルデメジントシル酸塩が効果を示す．

- オピオイドの治療には便秘はほぼ必発で予防的に酸化マグネシウムなどの緩下剤を適量服用する．効果なければナルデメジントシル酸塩も利用できる．

- 通常，スインプロイク®1日1回，1回に1錠（0.2 mg）服用する．服用してから約5時間で効果が効いてくることが多い．夕食後あるいは就寝前に服用すると夜間にトイレに駆け込むことになるので**朝1錠服用するのが良い**．

- 副作用で比較的多いのは軽度の下痢がほとんど．過量投与によりオピオイド離脱症候群（不安，嘔気・嘔吐，発汗，下痢，筋肉痛など）が現れることがあるので，自己判断で増量しないで用量を守ること．オピオイド薬の中止と同時に服薬を中止してよい．

❖一口メモ：オピオイド薬

- 強オピオイド薬は医療用麻薬で，急性痛やがん疼痛に使用．モルヒネ（アンペック®，MSコンチン®，オプソ®），オキシコドン（オキノーム®），ヒドロモルフォン（ナルラピド®），フェンタニル（デュロテップ®，フェントス®）などがある．

- 弱オピオイド薬は医療用非麻薬で，頑固な咳に使用するコデインリン酸（5 mg錠，1％散），慢性疼痛に使用するトラマドール（トラマール®，ワントラム®，トラムセット®），ペンタゾシン（ソセゴン®），ブプレノルフィン（ノルスパン®）などがある．

5) 消化管運動機能改善薬

慢性便秘症に用いられる消化管運動機能改善薬の多くは5-HT$_4$受容体刺激薬.

5-HT$_4$：
5-hydroxytryptamine 4（5-ヒドロキシトリプタミン4）

5）-❶ モサプリドクエン酸塩水和物（ガスモチン®）

・セロトニン受容体刺激により消化管運動機能改善する.

5）-❷ トリメブチンマレイン酸塩

オピアト作動薬，**胃腸運動調律作用**，**胃腸両方に作用**，**末梢性鎮吐作用**.

いずれも，慢性便秘症に対する保険適用は有していない.

6) 整腸薬（活性生菌製剤）

乳酸や酪酸などの酸を産生し，**腸管内のpHを低下させ腸管蠕動を亢進させる**. 腸内細菌叢の変化は腸内容物に影響を与え腸管内通過時間を改善する. 慢性便秘症に対しては保険適用はなし.

整腸薬については2章9も参照.

7) 漢方薬～生薬からみた便秘で使用される漢方

4章12も参照.

7）-❶ 大黄・山椒

腸管運動亢進作用を有する生薬には，大黄と山椒がある. 大黄の主成分はセンノシドAを中心としたセンノシドである. 大黄は大黄甘草湯をはじめ，桃核承気湯，調胃承気湯，防風通聖散，麻子仁丸，潤腸湯など，多数の漢方薬に異なる分量で含まれている.

山椒は大建中湯に含まれていて，腹部を温め腸管の動きをよくし，排便・排ガスに作用する.

7）-❷ 芒硝

芒硝は主に硫酸マグネシウムを含む鉱物で，酸化マグネシウムと同様に浸透圧的に便を軟化する.

桃核承気湯，防風通聖散，調胃承気湯に異なる分量で含まれている.

7）-❸ 麻子仁，当帰

麻子仁，当帰は脂肪質に富んでおり，腸を潤す作用がある.

7）-❹ 芍薬・甘草

芍薬・甘草は鎮痙，鎮痛作用があり，腸管の過剰収縮を和らげ，痛みを軽減する作用がある.

腹痛を伴う便秘に桂枝加芍薬大黄湯や桂枝加芍薬湯が用いられる.

なお，甘草を過度に使用すると偽アルドステロン症を発症させることがあり，定期的な血清カリウム値を測定する必要がある（4章12参照）.

▶図3 便秘治療に関わる薬の一覧

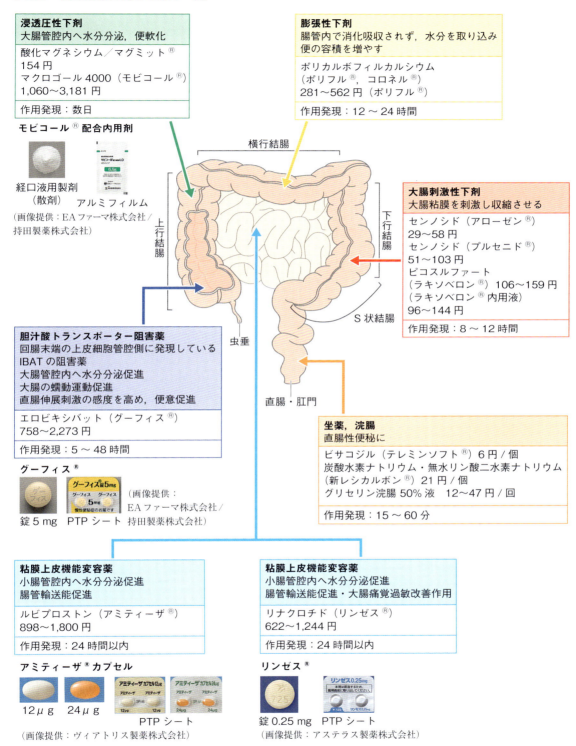

薬価（2024年4月現在）：標準的な用法で，1カ月30日使用し，3割で計算した（頓用薬は1回の薬価を3割で計算した）
（著者作成）

▶表5　慢性便秘症の治療薬

分類	一般名	商品名	剤形	作用発現	用量(1日量)	用法	ワンポイント
膨張性下剤	ポリカルボフィルカルシウム	ポリフル®／コロネル®	錠 500 mg	12～24時間	3～6錠	分3　各食後	● 水分を吸収し，膨潤，ゲル化 ● 十分な水分摂取，継続的な服用が重要
浸透圧性下剤	酸化マグネシウム	酸化マグネシウム／マグミット®	錠 250 mg 300 mg 330 mg 500 mg	数日	0.5～2 g	分3　各食後または分1　就寝前	● 食後に水とともに経口投与 ● 習慣性少なく長期連用可 ● PPI，H_2ブロッカーと併用あるいは胃切除の場合，作用が減弱する ● 腎機能障害（eGFR<50）で高Mg血症（徐脈，心不全）：正常血清Mg濃度；1.4～2.1 mEq/L
PEG製剤	マクロゴール4000	モビコール®	配合内用剤 LD HD		2包（1日6包まで）増量は2日以上間隔をあけて	1日1回2包（1日3回まで）増量幅は1日2包まで	● 1包あたり60 mL（コップ1/3程度）の水に溶かす ● 小児，経管栄養患者に使いやすい ● 妊娠／授乳中は避ける ● 腎機能障害の患者はPEGへの切り替えを検討 ● 12歳以上は左記参照 ● 7歳～12歳未満：1日2包まで ● 7歳未満：1日1包 ● 投与量が少ないと便が硬くて出せない．適切な量を確実に飲むことがコツ
粘膜上皮機能変容薬	ルビプロストン	アミティーザ®	カプセル 12μg 24μg	24時間以内	1～2カプセル	分1～分2朝，夕食後	● 悪心が出ないように食後に服用し，症状により適宜減量 ● 悪心は若年女性に，下痢は男性に出やすい ● 妊婦または妊娠している可能性のある女性には禁忌 ● 悪心は投与初期に多いが，馴化する ● 長期使用しても電解質異常や薬剤耐性なし
粘膜上皮機能変容薬	リナクロチド	リンゼス®	錠 0.25 mg	24時間以内	2錠（1錠に減量も）	1日1回，分1，食前（30分前）	● 下痢にならないように少なくとも食事の30分前までに服用を ● 処方は若年女性に多い（社会進出，ストレスが関与か） ● 妊婦に投与禁忌（動物実験） ● 器質的な腸閉塞疾患に禁忌 ● 下痢になったら減量を（2錠→1錠に調節可能）
胆汁酸トランスポーター阻害薬	エロビキシバット水和物	グーフィス®	錠 5 mg	5.2～48時間	1～3錠適宜増減	1日1回，分1，食前（30分前）	● 効果発揮できるように胆汁酸吸収増加しないよう食前に服用 ● 腹痛は初期に出やすいが，徐々に軽減する ● 重篤な肝障害，胆道閉塞，胆汁酸分泌低下では効果期待できない ● 併用注意（ウルソ，コレスチラミン，アルミニウム含有制酸薬）

（次ページにつづく）

192　患者さんを総合的に診るための　内科外来これ一冊、必携書

（表5つづき）

分類		一般名	商品名	剤形	作用発現	用量（1日量）	用法	ワンポイント
大腸刺激性下剤	アントラキノン系	センノシド	アローゼン®	包 0.5 g	8～12時間	0.5～1 g	1日1回，分1，就寝前	● 妊婦に子宮収縮により流早産の危険性 ● 授乳婦で乳児に下痢
			プルゼニド®	錠 12 mg		1～2錠（4錠まで）		● 着色尿：黄褐色（酸性），赤色（アルカリ性） ● 副作用：腹痛，下痢，悪心・嘔吐，低K血症，低Na血症
	ジフェノール系	ピコスルファート	ラキソベロン®	錠 2.5 mg	7～12時間	2～3錠	1日1回，分1，就寝前	● 腸管に対する刺激性が少ない ● 効果も緩徐
				内用液 0.75 % 10 mL		10～15滴		● 液剤は内服量調整に便利
坐薬		ビサコジル	テレミンソフト®	10 mg/個	15～60分	1個	1回1～2個	● 結腸直腸粘膜に選択的に作用し蠕動亢進
		炭酸水素ナトリウム	新レシカルボン®					● 炭酸ガスが発生し蠕動亢進 ● 冷所保管
浣腸		グリセリン	グリセリン浣腸液50 %		15～60分	30～120 mL	1回	
オピオイド誘発性便秘症治療薬		ナルデメジントシル酸塩	スインプロイク®	錠 0.2 mg	約5時間	0.2 mg	1日，1回	● 末梢性μオピオイド受容体拮抗薬
消化管運動機能改善薬		モサプリドクエン酸塩水和物	ガスモチン®	錠 5 mg		3錠	分3 食前あるいは食後	● セロトニン受容体刺激により消化管運動機能改善
		トリメブチンマレイン酸塩	トリメブチンマレイン酸塩	錠 100 mg		3～6錠	分3	● オピアト作動薬，胃・腸運動調律作用 ● 胃腸両方に作用
整腸薬		ラクトミン製剤	ビオフェルミン®錠			3～6錠	分3	● ビフィズス菌，乳酸酢酸を産生し腸内細菌を正常化
			ビオフェルミンR®錠					● 耐性乳酸菌製剤，抗菌剤存在下で増殖
		酪酸菌	ミヤBM®			3～6錠	分3	● 宮入菌（酪酸菌），抗菌剤有無に関わらず使用可
			ビオスリー®					● ラクトミン・酪酸菌・糖化菌が共生し，腸内菌叢を正常化 ● キノロン系抗菌薬使用可
漢方薬		大建中湯（TJ 100）				7.5～15 g	分3	● 腹部膨満感・ガスの貯留に，初期の便秘症
		麻子仁丸（TJ 126）				7.5 g	分3	● 高齢者のコロコロ便・油による便軟化，甘草なし
		潤腸湯（TJ 51）				7.5 g	分3	● クロライドチャネル，腸管水分量促進作用 ● 乾燥傾向強い人に
		大黄甘草湯（オースギ）（SG-84T）				1錠～2錠	1日1回，分1，就寝前	● センノシド・大腸刺激性，頓用で使用
		桂枝加芍薬（大黄）湯（TJ 134）（TJ 60）				7.5 g	分3	● 腹痛に速効性，便が硬い例に
		桃核承気湯（TJ 61）				2.5 g	1日1回，分1，就寝前	● イライラ・のぼせ，肩凝り・頭痛・瘀血

（著者作成）

▶表6 日常臨床で頻用されるエキス剤

使用目標	適応症	処方名	重要生薬 (g)								下痢としてのタイプ
			大黄	芒硝	枳実	麻子仁	当帰	芍薬	山椒	甘草	
便秘に対する基本処方	便秘	大黄甘草湯	4	–	–	–	–	–	–	2	大腸刺激性
いらいらを伴う症状を有する患者向け	便秘	桃核承気湯	3	0.9	–	–	–	–	–	1.5	大腸刺激性 塩類下剤
	便秘	調胃承気湯	2	0.5	–	–	–	–	–	1	大腸刺激性 塩類下剤
	便秘	防風通聖散	1.5	0.7	–	–	1.2	1.2	–	2	大腸刺激性 塩類下剤
上腹部のはりを訴える患者向け	便秘	大柴胡湯	1	–	2	–	–	3	–	–	大腸刺激性 消化管運動促進
高齢者向け	便秘	麻子仁丸	4	–	2	5	–	2	–	–	軟便化作用
	便秘	潤腸湯	2	–	2	2	3	–	–	1.5	クロライドチャネル刺激（大腸刺激性）
平滑筋の緊張に伴う腹痛を訴える患者向け	便秘	桂枝加芍薬大黄湯	2	–	–	–	–	6	–	2	整腸作用（大腸刺激性）
	腹痛	桂枝加芍薬湯	–	–	–	–	–	6	–	2	整腸作用
腹部膨満感を訴える患者向け	腹痛, 腹部膨満感	大建中湯	–	–	–	–	–	–	2	–	消化管運動促進
薬理作用など			瀉下（センノシド）	瀉下（硫酸Mg）	消化管運動亢進作用	潤腸瀉下	潤腸瀉下	鎮痛・鎮痙	消化管運動亢進作用	抗炎症低K注意	

（著者作成）

◆ 文　献

1）「便通異常症診療ガイドライン 2023- 慢性便秘症」（日本消化管学会 / 編），南江堂，2023

2）「medicina Vol.43 No.13 理解しよう！下痢と便秘」（小林健二 / 編），医学書院，2006

3）味村俊樹：慢性便秘症の診断と治療．健栄製薬株式会社，2018（2020 年改訂）．
https://www.kenei-pharm.com/cms/wp-content/uploads/2018/04/2109b2ff10b218f6028c-61cda6f54927.pdf

4）中島 淳：慢性便秘の診断と治療．日本内科学会雑誌，105：429-433，2016

5）真野鋭志：内科医からみた便秘治療．週刊日本医事新報，4746：18-25，2015

6）木下芳一：便秘の薬物療法．消化器の臨床，16：535-543，2013

7）栗原由美子：便秘と漢方．週刊日本医事新報，4746：31-38，2015

8）中島 淳，他：鼎談 治療満足度を高める便秘治療．漢方と診療，9：1-11，2018

9）大久保秀則，中島 淳：難治性便秘．日本内科学会雑誌，102：83-89，2013

10）「看護のためのからだの正常・異常ガイドブック 第 2 版」（山田幸宏 / 監），サイオ出版，2023

11）ネスレ栄養ネット：便秘の看護計画 アセスメントやケア方法，便秘の種類・メカニズム．
https://www.eiyounet.nestlehealthscience.jp/archives/constipation

第2章 日常的によくある病気

7 下痢

❶ 下痢の分類

水分含有量の多い水様または泥状の糞便*を頻回に排出する状態.
持続時間が2週間以上の場合を慢性下痢, 2週間以内の場合を急性下痢と呼ぶ.

* 2章6 表2のブリストルスケールを参照.

1) 下痢の機序

発生機序により❶浸透圧性下痢, ❷分泌性下痢, ❸腸管運動亢進性下痢の3つがある.

1)-❶ 浸透圧性下痢

腸管内浸透圧が増加し体液が腸管内に移行して起こる下痢. 腸から吸収されない物質が腸管内に過剰に存在して水停滞を起こして生じる.
原因物質として多いのは薬物（マグネシウム塩, ラクツロース）, 菓子やジュースなどに含まれる砂糖の代替品（ソルビトール, マンニトール, キシリトール）などがある. また, 乳糖の分解酵素（ラクタマーゼ）欠乏症の人が乳製品を摂ると乳糖が消化されず下痢が起こる乳糖不耐症もよくみられる.

1)-❷ 分泌性下痢

細菌感染による炎症, 脂肪酸, WDHA症候群, カルチノイド症候群などによって腸管壁からの分泌が亢進し, 腸管内溶液が増加したために起こる下痢.

WDHA症候群 ： watery diarrhea（水様性下痢）, hypokalemia（低カリウム血症）, achlorhydria（胃無酸症）を引き起こす症候群

1)-❸ 腸管運動亢進性下痢

機能性腸疾患（過敏性腸症候群）, 甲状腺機能亢進症などにより腸管運動が亢進し, 急速に腸管内容物が通過するためにきたす下痢.

2) 急性下痢

急性下痢は, 感染性と非感染性とに分類される. 感染性下痢の原因として細菌・ウイルスなどの感染により激しい症状を伴うことが多い.
非感染性下痢は乳糖不耐症, 薬物（抗菌薬, ラクツロース, マグネシウム含有薬物など）, 虚血性大腸炎などによる下痢があげられる.
急性下痢の多くは感染性であり, 次項で感染性胃腸炎として取り上げる（2章8参照）.

3）慢性下痢

慢性の下痢には，過敏性腸症候群（IBS）*（慢性的に下痢や便秘をくり返す），炎症性腸疾患（潰瘍性大腸炎，クローン病），乳糖不耐症，甲状腺機能亢進症*がある．

そのほか，食物アレルギー，慢性膵炎，医原性（薬物，放射線照射，腸手術）なども原因の可能性がある．

感染性腸炎は大部分が急性の経過をとるが，慢性下痢の原因となるものとして，アメーバ赤痢（AIDSに注意），サイトメガロウイルス腸炎（AIDS，免疫不全），ランブル鞭毛虫感染，腸結核に注意する必要がある．

また，医原性の下痢として膠原線維性大腸炎（collagenous colitis）がある．血便を伴わない慢性の水様性下痢と大腸粘膜直下の膠原線維帯の肥厚を特徴とする．薬物〔プロトンポンプ阻害薬（PPI），非ステロイド性消炎鎮痛薬（NSAIDs），アンジオテンシンⅡ受容体拮抗薬（ARB）など〕が原因となる．薬剤が関与する場合には，薬物の中止のみで下痢症状が改善することがある．

> ＊過敏性腸症候群：4章7参照．
> 甲状腺機能亢進症：4章1参照．

❷ 下痢の診断の進め方

1）問診

① 下痢の特徴：持続期間（急性・慢性），便の性状（水様性，血性，粘液性，粘血性，脂肪性），排便回数
② 随伴症状：発熱，体重減少，腹痛，貧血，脱水，発疹など
③ 服用している薬物
④ 海外渡航歴
⑤ 特定の食事との関係，集団発生の有無

2）身体所見

① 貧血・脱水の有無
② 腹部診察
③ 直腸指診

3）検査

① 炎症反応：CRP，末梢血液検査
② 生化学検査：電解質，腎機能検査など
③ 糞便検査：検鏡，細菌培養，CD（*Clostridium difficile*）毒素，寄生虫卵検査，潜血検査など
④ 大腸内視鏡検査：血便を伴うなど大腸疾患が疑われる場合

❸ 下痢の治療方針

全身的な栄養状態，**脱水の有無**，**バイタルサイン**などから入院治療の必要性の有無を判断する．

急性下痢の場合，人体にとって有害な物質の排除という現象であり，**安易に止痢薬を用いるべきではない**．

一般的には**対症療法（絶食，補液など）**で改善する場合が多い．

慢性下痢で全身性疾患や器質的疾患が考えられる場合は，原疾患の治療を優先させ，**止痢薬の使用は最小限にとどめる**．

❹ 生活上の注意点

下痢時には，まず**脱水症**と**電解質異常**に注意し，スポーツ飲料，経口補水液（OS-1 など）などで経口的に脱水の補正をする．

特に，**高齢者や小児では生命の危険もあり得る**ので十分に注意する．

下痢症状が改善してきたら，まず消化の良い食事から始め，肉類・脂肪類は避ける．刺激の強い食べ物や，飲み物，コーヒー，アルコール，香辛料の摂り過ぎに注意する．

❺ 下痢の薬物療法

▶表1　整腸薬

一般名	商品名	剤形	用法	用量（1回量）
ラクトミン製剤	ビオフェルミン®	錠 12 mg	1日3回	1～2錠
ビフィズス菌	ラックビー®	錠 10 mg	1日3回	1～2錠
酪酸菌	ミヤBM®	錠 20 mg	1日3回	1～2錠
酪酸菌配合	ビオスリー®	配合剤	1日3回	1～2錠
耐性乳酸菌	ビオフェルミンR®	錠 6 mg	1日3回	1錠

整腸薬については2章9も参照．

▶表2　腸機能改善薬

一般名	商品名	剤形	用法	用量（1回量）	作用
タンニン酸アルブミン	タンニン酸アルブミン	末	1日3～4回	1 g	収れん薬
天然ケイ酸アルミニウム	アドソルビン®	原末	1日3～4回	1 g	吸着薬
ベルベリン塩化物	フェロベリン®	配合錠	1日3回	2錠	殺菌薬
ロペラミド塩酸塩	ロペミン®	細粒 1 mg/g	1日1～2回	1 mg	腸運動抑制薬
メペンゾラート臭化物	メペンゾラート臭化物	錠 7.5 mg	1日3回	2錠	消化管運動抑制薬
ポリカルボフィルカルシウム	コロネル®	錠 500 mg	1日3回	1～2錠	水分を吸収し膨満ゲル化過敏性腸症候群（IBS）
臭化ブチルスコポラミン	ブスコパン®	錠 10 mg	1日3回	1～2錠	鎮痙・鎮痛消化管運動抑制

▶表3 抗菌薬

一般薬	商品名	剤形	用法	用量 (1回量)	期間
レボフロキサシン	クラビット®	錠250 mg, 500 mg	1日1回	500 mg	3～5日間
シプロフロキサシン	シプロキサン®	錠100 mg, 200 mg	1日2回	200 mg	3～5日間
ホスホマイシンカルシウム	ホスミシン®	錠250 mg, 500 mg	1日3～4回	500 mg	3～5日間
クラリスロマイシン	クラリス®	錠200 mg	1日2回	200 mg	3日間
アジスロマイシン	ジスロマック®	錠250 mg	1日1回	500 mg	3日間

◆ 文　献

1）徳田安春：下痢と便秘. 週刊日本医事新報, 4761：34-41, 2015

2）「medicina Vol.43 No.13 理解しよう！下痢と便秘」(小林健二 / 編), 医学書院, 2006

第2章　日常的によくある病気

8 感染性胃腸炎

① 感染性胃腸炎

　急性下痢は，原因として細菌・ウイルスなどによる感染性と乳糖不耐症，薬物（抗菌薬，ラクツロース，マグネシウム含有薬物など），虚血性大腸炎などによる非感染性とに分類される．急性下痢の多くは感染性で，他の原因によるものが除外され，"急に発症する腹痛，嘔吐，下痢"を認めれば感染性胃腸炎と診断される．

　細菌性のものでは，カンピロバクター，サルモネラ，腸炎ビブリオ，病原大腸菌が4大原因菌である．ウイルス性では，ノロウイルス，ロタウイルスが，寄生虫ではアニサキスが問題となる．

　疫学的には，カンピロバクターは年間を通して多く，夏季には腸炎ビブリオやサルモネラなどの細菌性のものが集中発生し，秋から冬（11月～2月頃）にかけてはノロウイルスが，春先（3月～5月頃）には乳幼児を中心にロタウイルスが多発する．カンピロバクター，サルモネラ，腸炎ビブリオ，腸管出血性大腸菌は血便を伴う．

▶表1　感染性胃腸炎を症候から分けた分類（小腸型，大腸型）

	小腸型	大腸型
	分泌性下痢	炎症性下痢
	粘膜を破壊せず腸管へ液体を分泌	粘膜を破壊し血性下痢を起こす
発熱の程度	軽度	高熱
嘔気・腹痛の頻度	嘔吐，腹痛は軽度	腹痛は重度
便の性状	水様性の下痢	粘液便，血便
便の回数	多い	頻回（テネスムス）
1回あたりの便量	大量	少量
検査	不要	便培養，血液培養，便中白血球
治療	対症療法	たまに抗菌薬
主な病原体	細菌・ウイルス	細菌
	●カンピロバクター ●サルモネラ ●ウェルシュ菌 ●セレウス菌 ●黄色ブドウ球菌 ●コレラ菌 ●ノロウイルス	●カンピロバクター ●腸炎ビブリオ ●病原性大腸菌 ●腸管出血性大腸菌 ●赤痢菌

悪心・嘔吐が下痢に対して強い場合は，いわゆる"胃腸炎"であり，ウイルス性かあらかじめ産生されていた毒素による食中毒の可能性が高い
（著者作成）

感染経路は，食品・水を介した経口感染，ヒトやペットからの接触感染がある．問診で，①食品摂取歴，②ペットの飼育歴，③患者周囲の発生状況，④海外渡航歴，⑤抗菌薬服用歴などを聞き取ることが重要．

症状は，原因病原体によって異なるが，腹痛，悪心・嘔吐，下痢（水様性，血性など），発熱などがみられる．感染性胃腸炎を小腸型・大腸型に分けた症候からの分類が原因病原体を推測するのに参考になる（**表1**）．

❷ 摂取した食物と潜伏期間から推定する原因病原体

細菌による感染性胃腸炎は，**感染型**と**毒素型**に分けられる．

1） 感染型

感染型は，摂取した細菌が腸管内で増殖することで発症したり，食物の中で細菌が増殖し，その食物を食べたことにより発症するもので，潜伏期間はやや長めとなる．

感染型には**カンピロバクター**（潜伏期間：2〜10日），**サルモネラ**（0.5〜2日），**腸炎ビブリオ**（0.5〜1日），**病原大腸菌**（0.5〜3日）が属する．

2） 毒素型

毒素型はさらに**食品内毒素型**と**生体内毒素型**とに分けられる．

2）-❶ 食品内毒素型

食品内毒素型は食品内で細菌が増殖し産生された毒素が症状を起こし，感染型より潜伏期間が短いという特徴がある．原因菌としては，**セレウス菌・嘔吐型**（30分〜6時間），**黄色ブドウ球菌**（30分〜6時間），**ボツリヌス菌**（12〜72時間）がある．

ウイルスでは**ノロウイルス**（24〜48時間），寄生虫では**アニサキス**（1〜36時間）がある．

2）-❷ 生体内毒素型

生体内毒素型とは，摂取された細菌が腸管内で増殖し，産生された毒素が原因となり症状を引き起こす．代表的な原因菌としては，**腸管出血性大腸菌**（2〜7日），**ウェルシュ菌**（6〜18時間），**セレウス菌・下痢型**（6〜15時間）がある．

以上より，**毒素型では潜伏期間が短く，感染型では潜伏期間が長い**ことがわかる．摂取した飲食物と潜伏期間を組合わせれば，原因病原体の推定がほぼ可能で，抗菌薬が必要かどうか判断することができる．

❸ 感染性胃腸炎の原因となる主な細菌 (後出の表3, 表4参照)

1) カンピロバクター

カンピロバクターは，鶏や牛などの腸管内にいる細菌で，少しの菌量で感染するが熱に弱い特徴がある．**鳥刺し，鳥たたき，牛レバ刺し，加熱不足の焼き鳥**などで感染する．

食べて1〜7日（長い場合10日）で，発熱（38〜39℃），腹痛，下痢（ときに粘血便）が主な症状で，嘔吐を伴うこともある．腸炎が完治してから10日後くらいに，ギランバレー症候群（手足の麻痺や顔面神経痛，呼吸困難など）を起こすことがある（0.1％の頻度）．

カンピロバクターは，鶏内の内部まで侵入していることもあるため，**中心部までしっかりと加熱**することが重要．

2) サルモネラ菌

サルモネラ菌は，動物の腸管，自然界（川，下水，湖など）に広く分布．**生肉，特に鶏肉，卵とその加工品**が汚染されることが多く，乾燥に強い．

6〜72時間の潜伏期間をおいて，激しい腹痛，下痢，発熱，嘔吐がみられる．長期にわたり保菌者となることがある．

対策は，**肉，卵は十分に加熱（75℃以上，1分以上）**する．卵の生食は新鮮なものに限る．低温保存は有効も過信は禁物．

3) 腸炎ビブリオ

海水中に生息する細菌で，本菌で汚染された**魚介類を生食**することで，ヒトに感染して，腸炎ビブリオによる感染性胃腸炎を発症させる．

12時間前後の潜伏期の後に，激しい上腹部痛，悪心・嘔吐と水様性下痢ときに血便を伴う．2〜3日で回復し，一般に予後は良好である．

予防対策は，**魚介類は真水でよく洗って調理し，魚介類を扱った器具は洗浄・消毒をする**．魚介類は冷蔵庫（4℃以下）で保存する．

4) 腸管出血性大腸菌

牛の肝臓（レバー）の内部には「O157」などの腸管出血性大腸菌がいることがある．厚生労働省は平成24年7月から牛のレバ刺しを生食用として販売・提供することを禁止しているが，その後も食中毒事例が報告されている．

腸管出血性大腸菌は，わずか2〜9個の菌だけでも溶血性尿毒症症候群（HUS）や脳症などの危険な病気を起こし，死亡の原因となる．

本菌は，**中心部まで75℃で1分間以上加熱**すれば死滅するが**牛の肝臓（レバー）を生で食べないことが唯一の予防法**である．

HUS：Hemolytic uremic syndrome（溶血性尿毒症症候群）

第2章 日常的によくある病気

8 感染性胃腸炎

5) ウェルシュ菌

ウェルシュ菌は，土や水の中，健康な人や牛・鶏・魚などの動物の腸などに生息している細菌．

汚染された肉類や魚介類を使った**煮込み料理，カレーやシチュー**などを大量に調理し，作り置かれていた食品を原因とした事故発生例の多い食中毒で別名「給食病」と呼ばれる．

ウェルシュ菌は嫌気性菌のため，粘性の高い煮込み料理を寸胴鍋で作ると，鍋底の酸素濃度が低くなるためウェルシュ菌が鍋底で増殖しやすくなる．

6～18時間の潜伏期間の後に，水様性の下痢と軽い腹痛がみられるが発熱や嘔吐はほとんどない．多くは発症後1～2日で回復するが，子どもや高齢者では重症化することがある．

予防法は，①喫食までの時間を短くする，②よく混ぜながら調理する，③加熱調理後にすみやかに10℃以下に冷却するか55℃以上で保管する，④調理後の食材は小分けにして保存する．

6) 黄色ブドウ球菌

黄色ブドウ球菌は，健康な人の皮膚の表面や鼻腔内，外耳道に存在する常在菌で，特に皮膚の傷口で増殖する．食中毒を起こすのは，この菌が増殖するときに産生される**エンテロトキシン**という耐熱性の毒素が原因．

多くの場合，**調理人の手指から**黄色ブドウ球菌が食品に取り込まれ，取り込まれた食品を食べることで発症する．**おにぎり，サンドイッチやお弁当などの食品**が原因となる．

潜伏期間は短く，食品を食べてから2～3時間（毒素量が多い時には数十分）で，激しい嘔吐，腹痛，下痢で発症する．高熱は出ない．

エントロトキシンは100℃で30分間**加熱しても分解せず**，毒素は食品中に残ったままとなる．

予防対策としては，①手指などに切り傷のある人は，食品には直接触れたり，素手で調理をしたりしない，②手指の洗浄，消毒を十分に行う，③冷蔵保存を過信せず，すぐに食べない食品や材料は冷凍する．

7) ノロウイルス

ノロウイルスは小型球形ウイルスで，日本の食中毒の中でも上位に属し，**11月から2月にかけて多発する**．ノロウイルスの特徴は，①ノンエンベロープウイルスでアルコール消毒や熱に抵抗性があり**次亜塩素酸ナトリウムで消毒する**，②感染力が非常に強く10～100個でも感染する，③一度かかっても何度でも感染する．

ノロウイルスに感染している**カキなどの二枚貝**を生や加熱不十分なまま摂取すると，**潜伏期間24～48時間**で，突発性の嘔気・嘔吐，腹痛から水様性の下痢が，重症例では1日に十数回みられることもある．発熱は37～38℃と軽度，発症後，通常であれば1～2日程度で症状は

治まる.

ノロウイルスには有効な抗ウイルス薬がなく，**対症療法**が行われる.
特に抵抗力の弱い乳幼児や高齢者が感染すると脱水症状になりやすい
ので，少しずつ水分補給を行う必要がある．経口補水液（OS-1 など）
を利用する方法もある.

予防対策は，①しっかり手洗い，消毒，②**食材は 80 ～ 90℃で 90 秒
以上，中心部まで火を通す**，③調理器具は熱湯（85℃）で 1 分以上の
過熱消毒を行う.

汚物（嘔吐物や排泄物）にはノロウイルスが大量に含まれているの
で，すばやく適切に 0.1 ％の次亜塩素酸ナトリウム希釈液にて消毒す
る.

8) アニサキス

アニサキス症は感染源となる魚介類を食べて 1 ～ 12 時間後に激しい
心窩部痛，悪心・嘔吐，微熱で発症する.

アニサキス症には季節性があり，12 月～ 3 月の冬季に多く，7 月～ 9
月の夏季には少ない．これは感染源となるイカ，タラ，サバ，アジ，
イワシなどの漁期に関係してくる．アニサキス症を診断するには，**イ
カなどの生食や加熱が不十分な魚を食べた後の発症を問診で聞き出せ
るかどうか**がポイントとなる.

胃アニサキス症は，上部消化管内視鏡により虫体を直接観察するこ
とが確定診断で，虫体の摘出が治療となる.

腸アニサキス症は内視鏡では虫体摘出は困難で，イレウスをきたす
こともあり絶食，疼痛コントロールによる対症療法を行う．虫体はや
がて死亡し吸収され，ほぼ 1 週間で症状は消退する．予防は**60℃以上
で 1 分以上加熱する**か，**凍結**でアニサキス虫は死ぬとされている.

④感染性胃腸炎の治療

細菌性胃腸炎の多くは対症療法のみで軽快するため，抗菌薬を必要
とする例は限られる.

初期治療においては，①**脱水の評価と補液の必要性**，②**原因菌に対
する抗菌薬投与が必要か**判断することがポイントとなる.

1) 脱水の補正：補液，電解質の補給

下痢に伴う脱水には塩分・糖分を含む経口補水液（OS-1 など），ス
ポーツドリンクなどを経口摂取.

経口摂取が不可能なら点滴静注.

2) 食事

絶食は不要．おかゆ，麺類，スープ，バナナ，クラッカー，ジャガ
イモ，ゆで野菜など消化の良いものを軽く.

3) 止痢薬, 鎮痛薬

　止痢薬・鎮痛薬は腸管内容物の滞在時間を延長し, **毒素の吸収を助長する可能性があり, 原則的には使用しない**.

　整腸薬は腸内細菌叢を回復させるため**投与する**.

整腸薬については2章9も参照.

4) 抗菌薬

　抗菌薬の適応を考えて処方.

・腸炎ビブリオ, ブドウ球菌では, **原則抗菌薬は不要**.

・カンピロバクター, サルモネラ, 腸管出血性大腸菌では**患者の状態からみた抗菌薬投与の適応を判断する**.

　① 重症：38℃以上の発熱, 10回以上の下痢, 腹痛が非常に強い, 血便, 菌血症が疑われるもの

　② 乳幼児, 高齢者は抗菌薬投与の対象となる

　③ 細胞性免疫が低下している人, 人工関節, 人工血管, 免疫抑制薬使用中の人は投与の対象

・**渡航者下痢症**で, 赤痢, コレラ, チフス・パラチフスなどの**3類感染症**では, **二次感染予防や排菌時間の短縮のため抗菌薬を必ず投与する**（後出の**表5**参照）.

▶**表2　抗菌薬の投与法**

分類	一般名	商品名	投与法
1. NQL（ニューキノロン）系抗菌薬	①レボフロキサシン（LVFX） ②シプロフロキサシン（CPFX）	クラビット® シプロキサン®	500 mg　分1　3〜5日間 400 mg　分2　3〜5間
2. FOM（ホスホマイシン）系抗菌薬	ホスホマイシン（FOM）	ホスミシン®	1.5〜2.0 g　分3〜4　3〜5日間
3. ML（マクロライド）系抗菌薬	①クラリスロマイシン（CAM） ②アジスロマイシン（AZM）	クラリス® ジスロマック®	400 mg　分2　3〜5日間 500 mg　分1　3日間
4. 点滴静注（セフェム系抗菌薬）	セフトリアキソン（CTRX）	ロセフィン®	1〜2 g　1日1回, 24時間ごと

①：第1選択, ②：第2選択

■ 抗菌薬を必要とする時（後出の表4参照）

1）カンピロバクター

ニューキノロン系（NQL）は耐性ができやすい.
第1選択：CAM（クラリス®）　　400 mg　　分2　　3〜5日間
第2選択：AZM（ジスロマック®）500 mg　　分1　　3日間

2）サルモネラ菌

NQLが除菌に効果的.
第1選択：LVFX（クラビット®）　500 mg　　分1　　3〜7日間
第2選択：AZM（ジスロマック®）500 mg　　分1　　3日間

3）腸管出血性大腸菌

第1選択：FOM（ホスミシン®）　1.5〜2.0 g　分3〜4　3日間
早期にNQLを使用すると効果があるとの報告があるが，意見は統一されていない.
遅れて抗菌薬を使用すると，ベロ毒素による溶血性尿毒素症候群（HUS）を引き起こす危険性が増すので抗菌薬は使用しない方が安全.

4）コレラ菌

第1選択：LVFX（クラビット®）　500 mg　　分1　　3日間
第2選択：AZM（ジスロマック®）500 mg　　分1　　3日間

5）赤痢菌

第1選択：LVFX（クラビット®）　500 mg　　分1　　5日間
第2選択：FOM（ホスミシン®）　1.5〜2.0 g　分3〜4　3〜5日間

6）チフス，パラチフス菌

第1選択：CTRX（ロセフィン®）　1〜2 g　　1日1回，24時間ごと　14日間
第2選択：LVFX（クラビット®）　500 mg　　分1　　14日間（NQLに感受性があれば）
第3選択：AZM（ジスロマック®）500 mg　　分1　　7日間

【サルモネラ菌保菌者】

1. サルモネラ菌は平均1カ月，多くは3カ月以内に自然消失する. 遅くとも6カ月から1年以内に自然消失するので，保菌者に対する抗菌療法は原則として行わない.
2. 保菌者が，調理関係，食品を扱う方，介護関係者では，菌が出ている間は，就業制限で仕事ができなくなり経済的に問題をきたしストレスとなる
3. 二次感染で集団感染を起こすような職種の方には，抗菌薬で治療となる.
   ①ニューキノロン系（NQL）抗菌薬を7日間投与.
   ②治療後10〜14日以降の検便で，2回連続して陰性となれば，菌がなくなったと判定し就業を許可する.

【チフス菌】

1. 腸チフス菌は感染力が強く，1年以上保菌している人もいる.
2. ニューキノロン，アモキシシリンあるいはST合剤をきっちり4〜6週間投与して，完全に除菌しないと重篤な全身症状をきたす危険性がある.
3. チフス菌は，腸管以外にも胆嚢内に保菌されていることが多い.
   胆石症，慢性胆嚢炎を合併している方は，まず外科的に胆嚢を摘出してから，2週間抗菌薬を投与することが原則となっている.

▶**表3** 感染性胃腸炎の主な原因病原体と摂取食品，潜伏期間・症状

		原因菌	小腸型・大腸型	主な症状*				潜伏期間*
				悪心・嘔吐	下痢	腹痛	発熱	
細菌	感染型	カンピロバクター	小腸型 大腸型		水様性 血便	腹痛	３８～39℃ （１～２日）	２～５日 （10日）
		サルモネラ	小腸型	悪心，嘔吐	水様性 粘血便	下腹部痛	３７～40℃ （高熱）	0.5～2日
		腸炎ビブリオ	大腸型	悪心・嘔吐	水様性 粘血便	上腹部痛		0.5～1日
		病原大腸菌 （腸管出血性大腸菌を除く）	大腸型		下痢	腹痛	発熱	0.5～3日
	感染型 生体内毒素型	腸管出血性大腸菌 （O157，O111） ※３類感染症	大腸型	溶血性尿毒症症候群（下痢発症３～14日後に合併）	水様性 血便	激しい腹痛	高熱は稀 ３８℃以下	２～７日
	生体内毒素型	ウェルシュ菌	小腸型 （上部消化管）	腹部膨満感	軟便	腹痛		6～18時間
		セレウス菌 （下痢型）	小腸型 （上部消化管）	腹部のけいれん	水様性	腹痛		6～15時間
	食品内毒素型	セレウス菌 （嘔吐型）	小腸型 （上部消化管）	悪心・嘔吐 腹部のけいれん				30分～6時間
		黄色ブドウ球菌	小腸型 （上部消化管）	悪心・嘔吐	水様性 粘血便			30分～6時間
		ボツリヌス菌		悪心・嘔吐，筋力低下，脱力感，便秘 神経症状（視力障害，呼吸困難） 乳児ボツリヌス症では便秘・筋力低下				12～72時間
ウイルス		ノロウイルス	小腸型	悪心・嘔吐	水様性	腹痛	発熱	24～48時間
寄生虫		アニサキス		悪心・嘔吐		心窩部痛		1～36時間

＊：潜伏期間・症状：文献10より引用

		原因菌	原因食品・汚染源	分布	特徴
細菌	感染型	カンピロバクター	鶏刺し・牛レバ刺し 加熱不十分の鶏肉	動物，特に鶏の腸管に常在	● 小児に多い ● 5～7月，秋～冬に多い ● 比較的少量の菌量で感染が成立 ● 潜伏期間が長い ● 汚染されても，臭いや味に変化なし ● ギランバレー症候群の合併
		サルモネラ	鶏卵・鶏卵加工品，うずら卵 食肉（レバ刺し，鶏肉） ペット（イヌ，ネコ，カメ，ヘビ，トカゲ）	ヒト・動物の糞便，自然界家畜，家禽の腸管に保菌	● 発熱などかぜ様の症状あり ● 気温の高い7月～9月に多発 ● 症状軽快後も便中に保菌しうる
		腸炎ビブリオ	刺身・寿司・魚介加工品 魚介類から二次汚染された食品	海水中（水温20℃を超えると激増）	● 魚介類の内臓や鰓などに付着している好塩菌で熱や真水に弱い ● 増殖が速い ● 排菌期間は短く，3日以降は検出率は急速に低下
		病原大腸菌 （腸管出血性大腸菌を除く）	飲用水，湧き水，氷，食肉，感染者の手指，器物	ヒト・動物の糞便，自然界	● 海外旅行後の下痢症の45％を占める
	感染型 生体内毒素型	腸管出血性大腸菌（O157，O111） ※3類感染症	牛生肉，生野菜 （ハンバーガー，ローストビーフ，サラダ）	牛の腸管に存在	● 100個程度の菌数でも感染 ● ヒトからヒトへの感染あり，二次感染に注意 ● 6月～10月に多発 ● 熱に弱い（60℃，15分） ● ベロ毒素産生：80℃，10分
	生体内毒素型	ウェルシュ菌	カレー，スープ，煮物 （煮込み料理）	ヒトの腸管内・動物の糞便，自然界	● 酸素のないところで増殖する嫌気性菌 ● 熱に強い芽胞を形成
		セレウス菌 （下痢型）	スープ，食肉，野菜，弁当 （穀類，豆類，香辛料，でんぷん食品）	土壌など自然界	● 嘔吐毒と下痢毒を産生 ● 米飯加工品や焼きそばなどで発生 ● 芽胞形成菌，セレウス菌毒素は耐熱性
	食品内毒素型	セレウス菌 （嘔吐型）	ピラフ，スパゲティ （穀類，豆類，香辛料，でんぷん食品）	土壌など自然界	
		黄色ブドウ球菌	おにぎり，サンドイッチ，和菓子，洋菓子 （手の傷から食品に汚染される）	ヒトの皮膚，手指の化膿創，鼻咽頭，毛髪に常在	● 毒素（エンテロトキシン）を産生 ● 毒素は耐熱性
		ボツリヌス菌	いずし，ビン詰，レトルト類似食品，からしれんこん，ハチミツ（乳児ボツリヌス症），加熱不十分の肉類缶詰，ソーセージ	土壌，海や川などの泥中に存在	● 熱に強い芽胞を形成する嫌気性菌で強い神経毒を生成する ● 毒素は80℃で30分の加熱で無毒化
ウイルス		ノロウイルス	二枚貝（生牡蠣，シジミ，ハマグリ） 二次感染（感染者の糞便，嘔吐物）		● お腹のかぜ：下痢，嘔吐，発熱が主な症状 ● 感染力が強いウイルスで二次感染を起こし，10月～4月に集団発生 ● 症状の持続期間は約3日間で回復，予後は良好
寄生虫		アニサキス	サバ，アジ，イワシ，イカ，サンマ，ハマチ，近海マグロ，マス，サケなど海水魚類		● 周期的に絞り上げる腹痛：幼虫が胃壁や腸壁に穿入し，激しい腹痛を起こす ● 胃アニサキス症：内視鏡で摘出 ● 腸アニサキス症：対症療法（抗ヒスタミン薬，鎮痛薬）

▶表4　感染性胃腸炎の主な原因病原体と治療・予防対策

		原因菌	熱抵抗性	予防・対策	抗菌薬（使用するなら）
細菌	感染型	カンピロバクター	熱抵抗性なし	60℃，1分加熱 乾燥に弱い 通常の加熱調理で死滅する	ML（CAM，AZM）　3〜5日間 （NQLは耐性ができやすい）
		サルモネラ		60℃，10〜20分 熱に弱いため，しっかり加熱 下痢のある時は調理を避ける	① NQL　3〜7日間 ② AZM　3日間 NQL系抗菌薬が除菌に効果的
		腸炎ビブリオ		65℃，5分 できれば加熱して食べる 腸炎ビブリオ毒素は耐熱性 調理器具はよく洗い熱湯消毒する 低温管理	抗菌薬は不要 対症療法 重症例でNQL　3〜5日間
		病原大腸菌 （腸管出血性大腸菌を除く）			抗菌薬は不要 対症療法 高齢者，小児で重症例の場合FOM
	生体内毒素型感染型	腸管出血性大腸菌 （O-157，O-111）		60℃，15分 熱に弱い ベロ毒素産生：80℃　10分	FOM　3日間：3日以内に開始　＊早期にNQLを使えば有効．意見は統一されていない．遅れると抗菌薬投与でHUSを起こす可能性あり，推奨されない．強い止痢薬は禁忌
	生体内毒素型	ウェルシュ菌	熱抵抗性あり	カレーやシチューなどの2日目の再加熱は，底からよくかき混ぜて十分加熱する 芽胞：煮沸は効果なし	抗菌薬は不要 対症療法
		セレウス菌 （下痢型）		121℃，20分，ハイター（次亜塩素酸Na 5％） 焼き飯や麺類の作り置きはしない　煮沸は効果なし，エタノールに耐性，胃酸に耐性	
	食品内毒素型	セレウス菌 （嘔吐型）			
		黄色ブドウ球菌		毒素は100℃で30分加熱しても無毒化しない：耐熱性 毒素を産生しない 10℃以下の低温で保存	
		ボツリヌス菌		毒素は80℃で30分の加熱で無毒化 膨張した真空パックや缶詰は食べない 1歳未満の乳児にはハチミツは与えない	
ウイルス		ノロウイルス	熱抵抗性なし	食材の加熱85℃，1分以上 ハイター（次亜塩素酸ナトリウム） エタノールに抵抗性 感染予防は手洗いと汚染物の適切な処理	抗菌薬は不要　対症療法 病歴から臨床診断を行う 検査で原因微生物を同定する意義は少ない
寄生虫		アニサキス	熱抵抗性なし	胃アニサキス症：内視鏡で摘出 腸アニサキス症：対症療法（抗ヒスタミン剤，鎮痛薬）	

①：第1選択，②：第2選択
（著者作成）

▶表5　感染性胃腸炎（3類感染症）の主な原因病原体と治療・予防対策

原因菌	原因食品・汚染源・分布	潜伏期間*	小腸型・大腸型	主な症状*				特徴	治療・対策
					下痢	腹痛	発熱		
コレラ菌	生の魚介類（カキ，エビ，カニ，タコ，スッポン，ウニ，サワラ）生水，氷，野菜	1～5日	小腸型	悪心	水様性 +++		なし	激しい水様性下痢，米のとぎ汁様便 毒素産生性の有無の確認が必要（コレラエンテロトキシンを産生しないコレラ菌は防疫対症とならない）	①NQL　3日間 ②AZM　3日間
赤痢菌	食物，水，飲料水，感染者の手指，器物	12～50時間	大腸型	テネスムス	膿粘血便	下腹部違和感	発熱 1～2日	ヒト，サルが保菌者	①NQL　5日間 ②FOM　5日間 止痢薬は使用しない 無症状の排菌者には，化学療法だけでよい
チフス・パラチフス菌	汚染された食物，水を介しての経口感染 接触感染もある	10～14日（21日）			（下痢）（腸出血）		高熱 39～40℃以上	発展途上国からの1カ月以内の帰国者 1週間以上続く高熱，ばら疹，脾腫，腸出血 高熱でも脈拍数は100/分以下	①ＣＴＲＸ点滴静注　14日間，NQLに感受性があれば2週間治療 ②AZM　7日間 ● 長期保菌者（胆のう結石）：胆嚢切除し，NQL剤 ● 先行して抗菌薬投与を受けている場合は，1～2日休薬して検体を採取

3類感染症のうち，腸管出血性大腸菌は表3を参照
①：第1選択，②：第2選択
＊：潜伏期間・症状：文献10より引用

◆ 文　献

1）貞升健志：食中毒の疫学．日本医師会雑誌，147：1191-1195，2018

2）宮内雅人：ウイルス・細菌による食中毒．日本医師会雑誌，147：1197-1200，2018

3）横田裕行，他：座談会 食中毒を考える．日本医師会雑誌，147：1173-1184，2018

4）黒木由美子：魚介類による食中毒．日本医師会雑誌，147：1201-1204，2018

5）大西 真：腸管出血性大腸菌感染症．メディカル朝日，41：30-31，2012

6）永田博司：感染性腸炎での抗菌薬投与．ドクターサロン，60：809-813，2016

7）相良裕子：感染性胃腸炎．「感染症の診断・治療ガイドライン」（日本医師会感染症危機管理対策室，厚生省保健医療局結核感染症課／監，感染症の診断・治療研究会／編），pp190-193，日本医師会，1999

8）【急性下痢】多くは細菌性，重症例には抗菌薬も．日経メディカル：46-50，2012

9）田中智之：ノロウイルスの迅速診断と職場復帰の目安．週刊日本医事新報，4702：68-69，2014

10）国立感染症研究所
https://www.niid.go.jp/niid/ja/

11）志賀 隆：ノロ・ロタウイルス感染症の治療と予防．ドクターサロン，65：458-461，2021

12）中西奈美：早めの検査キット活用，脱水対策を．「新型ノロ」にはこう対処．日経メディカル：60-65，2016

13）田中智之：衛生・公衆衛生学 ノロウイルスの迅速診断と職場復帰の目安．週刊日本医事新報，4702：68-69，2014

14）厚生労働省：感染性胃腸炎（特にノロウイルス）について．
https://www.mhlw.go.jp/bunya/kenkou/kekkaku-kansenshou19/norovirus/

▶図1　患者さん説明用：オーダーメイドの急性胃腸炎の治療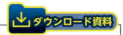

———————————————— 様

（西洋薬）　整腸剤　　　　　ビオスリー・ビオフェルミン・ミヤBM

　　　　　　収れん剤　　　　タンナルビン

　　　　　　止瀉剤　　　　　ロペミン（頓用）：下痢が強い時

　　　　　　吐き気止め　　　プリンペラン・ナウゼリン

　　　　　　抗生剤　　　　　クラビット・ホスミシン・クラリス・ジスロマック

（漢方薬）五苓散・半夏瀉心湯・人参湯・真武湯

1　西洋薬は指示通り飲んでください

2　漢方薬の上手な効かせ方（食事と関係なく飲んでください）

　（1）初日（　月／　日）3時間ごとに3〜4回服用

　　　①2包　　時　②2包　　時　③1包　　時　④1包　　時

　（2）2回目以降

　　　＊1日3回、朝・昼・夕と食事に関係なく飲んでください

　　　＊症状が落ち着いて、2〜3回服用して終了です

　　　＊症状がある場合、胃腸を休めることも大切です

　　食事の量は普通の半分くらいを目安に、消化の良い物を摂ってください

▶図2　患者さん説明用：ノロウイルスの予防と対策

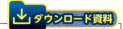

ノロウイルスの予防と対策

感染性胃腸炎とは　主にウイルスなどの微生物を原因とする胃腸炎の総称

1　ノロウイルスによる感染性胃腸炎

潜伏期間：1〜2日間
症　　状：嘔気・おう吐、下痢・腹痛、37℃台の発熱がみられます（症状の程度には個人差があります）。

2　原因と感染経路

ノロウイルスが、人の手などを介入して、口に入ったときに感染する可能性があります（経口感染）。

　ノロウイルスの感染経路
①ヒト➡ヒトへの感染
　●感染した人の便やおう吐物に触れた手指を介してノロウイルスが口に入った場合
　●便やおう吐物が乾燥して、細かな塵と舞い上がり、その塵と一緒にウイルスを体内に取り込んだ場合
②汚染した食品を介して起こる食中毒
　●感染した人が十分に手を洗わず調理した食品を食べた場合
　●ノロウイルスを内臓に取り込んだカキやシジミなどの二枚貝を、生または不十分な加熱処理で食べた場合

3　感染性胃腸炎の治療：特別な治療法はありません

対症療法：つらい症状を軽減するための処置
　　　　　乳幼児や高齢者では下痢などによる脱水症状をきたすことがあります。早めの受診を。
　　　　　おう吐の症状がおさまったら少しずつ水分を補給し、安静に努め回復期には消化しやすい食事をとるよう心がけましょう。

4　予防のポイント

手　洗　い：最も大切なのは手洗いです。特に排便後、また調理や食事の前には石けんと流水で十分に手を洗いましょう。便やおう吐物を処理する時は、使い捨て手袋、マスク、エプロンを着用し、処理後は石けんと流水で十分に手を洗いましょう。症状が消失した後も約1週間は便の中にウイルスが排出の可能性があるため手洗いはしっかり行いましょう。
食材の熱処理：カキなどの二枚貝を調理するときは、中心部まで十分に加熱しましょう
　　　　　　　（中心温度85℃1分以上の加熱が必要です）

＊＊　参考【簡易なハイター等の薄め方】（市販の漂白剤：塩素濃度：約5％の場合）＊＊

濃度（希釈倍率）	希　釈　方　法
0.02％（200 ppm）（環境消毒に使用）	2Lのペットボトル1本の水に10 mL （原液をペットボトルのキャップ2杯）
0.1％（1,000 ppm） （吐物・ふん便が付着した場合の処理に使用）	500 mLのペットボトル1本の水に10 mL （原液をペットボトルのキャップ2杯）

第2章　日常的によくある病気

9　整腸薬

❶ 整腸薬を選ぶポイント・抗菌薬との併用

　整腸薬は腸内pHを低下させることにより，有害細菌の増殖を抑え腸内有用菌の増殖を促進し腐敗物質を減少させて，下痢・軟便・便秘・腹部膨満感などの腹部症状を改善する目的で使用される.

　製剤間における大規模臨床比較試験はなく，使い分けのエビデンスは確立していないが，菌種により消化管部位に対する親和性の違いがある.

▶表1　生菌の分類と特徴

菌種	特徴
ビフィズス菌	● 小腸下部から大腸で増殖 ● 偏性嫌気性菌 ● 乳酸，酢酸を産生→有害菌の発育抑制
乳酸菌（ラクトミン）	● 小腸下部から大腸で増殖 ● 通性嫌気性菌 ● 乳酸を産生→有害菌の発育抑制
糖化菌	● 小腸上部より増殖 ● 偏性好気性菌，芽胞を形成→抗菌薬の影響を受けにくい ● 乳酸菌増殖促進作用
酪酸菌	● 大腸で増殖 ● 偏性嫌気性菌，芽胞を形成→抗菌薬の影響を受けにくい ● 酪酸産生能が高い，胃酸や種々の抗菌薬に抵抗性
宮入菌	● 胃酸に安定，抗菌薬に安定→抗菌薬と併用可 ● 酪酸，酢酸を産生→有害菌の発育を抑え，有用菌を保持 ● 酪酸は腸管内の炎症を抑える

❷ 整腸薬の分類と特徴 (表2)

1) 活性生菌薬

・腸内細菌叢の異常による諸症状を改善する.

・合剤では共生作用により菌数が増加し，効果の増強が期待できる. 例えば，ビオスリー®は3種類の生菌を含む整腸薬で，糖化菌が乳酸菌を，乳酸菌が酪酸菌の増殖を促進させることで整腸効果が期待できる.

・患者さんによっては，どの菌株の服用が症状改善に効果的であるかわからない場合がある. **症状の改善が見られない場合は次の薬を試すのが一般的な整腸薬の使われ方**である.

・ミヤBM®：宮入菌を含有，*H. pylori*除菌療法時の**下痢・軟便の予防のため除菌薬と併用される**ことが多い.

▶表2 整腸薬の分類と特徴

	商品名	偏性好気性 糖化菌（サポート役）	通性嫌気性 乳酸菌（ラクトミン）	偏性嫌気性 酪酸菌（大腸のエネルギー源）	偏性嫌気性 ビフィズス菌	抗菌薬との併用
活性生菌剤	ビオフェルミン® 錠				○ 12 mg	
	ビオフェルミン® 配合散	○ 4 mg 芽胞形成	○ 6 mg			
	ラックビー® 錠				○ 10 mg	
	ラックビー® 微粒 N				○ 10 mg	
	ミヤBM® 錠			○ 20 mg 芽胞形成		併用可
	ビオスリー® 配合錠	○ 10 mg 芽胞形成	○ 2 mg	○ 10 mg 芽胞形成		併用可
耐性生菌剤	ビオフェルミンR® 錠		○ 6 mg 耐性			併用可
	ラックビー®R 錠				○ 10 mg 耐性	併用可

生菌成分（1 g または1錠中）

2）耐性生菌薬

抗菌薬・化学療法薬投与時の腸内細菌叢の異常による諸症状を改善する.

耐性乳酸菌の特徴

・併用の対象となる抗菌薬

① ペニシリン系，セファロスポリン系，アミノグリコシド系，マクロライド系，テトラサイクリン系*，ナリジクス酸

② レボフロキサシン（クラビット®）などのニューキノロン系，ホスホマイシン系は保険適用外

・酪酸菌（ミヤBM®）は芽胞形成菌であるため，抗菌薬の影響を受けにくく，耐性乳酸菌製剤が臨床的に無効な場合代替製剤になりうる. レセプトのため傷病名「下痢症」が必要.

*ラックビーR®はテトラサイクリン系に対する保険適用はない.

◆ 文 献

1）江頭かの子，佐々木 均：整腸剤の使い分け. 週刊日本医事新報，4706：67-69. 2014

2）「週刊日本医事新報 No.4953 整腸剤の使いわけ」（佐々木 均／監），日本医事新報社，2019

3）「整腸剤の一覧・使い分け・抗菌薬との併用【医療用医薬品】」（伊川勇樹／著），ファーマシスタ，2016 https://pharmacista.jp/contents/skillup/academic_info/intestinal_remedy/2432/

第2章 日常的によくある病気

10 尿路感染症
（膀胱炎・腎盂腎炎）

❶ 尿路感染症

　尿路感染症は，尿道からの菌の侵入，膀胱内での定着，尿路の逆行性上行による腎臓での感染により起こる．解剖学的には，下部尿路感染症の膀胱と上部尿路感染症の腎臓・腎盂・尿管とに分けられる．

　単純性尿路感染症に罹患する患者の多くは，健康な若い女性である．尿道からの菌の侵入を容易にする条件として，女性の尿道が男性よりも短いことがあげられる（図1）．

　尿道カテーテル上のバイオフィルムの存在や，尿路結石や神経因性膀胱などにより尿の流れが滞ると尿路感染症を起こしやすくなる．

▶図1　尿路のしくみ

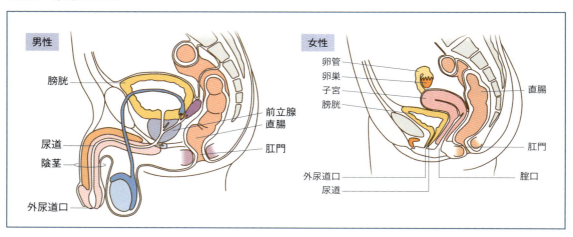

❷ 尿路感染症の症状と検査所見

膀胱炎の自覚症状は，**頻尿，排尿時痛，尿意切迫感**などであり，腎盂腎炎では**発熱**と**側腹部痛**が主体となり時に**吐気などの消化器症状**を伴うことがある．膀胱炎と腎盂腎炎はしばしば併発しており，腎盂腎炎の約8割の患者で膀胱炎症状を伴っているとの報告がある．

尿路感染症の診断には**膿尿**（尿中白血球 ≧ 10 cells/mm³）および**細菌尿**（尿培養で有意な細菌が検出）が必須である．

尿試験紙は簡易だが，尿沈渣の完全な代替にはならない．

▶表1　尿路感染症の検査方法

検査方法	検査所見	備考
尿試験紙（定性）	白血球（エステラーゼ）陽性 細菌（亜硝酸塩）　　陽性	尿試験紙で，エステラーゼと亜硝酸塩の両反応が陰性であれば尿路感染症の可能性は低い
尿沈渣	尿中WBC 10個/HPF以上で膿尿	
尿培養検査	細菌数 10⁴ CFU/mL以上で有意の細菌尿	尿は非常に抗菌薬の移行がよいので，尿培養のための検体採取は，初回の抗菌薬投与前か，あるいは，投薬後であれば最低3日間の休薬をはさんで行うのが望ましい

❸ 尿路感染症の原因微生物

市中感染の尿路感染症の原因微生物は，グラム陰性桿菌，特に大腸菌（*E. coli*）が多い．メチシリン耐性黄色ブドウ球菌（MRSA）を含む黄色ブドウ球菌やカンジダ属（*Candida*）は検出されても定着菌であることがほとんどである．

医療関連感染では，緑膿菌の関与が無視できない．

また，腸内細菌のなかでもエンテロバクター属（*Enterobacter*），シトロバクター属（*Citrobacter*），セラチア属（*Serratia*）といった，より耐性傾向の強い細菌の割合が増えている．

❹ 尿路感染症の治療

耐性大腸菌をこれ以上増さないことを意識した治療から**できるだけニューキノロンは控える**．

主として**グラム陰性桿菌をカバーした抗菌薬を選択する**．通常は偏性嫌気性菌（緑膿菌など）のカバーは不要．

❖耐性大腸菌の問題

・かつては大腸菌の抗菌薬感受性は良好であった．現在では**基質特異性拡張型βラクタマーゼ（ESBL）産生菌**と**キノロン耐性大腸菌**の存在が尿路感染症の診療でも大きな問題となっている．

・ESBL産生菌の特徴は**第3世代セファロスポリン系抗菌薬に耐性がある**ことで，大腸菌に占める割合は，28.3％となっている．

・**ニューキノロン耐性大腸菌**の拡大はさらに深刻で，耐性率は41.4％となっている．

1) 膀胱炎に対する治療

主に経口抗菌薬を用いる.

▶表2　膀胱炎の治療薬（経口抗菌薬）

一般名（略語）	商品名	剤形	用法・用量	妊婦
クラブラン酸・アモキシシリン（CVA/AMPC）	オーグメンチン	錠：125 mg	1回250 mg，1日3回，7日間	可
セファレキシン（CEX）	ケフレックス®	カプセル：250 mg	1回500 mg，1日4回，7日間	可
セフカペンピボキシル（CFPN-PI）	フロモックス®	錠：75 mg，100 mg	1回100 mg，1日3回，5〜7日間	可
セフジトレンピボキシル（CDTR-PI）	メイアクトMS®	錠：100 mg	1回100 mg，1日3回，3〜7日間	可
レボフロキサシン（LVFX）	クラビット®	錠：250 mg，500 mg	1回500 mg，1日1回，3日間	不可
シプロフロキサシン（CPFX）	シプロキサン®	錠：100 mg，200 mg	1回400 mg，1日2回，3日間	不可
ST合剤	バクタ®	配合剤	1回2錠，1日2回，3日間	不可

2) 腎盂腎炎に対する治療

- 軽症〜中等症：外来での内服治療，原則として14日間.
- 中等症〜重症：妊婦は入院での点滴治療を推奨.

▶表3　尿路感染症に用いる点滴抗菌薬

一般名（略語）	商品名	剤形	用法・用量	備考
セフトリアキソン（CTRX）	ロセフィン®	1 gパック	1回1 g，1日1回	1日1回投与で外来でも使用可能 緑膿菌のカバーなし
アミカシン（AMK）	アミカシン	注射用 100 mg，200 mg	1回15〜20 mg/kg 1日1回	第3世代セファロスポリン耐性菌にGMより感受性保たれている
セフェピム（CFPM）	セフェピム塩酸塩	注射用 0.5 g，1 g	1回1 g，1日3回	市中感染では必要以上に広域になる緑膿菌をカバーする
メロペネム（MEPM）	メロペン®	点滴用キット 0.5 g	1回1 g，1日3回	ESBL産生菌の保菌者リスクの高い状況で使用

❺ 尿路感染症再発防止のための注意事項

① 尿意を感じたら，すぐにトイレに行き，排尿を我慢しない.

② 水，お茶などでできるだけ水分を多くとる.

③ 外陰部を清潔に保つ．特に生理の時は注意する.

④ トイレットペーパーは前から後ろへ拭くように使う.

⑤ 衣類，入浴などに気を配り，体，特に下腹部，骨盤部を冷やさないようにする.

⑥ 便秘しないように気をつける.

⑦ セックスのあとを清潔にし，排尿する.

⑧ 過労は避ける.

◆ 文　献

1 ）日本化学療法学会尿路性器感染症に関する臨床試験実施のためのガイドライン改訂委員会：尿路性器感染症に関する臨床試験実施のためのガイドライン 第2版．日本化学療法学会雑誌，64：479-493，2016
https://www.chemotherapy.or.jp/uploads/files/guideline/nyouro.pdf

2 ）「週刊日本医事新報 No.5076 尿路感染症の診かた治しかた」（藤田崇宏／著），日本医事新報社，2021

3 ）山本新吾：膀胱炎の新ガイドライン，抗菌薬の投与法を明示．日経メディカル特別編集版：10-11，2011

4 ）「亀田感染症ガイドライン 女性の尿路感染症（version 3）」（鈴木大介，黒田浩一／著，細川直登／監），2018
https://medical.kameda.com/general/medical/assets/10.pdf

5 ）「新訂第4版 感染症診療の手引き」（感染症診療の手引き編集委員会／編），Signe，2021

6 ）山本新吾，他：JAID/JSC 感染症治療ガイドライン2015-尿路感染症・男性性器感染症-．感染症学雑誌，90：1-30，2016
https://www.jstage.jst.go.jp/article/kansenshogakuzasshi/90/1/90_1/_pdf/-char/ja

7 ）「JAID/JSC 感染症治療ガイド2023」（JAID/JSC 感染症治療ガイド・ガイドライン作成委員会／編），日本感染症学会，日本化学療法学会，2023

11 尿路結石

❶ 尿路結石

尿路結石は，尿路に結石が形成される病気で，結石のできる部位によって，上部尿路結石（腎結石，尿管結石）と下部尿路結石（膀胱結石，尿道結石）とに分けられる．95％が上部尿路結石である．

特に痛みが強いのは尿管結石で，尿管にはもともと狭い場所が3カ所（**腎盂尿管移行部，総腸骨動脈交叉部，尿管膀胱移行部**）あり，**生理的狭窄部**と呼ばれている．これらの部位に結石が到着するとつまりやすく痛みの発作が起こりやすい（図1）．

▶図1　腎臓の構造と経静脈性尿路造影

A）腎臓の構造

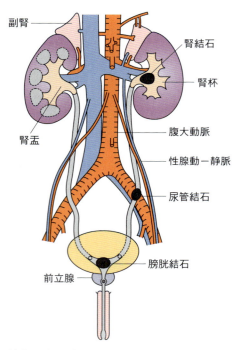

（文献3より引用）

B）尿路結石の経静脈性尿路造影

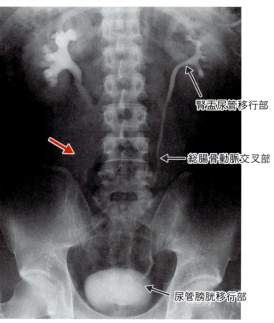

結石部（→）以下の尿管は造影されない

❷ 尿路結石の症状

① **疝痛発作**（突然に生じる激しい痛み）と**血尿**が典型的な症候．結石による尿流閉塞と腎盂内圧の急激な上昇により，**腰背部から側腹部にかけて激痛や下腹部への放散痛を生じる．夜間や早朝に起きることが多く**，通常3〜4時間は持続する．結石に対して周囲の空間的余裕がある腎盂結石の場合には結石があっても無症状のことがある．ある程度内圧が上昇すると，尿の生成が止まり内圧の変化はなくなり，腎盂，腎杯，尿管が拡張した状態で平衡状態となる．こうなると鈍痛はあっても激しい痛みには襲われなくなる．このまま放置し，何カ月かあるいは何年か経つうちに，腎臓が拡張し尿を生成する腎実質が薄くなり腎機能障害をきたすため，放置しないよう注意する必要がある．人によっては吐き気，嘔吐や冷や汗といった症状が出ることがある．

② 結石が膀胱の近くまで落ちてくると，頻尿や残尿感などの刺激症状を感じることがある．結石が膀胱内に落下すれば，膀胱内部は結石に対して空間が十分に広いので痛みは軽快する．尿道（膀胱からペニスの先まで）は尿の勢いにより通常は容易に通過し結石は尿と一緒に体外へ排泄される．

  もともと前立腺肥大や尿道狭窄のある人，大きな結石の場合には尿道内に結石がつまることがあり，血尿，尿の途絶，尿閉を起こすことがある．

③ **腎盂腎炎**を併発すると**38〜40℃の発熱や腰痛**を呈することがある．稀に，尿の腎盂外溢流（圧力によってあいた尿路の小さな穴から尿が体内に漏れる），腎後性腎不全，尿道結石のつまりによる尿閉が発生することがあり，この場合はステントの挿入などの緊急処置を要することがある．

腎盂腎炎：2章10を参照．

❸ 尿路結石の検査と診断の進め方

症状と身体所見と一緒に，尿検査，腹部エコー検査，腹部X線を行う．

尿検査では結石が尿路を傷つけると出てくる**血尿**の有無を判断する．血尿が出ない症例もあるので注意が必要．

エコー検査では，痛みの原因となっている結石のつまりとそれによって生じた腎臓の腫れ（水腎症）の有無を観察する．

腹部X線では**カルシウムを多く含む結石であればX線で白く写る**ので結石の部位と大きさ，位置が推定できる*．

腹部CTは，結石の有無とその位置，大きさがわかり，痛みが他の疾患のものではないことの確定診断となるので有用．

血液検査は腎機能検査（クレアチニン，尿素窒素），カルシウム，リン，尿酸を測定する．

＊しかし，尿酸を含む一部の結石はX線に写らないことに注意．

❹ 尿路結石の分類

　成分の違いにより原因，治療法や予防法が異なる．最も頻度が高い
ものはシュウ酸カルシウム結石で，次いでリン酸カルシウム結石，尿
酸結石がみられる．

▶表1　尿路結石の分類

	結石成分	頻度	原因となる疾患
カルシウム結石	シュウ酸カルシウム	92.1%	高カルシウム尿，高シュウ酸尿，低クエン酸尿など
	リン酸カルシウム		高カルシウム尿，腎尿細管性アシドーシス，副甲状腺機能亢進症
尿酸結石	尿酸	5.5%	高尿酸血症，高尿酸尿，痛風，尿酸排泄促進薬の服用
感染結石	リン酸マグネシウムアンモニウム	1.4%	尿路感染症
	カーボネイトアパタイト		
シスチン結石	シスチン	0.7%	シスチン尿症
その他		0.3%	

❺ 治療法の選択と決定

　薬の服用と生活指導による保存的治療と，手術による積極的治療に
分かれる．

1）5 mm以下の結石

　薬物療法と，1日2L以上の水分摂取と適度な運動などで結石が自然
に排出するのを待つ（保存的治療）．

▶表2　尿路結石の治療薬

分類	一般名	商品名	剤形	用法・用量	備考
結石排出促進薬	ウラジロガシエキス	ウロカルン®	錠：225 mg	1回2錠 1日3回	結石発育抑制・溶解作用 利尿作用，抗炎症作用
	フロプロピオン	コスパノン®	錠：40 mg，80 mg	1回80 mg，1日3回	尿管結石の鎮痙・排石促進
	タムスロシン	ハルナール®	D錠：0.1 mg，0.2 mg	1回0.2 mg 1日1回	α_1遮断薬，保険適用外 尿管結石排泄促進
	漢方	猪苓湯（ちょれいとう）	ツムラ顆粒：2.5 g/包	1回2.5 g 1日3回	4章12参照
鎮痛薬	ロキソプロフェン	ロキソニン®	錠：60 mg	1回60 mg，頓用 1日2〜3回まで	経口
	ジクロフェナクナトリウム	ボルタレン®	サポ：12.5 mg，25 mg，50 mg	1回25〜50 mg 1日1〜2回	坐薬
	漢方	芍薬甘草湯（しゃくやくかんぞうとう）	ツムラ顆粒	1回2.5〜5 g 1日3回まで	平滑筋，横紋筋を弛緩させ痛みを緩和させるとともに排石促進作用 4章12参照

220　患者さんを総合的に診るための　内科外来これ一冊，必携書

2）5 mm〜1 cmの結石

症状や結石の位置などで薬物療法を中心とした経過観察か，破砕治療を行うかを選択する．

3）1 cm以上の結石

1 cm以上の尿管結石は自然排石の可能性は低く，積極的な結石除去がすすめられる．

3）-❶ 体外衝撃波結石破砕術（ESWL）

専用機器で発生させた衝撃波を体外から結石に当てて破砕する．**腎結石の場合は1〜2 cm，尿管結石の場合は5 mm以上が良い適応**となる．5 mm未満の尿管結石でも社会的適応で行うこともある．

3）-❷ 経尿道的尿管破石術（TUL）

麻酔下で，尿道から尿管鏡という内視鏡を挿入，結石をモニターで見ながら砕く．砕いた結石はバスケットなどの器具で取り除く．5〜6日の入院となる．

3）-❸ 経皮的腎破石術（PNL）

大きな腎結石に対して，背中から腎瘻を作り，その小さな穴から内視鏡を腎臓内に入れて，テレビモニターを見ながら結石を割り摘出する．全身麻酔で行う．腎瘻を作ることで合併症が起こることもある．

入院期間は7〜10日ほど．サンゴ状の結石，2 cm以上あるいは複数の腎結石が適応．

ESWL：extracorporeal shock wave lithotripsy（体外衝撃波結石破砕術）
TUL：transurethral ureterolithotripsy（経尿道的尿管破石術）
PNL：percutaneous nephrolithotripsy（経皮的腎破石術）

❻ 結石の予防

① 1日の尿量が2 L以上となるように水分をとる

オシッコの流速で結石ができにくくなるようにするのと，尿中のカルシウム濃度を下げるため．

② シュウ酸を多く摂らない

尿中に排泄されるシュウ酸は尿路結石をできやすくする．東欧からの報告で，食事由来のシュウ酸の80〜85％は紅茶やコーヒーとされており，尿路結石をくり返す人は注意が必要．

▶表3　シュウ酸を多く含む食品

食品名	100 gあたりの含有シュウ酸量
ほうれん草*，スイバ	800 mg
バナナ	500 mg
タケノコ	420 mg
キャベツ，ブロッコリー，カリフラワー，レタス	300 mg
サツマイモ	250 mg
ナス	200 mg

＊ほうれん草にはシュウ酸が多量に含まれているが，おひたしにすれば水中にシュウ酸が出ていくので問題なし

③ 尿酸を下げる

高尿酸血症の人はプリン体の過剰摂取で尿酸結石になることがある.

④ カルシウムは一定量を摂る

カルシウム結石の再発予防には，カルシウム摂取を制限するより，一定量のカルシウムを摂った方がよいとされている．これは，カルシウムが結石の原因となるシュウ酸を排泄する役割があるため.

⑤ クエン酸をとるようにする

クエン酸はシュウ酸とカルシウムが尿中で結合するのを抑えてくれる.

《クエン酸を多く含む食品》
柑橘系（みかん，夏みかん，レモン，グレープフルーツ），酢，梅干し，じゃがいも，いちご，トマト

⑥ 食塩を過剰に摂取しない

食塩を多量に摂取すると，腎尿細管で再吸収されるナトリウム量が低下し，同時に再吸収されるカルシウム量が低下し，尿中のカルシウムが増加する．この症状が長く続くと低カルシウム血症のために副甲状腺のホルモンの分泌が増え，骨からのカルシウム溶出が増加し，骨がもろくなる.

⑦ 動物性たんぱく質を過剰に摂取しない

肉類をとると濾過されるカルシウム量が増加し，尿中のカルシウムが増加する．また，尿中の尿酸やシュウ酸の排泄量も増加するので，結石の発生する危険性が高まる.

⑧ ビタミンCを過剰に摂取しない

ビタミンCは体内で代謝されてシュウ酸を作るので，結石成分のほとんどを占めるシュウ酸カルシウムを作ることになる.

⑨ 就寝直前に食事をしない

食事で摂取したカルシウムやシュウ酸の尿中への排泄は，食後2〜3時間でピークに達する．就寝中の尿量は減少して濃縮された尿となる．夜遅く食事を摂ると，尿中へのカルシウムおよびシュウ酸の排泄と濃縮される尿が生成される時間帯が重なり結石ができやすくなる.

◆ 文 献

1）「尿路結石症診療ガイドライン 第3版（2023年版）」（日本泌尿器科学会，他／編），医学図書出版，2023
2）昭和大学江東豊洲病院泌尿器科：尿路結石.
https://www.shkt-urology.jp/guide-uts
3）第6章-1 尿路結石から探る尿路.「臨床につながる解剖学イラストレイテッド」（松村讓兒／著，土屋一洋／協力），pp184-185，羊土社，2011

12 帯状疱疹

❶ 帯状疱疹

小児期に水痘・帯状疱疹ウイルス（VZV）に感染すると，水痘（水ぼうそう）を発症する．そして，水痘が治癒した後もウイルスは脊椎知覚神経節に潜伏する（潜伏感染）．

VZVは高齢化や免疫力低下などにより再活性化されると，ウイルスは神経繊維を伝わって皮膚へ戻り，ピリピリと刺すような痛みと発赤，水ぶくれが帯状に出現する（図1，図2）．

この発疹は，ほとんどの場合，感染した神経繊維の上にある皮膚に帯状に発生し，体の左右片側だけにみられる．この帯状の皮膚領域は，単一の脊椎神経の神経繊維によって支配される領域で，皮膚分節（デルマトーム）と呼ばれる（図3）．

VZV：varicella-zoster virus（水痘・帯状疱疹ウイルス）

▶図1　一般的な帯状疱疹の経過

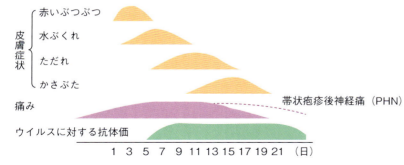

図の山は左端が始まりで，右端に向かって終わっていくことを表す．また，高さは症状の程度などを表す

❷ 帯状疱疹の経過

一般的には，**帯状疱疹が出る前の2～3日間に，体の片側に痛みやチクチク感，かゆみが起こる**．その後，**帯状の皮膚領域に周囲が赤くなった小さな水疱が固まって発生する**．水疱の形成は3～5日ほど続き，患部は軽く触れるなど，どんな刺激にも敏感に反応して激しく痛むことがある．

水泡は出現して5日ほどで乾いて黒褐色のかさぶたになる．かさぶたができるまでは，水疱には水痘・帯状疱疹ウイルスが入っていて感

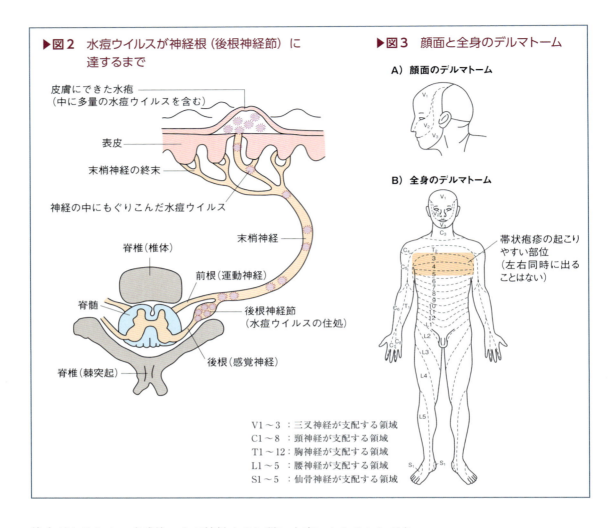

▶図2 水痘ウイルスが神経根（後根神経節）に達するまで

▶図3 顔面と全身のデルマトーム
A）顔面のデルマトーム
B）全身のデルマトーム

V1～3：三叉神経が支配する領域
C1～8：頸神経が支配する領域
T1～12：胸神経が支配する領域
L1～5：腰神経が支配する領域
S1～5：仙骨神経が支配する領域

染力があるため，未感染の人が接触すると稀に水痘にかかることがある．

稀に水疱をかいたり，ただれた患部に細菌感染を起こすと皮膚に傷あとが残るリスクが高くなる．

痛みは皮疹の治療とともに軽減，消失していくことが多いが，治癒後にも疼痛が長時間（発疹出現後から3カ月以上）続くものを帯状疱疹後神経痛（PHN）と呼び治療に難渋することがある．

PHN : post herpetic neuralgia（帯状疱疹後神経痛）

❸ 帯状疱疹の合併症

頭頸部の帯状疱疹を主とした一部の症例ではさまざまな合併症を引き起こすことがある．

1） 眼部帯状疱疹

帯状疱疹が目につながる神経に及んだ場合，眼に感染を起こし，角膜炎や結膜炎，ぶどう膜炎などの合併症を引き起こすことがあり，重症化すると視覚障害をきたすことがある．

2） 耳帯状疱疹 （Remsay-Hunt 症候群）

外耳道の水疱，痛み，顔面の部分麻痺，難聴，耳鳴り，回転性めまいを引き起こすことがある．

❖妊娠中の水痘感染

・妊娠20週以前に水痘にかかると胎児に皮膚の瘢痕形成に伴う形態異常，白内障などの眼病変をきたすことがある（先天性水痘症候群）．

❹検査 （VZV 迅速診断薬）

帯状疱疹の典型例は検査は不要．

時に単純ヘルペス，にきび，伝染性膿痂疹（とびひ），接触性皮膚炎，虫刺症例で帯状疱疹と鑑別が難しい症例の確定診断に，水痘・帯状疱疹ウイルス抗原検出キット〔デルマクイック®VZV（マルホ社）〕が有用．

非定型的な水痘（ブレイクスルー水痘）は，軽症であることが多く高熱が出なかったり水疱の出現数が少数にとどまるなど非定型的な所見を呈することから診断が難しい．診断に悩んだならVZV迅速診断薬の使用を検討してみるとよい．

❺帯状疱疹の薬物療法

・帯状疱疹の治療は，経口**抗ヘルペスウイルス薬**が基本．

一般に高齢者の帯状疱疹は皮疹や急性期痛など急性期の症状が重症であるとともに，帯状疱疹後神経痛（PHN）発症のリスクも高まるため，重症度や合併症に応じた**抗ウイルス薬による全身治療をできるだけ早期から行う必要がある**．抗ウイルス薬を使用することにより，皮膚病変の治癒の促進，神経炎の期間の短縮や痛みの軽減，新たな水疱形成の抑制ができる．**発症から48時間以内に治療を開始すべきである**．

・抗ヘルペスウイルス薬は**腎機能に応じた減量投与を行う**．ただしアメナリーフ®は**腎機能に影響されず，1日1回の投与で可**．

・NSAIDs外用薬や抗ウイルス外用薬の有効性のエビデンスはない．

▶表1　帯状疱疹の治療薬

分類	一般名	商品名	剤形・容量	用法・用量
経口薬	アメナメビル	アメナリーフ®	錠：200 mg	1日1回400 mg：食後，原則7日間
	ファムシクロビル	ファムビル®	錠：250 mg	1回500 mg，1日3回，原則7日間 40≦CCr＜60：1回500 mg，1日2回 20≦CCr＜40：1回500 mg，1日1回 CCr＜20：1回250 mg，1日1回
	バラシクロビル	バルトレックス バラシクロビル	錠：500 mg 粒状錠：500 mg/包	1回1,000 mg，1日3回，7日間まで 30≦CCr＜50：1回2錠，1日2回，12時間ごと 10≦CCr＜30：1回2錠，1日1回，24時間ごと CCr＜10：1回1錠，1日1回，24時間ごと 小児：1回25 mg/kg，1日3回
外用薬／注射薬	ビダラビン	アラセナ-A	軟膏3％：2 g，5 g，10 g クリーム3％：2 g，5 g	1日3〜4回，5日間
			点滴静注用：300 mg	5％ブドウ糖注射液または生理食塩液にて用時溶解し，輸液500 mLあたり2〜4時間かけて点滴静注

❻ 帯状疱疹関連痛（ZAP）

　帯状疱疹関連痛（ZAP）の痛みの病態は主に3つの病期に分類される（図4）．

　帯状疱疹では皮膚症状の出現前数日間に前駆症状としての痛みを自覚する（**前駆痛**）．そして，皮膚症状の進行とともに痛みが増強する（**帯状疱疹痛**）．

　通常，皮膚病変の消退とともに痛みは軽減・消失していくが，一部での症例では皮膚症状の消退後も強い痛みが持続する（**帯状疱疹後神経痛：PHN**）．

　急性期では炎症性疼痛が主体で，前駆痛，帯状疱疹痛は**侵害受容性疼痛**，慢性期の帯状疱疹後神経痛は**神経障害性疼痛**に分類される（表2）．

ZAP：zoster associated pain（帯状疱疹関連痛）

▶図4　帯状疱疹に関連した痛み（ZAP）

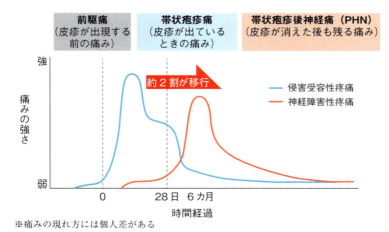

※痛みの現れ方には個人差がある
（文献7より引用）

▶表2　帯状疱疹関連痛 (ZAP) の分類

侵害受容性疼痛		神経障害性疼痛
侵害刺激や炎症により活性化された発痛物質が侵害受容器を刺激することにより起こる痛み		神経の損傷あるいは、それに伴う機能異常によって起こる痛みで、さまざまな知覚障害を伴う
前駆痛	帯状疱疹疼痛	帯状疱疹後神経痛 (PHN)
● ヒリヒリ ● チクチク ● ピリピリ	● ピリピリ ● ジンジン ● ズキズキ ● チカチカ ● キリキリ	● 針で刺されるような痛み ● 電気が走るような痛み ● 焼けるようなヒリヒリする痛み ● しびれの強い痛み ● 衣服で擦れたり、冷風に当たったりするだけで激しい痛みが走る：ガーゼなどで罹患部を覆っていることが少なくない ● 痛みの部分の感覚が低下したり、過激になっていたりする ● 痛みの部分の皮膚がむくんだり、赤や赤紫に変色したりする

▶表3　帯状疱疹後神経痛の主なリスクファクター

1	高齢者 (60歳以上)
2	皮膚病変が重症で広範囲
3	急性期の疼痛が重症
4	神経障害性疼痛の症状の存在 (アロディニア*、知覚異常)
5	免疫不全状態の存在
6	抗ウイルス薬の投与時期の遅れ
7	適切な痛み治療の開始の遅れ

＊アロディニア：通常では引き起こさない刺激によって生じる痛み

❼ 帯状疱疹関連痛 (ZAP) の薬物療法

　帯状疱疹関連痛 (ZAP) の薬物治療は、痛みの病態を考慮して、非オピオイド鎮痛薬、鎮痛補助薬、オピオイド鎮痛薬を段階的に使い分けていく必要がある (図5、表4)．

▶図5　帯状疱疹関連痛 (ZAP) の治療戦略

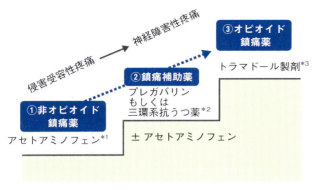

＊1：NSAIDsが選択される患者は厳選されるべきである
＊2：三環系抗うつ薬 (TCA) の選択肢としてはアミトリプチリン，ノルトリプチリンが一般的である
＊3：トラマドール製剤と抗うつ薬や抗痙攣薬の併用により副作用が顕著に発現することが多く，不要な薬を整理する必要がある

トラマドールはオピオイド鎮痛薬としての作用とSNRIとしての作用を有しており，セロトニン再取り込み阻害作用により，三環系抗うつ薬と併用するとセロトニン症候群を生じることがあり併用に注意．

▶表4 帯状疱疹関連痛（ZAP）の治療薬

分類	一般名	商品名	剤形	用法・用量	備考・副作用
非オピオイド鎮痛薬	アセトアミノフェン	カロナール®	錠：200 mg 300 mg 500 mg	健康成人： 　600～1,000 mg/回，3～4回/日 高齢者： 　500～800 mg/回，3～4回/日 アルコール多飲者，栄養不良： 　400～600/回，3～4回/日	肝機能障害
	ロキソプロフェン	ロキソニン®	錠：60 mg	1回60 mg，1日3回 頓用1回60 mg	胃粘膜障害 腎機能障害 血小板凝集抑制
	セレコキシブ	セレコックス®	錠：100 mg 200 mg	1回100～200 mg 1日2回	選択的COX-2阻害薬 消化管障害少ない
	ワクシニアウイルス接種家兎炎症皮膚抽出液	ノイロトロピン®	錠：4単位	1回2錠 1日2回	下行性疼痛抑制系賦活型 1カ月で効果ない場合は中止
鎮痛補助薬 （抗うつ薬） TCA	アミトリプチリン	トリプタノール®	錠：10 mg 25 mg	1日10～25 mg，就寝前 最大1日150 mg ＊高齢者では1日10 mgの低用量から開始	眠気，めまい，嘔気，口渇 動悸，尿閉，のぼせ 低用量では問題となりにくい
	ノルトリプチリン	ノリトレン®	錠：10 mg 25 mg	1回10～25 mg，1日3回 または1日量2回分服 最大1日150 mg，2～3回分服	アミトリプチリンより上記副作用が少ない PHNに対して保険適用なし
鎮痛補助薬 （抗うつ薬） SNRI	デュロキセチン	サインバルタ®	カプセル：20 mg 30 mg	1日1回20 mg，朝食後より開始 増量は1週間以上あけて1日20 mgずつ行う 1日1回40 mg（維持量） 効果不十分：1日60 mgまで増量可	投与早朝の胃腸炎症状に注意 肝障害患者への投与は控える さまざまな疼痛に効果 （適応外）神経因性疼痛 副作用：めまい，不眠
鎮痛補助薬 （抗痙攣薬）	プレガバリン	リリカ®	OD錠：25 mg 75 mg カプセル：150 mg	1回75 mg，1日2回（初期量） その後1週間以上かけて1日300 mgまで漸増 最大600 mgまで ＊高齢者では初回1日1回25～75 mg，就寝前より開始し，ゆっくりと増量する	神経障害性疼痛の第1選択薬 眠気，ふらつき，転倒 食欲亢進，体重増加，浮腫 霧視，視力低下 定期的な体重測定 眼障害のモニター 投与中止時は徐々に減量
	ミロガバリン	タリージェ®	錠：2.5 mg 5 mg 10 mg 15 mg	1回5 mg，1日2回（初回） 1回量5 mgずつ1週間以上あけ増量 1回15 mg，1日2回 （1回10～15 mgで増減）	神経障害性疼痛 めまい，浮腫，便秘，口渇 定期的な体重測定 投与中止時は徐々に減量
	ガバペンチン	ガバペン®	錠：200 mg 300 mg 400 mg	13歳以上 初日1回200 mg，1日3回 2日目1回400 mg，1日3回 3日目以降1回400～600 mg，1日3回 最大1日800 mg，1日3回まで	神経障害性疼痛
弱オピオイド鎮痛薬	トラマドール配合錠	トラムセット®	配合錠 トラマドール37.5 mg アセトアミノフェン325 mg	初期量1回1錠，1日1～4回 最大1回2錠，1日8錠まで	非オピオイドで治療困難な慢性疼痛 嘔気，嘔吐， 便秘，眠気 ふらつき，口渇
	トラマドール	トラマール®	OD錠：25 mg 50 mg	初期量1回1錠，1回1～4回 最大1回100 mg，1日400 mgを超えない	非オピオイドで治療困難な慢性疼痛 上記副作用で微調整
		ワントラム®	錠：100 mg	1回100～300 mg，1日1回 最大1日400 mgを超えない	1日1回投与の徐放剤
		ツートラム®	錠：25 mg 50 mg 100 mg 150 mg	1回50～150 mg，1日2回 最大1回200 mg，1日400 mgを超えない	速放部と徐放部を有する 1日2回投与型の徐放剤

1）非オピオイド鎮痛薬

　非オピオイド鎮痛薬にはNSAIDs，アセトアミノフェンが含まれる．NSAIDsの問題点としてシクロオキシゲナーゼ（COX）阻害作用による胃粘膜障害，腎機能障害，血小板凝集抑制などがあげられる．

　帯状疱疹では早期に抗ウイルス薬が投与されるが，アメナリーフ®以外は尿細管障害による腎障害を引き起こす可能性があり，NSAIDsとの併用により，さらなる腎機能障害の危険性が高まり注意が必要．

　一方，アセトアミノフェンではNSAIDsのようなCOX阻害作用は稀であり，ZAP治療においては安全に使用できる．しかし，肝機能障害には注意が必要である．

　わが国でも世界標準量（1回最大投与量1,000 mg，1日最大投与量4,000 mg）のアセトアミノフェンが使用できるようになり，今後は前駆期から急性期のZAPの治療ではアセトアミノフェンを第1選択薬と考えるべきである．

2）鎮痛補助薬

　主たる薬理作用には鎮痛作用を有しないが，神経障害性疼痛で鎮痛効果を示す薬のことで，抗うつ薬と抗痙攣薬が奏効する場合が多い．

2）-❶ 抗うつ薬

　抗うつ薬の役割は神経障害性疼痛の発生秩序の1つである下行性疼痛抑制系（内因性の鎮痛系）の障害を改善して，痛みの遷延化を防ぐことである．

　三環系抗うつ薬（TCA）はノルアドレナリンやセロトニンの再取り込み阻害作用により下行性疼痛抑制系を賦活する．三環系抗うつ薬としてはアミトリプチリンが一般的である．ノルトリプチリンはPHNに対してアミトリプチリンと同様の効果があり副作用も少ないが，保険適用はない．

2）-❷ 抗痙攣薬

　抗痙攣薬の役割は，**脊髄における侵害受容伝達の亢進を抑制して痛みの遷延化を防ぐ**ことである．脊髄後角におけるシナプス前のカルシウムチャネルのサブユニットである$\alpha 2 \delta$に作用し伝達物質放出を抑制すると推測されている．海外では帯状疱疹後神経痛（PHN）の第1選択薬としてプレガバリンとガバペンチンなどの抗痙攣薬をあげている．ミロガバリンはプレガバリンと鎮痛効果は同程度で副作用が少ないと報告されている[6]．

3）オピオイド鎮痛薬

　オピオイド受容体は末梢神経末，脊髄から大腿皮質までの中枢神経系に広く分布しており，オピオイド鎮痛薬はモルヒネに類似する作用を有し，受容体と結合することで，**侵害受容伝達の抑制，下行制抑制系の賦活，痛覚情報伝達の抑制**などによって鎮痛効果を発揮する．

ZAP に使用可能なオピオイド鎮痛薬としては，コデイン（末・錠剤），塩酸モルヒネ（末・錠剤），フェンタニル貼付薬，トラマドール配合剤がある．

モルヒネ，フェンタニルは強オピオイド鎮痛薬であり，副作用の管理が難しい．コデインやモルヒネは乱用，依存性，退薬症状などで使用が難しい．

トラマドール配合剤は，オピオイド鎮痛薬であるトラマドール（37.5 mg）と非オピオイド鎮痛薬であるアセトアミノフェン（325 mg）を1錠に配合したオピオイド製剤である．**作用秩序，薬物動態の異なる2剤を配合することによって，優れた鎮痛効果，副作用の軽減，早い作用発現，作用時間の延長を実現したものである．**

本剤に配合されているトラマドールが弱オピオイド鎮痛薬であり，**比較的副作用（嘔気，嘔吐，便秘，眠気など）が管理しやすく，**乱用・依存性や退薬症状の危険性が少ない．

トラマドールは治療開始時に嘔気が出ることが多い．制吐薬を食前に，トラマドールを食後に内服する方がよい．

2週間程度で耐性ができ嘔気がなくなれば制吐薬は中止する．便秘に対しては下剤を併用する．

❽ 帯状疱疹の予防：帯状疱疹ワクチン

帯状疱疹は50歳以上で増加し，80歳までに日本人の3人に1人が発症すると言われている．

水痘ワクチンの普及で水痘に接する機会の減った高齢者ではVZVに対する抗体価の低下がみられるが，抗体価を賦活化するためにもワクチンは有効で，高齢者の約2割に起きると言われているPHNの発症リスクの低下が期待できる．

現在，弱毒化生ワクチンである**水痘ワクチン**と不活化ワクチンであるシングリックスの2種類がある＊.

＊詳細は7章を参照.

◆ **文　献**

1）中村健一：内科医が心得るべき皮膚疾患の落とし穴．日本内科学会雑誌，110：2560-2566，2021

2）山口重樹，他：帯状疱疹関連痛の新たな薬物治療．臨床皮膚科，66：98-103，2012

3）「週刊日本医事新報 No.4672 高齢者の帯状疱疹への対処法」（渡辺大輔／監），日本医事新報社，2013

4）渡辺大輔：帯状疱疹の迅速診断薬をどう使う？日経メディカル：10-12，2018

5）西川典子：神経障害性疼痛と治療．日本内科学会雑誌，102：2001-2008，2013

6）「週刊日本医事新報 No.5154 帯状疱疹後に残る痛みのコントロール」（中川雅之／著），日本医事新報社，2023

7）Johnson RW, et al：The impact of herpes zoster and post-herpetic neuralgia on quality-of-life. BMC Med, 8：37, 2010

第2章　日常的によくある病気

13 単純ヘルペスウイルス感染症

❶ 単純ヘルペスウイルス感染症

単純ヘルペスウイルス（HSV）は，皮膚，口腔，口唇，眼および性器に痛みを伴う小さな水疱をくり返し発生する．

HSVには1型と2型の2つのタイプがあり，**1型（HSV-1）は口唇，顔面などの上半身に，2型（HSV-2）は性器を中心とする下半身に主に発生する**．以前は子どものうちにほとんどの人が家族から口唇ヘルペスに感染していたが，衛生状態の改善や核家族化などの影響で，現在は20～30歳代では約半数の人しか抗体をもっておらず，年齢が高くなるにつれて抗体をもっている人が増えている．

子どものうちにHSVに初めて感染すると（これを初感染という）症状がほとんどないか，あっても軽いのに対して，**大人になって初めて感染すると症状が重症化することがある**．なお1型に対する抗体をもっていると2型にも感染しにくく，発症しても軽症ですむ場合が多い．

HSV：herpes simplex virus
（単純ヘルペスウイルス）

1) 口唇ヘルペス

前駆症状として，ピリピリ感，チクチク感，ムズムズ感が数分から数時間続き，その後赤くなって腫れてくる．液体で満たされた小水疱ができて破れ，潰瘍が残ることがある．潰瘍の部分はすぐにかさぶたとなり，かさぶたは5～10日ほどでとれて治る．

2) 単純ヘルペス角膜炎

眼痛，流涙，羞明のほか，しばしば樹枝状のパターンを呈する角膜潰瘍を起こし失明する可能性もある．患部に触れた手で目を触らないよう注意が大切．

3) ヘルペス脳症

散発的に発生し，重症化することがある．多発する初期の痙攣発作が特徴的．

4) 新生児ヘルペス

胎児が産道で感染した分泌物と接触する出産時に感染する．妊娠中にHSVが胎児に感染することもある．生後1～4週間で感染症を発症する．HSV感染症を患って生まれた新生児の症状は重く，感染症が広範囲に及んでいたり，脳や皮膚に感染したりすると死亡したり，脳に

障害が残ることがある.

5) 性器・陰部ヘルペス

性器や陰部に発症する初感染ヘルペスは単純ヘルペス2型（HSV-2）であることが多い. 痛みを伴った水疱が陰部や肛門部にたくさんできて長引くことが多い.

女性の場合は，腟や子宮頸部など体の内部にも水疱が生じることがある. 内側の水疱は見えないことに加えて，痛みもそれほど感じないため気づかれにくい. 水疱は感染から4～7日後に現れる.

再発した場合，水疱ができる数時間から2～3日前に，まず，鼠径部にチクチクした感覚や不快感，かゆみ，うずくような痛みなどの症状が起こる. 次に周りが赤く縁どられた痛みのある水疱が性器や皮膚粘膜にでき，すぐに破れて潰瘍が残る. 水疱は太もも，殿部，肛門周辺にもできることがある. 女性では水疱が外陰部（腟の開口部周辺）にできることもある. 強い痛みを伴うが，性器ヘルペスの再発は，通常1週間ほどで治ることが多い.

年6回以上再発する性器ヘルペス（GH）では，抗ヘルペスウイルス薬を毎日服用する再発抑制療法という治療法がある*.

この方法で，再発のリスクを約70％抑制し，パートナーへの感染リスクを約75％低下させる. 健康保険の範囲内で治療可能.

*表1の脚注を参照.

❷ 一次感染症と再発（感染症の再活性化）

HSVは初感染後，**症状が治まっても神経節の中で休眠状態（不活性化）となって潜んでいる**. その後，何らかのきっかけがあると再活性化し，神経を伝って皮膚や粘膜に出てきて病変をつくる. これは再発であって他の人からHSVが感染したものではない.

現在では，このウイルスを完全に退治することはできないが，抗ウイルス薬は症状を緩和し症状の持続期間を少し短縮するのに役立つ.

再発でヘルペスの症状が現れやすいのは，**かぜや疲労，胃腸障害，精神的ストレスなどの免疫力の低下時や，女性では月経前に再発することが多い**. かぜを引いて発熱した後に発症する「かぜの華」とは口唇ヘルペスのことである.

❸ 単純ヘルペスウイルス感染症の治療

HSV感染症を退治できる抗ウイルス薬は今のところない. 再発時に抗ウイルス薬（**表1**）を使用すると，不快感を若干緩和し，症状を1～2日早く治すのに役立つことがある. 治療の開始が早いほど効果的.

▶表1 単純ヘルペスウイルス（HSV）感染症の治療薬

分類	一般名	商品名	剤形・容量	用法・用量
経口薬	ファムシクロビル	ファムビル®	錠：250 mg	1回250 mg，1日3回，原則5日間 40≦CCr<60：1回250 mg，1日3回 20≦CCr<40：1回250 mg，1日2回 CCr<20：1回250 mg，1日1回
	バラシクロビル	バルトレックス バラシクロビル	錠：500 mg 粒状錠：500 mg/包	1回500 mg，1日2回，5日間 CCr<30：1回1錠，1日1回，24時間ごと 小児（体重10 kg以上）： 　1回25 mg/kg（最大500 mg），1日2回 小児（体重10 kg未満）： 　1回25 mg/kg（最大500 mg），1日3回
	アメナメビル	アメナリーフ®	錠：200 mg	1回1,200 mg，食後に単回 再発性単純疱疹のPIT*の適応
外用薬	ビダラビン	アラセナ-A	軟膏3％：2 g，5 g，10 g クリーム3％：2 g，5 g	1日3〜4回，5〜10日間

※再発性単純疱疹のPIT療法
1. 年3回以上再発：ファムシクロビル1回1,000 mg，1日2回
   （患者判断で前駆症状発現から6時間以内に1回目の服用，12時間後に2回目の服用）
2. 再発頻度は問わない：アメナメビル1回1,200 mg，食後に服用
   （患者判断で前駆症状発現から6時間以内に服用）

※年6回以上の再発性性器ヘルペス
　再発抑制療法：バラシクロビル1回500 mg，1日1回
　（1年間継続投与後に中断し，投与継続の必要性について検討）

＊PIT：patient initiated therapy（あらかじめ処方された薬剤を初期症状に基づき患者判断で服用開始する治療法）

❹ 生活上の注意点

① バランスのよい食事，十分な休息をとる

　口唇ヘルペスは精神的，肉体的ストレスや，体力や，免疫力が落ちている時に再発しやすいため.

② 症状が出ている時は人との接触に注意

　症状がある時期は，ウイルスの排出量が多く感染力も強いので人との接触には注意が必要.

　ウイルスのついたタオルや食器からも感染するので共用は避ける. 食器は洗剤で洗い，タオルは他の洗濯物と一緒に洗ってもかまわない.

③ 患部に触れた時は石鹸で手を洗う

　患部に触れた手で目や他の部位を触らない.

④ 水ぶくれは破らない

　水ぶくれを破ると，他に伝染しやすくなったり，細菌感染が合併しやすくなるため.

◆ 文　献

1) MSDマニュアル 家庭版：16.感染症.単純ヘルペスウイルス（HSV）感染症. 2021
https://www.msdmanuals.com/ja-jp/ホーム/16-感染症/ヘルペスウイルス感染症/単純ヘルペスウイルス-hsv-感染症

2) MSDマニュアル プロフェッショナル版：13.感染性疾患.単純ヘルペスウイルス（HSV）感染症. 2019
https://www.msdmanuals.com/ja-jp/プロフェッショナル/13-感染性疾患/ヘルペスウイルス/単純ヘルペスウイルス-hsv-感染症?query=単純ヘルペスウイルス感染症

3) おおしま皮膚科：単純ヘルペス（口唇ヘルペス）.
https://ohshima-hifuka.jp/medical/herpes/

4) 「JAID/JSC感染症治療ガイド2023」（JAID/JSC感染症治療ガイド・ガイドライン作成委員会/編），日本感染症学会，日本化学療法学会，2023

14 蕁麻疹

1 蕁麻疹

皮膚の表面には角層があり，外部の刺激物などの侵入から体を守っている．角層の下には**表皮**と真皮があり，**真皮**には蕁麻疹の原因となるヒスタミンなどを蓄えている**肥満細胞**が存在する．

肥満細胞は何らかの刺激を受けるとヒスタミンを放出する．ヒスタミンは毛細血管を拡張させ，血管内の血漿成分が皮内に漏出し，ぶつぶつ（膨疹）や赤み（紅斑）が生じ，神経に作用してかゆみを生じる（図1）．

膨疹の形状は2～3 mmの円形や楕円形のものから直径10 cm以上になる地図状のものまであり，境界は不明瞭．一つひとつの膨疹は数時間～24時間以内で痕を残さず消失し，別の場所に移動してみられるが，湿疹のように痕が残ったりすることはない．

蕁麻疹の本態は真皮の浮腫であり，病変が深いため経口薬が必須で原則として外用薬を用いない．

▶図1　蕁麻疹の起こり方

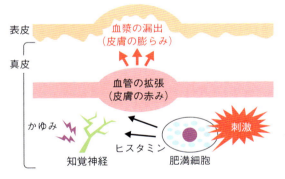

・ヒスタミンの作用により，血管が広がって血漿成分があふれ出して赤く腫れる
・放出されたヒスタミンが神経に作用してかゆみを生じる

▶表1　蕁麻疹の種類

分類	種類	原因／特徴
特発性（原因不明）	急性蕁麻疹	毎日のように症状が現れ，1カ月以内に治る
	慢性蕁麻疹	毎日のように症状が現れ，1カ月以上続く
特定の刺激が原因（表2）	アレルギー性蕁麻疹	食物，薬剤，植物
	物理性蕁麻疹	まさつ，圧迫，温熱，寒冷，日光，振動
	コリン性蕁麻疹	発汗，大きさが1～4 mm程度と小さい 小児から若い成人に多い
	血管性浮腫	唇やまぶたが腫れ，2～3日かかって消える かゆみは伴わない

▶表2　蕁麻疹の原因

種類	
食物	魚介類（サバ，エビ，カニなど） 卵・乳製品（鶏卵，牛乳，チーズなど） 肉類（豚肉，牛肉，鶏肉など） 穀類・野菜（大豆，小麦，蕎麦など）
食品添加物	人工色素，防腐剤（パラベンなど）
薬剤	抗菌薬，非ステロイド性消炎鎮痛薬（アスピリンなど），咳止めなど
植物・昆虫	イラクサ，ゴム，ハチなど（触れる・刺される）
感染症	寄生虫，真菌（カビ類），細菌，ウイルス
物理的な刺激	下着などによる摩擦や圧迫，こすれ，寒冷・温熱刺激，日光など
その他	運動や発汗（特定の食品や体質などと組合わさって原因となる） 内臓・全身の病気（甲状腺疾患，ウイルス性肝炎，膠原病など） 疲労・ストレス（身体的・精神的なもの）

❷ 蕁麻疹の治療法

1）原因の除去

　蕁麻疹の治療の第一は，できるだけ原因・悪化因子を探し，それらを取り除くこと．

　原因を特定することが難しい場合，「蕁麻疹ができる直前にしていたことの共通点」を探すようにすると，見つかることがある．

2）抗ヒスタミン薬または抗ヒスタミン作用のある抗アレルギー薬

　これらの薬は，蕁麻疹の種類によらず効果が期待できる*．

　効果が乏しい時には薬剤を変更したり，増量あるいは2剤を併用するなどの工夫を行う．

　ルパフィン®は抗ヒスタミン作用と抗PAF作用を併せもつため，かゆみと浮腫の軽減に効果が期待できる．

　慢性蕁麻疹で，抗ヒスタミン薬の増量などの適切な治療を行っても日常生活に支障が出るほどのかゆみと膨疹がくり返し，血清IgE抗体値などの条件を満たす場合，抗IgE抗体製剤（オマリズマブ）の使用と効果が認められている．

＊抗ヒスタミン薬は2章3を参照．

PAF：platelet-activating factor（血小板活性化因子）

◆ 文　献

1）福永 淳：蕁麻疹.「皮膚疾患診療実践ガイド 第3版」（宮地良樹／監，常深祐一郎，渡辺大輔／編），pp339-341, 文光堂，2022

2）「今日の皮膚疾患治療指針 第5版」（佐藤伸一，他／編），医学書院，2022

3）中原剛士：アトピー性皮膚炎，蕁麻疹，痒疹. 日本医師会雑誌，150：1363-1367, 2021

4）原田 晋：蕁麻疹か？別の疾患か？レジデントノート，13：2946-2951, 2012

第3章

症状からみた病気

第3章　症状からみた病気

1 めまい・ふらつき

❶ めまい

　めまいとは"自分や周囲のものが動いていないのに，動いているような異常な感覚"である．
　めまいの原因として，内耳性のめまい（三半規管の障害によるめまい，前庭機能障害）が最も多くみられるが，中には**脳卒中（脳梗塞，脳出血，くも膜下出血）や心筋梗塞**などが原因となって起こる場合もあるので，こうした**緊急性疾患を見逃さないで鑑別診断することが大切**である．
　めまいの鑑別には，誘発眼振検査（頭位変換眼振検査）や聴力検査などの耳鼻科的検査，重心動揺検査などの平衡機能検査が必要なこともあるが，**一般医家でもできる詳細な問診と眼振の観察が重要**である．

1) 平衡機能の解剖と病態生理

　内耳は最も内側にあたる部分にあり，平衡覚を司る**前庭系**と聴覚を司る**蝸牛**とで構成される（図1）．
　前庭系には三半規管と耳石器とがあり，この部分が障害されるとめまいが引き起こされる．
　めまいを生じさせるもう1つの大きな原因は，**小脳の働きの低下**である．小脳は耳や目などの知覚器官から得た情報を統合し，体のバランスを保つために全身に指示を出す役割を有している．この働きが悪くなるとめまいとなる．**小脳の働きが悪くなる原因はストレスや動脈硬化などで椎骨脳底動脈が細くなり，脳への血流が低下することなど**でめまいが起きる．

▶図1　耳の構造

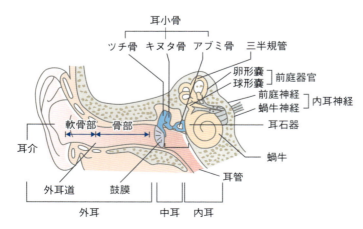

脳梗塞，脳出血，脳腫瘍でもめまいが引き起こされ，脳が原因となって起こるめまいは命に関わることがあり注意が必要．このほか，高血圧や低血圧，糖尿病，不整脈，自律神経失調症，ストレス，老化によってもめまいが生じる．

2）耳鳴り

耳鳴りは，蝸牛から大脳に至る聴覚路の異常な神経活動に起因すると考えられている．**耳鳴りのある人は，難聴や耳閉塞感も同時に起こりやすい**．

耳鳴りを引き起こす原因のほとんどは内耳の障害だが，外耳や中耳の障害でも起きることがある．また，脳腫瘍や聴神経腫瘍，脳動脈瘤，高血圧，動脈硬化，糖尿病，薬の副作用でも耳鳴りが引き起こされることがある．

3）眼振

めまい診察を行ううえで，眼振の観察は非常に重要である．非注視眼振検査ではフレンツェルめがねという特殊なめがねが必要となり耳鼻科で行われる．**注視眼振検査**は一般医家で道具なしで実施できる検査である．

■ 注視眼振検査

1）手技

① 坐位正頭位の患者の眼前 50 cm 正面の位置に，検者の指先またはボールペンなどの指標を示し，両眼で注視させる．

② 両眼視のまま**正面，左30度，右30度，上30度，下30度の各点の指先または指標を，30秒以上注視させる**．左，右，上，下方向を注視させる途中で一度正面視をさせる．

③ 水平および垂直方向に**ゆっくり指標を移動し，追跡眼球運動を検査する**．また同様に各方向の指標を見させ，急速眼球運動を検査する．

2）注意点

・患者の協力，集中力を要するため，疲労時には休息をはさんで行う．

・頭を動かさないように注意する．

・眼鏡は原則としてはずし，コンタクトレンズはそのままで行う．

3）判定（図2）

・正面視および左右上下30度**注視で出現する眼振は病的**．

・**左右差**のある場合や**持続性**の場合は**病的の可能性**あり．

・眼振があれば「回転性のめまい」で，「失神前症状」「浮動性めまい」は除外できる．さらに**安静時眼振**があれば，「**前庭神経炎**」か「**中枢性めまい**」のどちらかであり，頭位変換眼振なら「**良性発作性頭位めまい症（BPPV）**」と診断できる．

▶図2　注視眼振検査

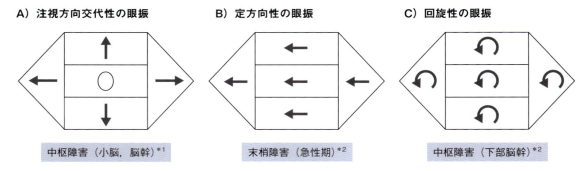

A) 注視方向交代性の眼振　　中枢障害（小脳，脳幹）*1
B) 定方向性の眼振　　末梢障害（急性期）*2
C) 回旋性の眼振　　中枢障害（下部脳幹）*2

＊1：水平成分のみ，垂直成分のみの場合あり
＊2：すべての注視方向で眼振が生じるとは限らない
（文献7より引用）

❷ めまい診察の手順

1）中枢性めまい（テント上・大脳病変）

　めまい以外の神経症候（明らかな麻痺や感覚障害，構音障害，眼球運動障害，上下肢の小脳性運動失調のいずれか）があれば，脳卒中などの中枢性めまい（図3❶）を疑い頭部CTや脳MRIを行う．

2）末梢性めまい

2-A）圧倒的に頻度の高い末梢前庭由来のめまい

　めまい以外の神経症候は伴わない．末梢性めまいでは脳が視覚や深部感覚で前庭感覚を代償するので，何とか平衡を維持でき起立歩行が可能である．**耳鳴りや難聴などの蝸牛症状がみられる場合は，内耳疾患（メニエール病，突発性難聴）が疑われる**（図3❷）．良性発作性頭位めまい症（BPPV）や前庭神経炎では耳鳴りや難聴はみられない（図3❸）．

2)-A-❶ メニエール病

　何の前ぶれもなく，ある日**突然，ぐるぐると回る回転性めまいが起きる**．嘔気を伴うことが多く嘔吐する．
　めまい，耳鳴り，難聴の3つはメニエール病の典型的な症状だが，この3つの症状をすべて満たさないケースも報告されている．
　めまい発作は**数十分から数時間，長くても半日程度で徐々に治まっていくのが普通**．回転性めまいが治まった後も，体がふわふわする浮動性めまいが数日間持続することも多い．患者は40〜50歳代に多く男女差はなし．発作は不定期にくり返し，**めまいが治っても耳鳴りや難聴が残るようになる**．
　メニエール病を引き起こす原因は**内耳の内リンパ水腫**と考えられている．内リンパ水腫により，三半規管や耳石器などの平衡機能や，蝸

▶図3 症状・徴候から分類しためまい・ふらつきの鑑別診断

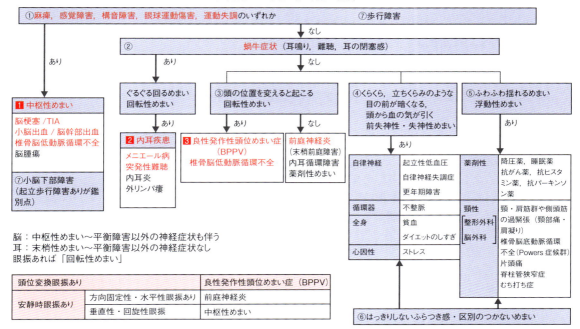

（著者作成）

牛の聴覚機能などに混乱が起き，めまいや耳鳴りが現れる．平衡感覚の異常を伝える前庭神経が自律神経にも影響を及ぼし，吐気や嘔吐などの症状が現れる．

　内リンパ水腫を起こす原因は不明であるが，**過労や睡眠不足などの肉体的ストレス，あるいは心配事などの精神的ストレス**などが誘因となると言われている．

　メニエール病の発作は，**過労や睡眠不足，季節の変わり目，低気圧や高気圧**が近づいた時，早朝や夕方に起こりやすいという特徴がある．

　診断には，平衡機能検査や聴覚機能検査があり，メニエール病であるかどうか推定できる．メニエール病の原因である内耳の内リンパ水腫を確認する方法は現段階ではなく，**補助診断として利尿効果のあるグリセオール®という利尿薬を内服して症状が改善されればメニエール病と診断される**．

　薬物療法は，抗めまい薬，制吐薬，精神安定薬で対症療法．

2）-A-❷ 良性発作性頭位めまい症（BPPV）

　中高年（更年期以降）の女性に好発する．炭酸カルシウムからなる**耳石**が発症に関与していることから，閉経に伴うカルシウム代謝異常

BPPV：benign paroxysmal positional vertigo（良性発作性頭位めまい症）

がその発症要因の1つと考えられている．**特定の頭位をとったり頭位変換後，回転性めまいが出現し，同時に特徴的な眼振が出現する．**

特定の頭位，靴ひもを結ぶ，洗濯物を干そうと上を向いた時，など，めまいを起こす頭位は人それぞれ．

頭の向きを変えてから**数秒後にめまいが起きる**が，姿勢にかかわらず**1〜2分でめまいは治まる．**何回もめまい頭位をとると，その姿勢に慣れ，めまいの発作がしだいに弱くなっていく減衰現象がみられる．一般的に**耳鳴りや難聴，耳閉塞感などの聴力障害は認めない．**

治療は頭位治療（Epley法）が第1選択であるが，自然治癒が期待できるため頸椎に異常がある症例には無理に行う必要はない．

薬物療法は，めまい薬，制吐薬，メイロン®の点滴による対症療法．

2）-A- ❸ 前庭神経炎

何の前ぶれもなく，突然に激しいめまいが起き長く続く．嘔気・嘔吐を伴うことがあるが，**耳鳴りや難聴がないのが特徴．**

めまい発作の**7〜10日前に感冒症状の既往がある場合が多い．**30〜40歳代に発症のピークがあり，男女差はなし．片方の前庭神経に炎症が起こり，三半規管の働きが低下して激しい回転性めまいが数時間から数日続き，その後数カ月にわたって体がふらつく感じが残ることもあり．大きな発作は，メニエール病と異なり**一過性のもので，何度もくり返すことはない．**

治療は症状が重く入院して治療するケースがほとんど．

薬物療法は，抗めまい薬，制吐薬による対症療法．

2-B）前失神性めまい（図3④），浮動性めまい（図3⑤），はっきりしないふらつき感・区別のつかないめまい（図3⑥）

既往歴・治療歴を含むくわしい問診，身体所見が重要．

2）-B- ❶ 起立性低血圧

起立時に収縮期血圧20 mmHg，拡張期血圧10 mmHg以上の低下が3分以内に起こることと定義されている．

2）-B- ❸ 頸性めまい

日本めまい平衡医学会の定義（1987年）では，頸部にめまいがあり，多くの場合，頸の回転，伸展により誘発されるめまい，平衡感覚の異常とされているが，いまだに多くの議論があり明確な定義が定まっていない．

まず初めに他の疾患が除外される必要がある．BPPVとの鑑別が重要で，頸性めまいには頸部痛を伴うことがポイントになる．頸筋群の過緊張を伴う場合には，チザニジン（テルネリン®）やエペゾリン（ミオナール®）などの筋弛緩薬が使われる．

3）中枢性めまい（テント下・脳幹-小脳病変）

テント下の血管障害でめまいが高頻度にみられるが，神経障害を伴わない場合，末梢性めまいとの鑑別は困難．病歴聴取とベッドサイド

での診察が重要. MRIにより小脳・脳幹の小血管病変がみつかる例が増えている.

3)-❶ 小脳梗塞（図3⑦）

歩行障害や運動失調, 患側の筋緊張低下がみられる. めまい単独も10％程度みられる.

3)-❷ 椎骨脳底動脈循環不全（VBI）

加齢に伴い, 動脈硬化による狭窄, 骨棘形成などにより椎骨脳底動脈循環不全をきたし, 意識障害, 運動失調などを伴っためまいをきたす可能性がある.

VBI ： vertebrobasilar insufficiency（椎骨脳底動脈循環不全）

❸ めまいの治療

1) 急性期の治療

急性期にはめまいの自覚症状の抑制とめまいに伴う悪心・嘔吐の抑制が目的.

▶表1　急性期の治療

1) 7％炭酸水素ナトリウム（メイロン®）
メイロン®静注8.4％（20 mL/A）1アンプルを緩徐に静注
2) メトクロプラミド（プリンペラン®）
ドパミンD_2受容体拮抗作用により化学受容器引金帯（CTZ）を抑制することによりめまい症による嘔気・嘔吐に効果がある プリンペラン®（10 mg/2 mL）1アンプルを生理食塩液100 mLに溶解しゆっくり点滴静注
3) 第1世代抗ヒスタミン薬
脳血管関門を通過する眠気のある第1世代の抗ヒスタミン薬が動揺病に効く 第2世代の抗ヒスタミン薬は効果が認められない 緑内障, 下部尿路閉塞疾患（前立腺肥大）は禁忌 　トラベルミン®配合錠 3～4錠/日, 分3～分4 　ピレチア®（5 mg/錠, 25 mg/錠）, 1回5～25 mg, 1日1～3回 　アタラックス®（25 mg/錠）, 50～75 mg/日, 分2～分3

2) 亜急性期の治療

▶表2　亜急性期の治療

1) ベタヒスチン
めまい抑制を目的に抗めまい薬を投与. ヒスタミンと構造が似ており, 消化性潰瘍や気管支喘息を悪化させることがあり注意 メリスロン®（6 mg/錠）, 6錠/日, 分3 1日3錠（18 mg）では効果が劣るので注意 （日本のRCTでは1日量36 mgで有効性が示されている）
2) ジフェニドール
抗ヒスタミン作用と抗コリン作用あり. 前立腺肥大や緑内障に注意 セファドール®（25 mg/錠）, 3錠～6錠/日, 分3
3) アデノシン三リン酸
アデホスコーワ顆粒10％（100 mg/g）300 mg/日, 分3 適応は顆粒のみ

▶表3　良性発作性頭位めまい症に対する治療

BPPVの治療はEpley法に代表される頭位治療が第1選択（エビデンスレベル：1B）
処方治療はめまい発作の軽減と随伴する悪心・嘔吐などの自律神経症状の軽減を目的とする．

（文献4を参考に作成）

▶表4　メニエール病に対する薬物治療

イソソルビド（イソバイド®）
浸透圧による利尿作用，脳圧・眼圧・内リンパ圧降下作用 日本でイソソルビドは，ベタヒスチンと比較して有意な改善を認めたエビデンスがある
イソバイド®（30 mL／包）90 mL／日，分3
厚生労働省研究班ではメニエール病の診断・検査・治療に関する資料ではイソバイドの4週間以上の長期連続投与を推奨している．

（文献8を参考に作成）

▶表5　脳循環障害によるめまいに対する治療

脳梗塞後のめまいに適応のある脳循環改善薬は，イブジラスト（ケタス®）とイフェンプロジル酒石酸塩（セロクラール®）のみである．
椎骨脳底動脈循環不全などの脳循環障害によるめまいには，抗めまい作用をもつイブジラストまたはイフェンプロジルを用いる． ・ケタス®（10 mg／カプセル）　3カプセル（30 mg）／日，分3 　12週で効果ない場合は中止 ・セロクラール®（20 mg／錠）　3錠（60 mg）／日，分3 　12週で効果ない場合は中止

◆ 文　献

1）「"知りたい"めまい"知っておきたい"めまい薬物治療」（肥塚 泉／編），全日本病院出版会，2012

2）「メディカル朝日 Vol.43 No.7 めまい診療を極める」（城倉 健／企画協力，監），朝日新聞出版，2014

3）「最新 めまい・耳鳴り・難聴」（小川 郁／監），主婦の友社，2006

4）「週刊日本医事新報　No.5082 Dr.増井のめまい処方はどうする？」（増井伸高／著），日本医事新報社，2021

5）堀井 新：内科医が知っておくべき耳鼻咽喉科疾患（めまい編：BPPV，PPPD，突発性難聴，メニエール病等）．日本内科学会雑誌，110：2567-2573，2021

6）高橋 祥：頚性めまいの重要性．日本農村医学会雑誌，65：15-24，2016

7）めまいプロ−めまいを診る：動画で見る眼振検査．興和株式会社
https://www.memai-pro.com/nystagmus/movie2.htm

8）井田裕太郎：めまい診療における薬物療法の位置づけ．東邦医学会雑誌，66：105-107，2019

第3章　症状からみた病気

2　こむらがえり

❶ こむらがえり（足がつる）

　こむらがえりは，主にふくらはぎの筋肉が異常に収縮して，痙攣を起こすことで起こる．ちなみに，「こむら」はふくらはぎの筋肉（下腿三頭筋）のことを指す．こむらがえりは，その名の通り，ふくらはぎに多く起こるが，実は，足の裏や指，太もも，胸など体のどこにでも発生する．運動中や就寝中に発症することが多く，妊娠中や加齢によっても起こりやすくなる．こむらがえりを起こすと，強い痛みを伴うが，ほとんどの場合数分間で治まる．

1）こむらがえりは筋肉の異常な収縮

　ふくらはぎなどの筋肉には，伸びすぎを防ぐ**筋紡錘**と縮みすぎを防ぐ**腱紡錘**という2つのセンサーが備わっている．そのうち**腱紡錘の働きが低下すると，筋肉が異常に収縮し，痙攣を起こしてしまう**．それがこむらがえりである．

▶表1　こむらがえりの原因

原因	どういう時に起きるか
1. 水分不足，ナトリウム，カリウム，カルシウムやマグネシウムなどの電解質のバランスの乱れ	就寝中の発汗による脱水症状
2. 筋肉の疲労	ゴルフやテニスなどのプレイ中や運動直後，睡眠中（特に明け方）に痛みで目が覚める
3. 足の末梢血管の循環不全	高齢者，妊婦
4. 薬剤性のこむらがえり	降圧薬（カルシウム拮抗薬，利尿薬，β-遮断薬），脂質異常症治療薬（スタチン系），抗甲状腺薬（チアマゾール），痛風治療薬（コルヒチン）

❷ 予防と対処法

1）筋肉のストレッチ

　普段から足の筋肉を伸ばすストレッチを行うと血行がよくなり，こむらがえりの予防になる（図1）．

　症状が起きた時には筋肉のストレッチをすると痙攣が治まる．応急処置として足の指を持ち，体の方へと引き寄せ，アキレス腱をゆっくり伸ばす（図2）．

　これでも改善がみられない時は，逆に筋肉を収縮させてから伸展させるとよくなることがある（図3）．

▶図1　こむらがえり予防「波止場のポーズ」

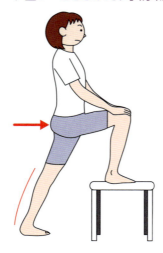

・ストレッチ前後には水分補給を忘れずに．
・しっかりしたイスか階段などに片足を乗せ，両手を太ももの上に置く．
・息を吐きながら，前足に体重をかけ，後ろ側の足のかかとが床から離れないようにしながら，ふくらはぎとひざ裏をしっかり伸ばす．
・そのまま静かに呼吸しながら，30秒キープ．
・左右の足を入れ替えて同様に行う．
・外出・立ち仕事・ウォーキングや運動の前後に，就寝前に行うとよい．

▶図2　こむらがえりの緊急対処法「ひざ裏のばし」

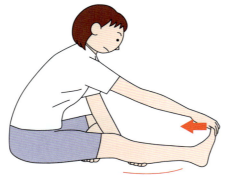

・つま先をつかんで，すねの方にゆっくりと引きふくらはぎとひざ裏をのばす．
　足のつりが解消され痛みが和らぐまで続ける．
　手が届かない時はタオルをつま先にかけてゆっくり引っぱってもよい．
・ふくらはぎの外側のつりなら足先を親指側に，内側なら足先を小指側に向けるとよい．

▶図3　ふくらはぎを伸ばしても治らないときの対処法

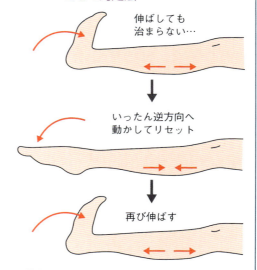

・筋肉の過伸展を予防しようとするしくみを利用して，これまでと逆のことを行う．
・収縮する筋肉を伸ばすのではなく，逆にさらに収縮する方向に伸ばす．
・筋肉としては過度の収縮を予防するために，自動的に筋肉を伸展方向に向かえるしくみを利用する．

（図1～図3：文献3を参考に作成）

2) 日常生活時にできる予防法

　足を冷やさないように，就寝前に風呂に入り，ふくらはぎのマッサージやストレッチを行うと有効．

3）スポーツ時のこむらがえりの予防対策

スポーツ前やスポーツの最中にはスポーツドリンクなどで電解質をしっかり補充し，軽いマッサージなどで筋肉疲労をすみやかに回復させ，残さないようにする．

4）適切なマグネシウム摂取

血管と同じく筋肉においても，カルシウムイオンは収縮，マグネシウムイオンにはその調達と弛緩の役割を担っている．

カルシウムとマグネシウムの理想的な摂取バランスはカルシウム2に対してマグネシウム1が望ましいとされているが，カルシウムの必要性の認知度の高さに比べマグネシウムへの関心は低く，不足しがちである．

▶表2　マグネシウム・カルシウムの多い食品

	食品名
マグネシウムの多い食品	魚介類（スルメ，イワシ），海藻（ワカメ），ナッツ（アーモンド，ピーナッツ），大豆製品（納豆，豆腐，豆乳），ゴマ，玄米
カルシウムの多い食品	乳製品（牛乳，ヨーグルト），小魚（煮干し），大豆製品（豆腐），ゴマ，小松菜

❸ 薬物療法

1）漢方薬（芍薬甘草湯）

漢方：4章12参照．

鎮痛作用のある**芍薬**と抗炎症作用のある**甘草**を配合した漢方薬で，**横紋筋，平滑筋の両方に弛緩薬として作用する**．こむらがえりが起こった時に服用すると数分で効果が現れるほどの速効性がある．

芍薬甘草湯には予防効果もあり，スポーツの前や，疲れた日の就寝前などこむらがえりが起こりそうなときには，事前に服用しておくことができる．

ただし，成分の1つである甘草は常用すると，**高血圧，むくみ，低カリウム血症などの副作用を起こす可能性があるので長期連用しない注意が重要**．

2）マグネシウム

妊婦への処方時は，胎児への影響なども考え酸化マグネシウムが使いやすい（特に便秘気味の妊婦に適応）．

長期に投与する場合は血清 Mg 値を定期的にチェックする必要がある．

◆ 文　献

1）石井一弘：有痛性筋痙攣の治療．ドクターサロン，64：180-184，2020
2）赤木龍一郎：こむらがえり-足がつった時の対処法．健康ぷらざ，462：2016
　https://www.med.or.jp/dl-med/people/plaza/462.pdf
3）「こむら返り　整形外科の名医が教える最高の治し方大全」（出沢 明 / 著），文響社，2021

第3章　症状からみた病気

3 しゃっくり

❶ しゃっくり（吃逆）

　しゃっくりは，横隔膜のけいれんによって起こる．**横隔膜のけいれ
んに連動して声帯の筋肉が収縮**し，狭くなった声帯を呼気が通過する
ために一定の間隔で「ヒック，ヒック」と発声する現象が起きる．

1) しゃっくりの原因

　横隔膜周辺の組織が刺激されることが原因．

1)-❶ 短期間（48時間以内）のしゃっくり
　特別な理由がなくても発症し，健康な人でも起こる．
　よくみられる原因として，**アルコール摂取，早食い，一気飲み，暴
飲暴食，大量喫煙**などによる**急激な胃拡張**などがあげられる．
　冷たいシャワーを浴びた時や，**温かいあるいは冷たい飲み物を飲ん
だ**時などの胃腸やその周囲の**温度の急激な変化**でも生じる．また，**大
声を出したり，大笑いしたり**することも引き金となり，**精神的ストレ
ス**などでも発現し，一過性のことが多い．

1)-❷ 持続性（48時間〜1カ月以内）または難治性（1カ月を超える）のしゃっくり
　多数の原因疾患があげられる．例えば，肺炎，胸部もしくは胃の手
術，尿毒症により横隔膜が刺激されることがある．稀に脳腫瘍，脳卒
中により，脳の呼吸中枢に障害が現れた場合にしゃっくりが起こるこ
とがある．
　重症の場合，栄養不良や体重減少，疲労，脱水，不整脈，不眠など
を合併する．

2) 検査

　短期間のしゃっくりでは検査は不要．2日以上続くしゃっくりでは，
血液検査，胸部X線検査，心電図検査を行う．
　これらの検査で原因が明らかにならなければ，脳のMRI検査，胸部
CT検査を行うことがある．

❷ 治療

1) 物理的療法

1)-❶ 血液中の二酸化炭素を増加させる方法
　（しゃっくりは血液中の二酸化炭素が低下すると起こりやすくなるこ

248　患者さんを総合的に診るための　内科外来これ一冊、必携書

とから）
・息止めをする

1)-❷ 脳から胃につながっている迷走神経を刺激する
・水か氷水をすばやく飲む
・スプーン1～数杯の粒状砂糖を嚥下する
・舌をやさしく引っぱる
・空嘔吐を促す（指をのどの奥に差し込む）
・綿棒で口蓋垂・鼻咽頭を刺激する
・外耳道を圧迫する
・眼球をやさしく圧迫する

1)-❸ 外科的治療
頑固な症例では神経ブロック法や横隔神経の切断法も行われる．

2）薬物療法

多数の薬剤が試みられているが，ほとんどが保険適用外．

▶表1　しゃっくりの治療薬

分類	一般名	商品名	用法・用量	備考
向精神薬	クロルプロマジン	コントミン®	経口 1回25～50 mg，1日3～4回	第1選択薬，保健適用あり
抗てんかん薬	クロナゼパム	リボトリール®	経口 1回0.5～1 mg，1日3回	ミオクローヌスに有効という考えから使用
	カルバマゼピン	テグレトール®	経口 1回200 mg，1日4回	
中枢性筋弛緩薬	バクロフェン	ギャバロン® リオレサール®	経口 1回5～10 mg 8時間ごと（1日20 mgまで）	延髄レベルでの抑制因子はGABAであり，GABA作動薬が用いられる
消化器官用薬	メトクロプラミド	プリンペラン®	経口：1回10 mg，1日3回 静注：1回10 mg 筋注：1日2回	消化器疾患が原因の時 胃内容物の腸への移送速度を速めて吸気のリスクを減少する
	オメプラゾール	オメプラール®	経口：1回20 mg，1日1回	
カルシウム拮抗薬	ニフェジピン	アダラート®	経口 1回10～20 mg，1日3回	横隔膜弛緩の目的で使用
抗不整脈薬	メキシレチン	メキシチール®	経口 1日400 mg	横隔神経の伝導障害が認められる場合，神経膜安定化作用
漢方薬 （4章12も参照）	芍薬甘草湯		経口 1回に2.5～5 g服用し効果を待つ 1日3回	即効性，末梢での筋緊張の抑制作用 痛覚中枢や脊髄反射弓の興奮を抑制
	柿蒂湯（柿のへた）		経口，煎じて服用	胃寒による吃逆を治す

◆ 文　献

1）ドクターズ・ファイル：近藤 司：しゃっくり（吃逆）．2022
　　https://doctorsfile.jp/medication/509/

4 肩凝り

❶ 肩凝り

　首から肩・背中にかけての筋肉のこわばり，だるさ，重さ，疲労感，痛いなどの感じがし，頭痛や吐き気を伴うことがある．

1) 肩凝りに関係する筋肉

　肩凝りに関係する筋肉は，**僧帽筋や肩甲挙筋，菱形筋**などの複数の**筋肉**で，約6〜7 kgある頭部や両腕の重さがのしかかっている．日本人は，欧米人と比べて筋肉量が少ないため筋肉への負担が大きくなり，肩凝り痛を起こしやすいといわれている．

▶図1　肩凝りに関与する筋肉

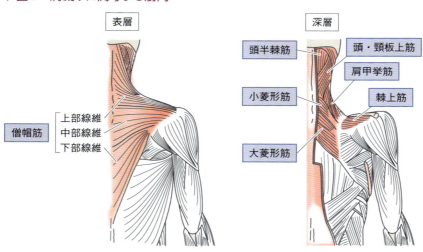

2) 肩凝り痛が起きる原因

① デスクワークなどで長時間同じ姿勢を続ける
② 姿勢がよくない（猫背，前かがみ）
③ 運動不足
④ 精神的ストレス
⑤ かばんをいつも同じ方の肩にかける
⑥ 長時間冷房のきいた部屋にいて体が冷えている
⑦ なで肩
⑧ 枕が合わない

以上のような条件が加わると，筋肉が疲れて**疲労物質（乳酸，炭酸）が蓄積し硬くなる**．それが血管を圧迫して血液の循環が悪化したり末梢神経を傷つけてこりや**痛み**を起こす．血行不良になると筋肉に十分な酸素や栄養が供給されず，筋肉に疲労物質がたまって悪循環に陥る．

❷ 肩凝りの診断

問診や神経学的診察，特に触診で僧帽筋の圧痛と筋緊張，肩関節可動域や頸椎疾患の有無などを診断する．X線撮影のほか，必要によりMRI，筋電図，血圧測定などの検査を行う．

症候性肩凝りとして頸椎疾患，肩関節疾患，頭蓋内疾患，高血圧症，眼科疾患，耳鼻咽喉科疾患，歯科疾患を鑑別する．

以上の特別な基礎疾患が見当たらないものが**本態性肩凝り**で，前述のような原因が考えられる．

❸ 予防と治療

筋肉の疲労をとり血行をよくすることを念頭に考える．
① 同じ姿勢を長く続けない，適度な運動や体を動かす．
② 温熱療法：蒸しタオル・入浴などで肩を温めて筋肉の緊張を和らげ，リラックスする．
③ 運動療法：筋力強化
④ マッサージ療法：筋肉の血流を改善させ，筋緊張をやわらげる．
⑤ 枕を適切な高さに調整する（**図2**）．
⑥ 薬物療法（次ページ**表1**参照）

▶図2　首や肩の痛みを防ぐ寝具

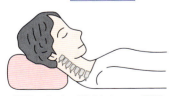

高すぎる枕

頸椎の曲がりが強くなるので，頸椎の後方の関節包や靱帯が伸びたままになり，痛めやすい

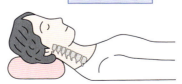

ちょうどよい枕（5〜7 cmほど）

頸椎は軽く沿って無理な力がかかっていないので，リラックスできる

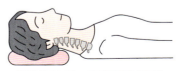

低すぎる枕

頸椎後ろに沿って椎間関節が圧迫されるので，痛めやすい

▶表1 肩凝りの治療薬

分類	一般名	商品名	剤形	用法・用量	備考
筋弛緩薬	エペリゾン	ミオナール®	錠：50 mg	1回50 mg 1日3回	作用が穏やか，血流改善 高齢者向き
	チザニジン	テルネリン®	錠：1 mg	1回1 mg 1日3回	作用が強く，少量から開始 筋緊張の改善 眠気，ふらつき，めまい，悪心，嘔吐，食欲不振に注意
	エチゾラム	デパス®	錠： 0.25 mg 0.5 mg 1 mg	1回0.5 mg 1日3回	中枢性筋弛緩薬 抗不安作用，催眠作用 依存性に注意
漢方薬	葛根湯	TJ-1 ツムラ葛根湯エキス顆粒	エキス剤：2.5 g/包	1回1包，1日3回	血行を改善 4章12参照
	抑肝散	TJ-54 ツムラ抑肝散エキス顆粒	エキス剤：2.5 g/包	1回1包，1日3回	ストレスにより発症した肩凝り，イライラ，不眠に
湿布薬	ロキソプロフェン	ロキソニン®テープ ロキソニン®パップ			
	ケトプロフェン	モーラス®テープ モーラス®パップ			
	エスフルルビプロフェン ハッカ油	ロコア®テープ			

④肩凝り予防体操（図3）

　僧帽筋（肩甲骨に付着する最も大きな筋肉，肩甲骨の挙上，内転，下制に関わる），菱形筋（肩甲骨を寄せる），肩甲挙筋（肩甲骨を上に引き上げる役割）など肩凝りに関わる筋肉の血行をよくすることが主目的である．

　こった筋肉をほぐすイメージで各動作を続けて10回を1クールとして，できれば1日3クール，ゆっくりと大きく動かすことがコツ．

◆ 文　献
1）鎌田孝一：肩こりとつきあう．順天堂医学，54：359-362，2008
2）森本昌宏：肩こりの臨床：適切な診断と治療のために．近畿大学医学雑誌，35：151-156，2010

▶**図3 肩凝り予防体操**

A）頸（くび）の運動（デスクワーク中1時間に1回行う）

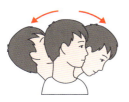

ゆっくり，頭の重さを感じながら前後5回，左右5回動かす

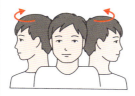 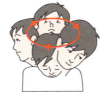

できるだけ大きく，ゆっくりと左右，右回し，左回しを5回ずつ行う

B）肩甲骨の運動（10回ずつ1日3回行う）

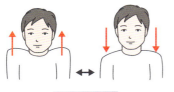 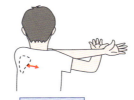

挙上と降下　　　　　外転と内転

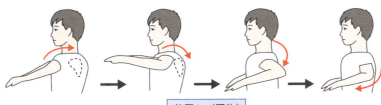

後回し（回旋）

第3章　症状からみた病気

5　頭痛

❶ 頭痛

　頭痛は神経疾患の診察のうえで最も頻度が高く，原因となる疾患の
ない一次性頭痛と，他に原因がある二次性頭痛の2つに大きく分けら
れる．生命に関わる器質性疾患に伴う二次性頭痛を鑑別診断し，適切
に対処することが重要である．

❷ 二次性頭痛

1）　二次性頭痛の鑑別ポイント

　頭痛を診断していくうえで大切なことは，絶えず緊急性が高い二次
性頭痛の可能性を念頭に置き，疑いをもって診断することである．

① 突発性の頭痛

② 今まで経験したことのない頭痛

③ いつもと様子の違う頭痛

④ 50歳以上の初発の頭痛

⑤ 運動麻痺や脳神経の麻痺を伴う頭痛

⑥ 発熱や骨髄膜刺激症状を伴う頭痛

　上記のような頭痛の訴えがあったら，**生命予後に直接関わる重篤な
疾患**が含まれている可能性が高いことから，病歴の聴取，理学的所見
など，細心の注意を払って診察する必要がある．
　想定される疾患に応じて頭部CT，MRIなど画像検査で評価する．

2）　二次性頭痛を引き起こす疾患

2）-❶ くも膜下出血
　脳動脈瘤が破れ，脳を包むくも膜と軟膜の間（くも膜下腔）に血液
がたまる病気．**今まで経験したことのない突然の激しい頭痛（雷鳴頭
痛）と嘔気・嘔吐**があったら，くも膜下出血を疑う．
　命に関わる疾患にて，急いで脳CTあるいは脳MRI/MRAの撮影を
行う．

MRA：magnetic resonance
angiography（磁気共鳴血管
撮影法）

254　患者さんを総合的に診るための　内科外来これ一冊、必携書

2) - ❷ 脳出血

多くは，高血圧がもとで脳血管が破れて出血し，**急に頭痛が起きて短時間で痛みはピークに達する**．四肢の麻痺や言語障害，嘔気・嘔吐，めまいなどを伴う．

2) - ❸ 慢性硬膜下血腫

頭をぶつけたことが原因で，頭蓋骨の下にある硬膜とくも膜の間に**徐々に出血**し，血腫が脳を圧迫して頭痛が起きる．**高齢者に多く，ぶつけてから1～2カ月後に起きることがあり注意**．

物忘れや尿失禁などの症状が出ることがあるが，血腫を取り除ければ症状は改善する．

2) - ❹ 脳腫瘍

腫瘍が大きくなるにつれ，痛みも強くなる．腫瘍のできた部位によって四肢の麻痺や視力障害，嘔気・嘔吐を伴う．

2) - ❺ 髄膜炎・脳炎

ウイルスや細菌感染が髄膜に及び，**高熱とともにズキンズキンという激しい頭痛**が起きる．項部硬直が特徴（髄膜刺激症状）で，炎症が脳まで及ぶと脳炎となり，麻痺や意識障害が起きる．

2) - ❻ その他の二次性頭痛と随伴症状

① 急性副鼻腔炎

下を向く（前屈）と増強する頭痛・顔面痛，鼻水，鼻閉，後鼻漏．

② 顎関節症

開口時痛，開口障害，口の開け閉めで顎関節に音がする．

③ 特発性低頭蓋骨内圧性頭痛（脳脊髄液漏出症）

特発的な原因*による低髄液圧で引き起こされる起立性頭痛．坐位，立位の状態で，脳が下方偏位すると激しい頭痛となり，横になると頭の偏位が改善して頭痛が改善する．

*交通事故後のむち打ち症，飛行機に乗っている時の気圧変動，など．

❸ 一次性頭痛

日本人に慢性的に起こる一次的頭痛には，主に**緊張型頭痛**（22.3％），**片頭痛**（8.4％），**群発頭痛**（三叉神経・自律神経性頭痛）（0.4％），**薬物乱用頭痛**の4つのタイプがある．

1) 緊張型頭痛（筋肉収縮性頭痛）

　慢性頭痛の中で最も多いのが緊張型頭痛で，成人のおよそ5人に1人がこの頭痛に悩むと言われている．性格的には神経質で緊張や不安感の強い人，気分転換が上手にできない人に多いとされる．中高年に多いものの，最近では小学生から高齢者まで幅広い年齢層にみられるようになっている．

▶表1　緊張型頭痛の臨床像

痛みの部位	後頭部を中心に，両側頭部や首筋にかけて痛む
痛みの症状	頭や肩に重いものが乗っているとか，帽子で頭を圧迫されているような痛み 頭が重い感じ，首や肩がコチコチにこっている痛み
痛みの程度	仕事や家事，勉強などたいていの活動は行うことができ，体を動かすと少し楽になるが，同じ姿勢で長時間いると午後になって痛みが増悪する．程度は軽度〜中等度
痛みの持続時間と頻度	1日中続く痛みがほぼ毎日ダラダラと持続する

▶図1　緊張型頭痛の痛みの部位

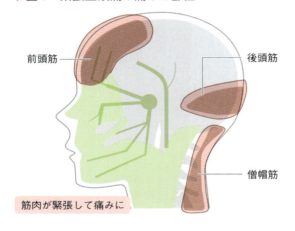

▶図2　緊張型頭痛の痛みの持続時間と頻度

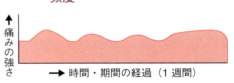

1)-❶ 緊張型頭痛を引き起こす誘因

　主な原因は，頭，首，肩の筋肉の緊張によって血行が悪くなることである．

・長時間同じ姿勢をとる（前屈姿勢）
・運動不足
・眼精疲労
・顎関節症
・ストレス（精神的・身体的）

1)-❷ 緊張型頭痛の発症機序

　緊張型頭痛の発生には，**身体的・精神的なストレス**が関与している．

▶**表2** 緊張型頭痛の治療薬

分類			一般名	商品名	用法・用量	備考
急性期	鎮痛薬		アセトアミノフェン	カロナール®	400～500 mg/回，頓用	
	NSAIDs		アスピリン・ダイアルミネート配合	バファリン	330～660 mg/回，頓用	胃腸障害，腎機能障害などの副作用に注意しながら使用
			ロキソプロフェン	ロキソニン®	60 mg/回，頓用	
			イブプロフェン	ブルフェン®	200 mg/回，頓用	
			ナプロキセン	ナイキサン	300 mg/回，頓用	
	筋弛緩薬		エペリゾン	ミオナール®	150 mg（3錠）/日，1日3回	作用が穏やか（高齢者）
			チザニジン	テルネリン®	3 mg（3錠）/日，1日3回	作用が強い
	漢方		葛根湯		7.5 g（3包）/日，1日3回	葛根が項部，肩背部の筋肉の血流改善
			葛根加朮附湯		7.5 g（3包）/日，1日3回	
慢性期	抗不安薬		エチゾラム	デパス®	0.5～1 mg（1～2錠）/日，1日1～2回	筋弛緩作用あり 依存性に注意
			アルプラゾラム	ソラナックス®	0.4～1.2 mg（1～3錠）/日，1日1～3回	筋弛緩作用弱い
	抗うつ薬		アミトリプチリン	トリプタノール®	10 mg（10 mg 1錠）～25 mg（25 mg 1錠）/日，1日1回	抗コリン作用（口渇・眠気）が出やすい
			クロミプラミン	アナフラニール®	75 mg（3錠）　から150 mg（6錠）/日，1日3回	

例えば，長時間同じ姿勢をとるといった身体的ストレス，環境の変化による精神的なストレスがかかると，**神経や筋肉が過度に緊張し，筋肉の血管が収縮し酸素不足となる**．血行障害をきたすと筋肉に**乳酸な**どの**疲労物質**がたまり，痛み神経を刺激し，ますます筋肉を緊張させ血管を圧迫するという悪循環に陥る．そこで**後頭部から首・肩にかけて締めつけられるような痛みが発生する**．

1）- ❸ 緊張型頭痛の薬物治療

急性期治療は，鎮痛薬，非ステロイド系消炎鎮痛薬（NSAIDs），筋弛緩薬および漢方薬*が用いられる．

慢性期の治療は，筋弛緩作用のある抗不安薬と抗うつ薬が用いられる．

*4章12参照.

1）- ❹ 非薬物療法

① 頭痛体操
② 局所の温熱療法，温浴
③ マッサージ
④ リラクゼーション

2）片頭痛

　慢性頭痛のうち，緊張型頭痛に次いで多い頭痛．年間有病率は8.4％で，前兆のない片頭痛が5.8％，前兆のある片頭痛が2.6％である．**片頭痛の有病率は20～40歳代の女性で高い．**
　家系内発症例が多く発症には複数の遺伝要因と環境要因が疑われているが，現在のところ解明されていない．

▶表3　片頭痛の臨床像

痛みの部位	こめかみ周辺が中心．片側の時も両側の時もある
痛みの症状	ズキンズキンと脈打つような拍動性の痛み 体動で頭痛が悪化し日常生活に支障をきたすほどの痛み
随伴症状	嘔気・嘔吐などの自律神経症状や光・音・においなどの過敏症を伴うこともある
痛みの持続時間と頻度	痛みは数時間から3日間で治まる．発作は日に1～2回から月1～2回まで幅がある
予兆	一部の患者では頭痛発作の48時間～数時間前に，あくび，疲労感，食欲変化などの症状を訴える
前兆	発作の直前（5～60分前）に，目の前にギザギザしたものが見えたりする閃輝暗点や，視野欠損，半身しびれ，失語などが一過性にみられることがある

▶図3　片頭痛の痛みの部位

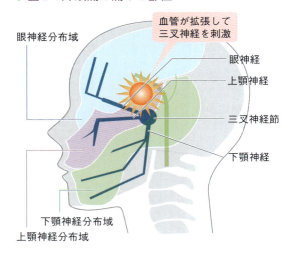

▶図4　片頭痛の痛みの持続時間と頻度

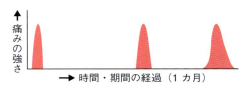

2）-❶ 片頭痛を引き起こす誘因

- ストレス・精神的緊張から解放された時に起こりやすい
- 疲労，寝不足，寝すぎ
- 空腹，低血糖
- アルコールの摂取
- 月経関連片頭痛（月経の前や最中，排卵日）
- 人ごみや騒音などの物理的刺激
- 強い光（直射日光，ライトなど）
- 気圧や温度の変化（台風の到来，雷など）
- 食品（チョコレート，チーズ，ハム・ヨーグルト，赤ワイン）

2）-❷ 片頭痛の病態・発症機序

　片頭痛の病態・発症機序についてはいまだ確定していない．従来から，血管説，神経説，三叉神経血管説が提唱されてきた．

　現在，片頭痛の前兆（aura）の原因として皮質核延性抑制（CSD）が有力視されている．

　片頭痛発作はストレス，天候の変化，月経周期，光，アルコールなどが誘発因子となり，頭蓋内血管・硬膜血管周囲の三叉神経終末が刺激され，カルシトニン遺伝子関連ペプチド（CGRP）などの神経伝達物質が放出される．CGRPは血管平滑筋に働くと血管拡張を引き起こし，同時に血管透過性が亢進し血漿タンパクの漏出，血管周囲の肥満細胞の脱顆粒などの神経原性炎症が引き起こされて疼痛をきたすと考えられている．

　その後，三叉神経では順行性および逆行性の伝導が起こる．順行性の伝導は三叉神経節から脳幹内の三叉神経核に至り，さらに高次の中枢へと投射され，悪心・嘔吐などの自律神経症状を生じる．逆行性の伝導によりCGRP，サブスタンスPなどをさらに放出し血管拡張や炎症を助長するという負のサイクルが生じる．

　一部の患者では頭痛発作に先行して，あくび，疲労感，食欲変化などの症状がみられる．これは予兆と呼ばれ，摂食行動や睡眠・覚醒の中枢である視床下部の関与が推測されている．

2）-A. 片頭痛の薬物治療

　片頭痛の薬物治療は急性期治療と予防治療に分類される．

　従来の治療では，急性期治療としては，トリプタンが第1選択薬で，発作予防治療としてはカルシウム拮抗薬や抗てんかん薬などが用いられてきた．最近では，片頭痛の病態にCGRPの関与が明らかになり，CGRPを標的とした新しい片頭痛治療薬が開発されパラダイムシフトが起きる可能性がある．

【急性期治療薬】

　片頭痛の急性期の治療目的は，副作用・副反応なくすみやかに片頭痛発作を消失させ患者の機能を回復させることである．

　薬剤の選択では，片頭痛の重症度に応じた層別治療が推奨される．

① 軽度〜中等度の発作

　アセトアミノフェンやNSAIDsを選択．

② 中等度から重度の発作

　禁忌となる合併症がなければ，トリプタンが第1選択薬．投与タイミングとしては，発作早期（頭痛発作が始まって15〜20分以内のごく軽度の時期）が最も効果的とされている（図5）．予兆期，前兆期に使用しても効果は期待できない．前兆期はセロトニンによる血管収縮期であるので，この時期にアゴニストを増やしても予防にならない．

　片頭痛では悪心・嘔吐を伴うことがあり，消化管吸収障害もみられることから，制吐薬を併用することが勧められる．

CSD：cortical spreading depression（皮質核延性抑制）
CSDは大脳皮質においてニューロンとグリア細胞の一過性の脱分極とそれに続発する電気的抑制状態が同心円状に2〜5mm/分の速さで周囲に拡延する現象である．前兆は片頭痛発作が起こる60分前〜直前に生じる完全可逆性の再発性中枢神経症状で5〜60分持続する．前兆の発現前または発現時に大脳皮質の局所脳血流が減少し，通常後頭部から前方へ波及することからCSDが発症機序と考えられている．

CGRP：calcitonin gene-related peptide（カルシトニン遺伝子関連ペプチド）

トリプタンの詳細は，p.261〜262の囲み内を参照．

▶図5　片頭痛発作の症状とトリプタン製剤の服用のタイミング

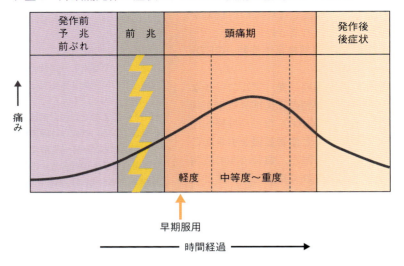

　2022年4月に**セロトニン5-HT$_{1F}$受容体作動薬**のラスミジタン（レイボー®）が上市され，経口片頭痛頓服薬として使用可能となった．

> ラスミジタンの詳細は，p.263の囲み内を参照．

■ **セロトニン受容体作動薬**

　従来のトリプタン系薬剤は，血管収縮作用を有し，心血管系に危険因子をもつ狭心症や心筋梗塞の既往のある患者には禁忌であった．
　新薬のラスミジタン系薬剤は，1B/1Dを刺激しないため血管収縮作用がなく，1Fのみの刺激効果で片頭痛発作が抑制されるため治療の対象が増えた．

▶表4　セロトニン受容体作動薬

	受容体	受容体の分布	血管収縮作用
トリプタン系	5-HT$_{1B}$受容体	脳血管平滑筋	あり
	5-HT$_{1D}$受容体	硬膜血管周囲三叉神経終末	なし
ラスミジタン系	5-HT$_{1F}$受容体	延髄の三叉神経脊髄路核	なし

■ 5種類あるトリプタン（表5，表6）の使い分け

トリプタン系薬剤は過度に拡張した頭蓋内外の血管を収縮させることによって片頭痛を改善させると考えられている．

① 通常量の経口トリプタンの間には，ナラトリプタン（商品名：アマージ）を除いては大きな薬効の差はない．

② **比較的早く頭痛強度が上昇する発作が多い人**⇒ T_{max} の短いトリプタン（レルパックス®，マクサルト®）を選択

発作が長く続く人⇒ $T_{1/2}$ の長いトリプタン（アマージ，レルパックス®，ゾーミッグ®）を選択

③ スマトリプタン（商品名：イミグラン）は剤形が豊富，片頭痛の第1選択薬．

  1）**注射薬は速効性**．きわめて重症な片頭痛発作や群発頭痛発作に対して用いる．自己注射も可能で，3 mg を皮下注射する．

  2）**点鼻薬も注射薬に次いで速効性**．悪心や嘔吐が強く，経口投与が不可能な患者に使用できる．鼻粘膜から吸収されるため T_{max} は短い．

④ ゾルミトリプタン（ゾーミッグ®）

  生物学的利用率が40％代と高い．**脂溶性に富み血液脳関門を通過して脳幹の三叉神経核にも作用して鎮痛効果を高める**．併用注意の薬剤が多い．

⑤ エレトリプタン（レルパックス®）

  5-HT$_{1B/1D}$受容体に対する結合親和性と選択性が高い．

  T_{max} が早く，$T_{1/2}$ が長い特性がある．併用禁忌の薬剤が多い．

⑥ リザトリプタン（マクサルト®）

  T_{max} が約1.0時間と立ち上がりが早いが持続時間が短い．生物学的利用率も40％代と良好なため，内服後すみやかな吸収と効果の発現が期待できる．**効果が迅速**であるため，脳血管周囲の神経炎症の立ち上がりが早い．**前兆のある片頭痛や小児期から思春期の片頭痛への安全性も確認されている**．

⑦ ナラトリプタン（アマージ）

  半減期が長い（約5時間）点が最大の特徴．作用が弱く"gentle triptan"と呼ばれる．他のトリプタンの治療で副作用のため投与継続が難しい症例のセカンドラインとして使用される．月経前後に決まったように連日発作が起こる症例で短期投与の形で数日間定時使用する．

⑧ ある種のトリプタンが有効でない場合，他剤へ変更すると効果が得られることがある．

⑨ **悪心・嘔吐に対しては，制吐薬のメトクロプラミド（プリンペラン®）やドンペリドン（ナウゼリン®）を併用することで解決できる**．

⑩ 発作頻度の高い患者では薬剤使用過多による頭痛〔薬剤乱用頭痛（medication-overuse headache：MOH），後述p.268参照〕をきたす可能性があるため，**トリプタン使用のタイミングをよく説明する必要がある**．

【トリプタンの副作用および使用上の注意】（表7）

・頻度の高い副作用は，傾眠，めまい，悪心，疲労感などである．
・トリプタンは虚血性心疾患を有する患者には禁忌．
・妊娠時にはトリプタンは原則禁忌・アセトアミノフェンを用いるのが安全．催奇形性に関しては，イミグランは比較的安全である．
・授乳：母乳への移行率が低いのは，レルパックス®である．
・小児：イミグラン点鼻薬とマクサルト®の使用が推奨される．

▶表5 トリプタンの薬理学的性質の比較

一般名	商品名	剤形	T$_{max}$ (時)	T$_{1/2}$ (時)	生物学的 利用率 (%)	BBB 通過	代謝産物 の活性	代謝経路
スマトリプタン	イミグラン	錠	1.8	2.2	14	−	−	MAO-A
		注射液	0.21	1.46		−	−	
		点鼻薬	1.30	1.87	16	−	−	
ゾルミトリプタン	ゾーミッグ®	錠	3.00	2.40	40	+	+	CYP1A2, MAO-A
		RM	2.98	2.90	40	+	+	
エレトリプタン	レルパックス®	錠	1.0	3.2	36.4	+	±	CYP3A4
リザトリプタン	マクサルト®	錠	1.0	1.6	45	+	+	MAO-A
	マクサルトRPD®	RPD	1.3	1.7	48	+	+	
ナラトリプタン	アマージ	錠	2.68	5.05	70	−	−	CYP1A2, CYP2C9

RM：口腔内速溶錠　RPD：口腔内崩壊錠　BBB：血液脳関門

▶表6 トリプタンの投与量

一般名	商品名	剤形	初回投与量 （最大量）(mg)	追加投与量 (mg)	追加使用間隔 （時間）	最大1日投与量 (mg)
スマトリプタン	イミグラン	錠	50（100）	50	2	200
		注射液	3	3	1	6
		点鼻薬	20	20	2	40
ゾルミトリプタン	ゾーミッグ®	錠	2.5（5）	2.5	2	10
		RM	2.5（5）	2.5	2	10
エレトリプタン	レルパックス®	錠	20（40）	20	2	40
リザトリプタン	マクサルト®	錠	10	10	2	20
	マクサルトRPD®	RPD	10	10	2	20
ナラトリプタン	アマージ	錠	2.5	2.5	4	5

▶表7 トリプタンの禁忌例

①血管収縮作用の観点から	a. 虚血性心疾患 b. 虚血性脳血管障害 c. 末梢血管障害 d. コントロール不良の高血圧患者 e. 片麻痺性片頭痛（hemiplegi cmigraine）などの特殊型片頭痛症例
②てんかんあるいは痙攣を起こしやすい器質的脳疾患（併用注意）	
③薬物代謝の観点から	a. 重篤な肝機能障害 b. モノアミンオキシダーゼ（MAO）阻害薬（エレトリプタンとナラトリプタンを除く）
④相互作用の観点から	a. 選択的セロトニン再取り込み阻害薬（SSRI）（併用注意） b. セロトニン・ノルアドレナリン再取り込み阻害薬（SNRI）（併用注意） c. β遮断薬プロプラノール（リザトリプタンのみ） d. エルゴタミン製剤の使用後24時間

■ ラスミジタン

　ラスミジタンは5-HT$_{1F}$受容体に選択的に結合するジタン系薬剤．**血液脳関門通過性を有し，トリプタンに比べ血管収縮作用がない**のが特徴である．

　トリプタンでみられる**胸部不快感，胸痛，咽頭絞扼感などの副作用がきわめて少ない**．以下の症例に良い適応となる．

① 心血管系に危険因子を有する

② 副作用のためトリプタンが使用できない

③ トリプタンの効果が不十分

④ 服用タイミングが遅れる

【副作用】

　ラスミジタンの副作用は，**浮動性めまいや傾眠**がみられる．
　服用後は自動車の運転は禁止するように指導する．

▶表8　ラスミジタン

一般名	商品名	剤形	用法・用量
ラスミジタン	レイボー®	錠 50 mg, 100 mg	頭痛発作時 1 回 100 mg 状態に応じ 50 ～ 200 mg 可 （24 時間あたり総投与量が 200 mg を超えない範囲で再投与可） ※他の急性期治療薬（トリプタン，NSAIDs など）の併用に制限なし

2）-B. 片頭痛の予防療法

　日本神経学会による「頭痛の診療ガイドライン 2021」では，**片頭痛発作が月に2回以上**，あるいは**生活に支障をきたす頭痛が月に3日以上**ある場合，予防薬を用いることを勧めている．予防薬にもいろいろな種類があるが，有効性や副作用から5つのグループに分けられており，グループ1（有効）として有効性の高い薬剤とされている**バルプロ酸，プロプラノロール，アミトリプチリン**といった薬剤に加え，新たに**CGRP関連抗体薬（ガルカネズマブ，フレマネズマブ，エレヌマブ）**があげられている．

2）-B-❶ 従来の予防薬

　予防薬は6カ月程度用いたうえで，休薬期をおいて片頭痛の発現頻度を再評価する．

① カルシウム拮抗薬：ロメリジン（ミグシス®）

　片頭痛発作前の一時的な脳血管収縮を抑制し，三叉神経末端からの血管拡張をしにくくするため，片頭痛の発作が予防できる．

② 抗てんかん薬：バルプロ酸ナトリウム（デパケン®，デパケン®R，セレニカ®）

　γアミノ酪酸（GABA）を増加させ，脳の過剰な過敏性を正常化し，気分を安定させる作用により片頭痛の発作を予防する．

▶表9 片頭痛の予防薬

分類	一般名	商品名	剤形	用法・用量	備考
カルシウム拮抗薬	ロメリジン	ミグシス®	錠5 mg	5 mg/回，1日2回 1日20 mgまで増量可	保険適用（片頭痛） 効果発現に1カ月以上を要する
抗てんかん薬	バルプロ酸	デパケン®	錠：100 mg，200 mg	200〜400 mg/日 2〜3回分服から開始 1日1,000 mgを超えない	保険適用（片頭痛） 妊婦または妊娠可能な女性への投与は禁忌
	バルプロ酸徐放剤	デパケン®R セレニカ®R	錠：100 mg，200 mg	200〜400 mg/日 2〜3回分服から開始 1日1,000 mgを超えない	
β受容体遮断薬	プロプラノロール	インデラル®	錠：10 mg	10〜20 mg/日 2〜3回分服から開始 1日60 mgを超えない	保険適用（片頭痛） 喘息で禁忌
抗不安薬	エチゾラム	デパス®	錠：0.25 mg，0.5 mg，1 mg	1.5 mg/日，3回分服	保険適用外 緊張型頭痛の合併例で効果的
抗うつ薬	アミトリプチリン	トリプタノール®	錠：10 mg，25 mg	5 mg/日くらいの低用量から開始	保険適用外

③ β受容体遮断薬：塩酸プロプラノロール（インデラル®）

　脳血管の異常な拡張を抑えることによって，片頭痛の予防効果を示す．さらに片頭痛に伴う光過敏に関係する脳の後頭葉の神経細胞の興奮性を抑制することで，予防効果もみられることが明らかになっている．β受容体遮断薬は**気管支喘息の患者には禁忌**，トリプタン製剤の**マクサルト®との併用禁忌**なので注意．

④ 抗不安薬：エチゾラム（デパス®）

　緊張型頭痛の合併例で効果的．

⑤ 抗うつ薬：塩酸アミトリプチン（トリプタノール®）

　三環系抗うつ薬であるアミトリプチンが，脳内神経終末のノルアドレナリンおよびセロトニンの再取り込みを阻害し，脳内のセロトニンを上昇させることで片頭痛発作の予防効果をもつのではないかといわれている．

2）-B-❷ 新たな予防薬：CGRP関連抗体薬

　CGRP関連抗体にはCGRPに対する抗体としてガルカネズマブとフレマネズマブ，CGRP受容体に対する抗体エレヌマブとがある．

　いずれも三叉神経終末から放出されたCGRPの作用をブロックすることにより**硬膜血管周囲の神経原性炎症，血管拡張を抑制する**．既存の予防薬で効果が不十分であった片頭痛で有効性が示されている．効果発現が早く，片頭痛日数の減少，急性期治療薬使用日数の減少，片頭痛随伴症状の改善，日常生活障害の改善が報告されている．

　CGRP関連抗体薬は血液脳関門を通過しないため，中枢神経系の副作用が少ない利点がある一方，片頭痛の前兆には効果を示さず，前兆予防のためロメリジンを内服している場合は継続投与が必要となる．

▶**表10** 使用可能なCGRP関連抗体薬

分類	一般名	商品名	剤形	用法・用量	備考
抗CGRP抗体	ガルカネズマブ	エムガルティ®	皮下注シリンジ120 mg/1 mL 皮下注オートインジェクター120 mg/1 mL	初回250 mg，皮下注 以下1カ月間隔で120 mg，皮下注	日本初のCGRP標的製剤 $T_{1/2}$約23〜30日分
	フレマネズマブ	アジョビ®	皮下注シリンジ225 mg/1 mL 皮下注オートインジェクター225 mg/1 mL	4週に1回225 mg，皮下注 または 12週に1回675 mg，皮下注	$T_{1/2}$ 34日
抗CGRP受容体抗体	エレヌマブ	アイモビーグ®	皮下注ペン70 mg/1 mL	4週に1回70 mg，皮下注	$T_{1/2}$ 28日

主な副作用は注射部位反応が10〜30％にみられる．**エレヌマブで便秘の頻度が高いが酸化マグネシウムの併用で解消される**．

妊婦・授乳婦に対して禁忌となっていないが，IgGは胎盤関門を通過し乳汁中へも移行することがわかっている．

ガイドラインより，わが国では従来の予防薬が1剤でも効果が不十分，禁忌・副作用があればCGRP抗体薬が使用できるとされている．

【CGRP関連抗体薬による予防効果判定】

発作頻度または日数が50％以上の減少で判断される．

効果の発現には少なくとも2カ月を要するため，有効性を確認したうえで有害事象がなければ少なくとも3カ月，忍容性があれば6〜12カ月予防療法を継続する．

CGRP関連抗体薬を導入・継続するうえで問題となるのは**薬価が高価**で患者の経済的負担が大きいことである．

CGRP関連抗体薬を使用できるのは，片頭痛に対する知識が豊富で日本神経学会，日本頭痛学会，日本内科学会（総合内科専門医），日本脳神経外科学会のいずれかの**専門医の認定を有する医師**が治療の責任者として配置されている施設に限定されている．

3) 群発頭痛／三叉神経・自律神経性頭痛（TACs）

群発頭痛とは，群発地震のように，一定の時期に集中して起きる頭痛．発作は季節の変わり目に多く，1～2カ月間は毎日のように決まった時間帯に激しい頭痛に襲われる．**男女比は7～10対1と男性に多く，特に20歳代～30歳代の働き盛りの人に多い．**

> TACs : trigeminal autonomic cephalalgias（三叉神経・自律神経性頭痛）
> TACsとは，一側性の眼窩部や側頭部の激痛発作に，頭部副交感神経症状を伴う一次性頭痛．

3)-A. 群発頭痛の特徴

3)-A-❶ 頭痛の特徴

一側の眼窩部，眼窩上部，側頭部に15～180分持続する激痛発作が1～2時間／回，1～2回／日，1～2カ月連日起こる．頭痛発作が起こる期間を群発期と呼んでおり，毎年同じ頃に起こる．

3)-A-❷ 自律神経症状

頭痛発作と同側に，三叉神経の活性化に伴い，頭部副交感神経系が興奮し，自律神経症状が出現する．通常，**流涙（67％），鼻漏（56％），結膜充血（31％），鼻閉（30％）**のうち，2～4つの症状が出現する．

頭部以外の自律神経症状として，落ち着かない感じ（66％），実際に歩き回る，体を前後に揺するなどの不穏行動（45％）がある．

▶表11　群発頭痛の臨床像

痛みの部位	片側の目の奥
痛みの症状	突然，片側の目の奥がえぐられるような激しい発作に襲われる 痛くてじっとしていられない，あるいは痛みを紛らわすために頭を壁にぶつけたくなるほど
随伴症状	頭部と同じ側の目の充血や涙，鼻水，鼻づまりなどを伴う
痛みの持続時間と頻度	痛みは15分～数時間続く 頻度は半年から2年に一度，1～2カ月集中して毎日のように起こる

▶図6　群発頭痛の痛みの部位

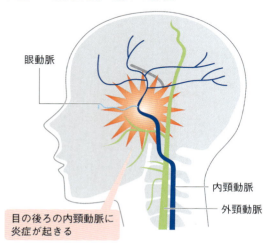

▶図7　群発頭痛の痛みの持続時間と頻度

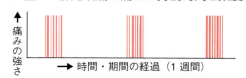

3)-A-❸ 群発頭痛発作を起こす誘因

① 群発期だけアルコールによる発作が誘発される
② 喫煙：群発頭痛患者の喫煙率は一般人口の2〜3倍であり，喫煙が群発頭痛発症に関与している可能性がある

3)-A-❹ 群発頭痛の発症機序

　1年の中で起こる時期が決まっており，1日の中でも好発時間があることから体内時計の存在する視床下部の視交叉上核に発生元があると考えられている．**体内時計の乱れの情報が，内頚動脈を取り巻く三叉神経に痛みの情報として誤って伝わる．三叉神経から炎症物質が放出され内頚動脈が拡張・炎症が起き，目の奥に激痛が起こる．**

　三叉神経の興奮は三叉神経脊髄から上唾液核に伝わり，翼口蓋神経節から頭蓋内の大血管や涙腺・鼻粘膜に至る**副交感神経系が活性化**され，**流涙・鼻水などの一連の自律神経症状を呈する**ものと考えられる．

3)-B. 群発頭痛の薬物治療

　激痛発作であり，発作を頓挫する急性期治療だけでなく，発作を起こさないための予防治療の両方を行う．

3)-B-❶ 急性期治療

① 第1選択はスマトリプタン（商品名：イミグラン）3 mg皮下注

　通常10分以内に効果が発現し，有効率も90%以上ときわめて高い．外来では自己注射ができるキット製剤を処方する．

② 純酸素7 L/分を15分間吸入

　スマトリプタン（イミグラン）が禁忌もしくはスマトリプタン使用上限（2回/日）を超える発作に吸入する．無効時は12 L/分に増量し，15分間吸入する．**純酸素吸入の有効率は約80%と高い．**

　なお，スポーツ店や薬局で売っている酸素ボンベは濃度が低くて効果はない．

3)-B-❷ 予防治療

　反復性群発頭痛での第1選択は，ベラパミル（ワソラン®）240〜360 mg（6〜9錠）/日，分3である．ベラパミルは効果発現までに1週間程度かかるため，翌日からの効果が期待できる**ステロイドを併用する．ステロイドはプレドニゾロン60〜100 mgを5日間連続服用後，10 mg/日漸減中止する．**予防治療は群発期が終了したら中止する．

　慢性群発頭痛では，炭酸リチウム（リーマス®），バルプロ酸（デパケン®），ガバペンチン（ガバペン®），トピラマート（トピナ®），バクロフェン（ギャバロン®）などが推奨されている．

　新たに，群発頭痛の病態にCGRPが関与すると考えられており，反復性群発頭痛の予防に抗CGRP抗体であるガルカネズマブ（エムガルティ®）300 mg/月の投与の有効性が報告されている．

❹ 薬剤の使用過多による頭痛（薬物乱用頭痛：MOH）

　頭痛が起きると仕事や家事の効率が下がり，寝込んだりして日常生活に支障をきたすことがある．頭痛持ちの人は，いつ頭痛発作が起きるか不安なため頭痛がなくても予防的に薬を飲んでしまいがちになる．このように薬への依存がエスカレートすると，薬の量が増え，効き目の持続時間が短くなり頭痛がかえって悪化することになる．

　薬剤の使用過多による頭痛の**診断基準**は，鎮痛薬を**1カ月15日以上飲んでいる場合**となっているが，実際には，薬に無水カフェインを含んでいる場合は**10日以上飲んでいる人は要注意**と考えられ，専門医への受診が勧められる．

1）薬物乱用頭痛（MOH）の治療

　治療の最終目標は，**過剰に服用している頓用薬を中止する**，あるいは**適正使用に戻す**こと．

　薬は一度に中止する方法と，徐々に減量する方法とがあるが，どちらがよいかは決まっていない．

　乱用薬剤を減量または中止していくと，問題薬物の血中濃度が下がることで起こる**リバウンドとして頭痛（反跳頭痛）**や，本来からある頭痛発作に対する対応，またカフェイン含有製剤の乱用では，**カフェイン離脱頭痛**に対する対応が必要となる．

　実際には，**予防薬の投与を開始し，次に頭痛が起こった時に使用する頓用薬をどうするか決める．**

1）-❶ 予防薬

① 抗うつ薬：アミトリプチリン（トリプタノール®），SSRI

　痛みに対する感受性閾値を上昇させ，セロトニン枯渇に拮抗する効果を期待．トリプタンとSSRIの併用は注意．

② 抗てんかん薬：バルプロ酸ナトリウム徐放剤（デパケン®），クロナゼパム（リボトリール®）

　頭痛発作の引き金となる神経細胞の興奮性を抑える効果を期待．

③ 抗不安薬：ベンゾジアゼピン系，抗不安薬

　即効的な抗不安作用を期待．

④ Ca拮抗薬：ロメリジン（ミグシス®）

　副作用が少なく，忍容性がよい．片頭痛のきっかけとなる脳血管収縮を予防する．

1）-❷ 頓用薬

　過剰に使用していた薬はほとんど効かないか，短時間しか効かない．通常，**別の頓用薬を必要に応じて使用する．**

　まず，消炎鎮痛薬としては，消失半減期（14時間）の長いナプロキ

セン（ナイキサン®）の投与を試み，必要に応じて，制吐薬なども処方する．本来の頭痛が片頭痛の場合は，トリプタン製剤の処方も考慮する．

乱用中はこれらの頓用薬が効きにくくても，乱用から離脱できると普通に効くようになる場合が多い．

薬を中止した時の**離脱症状は2～10日間続く**といわれ，トリプタンは4.1日，エルゴタミンは6.7日，鎮痛薬は9.5日という報告がある．

離脱に成功すると，起床時に頭痛がなく，爽やか，頭痛のない日が続き，頭痛が起きても頓用薬でコントロールできるようになる．

◆ 文　献

1）「頭痛の診療ガイドライン2021」（日本神経学会，他／監，「頭痛の診療ガイドライン」作成委員会／編），医学書院，2021

2）「日本医師会雑誌 Vol.151 No.9 頭痛診療はここまで進歩した」（北川泰久，平田幸一／企画，監），日本医師会，2022

3）「週刊日本医事新報 No.5113 新薬登場でどう変わる？片頭痛薬の使い分けと特徴」（清水利彦／著），日本医事新報社，2022

4）柴田 護：頭痛発生のメカニズムと頭痛の鑑別診断．東京都医師会雑誌，76：229-235，2023

5）五十嵐久佳：一次性頭痛の治療up to date．東京都医師会雑誌，76：236-243，2023

第 3 章　症状からみた病気

6　口内炎

❶ 口内炎の種類と症状

▶**表1**　口内炎の種類

種類	症状や特徴
アフタ性口内炎	一般的に口内炎と呼ばれる 中央の部分が浅くくぼんで，白っぽい潰瘍ができ，食べ物や飲み物がしみて痛い
カタル性口内炎	口の中の粘膜が赤く炎症を起こした口内炎で，潰瘍の端の境界線がはっきりしないもの
ウイルス性口内炎	単純ヘルペスウイルスに感染した場合，ヘルペス性口内炎*という 唇や口腔粘膜に小さな水疱の集まりができる
ニコチン性口内炎	ヘビースモーカーに多い

＊2章13 p.231 口唇ヘルペスを参照.

❷ 口内炎の原因

　睡眠不足，ビタミン B_2 の不足，ストレスが続くと口内炎ができやすくなる.

　歯のかみ合わせが悪いと食事の時に誤って粘膜を噛んで傷つけたり，歯ブラシの使い方の誤りなど，原因はいろいろ考えられてはいるが，よくは解明されていない.

　なお，ほとんどの口内炎は1週間程度で自然治癒する.

❸ 予防方法

・うがいや歯磨きなどで口の中を清潔に保つことが大切.
・日頃から休息や睡眠をとり，ストレスをためず，ビタミン B 群を多く含んだ食事をとるように心がける.

❹ 口内炎の治療

　ビタミン B_2 補給（ハイボン，チョコラ BB®）のほか，表2の治療薬を用いる場合もある.

患者さんを総合的に診るための　内科外来これ一冊、必携書

▶表2 口内炎の治療薬

分類	一般名	商品名	剤形	用法・用量
軟膏剤	デキサメタゾン	アフタゾロン® 口腔用軟膏0.1%	軟膏：3g	1日1回～数回患部に塗布する
	トリアムシノロンアセトニド	オルテクサー® 口腔用軟膏0.1%	軟膏：5g	1日1回～数回患部に塗布する
貼付剤	トリアムシノロンアセトニド	アフタッチ® 口腔用貼付剤25μg	二層錠	1患部に1回1錠ずつを，1日1～2回，患部粘膜に付着させて用いる
含嗽剤	アズレンスルホン酸ナトリウム水和物	アズノール® うがい液4%	液：5mL	1回5～7滴を100mLの水に溶かし1日数回含嗽

❺ 注意すべき口内炎

1) ベーチェット病

アフタがくり返しでき，目の炎症や外陰部の潰瘍を伴う場合，膠原病の専門家へ紹介を．

2) 白板症

痛みはないものの口の中の粘膜の一部が白くなり治らない場合は，白板症の疑いがある．

白板症は6～10％の確率でがんになる可能性があり，口腔外科へ紹介を．

◆ 文 献

1）橘 寛彦：歯科口腔外科 Q 口内炎の治療・予防と消化器疾患との関係．週刊日本医事新報，4672：66-67，2013

2）王 宝禮：領域別入門漢方医学シリーズXIX【口腔疾患領域と漢方医学】．TSUMURA Medical Today，ラジオNIKKEI，2011

第3章　症状からみた病気

7　下肢の浮腫（足のむくみ）

❶ 下肢の浮腫

　下肢の静脈の血液は，重力に逆らって心臓に向かって流れている．静脈には血液の逆流を防止するための弁が備わっており，さらに足の筋肉による筋ポンプ作用によって血液の流れが促されている．

　しかし，立ったままや座ったままの姿勢が長く続くと，足の筋ポンプの機能が低下し，心臓に向かって流れる血液が停滞する．

　下肢で静脈還流が滞ると，下肢静脈内の血圧が上昇し血管に炎症が起こり，血管内から血管外へ血漿成分が浸み出て細胞外に水分が貯留する．これが下肢の浮腫の原因となる．

❷ 下肢浮腫の原因

1）下肢浮腫をきたす主な疾患

▶表1　下肢浮腫をきたす主な疾患

疾患	特徴や症状
全身性浮腫	
心不全	● 血液循環が悪くなり，全身にうっ血が生じる ● 重力の影響のため，下肢に浮腫が生じやすい（心臓の拍出量が落ち，静脈圧が上がる） ● 息切れなどの症状を伴い，胸部X線，心エコー検査，血液検査のBNPなどで診断
腎不全 （腎炎・ネフローゼ症候群）	● 腎機能低下により余分な水分や塩分を排泄できなくなり，水分が貯留する ● 尿中にタンパク質が出てしまい，低タンパク血症も浮腫の原因となる ● 上眼瞼から浮腫が生じやすい
肝硬変	● 門脈圧の亢進により，腹水が貯留し，腹壁静脈の怒張がみられる ● 低タンパク血症をきたす（肝機能低下により肝臓での血漿アルブミン合成能力が低下する）
低栄養	● 飢餓や過度のダイエットにより低タンパク血症となる ● 血液中のアルブミンが低下するため血管から組織へ水分が移動する
内分泌性	● 甲状腺機能低下症（粘液水腫） ● 月経前でみられる
薬剤性	● カルシウム拮抗薬（降圧薬：次ページ参照），ピオグリタゾン（糖尿病薬），副腎皮質ステロイド，非ステロイド抗炎症薬（NSAIDs）で浮腫をきたすことがある

（次ページにつづく）

▶**表1** 下肢浮腫をきたす主な疾患（前ページのつづき）

疾患	特徴や症状
局所性浮腫（片側の下肢が多い）	
下肢静脈瘤	● 足の静脈が瘤（こぶ）のように膨らむ病気 ● 静脈の弁の働きが壊れて血液が逆流することが原因 ● 足がだるいとか重い，つりやすいなどの症状がある
深部静脈血栓症 （DVT）	● 病気やけがで臥床している時や，長時間乗り物に乗っている時に起きやすい ● 足の血栓が飛んで肺の血管がつまる肺塞栓症を起こすと生命に危険を伴うことがある
リンパ浮腫	● 生まれつきリンパ管の発達が悪い1次性リンパ浮腫と，手術や放射線治療後に起こる2次性リンパ浮腫とがある ● しだいに皮膚が固くなり象皮病という状態になる ● ストッキングやマッサージが治療の中心で，手術になることがある
蜂窩織炎	● 細菌感染により炎症を起こし，赤く腫れ痛みを伴う ● 抗菌薬で治療，切開して排膿が必要なことがある
健常人に起こる浮腫	
（正常）	● 正常な人でも夕方には軽度のむくみは出現する ● 明らかな原因がなく，歳とともに筋肉量が減少し，運動量が減ってくるとむくみの原因になることがある ● 低栄養や貧血などが隠れていることもある ● 健常人でも長時間立っていたり，飛行機に乗った後は足がむくむことがある ● あまり歩かずに日中座りっぱなしの生活をしている高齢者で足のむくみがみられる

2）降圧薬によって起こる浮腫

高齢者で高血圧の治療中に，下腿から足背部の浮腫を経験することはめずらしくない．特にL型カルシウム（Ca）拮抗薬（CCB）であるアムロジピン（アムロジン®）の浮腫の頻度は5 mg/日で0.6％，10 mg/日で3.3～10.4％と用量依存性に増加が認められている．浮腫の頻度はL型で高く，T型やN型では低いと考えられている．

L型Ca拮抗薬によって浮腫を起こす機序として，L型は腎糸球体の細動脈をよく拡張するものの，細静脈への作用が弱いため毛細血管内圧が上昇する結果，浮腫をきたすとされる．

T型，N型のCa拮抗薬は，細静脈拡張作用を有することから毛細血管内圧上昇が抑制され，浮腫の発症を抑える方向に働いているものと考えられている（図1）．

実際にアムロジン®（L型CCB）からアゼルニジピン〔カルブロック®（T型＋L型CCB）〕やシルニジピン〔アテレック®（N型＋L型CCB）〕に変更したところ，下肢浮腫の軽減を認めたことが報告されている．**Ca拮抗薬による浮腫は用量依存性**なので，高用量で浮腫が生じた場合は減量することも1つの選択肢としてある．

RA系阻害薬は細静脈の拡張作用が強く，L型Ca拮抗薬による浮腫を軽減させることが期待できる．

L型Ca拮抗薬に，利尿薬，ACE阻害薬やARB併用によって浮腫が軽減されることが報告されている．

CCB ： calcium channel blocker（カルシウム拮抗薬）
1章2参照．

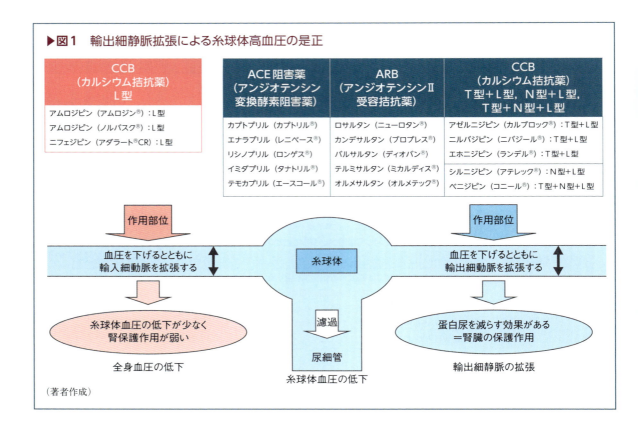

▶図1 輸出細静脈拡張による糸球体高血圧の是正

❸ 下肢静脈瘤

下肢静脈に分節的にある弁がうまく働かなくて静脈が瘤状に異常に拡張し蛇行を伴うものを静脈瘤という（図2）．

下肢静脈瘤は美容的な問題だけでなく，**筋肉の慢性疲労，浮腫，うっ滞性皮膚炎，色素沈着，皮膚硬化，皮膚潰瘍**などいろいろな障害を引き起こすことがある．

治療は，軽症の場合は**弾性ストッキングの着用**で経過をみる（図3）．中等度以上は静脈瘤の病態や形態によって手術方法を選択する．美容上有効な**硬化療法**（クモの巣状，網目状，分岐タイプでポリドカノール，高張食塩水注入圧迫）や伏在静脈レーザー焼却術（血管を内側からレーザーで焼却）を行う．

❹ 深部静脈血栓症（DVT）

長時間臥床していたり，乗り物に長時間座ったままでいると足の血液循環が滞り，静脈内に血栓ができる．特に片側の下肢のむくみをみたら，早い段階でDVTを疑って診断を行うのが大切．

DVT：deep vein thrombosis（深部静脈血栓症）

▶図2 下肢静脈瘤

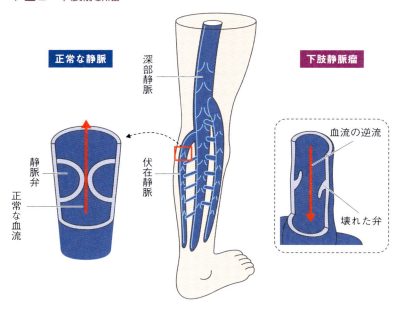

▶図3 弾性ストッキング

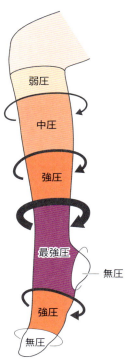

▶図4 深部静脈血栓症（DVT）と下大静脈フィルター

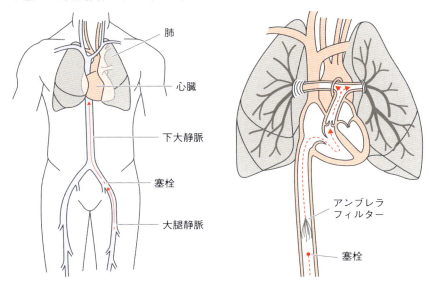

　DVTの重篤な合併症に**急性肺血栓塞栓症**がある．特に，安静解除後の歩行時に，血栓が下肢静脈瘤から遊離すると肺循環へ流入し，急性肺血栓塞栓症が起こりやすい．

　DVTの診断には**下肢静脈エコーとDダイマーの測定**が有用で，急性肺血栓塞栓症が疑われた場合は，SpO_2測定，**胸部X線・胸部（造影）CT検査**を行う．

　急性期には即効性のある**未分画ヘパリンの静注とワルファリン治療**を併用する．血栓量が多く遊離するリスクが高い場合には，非永久型下大静脈フィルターの設置を考慮する（図4）．

❺ 足のむくみに対する予防および対処法

"足は第2の心臓"といわれ，**歩いたり足の曲げ伸ばしで筋肉が収縮**すると，血管が圧迫されて血液が心臓へ戻るのを助けてくれる．

① 立ち仕事や通勤途中にかかとの上げ下げ，座り仕事の際には足首の曲げ伸ばしなど，ふくらはぎの筋肉を動かすエクササイズを心がける．

② 入浴時やデスクワーク中には，指を使ってふくらはぎのマッサージやシャワーの水圧でふくらはぎを刺激するのも効果的．

③ 肥満を防ぎ，血圧や血流に負担をかけない．

④ 足が重だるい，長く歩くと疲れる，などの症状がある時は，弾性ストッキングを用いると足のむくみやだるさが軽減される．

◆ **文　献**

1）「あなたも名医！患者さんのむくみ，ちゃんと診ていますか？」（松尾 汎／編），日本医事新報社，2013
2）お茶の水血管外科クリニック：足のむくみと下肢静脈瘤．
　 https://www.kekkangeka.com/kashi/mukumi.html
3）国立長寿医療研究センター：足の腫れ・むくみの原因は？
　 https://www.ncgg.go.jp/hospital/navi/09.html
4）広川雅之：下肢静脈瘤の血管内治療の実際．週刊日本医事新報，4824：28-33，2016

第3章　症状からみた病気

8 熱中症/脱水症

❶熱中症とは

　熱中症とは，体温が上がり体内の水分や塩分のバランスが崩れたり，体温の調節機能が働かなくなって，体温の上昇やめまい，けいれん，頭痛などのさまざまな症状を起こす病気のこと．

　多くは高温環境下での労働や運動活動で発生していたが，最近ではヒートアイランド現象や地球温暖化により日常生活においても発生が増加している．

　体温調節機能が低下している**高齢者**や，体温調節機能が十分に発達していない**小児・幼児**は，成人よりも熱中症の**リスクが高いためさらに注意が必要**．

　室内でじっとしていても，**高温，高湿度の環境**で，**身体から熱が逃げにくく熱中症になる**場合もある．

　熱中症は重症度によって3つの段階に分けられる（**表1**）．熱中症は重症化する前に早期に判断し，冷却をはじめとする治療を開始することが重要である．血圧低下，頻脈，過度の高体温，発汗停止がみられた場合はすでに熱中症は進行しており疑うには遅すぎる．

▶表1　熱中症の重症度と応急処置

重症度	症状	応急処置
Ⅰ度 現場での応急処置で対応できる軽症	● めまい，立ちくらみ（脳への血流が瞬間的に不十分になったことで生じる） ● 筋肉痛，こむらがえり（発汗に伴う塩分の不足で生じる） ● 大量の発汗	● 涼しい環境 ● 身体冷却 ● 水分・塩分の経口摂取
Ⅱ度 病院への搬送を必要とする中等症	● 頭痛，気分の不快 ● 吐き気，嘔吐 ● だるさ，虚脱感 ● 深部体温（直腸体温）39℃未満／腋窩体温38℃未満	● 体温管理 ● 水分・塩分の補給（経口摂取困難なら点滴） ● 改善なければ入院
Ⅲ度 入院して集中治療の必要性のある重症	● 意識障害，けいれん，手足の運動障害（まっすぐに歩けない） ● 異常な高体温（体に触ると熱い，熱射病）：深部体温39℃以上／腋窩体温38℃以上 ● 汗が出なくなる（発汗停止） ● 肝機能障害・腎機能障害（血液検査でわかる）	● 冷却，呼吸・循環管理 ● 集中治療が必要

重症は中枢神経症状で判断する

277

❷ 熱中症の応急処置

① **涼しい環境に移す**：風通しのよい日陰や，クーラーの効いている室内に避難する.
② **身体を冷やす**：衣服をゆるめて，体内の熱を外に出す. 首や脇の下，太ももの付け根を冷やし体温を下げる.
③ **水分と塩分の補給**：冷えた水分・塩分の補給. 経口補水液*やスポーツ飲料などを補給する.

　以上で症状が改善しない場合は医療機関を受診しよう. 自力で水が飲めない，意識がない場合は，すぐに救急車を呼ぼう.

*次ページ参照.

❸ 熱中症の予防

① **暑さを避ける**：外出時には日陰を歩く. 帽子や日傘を使う. 家の中ではブラインドやすだれで直射日光を遮る. 扇風機やエアコンで室温・湿度を調整する.
② **服装の工夫**：熱の吸収性や通気性のよい綿や麻などの服装.
③ **こまめな水分・ミネラルの補給**：のどが渇く前からこまめに水分を補給. スポーツ飲料は水分とミネラルを同時に補給できるが，糖分が多いのが欠点. ミネラル補給には麦茶がよい.
④ **暑さに備えた体作り**：ウォーキングやランニングなどの運動で汗をかく習慣も大事な予防法の1つ.

> ❖**MEMO**
>
> ・現在，新型コロナウイルスの基本的な感染対策として，マスクの着用やこまめな換気が求められている. 夏季の気温・湿度の高い中でマスクを着用したり，換気により室内温度が上がると熱中症になるリスクが高くなる. 屋外で人と十分な距離（2m以上）が確保できる場合は，熱中症のリスクを考慮して適宜マスクをはずしたり，水分の補給をこまめに行うことが大切.
> ・換気を行う時は室内温度が高くならないよう，エアコンの温度設定をこまめに調整する.

❹ 脱水症

　脱水とは，体から排泄される水分量が増えたり，摂取する水分量の不足によって体内の水分が減り，正常値（成人では体重の約60%，小児では体重の約80%）以下に減少した状態（表2，表3）.

　脱水でみられる症状は，口渇，口唇の乾燥，尿量の減少，頭痛，全体倦怠感，食欲不振，めまい，吐き気，嘔吐などであるが，脱水の程度によりその症状および対応が異なる（表4）.

　尿の色で脱水レベルを判定し，どの程度の水分補給をすればよいか，判断の参考にする（p.280 図1）.

▶表2 脱水の原因

原因	
発汗，不感蒸泄の増加	発熱，高温の環境，重作業，激しい運動
消化液の喪失	大量の嘔吐・下痢（電解質が失われる）
腎疾患	腎不全，尿崩症，アジソン病，利尿薬使用
水分の摂取不足	高齢者（口渇，中枢の感受性低下），意識障害

▶表3 脱水の分類

分類	
高張性脱水	水分が多く失われる水欠性脱水 発熱，口渇感がみられる．汗をかいた時，唾が渇くのはこのタイプ
等張性脱水	水分とナトリウム欠乏とがほぼ同じ割合で起こる混合性脱水 下痢や嘔吐時など（水ばかり飲むと低張性脱水になる）
低張性脱水	ナトリウムが多く失われる塩類欠乏性の脱水 発汗や下痢などで体液を失った際に，電解質濃度の低い水やお茶のみを補充し続けると生じる

▶表4 脱水の程度による症状および対応

程度	症状	対応
軽度	のどの渇きや尿量の減少	経口補水液を摂取 （経口補水液500 mLに含まれる塩分量は梅干し1粒と カリウム量はバナナ1本分と同程度）
中等度	倦怠感，頭痛，吐き気，めまい	（血圧や臓器の血流低下も生じる）
高度	せん妄，嗜眠，昏睡 10％以上の体重減少	医療機関で点滴を行う

❖ 経口補水液

経口補水液（oral rehydration solution：ORS）は，飲む点滴とも言われ，塩分などの電解質とのバランスがよく配合（ナトリウムとブドウ糖のモル比が約1：1～2％，水1Lに砂糖40 g，塩3 g）されており，小腸から水分と電解質がすばやく吸収される．経口補水液の1日あたりの目安量は表5のとおりである．この量をゆっくり飲むことが推奨されている．

▶表5 経口補水液の1日あたりの目安量

	1日あたりの目安量
乳児	30～50 mL/kg
幼児	300～600 mL
学生・成人（高齢者を含む）	500～1,000mL

▶図1　患者さん説明用：尿の色でわかる脱水状態（セルフチェック）

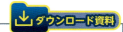

尿の色で脱水状態チェック

正常です。
いつもどおりの水分補給を心がけましょう。

問題ありませんが、コップ1杯程度の水分補給をしましょう。

軽度の脱水症状が認められます。
1時間以内に250 mLの水分補給をしましょう。
屋外にいる場合や汗をかいている場合は、500 mLの水分補給をしましょう。

脱水症状が認められます。
今すぐに250 mLの水分補給をしましょう。
屋外にいる場合や汗をかいている場合は、500 mLの水分補給をしましょう。

危険な状態です。
今すぐに1,000 mLの水分補給をしましょう。
この色より濃い場合や赤／茶色が混じっている場合は、脱水症状以外の問題が考えられますので、病院で受診しましょう。

（文献3より引用）

◆ 文　献
1）野村和博，小板橋律子：熱中症とニセ熱中症．日経メディカル：83-91，2011
2）山野上敬夫：熱中症を疑った時の鑑別診断．週刊日本医事新報，4606：73-77，2012
3）甲賀広域行政組合消防本部・消防署：尿の色で脱水状態をチェックしましょう！
https://www.koka-koiki.jp/cmsfiles/contents/0000001/1571/chart.pdf

第3章 症状からみた病気

9 頭部外傷後の注意（慢性硬膜下血腫）

▶図1　患者さん説明用：頭部外傷後の注意

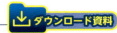

頭部外傷のしおり

　頭部外傷は受診直後には問題がなくても、ある一定期間は注意を払う必要があります。頭部の場合、受傷後6時間が急変しやすい事象をきたす可能性のある時間です。以下のことがございましたら、脳神経外科を受診してください。

> 1. けいれん発作
> 2. 反復する嘔吐・それに伴う意識低下
> 3. 半身の麻痺・全身の脱力
> 4. 激しい頭痛と意識低下・進行性の健忘症
> 5. 高いいびきをかく・揺り起こしても起きない

　また、頭痛はなくても、進行性に両手の感覚が鈍くなる・異常感覚が起こる場合も注意を要します。

　高齢者の方の場合、受傷後6時間は何ともなくとも、<u>受傷後3週間〜3カ月くらいして</u>、頭痛の再燃・記憶障害・意識の低下・半身麻痺などが出現することがあります（<u>慢性硬膜下血腫の合併</u>）。
不整脈（心房細動）、狭心症・心筋梗塞、虚血性脳血管障害などで血栓塞栓症の予防薬を飲んでいる方、かなり<u>肝機能の悪い方・大酒飲みの方・70歳以上の方</u>はご注意ください。

　上記の症状が見受けられましたら、早期に脳神経外科を受診してください。

《緊急医療体制のとれる医療機関》

病院名　　　　　　　　　住所　　　　　　　　　電話番号

_____　_____　_____

❶ 成人の慢性硬膜下血腫

高齢化社会の中で慢性硬膜下血腫の発生頻度が増加している。加齢に伴う身体能力の低下による転倒などで外傷を起こしやすく，また心房細動や虚血性心疾患，虚血性脳血管障害などの治療として血栓塞栓予防を目的に広く普及した抗凝固療法や抗血小板療法が高齢者における慢性硬膜下血腫のリスクとなっている。

1) 発生機序と病態

高齢者の場合，ほとんどが軽微な頭部外傷後に生じる。軽度の外傷により，脳表の架橋静脈が損傷し軽度の出血，同時にくも膜下の損傷が起こり髄液に出血が混合して硬膜下腔に流出する。硬膜の最内層に反応性の肉芽腫が形成され被膜（外膜）が形成される。血腫のくも膜側にも薄い線維性の被膜（内膜）が形成され，血腫は内膜と外膜で被包されたことになる。外膜からの出血と内膜からの髄液の流入により慢性硬膜下血腫は徐々に増大する。

一般に高齢者は脳萎縮により硬膜下腔が拡大しているので，外傷直後には症状は軽微であるが血腫の増大とともに症状が出現する。50歳以下の比較的若年者では，くも膜下腔が狭いため早期から頭痛や嘔吐など頭蓋内圧亢進症状を呈することが多い。

2) 臨床症状

高齢者では，受傷後しばらくは何ともなくても，3週間～3カ月くらいしてから頭蓋内圧亢進症状（頭痛，嘔吐）や巣症状（精神症状とともに麻痺や歩行障害，尿失禁など）が組み合わさってみられることがある。アルツハイマー型認知症や正常圧水頭症との鑑別が重要となる。

3) 画像診断

慢性硬膜下血腫の診断には，頭部CTがより簡便で一般的である。血腫は脳表に沿って半月状に広がり，正中構造の偏位，脳室の圧排や脳溝の消失を伴う。血腫は時間的な経過で異なり，低吸収域から高吸収域を呈し，最終的に血腫内に高吸収な隔壁が形成される。

脳MRIの所見は，一般にT1，T2強調画像ともに高信号域を呈する。微小血腫の検出に有用。

4) 治療

成人の慢性硬膜下血腫の治療は内科的・外科的治療に大別されるが，主流は外科的治療である。多くの場合，正しく診断され手術が行われれば完治する予後良好の疾患であるのでタイミングを逸してはならない。

4) - ❶ 内科的治療

内科的治療は原則的に血腫の初期段階，すなわち血腫量が少なく無症候性である場合には内科的治療が選択される．

・経口浸透圧利尿薬イソソルビド（イソバイド®：1日70～140 mL，2～3回分服）：外来で体液バランスに留意しながら画像検査および臨床経過する．この場合，漫然とした経過観察で患者が急激な症状増悪をきたさないよう外科的治療のタイミングを逃さないこと．

・五苓散，柴苓湯：初期治療にも再発予防にも使用される．利水作用のある五苓散，利水作用と抗炎症作用のある柴苓湯が用いられる．

4) - ❷ 外科的治療

外科的治療は，外膜からの出血が吸収を上回り血腫が増大し臨床症状を呈する症例が外科的治療の適応となる．標準的治療として，局所麻酔下での穿頭血腫除去術が主流である．

◆ 文　献

1）宮城知也，他：慢性硬膜下血腫の診断ポイント－頭部CT，MRI所見から．週刊日本医事新報，4757：18-23，2015

2）刈部 博：高齢化社会における慢性硬膜下血腫の位置づけ．週刊日本医事新報，4757：28-31，2015

3）大賀 優：慢性硬膜下血腫の治療ポイント．週刊日本医事新報，5227：24-27，2015

第4章

やや専門性の高い病気

第4章　やや専門性の高い病気

1　甲状腺疾患

❶ 甲状腺疾患を疑うきっかけと診察の進め方

　甲状腺疾患を疑うきっかけとしては，**甲状腺腫や甲状腺機能異常からくる臨床症状**に加え，脂質異常症や肝機能異常などの血液検査の異常値，健診や他疾患の精査中に偶然に画像検査などで指摘される場合がある．

　甲状腺疾患は，甲状腺機能異常を伴う病態と甲状腺腫を伴う病態に大別される．甲状腺機能は**機能亢進と機能低下**で，それぞれ特徴的な症状を有するので**問診**でしっかりと確認する．甲状腺腫には，全体が腫大する**びまん性甲状腺腫**，腫瘤を形成する**結節性甲状腺腫**およびその**混合型**の形態異常がある．**視診**，**触診およびエコー検査**で甲状腺の性状を確認する．びまん性甲状腺腫には**バセドウ病**や**橋本病**が含まれる．結節性甲状腺腫には，**良性結節**と**悪性腫瘍**の鑑別診断が重要で，悪性が疑われる場合には専門家に依頼して**穿刺吸引細胞診**を施行する．

▶表1　甲状腺機能亢進症と機能低下症の症状

甲状腺機能亢進症 （新陳代謝の亢進）	甲状腺機能低下症 （新陳代謝の低下）
多汗，暑がり	寒がり
体温上昇	体温低下
頻脈，動悸，心房細動	徐脈，心不全
食欲増進	食欲減退，便秘
体重減少	体重増加
手指の震え	むくみ（浮腫）
四肢脱力（男性）	肌荒れ，脱毛
月経減少，不妊（女性）	記憶力低下

（著者作成）

▶表2　甲状腺機能異常を疑うきっかけとなる検査所見

	甲状腺機能亢進症	甲状腺機能低下症
総コレステロール	↓低下	↑上昇
肝機能障害	あり	あり
AST，ALT	↑	↑
ALP，Ca，P	↑	—
CPK	—	↑
ZTT，TTT	—	↑
高血糖，尿糖陽性	↑	—
CRP 陰性，赤沈亢進	亜急性甲状腺炎，未分化がん	—
骨密度	↓低下	—

※その他：検診の視診・触診で甲状腺腫大を指摘
　　　　　頸動脈エコー検査で甲状腺腫大の所見でみつかる

（著者作成）

患者さんを総合的に診るための　内科外来これ一冊，必携書

▶表3　甲状腺の病気の分類

分類	鑑別診断	頻度
甲状腺機能亢進症	バセドウ病（Graves病）	多い
	亜急性甲状腺炎の初期	中程度
	無痛性甲状腺炎	少ない（気づかれないことがある）
	機能性甲状腺結節	少ない
	TSH産生下垂体腫瘍	稀
	ヨード過剰摂取	稀
甲状腺機能低下症	慢性甲状腺炎（橋本病）	多い（甲状腺機能低下症の90％以上を占め，圧倒的に多い）
	亜急性甲状腺炎の甲状腺機能低下期	少ない（この時期に採血されることが少ない）
	ヨード過剰摂取	少ない
	下垂体前葉機能低下症	稀
	視床下部性甲状腺機能低下症	稀
甲状腺の腫瘍	腺腫様甲状腺腫（過形成）	多い
	甲状腺腺腫（良性）	稀
	甲状腺がん（悪性）	少なくない（エコー検査で悪性を疑う場合は穿刺吸引細胞診を行う）

▶図1　代表的な甲状腺疾患

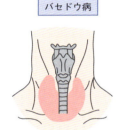

バセドウ病

甲状腺はやわらかく弾力性があり，全体に腫大する

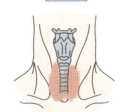

橋本病

甲状腺全体がごつごつして硬く腫れる

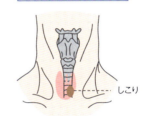

腺腫様甲状腺腫（良性）

しこりは軟かく，なめらかで動きやすい

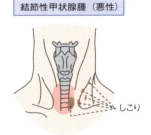

結節性甲状腺腫（悪性）

しこりは硬く，ぎざぎざで動きにくい

▶図2　ホルモン分泌調整機構（ネガティブフィードバック機構）

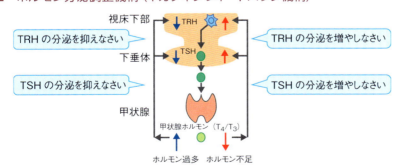

↑：高値，↓：低値，→：正常

▶図3 甲状腺の位置

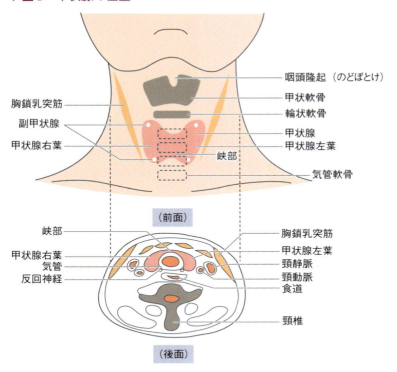

<甲状腺の触診>
① まず，甲状軟骨と輪状軟骨の位置を確かめる．
   ・女性は甲状軟骨の位置が高いので比較的触診しやすい．
   ・男性は甲状軟骨の位置が低いので注意が必要．
② 甲状腺のある部位に拇指を軽く当て，触診する時に，気管が動かないように片方の手の拇指を軽く気管に当てておいて，もう一方の手の拇指を気管の側面から横に滑らせるように押し込むようにして触診する．
③ 甲状腺の大きさ，硬さ，表面の性質，周囲との癒着状況，圧痛の有無をみる．
④ 嚥下すると甲状腺が上下に動くので，小さな腫大や結節が発見できる．

❖ 妊娠，出産に伴う甲状腺疾患

妊娠初期はバセドウ病と一過性の甲状腺機能亢進症との鑑別が必要．
甲状腺刺激ホルモン（TSH）および遊離甲状腺ホルモン（fT3, fT4）の基準値は非妊娠時と異なり妊娠月数に応じて変化する．基準値の評価や治療については甲状腺専門医に紹介する必要がある．

▶表4　甲状腺機能検査

	検査項目	正常値*	測定方法	備考
下垂体ホルモン	TSH（甲状腺刺激ホルモン）	0.61〜4.23μIU/mL	CLEIA	
甲状腺ホルモン	fT$_3$（遊離トリヨードサイロニン）	2.52〜4.06 pg/mL	CLEIA	
	fT$_4$（遊離サイロキシン）	0.75〜1.45 ng/dL	CLEIA	
自己免疫抗体	TRAb（甲状腺刺激ホルモン受容体抗体）	<2.0 IU/L	CLEIA	バセドウ病
	TSAb（甲状腺刺激抗体）	≦120%	EIA	バセドウ病 （TRAB陰性でもTSAbが陽性に出ることあり）
	TgAb（抗サイログロブリン抗体）	<19.3 IU/mL	CLEIA	橋本病
	TPOAb（抗甲状腺ペルオキシダーゼ抗体）	<3.3 IU/mL	CLEIA	橋本病
甲状腺分泌蛋白	Tg（サイログロブリン）	≦35.1 ng/mL	CLEIA	甲状腺全摘後の乳頭がん・濾胞がん再発で上昇 良性腫瘍，炎症でも変動あり
腫瘍マーカー	CEA（癌胎児性抗原）	≦5.0 ng/mL	CLEIA	髄様がん，腺がん
	CT（カルシトニン）	男：≦9.52 pg/mL	ECLIA	髄様がん
		女：≦6.40 pg/mL		

＊甲状腺機能検査は試薬の違いによる測定値の違いが大きく，基準物質や基準測定法は施設や検査会社により異なる．上記は株式会社エスアールエルのデータより引用

❷ 検査の進め方

① 甲状腺機能検査のスクリーニングは，TSH，fT$_3$，fT$_4$を測定する．
② バセドウ病を疑う場合はTSH受容体抗体（TRAb）を，橋本病を疑う場合は，抗サイログロブリン抗体（TgAb）や抗甲状腺ペルオキシダーゼ抗体（TPOAb）を測定する．
③ 腫瘍性病変については，血清学的腫瘍マーカーであるサイログロブリン（Tg）や癌胎児性抗原（CEA），甲状腺髄様がんマーカーのカルシトニン（CT）を測定し参考にする．

❸ 甲状腺疾患診断と治療のガイドライン

　甲状腺疾患を鑑別するにはTSH，fT$_3$，fT$_4$を手掛かりに診断を進めるとわかりやすい（次ページ，図4）．
・無痛性甲状腺炎の場合，甲状腺自己免疫疾患が存在することが多い（多くは慢性甲状腺炎）ため，甲状腺自己抗体を測定する．自己免疫疾患に関連しないものとして，出産後無痛性甲状腺炎がある．
・TSH低値，fT$_4$低値を認めた場合，TRH（TSH放出ホルモン）試験を行い，下垂体性，視床下部性の判断を行う．

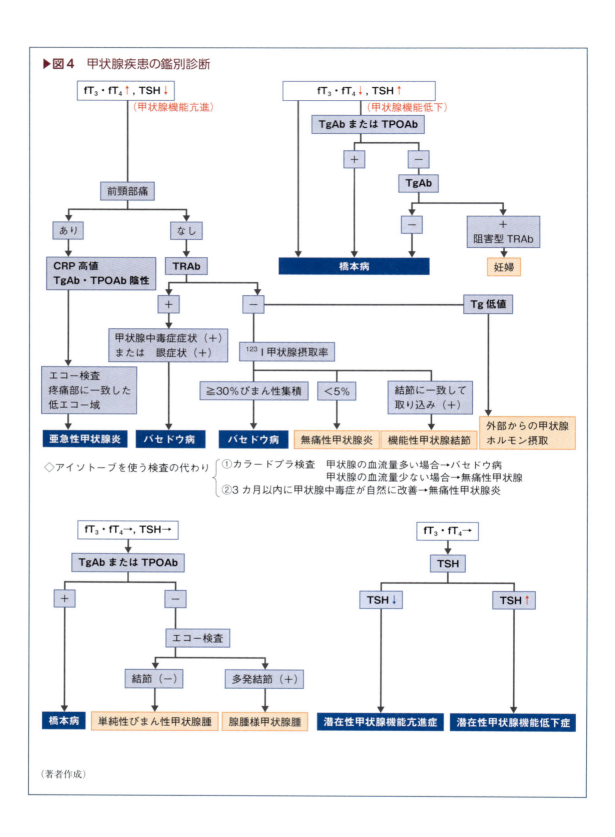

▶図4 甲状腺疾患の鑑別診断

1）甲状腺中毒症

1）-❶ バセドウ病（頻度80％）

▶表5　バセドウ病

TSH	fT$_3$・fT$_4$	TRAbまたはTSAb	^{123}I甲状腺摂取率	総chol
↓低値	↑高値	陽性	高値（≧30％）	↓低値

TRAb陰性でもTSAbで陽性に出ることがある

《診断》

　バセドウ病の病因はTRAbと考えられており，**陽性であれば95％以上の確率でバセドウ病と診断できる**.

　問診にて，**動悸，手の震え，体重減少**などの甲状腺中毒症が半年以上続き，視診，触診で，**びまん性甲状腺腫大**や眼球突出，**眼瞼腫脹，複視**などのバセドウ眼症状がある場合はバセドウ病と診断できる.

《治療》

　抗甲状腺薬による治療が基本である.

　抗甲状腺薬は**無顆粒球症などの重篤な副作用**がときおり出現するので，**投与開始2カ月間は2週間ごとの白血球数，肝機能検査が必要**である.

　副作用が出現した場合，長時間加療しても寛解に入らない場合，甲状腺が大きくなってきた場合は，^{131}I内服療法が手術の適応である.

1）-❷ 無痛性甲状腺炎（頻度10％）

▶表6　無痛性甲状腺炎

TSH	fT$_3$・fT$_4$	TRAb	^{123}I甲状腺摂取率
↓低値	↑高値	陰性	低値（＜5％）

稀にTRAb陽性の無痛性甲状腺炎が存在する

《診断》

　アイソトープを使う検査の代わりに，**カラードプラを用いたエコー検査で甲状腺の血流量が少ない**と無痛性甲状腺炎の可能性が高くなる.

　3カ月以内に甲状腺中毒症の症状が自然に改善するのも無痛性甲状腺炎の特徴.

　誘因として，**無機ヨードの大量摂取**（昆布，ヨード含有うがい薬など）**インターフェロンやアミオダロン**治療がある.

《治療》

　甲状腺中毒症から一過性機能低下症を経て正常化する患者がほとんどである.　全経過は数カ月であり，その後は特に治療は必要ない.

　動悸が強い場合はβ遮断薬で治療する.　頻度は多くないが，甲状腺機能低下症が長く続く例では，チラーヂン®Sの投与を必要とすることがある.

1)-❸ 亜急性甲状腺炎（頻度10%）

▶表7 亜急性甲状腺炎

TSH	fT$_3$・fT$_4$	TgAb・TPOAb	CRP	前頸部痛
↓低値	↑高値	陰性（弱陽性）	↑高値	あり

《診断》

　前駆症状として上気道感染症状をしばしば伴い，高熱をみることも稀ではない．小さく硬い甲状腺腫を認め，疼痛部位が移動する．甲状腺エコー検査で痛みに一致した低エコー域がみられる．甲状腺の破壊により甲状腺ホルモンが漏出するのが本体である．

《治療》

　安静が基本．対症療法が主で，痛みが軽度の場合は消炎鎮痛薬，強い場合はステロイド薬（プレドニン）内服で様子をみる．全経過2〜3カ月で完治する．

1)-❹ 機能性甲状腺結節（頻度1%）

▶表8 機能性甲状腺結節

TSH	fT$_3$・fT$_4$	TRAb	^{123}I甲状腺摂取率
↓低値	↑高値	陰性	結節に一致して取り込み

《診断》

　触診，甲状腺エコーのみからは診断できない．核医学検査である^{123}I甲状腺シンチグラフィーが必要となる．

　治療しなければ，長期間TSHの抑制，fT$_3$・fT$_4$の上昇を認める．

1)-❺ 妊娠初期

▶表9 妊娠初期

TSH	fT$_3$・fT$_4$	TRAb	HCG
↓低値	↑高値	陰性	≧60,000 IU/mL

《診断》

　バセドウ病とHCG（ヒト絨毛性ゴナドトロピン）による一過性甲状腺機能亢進症および機能性甲状腺結節が鑑別対象となる．

《治療》＊

　軽度の甲状腺中毒症の場合は経過観察でよい．程度が強い場合は短期間の無機ヨード治療が有用．

　チアマゾール（メルカゾール®）は副作用出現の可能性もあり避けた方がよい．

＊妊娠時の甲状腺ホルモンは，妊娠週数に応じて変化する．その基準値は非妊娠時と異なり，甲状腺疾患の診断，治療のうえで注意を要するため，専門家へ紹介することが望ましい．

2) 甲状腺機能低下症

2) – ❶ 橋本病（慢性甲状腺炎）

▶表10　橋本病（慢性甲状腺炎）

TSH	fT₃・fT₄	TgAb または TPOAb	CK, LDH, AST	総chol
↑高値	↓低値または→正常	陽性	↑高値	↑高値

《診断》

　女性に多く，比較的硬いびまん性甲状腺腫を認め，甲状腺機能（fT₃・fT₄）が正常もしくは低下しており，TgAb，TPOAbのいずれかが陽性である場合は橋本病と診断できる．稀ではあるが，**抑制型TRAbによる甲状腺機能低下症**がある．この抗体は胎盤を通過するので新生児甲状腺機能低下症の原因となることがある．**橋本病と診断されても妊婦では一度はTRAbを測定する必要がある**．

　血液生化学検査では，**甲状腺機能低下性ミオパチー（筋障害）**によるCK，LDH，ASTなどの筋由来酵素活性の上昇が認められ，甲状腺ホルモン補充により改善する．肝疾患と誤診されている可能性があるので注意を要する．甲状腺機能低下症では総コレステロール値が増加し，動脈硬化のリスクが高い．

《治療》

　血中半減期が長く作用発現が緩徐で，末期組織で脱ヨード反応によりT₃が形成される**合成T₄製剤**を通常用いる．**チラーヂン®S錠25μg/日より開始し，約2週間の間隔をおいて25μg/日ずつ漸増する**．高齢者や心疾患患者では不整脈，狭心症，心筋梗塞などのリスクが高まるので，**低用量より始め慎重に増量する**．若くて他疾患のない場合は50μg/日より始めてもよい．食事や他の薬剤との影響を避けるため**朝食前投与か就寝前投与**が推奨されている．

　原発性の場合には，臨床所見の改善と**TSHの正常化**を目標とし，甲状腺ホルモン（fT₃・fT₄）が正常化したら，遅れて認められるTSHの正常化が起こるか否か経過観察し，不十分であったら増量する．

　維持療法中は**最低年2～3回甲状腺機能を検査**し，維持量の設定や服薬状況を評価する．**長期にわたる過量補充**（TSHが正常以下に抑制）は，骨の脱灰や心房細動のリスクを高めるので注意．

❹ 甲状腺疾患治療薬

1) 甲状腺機能亢進症

1) – ❶ 抗甲状腺薬

・甲状腺機能亢進症による動悸，振戦，不安などの症状を軽減させるために**β遮断薬**を使用する場合がある．

・**亜急性甲状腺炎や無痛性甲状腺炎は一過性**のため，**対症療法のみで十分**である．

▶**表11**　甲状腺機能亢進症の治療薬

分類	一般名	商品名	剤形	用量・用法	備考
抗甲状腺薬	チアマゾール（MMI）	メルカゾール®	錠：2.5 mg　5 mg	初期1日30 mg，分3〜分4漸減 重症1日40〜60 mg	妊娠15週まで投与しない
	プロピルチオウラシル（PTU）	プロパジール®　チウラジール	錠：50 mg	初期1日300 mg，分3〜分4漸減 重症1日400〜600 mg	MMIの使用が推奨されない時に使用
無機ヨウ素	ヨウ化カリウム	ヨウ化カリウム	丸：50 mg	＊甲状腺腫：1日5〜50 mg，1〜3回分服 ＊放射性ヨウ素による甲状腺の内服被爆の予防・低減　13歳以上：1回100 mg 3歳以上13歳未満：1日50 mg （注意：^{131}I療法を行う1週間前に本剤中止）	

1)-❷ 無機ヨウ素

- 無機ヨウ素は，**甲状腺ホルモン分泌抑制**が主な作用で**即効性**である．
- 無機ヨウ素として2 mg/日以上を投与すると甲状腺濾胞細胞からの甲状腺ホルモン分泌を抑制する．
- **ヨウ素不足の時は甲状腺機能を亢進する方向に，甲状腺機能亢進症では抑制する方向に作用する．**
- **慢性的なヨード過剰摂取**による**甲状腺機能低下症**の場合，健常人で**起こるエスケープ現象が起きていない**．そのため慢性甲状腺炎やバセドウ病治療歴といった基礎疾患の検索を行う必要がある．
- **ヨードを過剰摂取**すると，**甲状腺ホルモンの産生が低下する（Wolff-Chaikoff効果）**．しかし，**健常人**においては，ヨードの取り込みも低下するため，この効果はしばらくすると消失する（**エスケープ現象**）．そのため，ヨード過剰摂取による甲状腺機能低下症を認めた場合，基礎疾患の検索が必要となる．

2) 甲状腺機能低下症

▶**表12**　甲状腺機能低下症の治療薬

分類	一般名	商品名	剤形	用量・用法	備考
甲状腺ホルモン製剤	レボチロキシンナトリウム，T_4	チラーヂン®S	錠：12.5 μg 25 μg 50 μg 75 μg 100 μg	1日1回25〜100 mgから開始 維持1日100〜400 mg	合成T_4製剤，活性型T_3に変換後作用 半減期が長く維持療法に使用
	リオチロニンナトリウム，T_3	チロナミン®	錠：5 μg 25 μg	初回1日5〜25 μg 1〜2週間隔で漸次増量 維持1日25〜75 μg	合成T_3製剤，活性型のT_3で，即効性はあるが持続は短い

◆ 文　献

1）日本甲状腺学会：甲状腺疾患診断ガイドライン2021（2022年6月2日改定）．
　　https://www.japanthyroid.jp/doctor/guideline/japanese.html
2）「改訂新版 専門のお医者さんが語るQ＆A 甲状腺の病気」（佐藤幹二／著），保健同人社，2006
3）日高 洋：甲状腺疾患．週刊日本医事新報，4773：42-46，2015
4）浜田 昇：訴えや検査から甲状腺疾患を疑うコツ．メディカル朝日，37：22-24，2008
5）吉村 弘：甲状腺機能亢進症（甲状腺中毒症）の診断と治療．メディカル朝日，37：25-27，2008
6）笠井貴久男：甲状腺機能低下症の診断と治療．メディカル朝日，37：28-30，2008
7）吉村 弘：甲状腺ホルモン異常のアプローチ．日本内科学会雑誌，103：855-861，2014
8）「甲状腺疾患を極める」（伊藤公一，杉野公則／編），新興医学出版社，2018
9）「週刊日本医事新報 No.5126 見逃してはいけない甲状腺中毒症」（深田修司／著），日本医事新報社，2022
10）小飼貴彦，他：甲状腺検査の標準化と課題．日本内科学会雑誌，113：662-667，2024

第4章　やや専門性の高い病気

2 心房細動，脳梗塞

❶ 日常診療での心房細動の治療

　心房細動は加齢に伴って罹患率が上昇する．人口の高齢化を背景に心房細動の患者数は増え続けている．心房細動による合併症としての脳梗塞は予後不良であり，一次予防が特に重要である．

　近年，利便性の高い直接作用型経口抗凝固薬（DOAC）が登場したことで，一般臨床医も common disease（ありふれた疾患）として積極的に抗凝固療法を行うことが求められている．

DOAC ： direct oral anticoagulant（直接作用型経口抗凝固薬）
p.298，表5参照．

❷ 心房細動を見つけたら

1）基礎心疾患や背景因子の検索

　高血圧症，糖尿病，肥満，睡眠時無呼吸症候群，高尿酸血症，喫煙，アルコール多飲などの危険因子に対する治療・介入が心房細動自体の出現を抑えることにつながることが多い．脳梗塞予防を含めた心房細動の治療方針を考えるうえで重要である．

2）抗凝固療法の検討

　心房細動による合併症としての脳梗塞予防が重要．

　抗凝固薬の投与は出血のリスクを伴うため，CHADS$_2$ スコア（表1），CHA$_2$DS$_2$-VASc スコア（表2）にて心原性塞栓症発症リスクを，HAS-BLED スコア（表3）にて出血リスクを検討し，抗凝固療法の導入を検討すべきである．

3）心房細動による症状のコントロール

　症状をコントロールする方法として，心拍数調節（レートコントロール）と洞調律化/洞調律維持（リズムコントロール）とがある．治療法に有意な生命予後改善効果の違いはないとされてきたが，近年の臨床研究では，カテーテルアブレーションを含む早期のリズムコントロールによって，有意な予後改善効果が報告されている．

4）循環器専門医への紹介

　頻脈（100拍/分以上），心不全徴候（下肢浮腫，体重増加，肺ラ音など）がみられた場合，専門医に相談する．

296　患者さんを総合的に診るための　内科外来これ一冊、必携書

▶表1　CHADS₂ スコア

	危険因子		スコア
C	congestive heart failure/LV dysfunction	心不全/左室機能不全	1
H	hypertension	高血圧	1
A	age≧75y	75歳以上	1
D	diabetes mellitus	糖尿病	1
S₂	stroke/TIA	脳梗塞／TIAの既往	2
	合計		0〜6

TIA：transient ischemic attack（一過性脳虚血発作）
（文献10より引用）

▶図1　CHADS₂ スコアと脳梗塞発症率

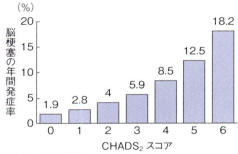

（文献10より引用）

▶表2　CHA₂DS₂-VASc スコア

	危険因子		スコア
C	congestive heart failure/LV dysfunction	心不全/左室機能不全	1
H	hypertension	高血圧	1
A₂	age≧75y	75歳以上	2
D	diabetes mellitus	糖尿病	1
S₂	stroke/TIA/TE	脳梗塞／TIA／血栓塞栓症の既往	2
V	vascular disease (prior myocardial infarction, peripheral artery disease, or aortic plaque)	血管疾患（心筋梗塞の既往／末梢動脈疾患／大動脈プラーク）	1
A	age 65-74y	65歳以上74歳以下	1
Sc	sex category (i.e. female gender)	性別（女性）	1
	合計		0〜9＊

＊年齢によって0，1，2点が配分されるので合計は最高で9点でとどまる
（文献11より引用）

▶図2　CHA₂DS₂-VASc スコアと脳梗塞発症率

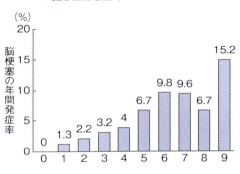

（文献11より引用）

▶表3　HAS-BLEDスコア

頭文字	臨床像	ポイント
H	高血圧＊1	1
A	腎機能障害　肝機能障害（各1点）＊2	2
S	脳卒中	1
B	出血＊3	1
L	不安定な国際標準比（INR）＊4	1
E	高齢者（＞65歳）	1
D	薬剤　アルコール（各1点）＊5	2
	合計	0〜9

＊1 収縮期血圧＞160 mmHg
＊2 腎機能障害：慢性透析や腎移植，血清クレアチニン 200 μmol/L（2.26 mg/dL）以上
　　肝機能異常：慢性肝障害（肝硬変など）または検査異常
　　（ビリルビン値＞正常上限×2倍，AST/ALT/ALP＞正常上限×3倍）
＊3 出血歴，出血傾向（出血素因，貧血など）
＊4 INR不安定，高値またはTTR（time in therapeutic range）＜60％
＊5 抗血小板薬やNSAIDs併用，アルコール依存症
（文献12より引用）

▶図3　HAS-BLEDスコアと重大な出血（抗凝固療法中）

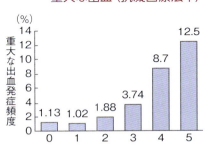

（文献12より引用）

第4章　やや専門性の高い病気

2　心房細動，脳梗塞

▶表4 心房細動に対する5段階の治療ステップ

ステップ	内容	目的
第1：急性期の管理	洞調律維持 心拍数調節	血行動態の安定化
第2：増悪因子の管理	生活習慣の改善 基礎心疾患の治療	心血管病リスクの減少
第3：脳梗塞リスクの評価	高リスク患者への抗凝固療法	脳梗塞予防
第4：心拍数の評価	適切な心拍数調節	症状改善 左室機能維持
第5：症状の評価	抗不整脈薬 電気的除細動 アブレーション治療 外科治療（メイズ手術）	症状改善

❸ 心房細動における抗凝固療法 (図4)

血栓塞栓症のリスク評価を行い，抗凝固療法の導入を検討する．

弁膜症性心房細動（僧帽弁狭窄症や機械弁など）に対しては，抗凝固療法としてワルファリンのみが適応となる．

▶表5 経口抗凝固薬の薬物動態学的特徴と治療用法・用量

抗凝固薬		ワルファリン	DOAC			
	一般名	ワルファリン	ダビガトラン	リバーロキサバン	アピキサバン	エドキサバン
	商品名	ワーファリン	プラザキサ®	イグザレルト®	エリキュース®	リクシアナ®
作用機序		ビタミンK依存性凝固因子阻害	直接トロンビン阻害	第Ⅹa因子阻害	第Ⅹa因子阻害	第Ⅹa因子阻害
剤形		錠： 0.5 mg，1 mg，5 mg	カプセル： 75 mg，110 mg	錠・OD錠： 10 mg，15 mg	錠： 2.5 mg，5 mg	錠・OD錠： 15 mg，30 mg，60 mg
通常・用法・用量		1〜5 mg/回 1日1回	150 mg/回 1日2回	15 mg/回 1日1回	5 mg/回 1日2回	60 mg/回 1日1回
減量・用法・用量			110 mg/回 1日2回	10 mg/回 1日1回	2.5 mg/回 1日2回	30 mg/回 1日1回
減量基準		定期的な血液凝固検査（INR）を行い，維持量を調整する	CCr＜50 mL/分 年齢≧70歳 消化管出血既往 P糖蛋白阻害薬	CCr＜50 mL/分※	以下の2つ以上に該当 血清Cr≧1.5 mg/dL 年齢≧80歳 体重≦60 kg	以下のいずれかに該当 CCr＜50 mL/分※ 体重≦60 kg P糖蛋白阻害薬
腎機能低下による禁忌		維持透析導入後	CCr＜30 mL/分	CCr＜15 mL/分	CCr＜15 mL/分	CCr＜15 mL/分
腎排泄率（%）		＜1 （肝排泄ほぼ100%）	80	33	25	50
最高血中濃度到達時間（t_{max}）（時）		0.5	0.5〜2	2〜4	1〜4	1〜1.5
半減期（$t_{1/2}$）（時）		55〜133	12〜14	9〜13	8〜15	6〜11
凝固検査に対する影響	PT		+	+++	+	++
	APTT		+++	+	+	+

※15≦CCr＜30 mL/分は慎重投与

（著者作成）

▶図4 心房細動における抗凝固療法の推奨

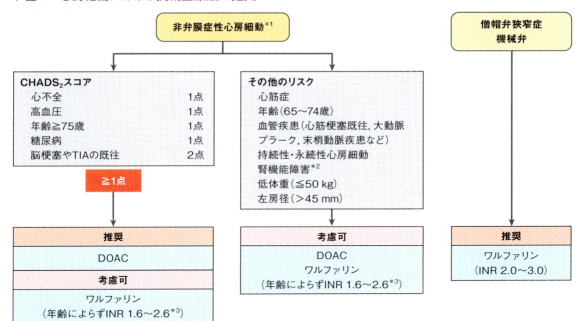

*1：生体弁は非弁膜症性心房細動に含める．
*2：腎機能に応じた抗凝固療法については，2020年改訂版 不整脈薬物治療ガイドラインの「3.2.3 どのDOACを用いるかの選択」および表6を参照．
*3：非弁膜症性心房細動に対するワルファリンのINR 1.6〜2.6の管理目標については，なるべく2に近づけるようにする．脳梗塞既往を有する二次予防の患者や高リスク（CHADS₂スコア3点以上）の患者に対するワルファリン療法では，年齢70歳未満ではINR 2.0〜3.0を考慮．

日本循環器学会/日本不整脈心電学会. 2020年改訂版 不整脈薬物治療ガイドライン. https://www.j-circ.or.jp/cms/wp-content/uploads/2020/01/JCS2020_Ono.pdf. 2024年5月閲覧

▶表6 非弁膜症性心房細動の腎機能に応じた抗凝固療法

		正常腎機能〜中等度腎機能障害（CCr≧30 mL/分）	重度腎機能障害（CCr＜30 mL/分）（15≦CCr＜30）	（CCr＜15）	維持透析導入後
DOAC	ダビガトラン	投与可能	禁忌	禁忌	禁忌
	リバーロキサバン	投与可能	投与可能	禁忌	禁忌
	アピキサバン	投与可能	投与可能	禁忌	禁忌
	エドキサバン	投与可能	投与可能	禁忌	禁忌
ワルファリン		投与可能	投与可能	投与可能	原則禁忌

日本循環器学会/日本不整脈心電学会. 2020年改訂版 不整脈薬物治療ガイドライン. https://www.j-circ.or.jp/cms/wp-content/uploads/2020/01/JCS2020_Ono.pdf. 2024年5月閲覧

　腎機能がすぐに判断できる状況であれば，禁忌の有無や用量設定を行って，DOACを開始しておいた方がよい．
　虚血性心疾患に対してステント留置症例に心房細動が併存している場合，できるだけ抗血小板薬2剤併用療法（DAPT）の治療期間を短くすることを心がけ，減薬や休薬に関しては循環器専門医への相談が望ましい．

DAPT：dual anti-platelet therapy（抗血小板薬2剤併用療法）

❹ 心房細動に対する抗不整脈薬物治療, アブレーション治療

　心房細動は生活習慣の悪化で発現しやすいのでまずは生活指導, 不眠, 不摂生な生活, 過度な飲酒を慎む.
　高齢者では, 脱水, 貧血, 発熱が誘因となるので気をつける.

1) 心拍数調節 (レートコントロール)

　目的は自覚症状と心不全徴候の軽減である.
　従来心房細動の目標心拍数は安静時で80/分, 運動時で110/分とされてきたが, 厳格な心拍数調節を行ってもイベント発生率に差がなかったため, 個々に調節を行う (図5).

▶図5　頻脈性心房細動に対する心拍数調節療法の治療方針

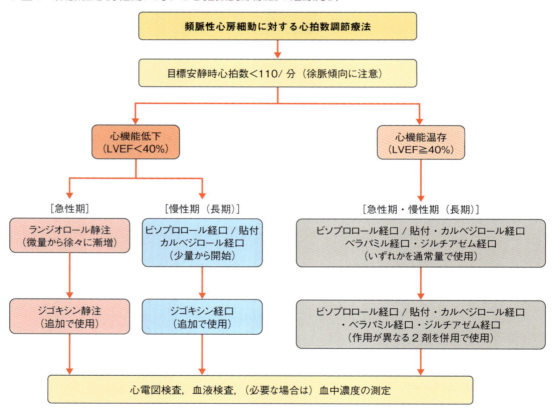

日本循環器学会/日本不整脈心電学会. 2020年改訂版 不整脈薬物治療ガイドライン. https://www.j-circ.or.jp/cms/wp-content/uploads/2020/01/JCS2020_Ono.pdf. 2024年5月閲覧

▶表7　β遮断薬

一般名	商品名	剤形	用法・用量
ランジオロール	オノアクト®	点滴静注用：50 mg，150 mg	心拍数抑制＞血圧低下，心機能低下時例に使用は慎重に，ICUなどでモニター監視下で行う
ビソプロロール	メインテート®	錠：0.625 mg，2.5 mg，5 mg	1日1回2.5 mg 効果不十分の時：1日1回5 mgまで
	ビソノ®テープ	テープ：2 mg，4 mg，8 mg	1日1回4 mgから開始，効果不十分，1日1回8 mg
メトプロロール	セロケン®	錠：20 mg	1回20〜40 mg，1日2〜3回
		L（除放錠）：120 mg	1回120 mg，1日1回
	ロプレソール®	錠：20 mg，40 mg	1回20〜40 mg，1日2〜3回
		SR（除放錠）：120 mg	1回120 mg，1日1回
プロプラノロール	インデラル®	錠：10 mg	1回10〜30 mg，1日3回
カルベジロール	アーチスト®	錠：1.25 mg，2.5 mg，10 mg，20 mg	1日1回5 mg 効果不十分の時：10 mg→20 mgと段階的に増量

※メインテート®：心不全，頻脈性心房細動に適応，腎排泄．ビソプロロール錠2.5 mgはビソノ®テープ4 mgに相当する

▶表8　カルシウム拮抗薬

一般名	商品名	剤形	用法・用量
ベラパミル	ワソラン®	錠：40 mg	1回40〜80 mg，1日3回
		静注：5 mg/2 mL	注射：1回5 mg，5分以上かけて徐々に静注，必要に応じて生理食塩水またはブドウ糖注射液で希釈
ジルチアゼム	ヘルベッサー®	錠：30 mg，60 mg	1回30 mg，1日3回
		注射用：10 mg，50 mg，250 mg	1回10 mg，約3分間で徐々に静注

▶表9　ジギタリス製剤（心機能が低下している場合）

一般名	商品名	剤形	用法・用量
ジゴキシン	ジゴシン®	注：0.25 mg/1 mL	急速飽和療法（飽和量1〜2 mg） 1回0.25〜0.5 mgを2〜4時間ごと静注 維持：1日1回0.25 mg静注
	ジゴキシンKY錠	錠：0.25 mg	1回0.25 mg，1日1回
メチルジゴキシン	ラニラピッド®	錠：0.05 mg，0.1 mg	1回0.1〜0.2 mg，1日1回

※高齢者・腎機能低下例ではジギタリス中毒に注意（減量する）．
※ジギタリス製剤の心拍数減少効果は安静時のみであり運動時には認められない．
※長期投与により死亡率が高くなるため長期投与には向かない．

2）心房細動の洞調律化/洞調律維持（リズムコントロール）

2）−❶ 薬物療法，直流除細動（図6）

　心房細動の除細動を行う際には，心房内血栓拍出による塞栓症の発症に留意する．

　発作性心房細動では，症状の強い発作や塞栓症発生リスクを低減させるために**発作後48時間以内の停止を目的にする場合に適応となる**．

　心房細動の持続が48時間以上であれば除細動前に適切な抗血栓療法を施行しなければならない．

　抗不整脈薬を使用するリズムコントロール療法は，**陰性変力作用や，催不整脈作用を有するため，重篤な合併症を引き起こす可能性がある**ため設備の整った**循環器専門医にコンサルトすることが望ましい**．

　心房細動の発生により急速に血行動態が破綻するなど緊急性が高い場合には直流除細動を試みる．

　忘れてならないのは抗凝固療法の適応．

　一度除細動されても再発をくり返す場合には，抗不整脈薬の継続投与やアブレーション治療を考慮する必要があるため，循環器専門医にコンサルトすることが望ましい．

▶**表10　発作時の停止法（Pill-in-the-pocket法）に用いられる抗不整脈薬**

一般名	商品名	剤形	用法・用量	T_{max}（時間）
アミオダロン	アンカロン®	錠：100 mg 注：150 mg/3 mL	導入期：1日400 mg，分1〜2 維持期：1日200 mg，分1〜2 経口では薬効発現に数週間かかる	4.6
ベプリジル	ベプリコール®	錠：50 mg，100 mg	1日100 mg，分2より開始 効果不十分の時：1日200 mgまで増量	3.1
ピルシカイニド	サンリズム®	カプセル：25 mg，50 mg 注：50 mg/5 mL	1回50 mg，1日3回，1日225 mgまで増量可 器質性心疾患には使用しない 心房細動が粗動化することあり	1〜2
シベンゾリン	シベノール®	錠：50 mg，100 mg 注：70 mg/5 mL	1日300 mg，分3より開始 効果不十分の時：1日450 mgまで増量可	1.5
プロパフェノン	プロノン®	錠：100 mg，150 mg	1回150 mg，1日3回 1回100 mgは高齢者など用量調節用 主として上室性不整脈に使用 β遮断作用あり	1.8
フレカイニド	タンボコール®	細粒：10％（100 mg/g） 錠：50 mg，100 mg 注：50 mg/5 mL	1日100 mg，分2から開始 効果不十分の時：1日200 mgまで増量 器質性心疾患には使用しない 心房細動が粗動化することあり	2〜3

＊内服・注射とも致死的不整脈治療の十分な経験のある医師に限り，緊急対応のできる施設でのみ使用のこと

- サンリズム®：消化管からの吸収が早くて，内服後1〜2時間で最高血中濃度（T_{max}）に達する．1回で100 mg内服して安静にしていると約半数の人はそれで発作は治まる．心外性副作用が比較的少ない．
- シベノール®：夜間などの副交感神経の緊張が関与する発作に有効（抗コリン作用）．
- プロノン®：運動中などの交感神経の緊張が関与する発作に有効（β遮断作用）．

> これらの薬剤投与により心房細動の粗動化（Ic flutter）が生じ，逆に心室応答に増加による頻脈の悪化がみられることがあるため注意が必要である．

▶図6 心房細動に対する除細動施行のフローチャート

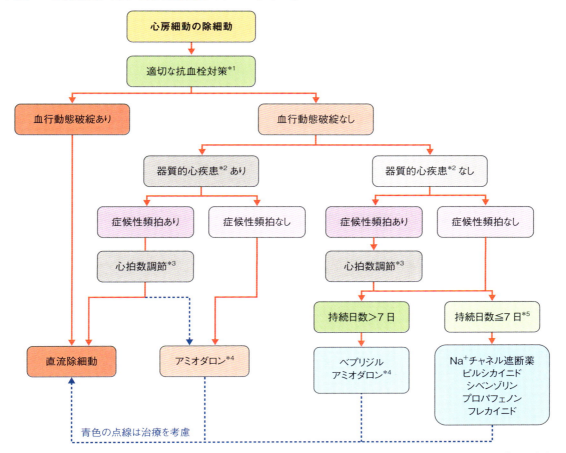

*1：48時間以内の発症を確認できない症例では，経食道エコーで心内血栓を否定するか，3週間以上の適切かつ十分な抗凝固療法を行う．詳細は2020年改訂版 不整脈薬物治療ガイドラインの「3.抗凝固療法」を参照
*2：肥大心，不全心，虚血心
*3：血行動態が破綻しなくとも症候性の頻拍をきたしている症例では，適切な心拍数調節を併用する．詳細は2020年改訂版 不整脈薬物治療ガイドラインの「4.心拍数調節療法」を参照
*4：アミオダロンの使用は，肥大型心筋症や心不全に合併した心房細動以外では保険適用外
*5：有効性と血栓塞栓合併症を減らす観点からは，48時間以内に実施することが望ましい
日本循環器学会／日本不整脈心電学会．2020年改訂版 不整脈薬物治療ガイドライン．https://www.j-circ.or.jp/cms/wp-content/uploads/2020/01/JCS2020_Ono.pdf．2024年5月閲覧

2）-❷ アブレーション治療

発作性心房細動に対する肺静脈隔離術は確立した手技であり，**合併症のない若年者に対しては第1選択**と言える．

低心機能を伴う心不全（HFrEF）を有する心房細動患者においてもアブレーション治療は薬物治療（レートコントロールおよびリズムコントロール）と比べ，全死亡減少，心不全入院減少，左室駆出率上昇がみられたことが報告され，ガイドライン上の推奨レベルは**クラスⅡa（有効である可能性が高い）**に分類された[13]．

❺ 抗血栓薬の使用目的と主な関連疾患

- 抗凝固薬： 凝固系を阻害して血液を固まらなくすることで静脈血栓（赤色血栓，フィブリン血栓）の形成を阻害する薬剤．
- 抗血小板薬：血小板が中心となる動脈血栓（白色血栓，血小板血栓）の形成を阻害する薬剤（後述，❽参照）．

▶表11　抗凝固薬と抗血小板薬の比較

治療に使われる薬剤	抗凝固薬	抗血小板薬
使用目的	凝固系亢進の抑制	血小板の粘着・凝集抑制
血栓の種類	静脈血栓 （赤色血栓，フィブリン血栓）	動脈血栓 （白色血栓，血小板血栓）
血栓の形成機序	血液の流れが遅い，または滞っている 血管で凝固反応が活性化しフィブリンや赤血球が主体となって形成 赤血球により赤く見える	血液の流れが速い血管のアテロームで破綻や高ズリ刺激により血小板が粘着，凝集して形成 血小板により白く見える
血栓の形成部位	● 心房細動時の左房内 ● 静脈	● 動脈

（著者作成）

▶図7　抗血栓薬治療対象疾患と血栓予防の管理

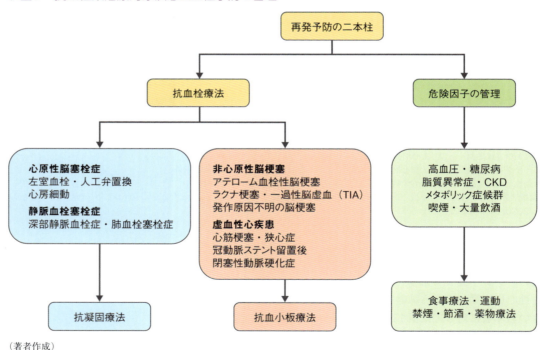

（著者作成）

❻ 脳梗塞

脳梗塞は細い動脈が原因となる**ラクナ梗塞**，動脈硬化により血管が細くなりそこに血栓がつまる**アテローム血栓性脳梗塞**，心臓から血栓が飛んで脳の動脈をつめてしまう**心原性脳塞栓症**，その他に分類される．

▶図8　脳梗塞の病型別障害部位

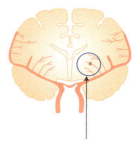
ラクナ梗塞
小梗塞（多くは穿通動脈の病変による）

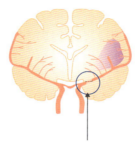
アテローム血栓性脳梗塞
粥状硬化による狭窄や閉塞

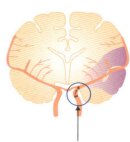
心原性脳塞栓症
心内血栓が流れてきて，太い血管がつまる

▶表12　脳梗塞臨床病型の特徴

		ラクナ梗塞	アテローム血栓性脳梗塞	心原性脳塞栓症
梗塞の大きさ		小梗塞（1〜1.5 cm）	中〜大梗塞	中〜大梗塞
発症時の状態		覚醒時に多い（50%）	安静時（睡眠中）	日中活動時
（症状の）起こり方		比較的緩徐	緩徐，段階状増悪あり	突発完成
意識障害		ほとんどない	強くない，なんとなくおかしい	やや遅れて強くなる
大脳皮質症候（失語，失認，失行など）		ない	あまり多くない（心原性脳塞栓症と比べ）	多い
その他の症状		いわゆるラクナ症候群（構音障害，片麻痺のみ，など）	症候の程度はさまざま	重度の場合が多いが，時に著明改善
治療	超急性期 〜4.5時間	血栓溶解療法（rt-PA*静注）		
	〜6時間		血栓溶解療法（ウロキナーゼ経動脈投与）	
	〜6時間		機械的血栓回収療法	
	超急性期〜急性期	抗血小板療法（オザグレルナトリウム，アスピリン）		
			抗凝固療法（アルガトロバン，ヘパリン）	
	慢性期	抗血小板療法（アスピリン，クロピドグレル，シロスタゾール）		抗凝固療法（ワルファリン，DOAC）

＊：遺伝子組換え組織プラスミノーゲンアクチベータ（rt-PA），アルテプラーゼ

❼ 脳梗塞急性期の治療

脳梗塞は発症から**4.5時間以内**であれば，**遺伝子組換え組織プラスミノーゲンアクチベータ（rt-PA，アルテプラーゼ）**を静注注射し血栓を溶かす血栓溶解療法ができ，治療効果も確認されている（グレードA：強く勧める）[14]．ただし，発症後4.5時間以内に治療を開始する必要があるため，患者さんには発症後できるだけ早く受診するよう指導する．

rt-PA：recombinant tissue-type plasminogen activator（遺伝子組換え組織プラスミノーゲンアクチベータ）

「顔（Face）・腕（Arm）・言葉（Speech）・時間（Time）」ですぐ受診（ACT FAST）

顔の麻痺，腕の麻痺，言葉の障害の症状が出たら，すぐ救急車を呼ぶ！

この3つは救急隊員が脳卒中を見分ける尺度にしている症状である．

▶表13　脳梗塞急性期の治療

発症からの時間	治療
発症から4.5時間以内	**1. 血栓溶解療法（経静脈内投与）（グレードA：強く勧める）** 発症から4.5時間以内でCTスキャンで梗塞所見がまだ出ていない場合に，アルテプラーゼを静脈注射し血栓を溶かす． 発症3時間以内に病院で治療開始できる例は少なく全体の2～3％でしかない．また3時間以内であっても患者さんの状態で実施できないことも多い．現在は4.5時間以内であれば治療を開始している． 副作用：脳出血の危険があること．
6時間以内	**2. 血管内治療（機械的血栓回収療法）（グレードA/B）** 前方循環系の主幹脳動脈（内頸動脈または中大脳動脈M1部）閉塞では，アルテプラーゼ静注療法に追加して，発症6時間以内にステント型脳血栓回収機器（ステントリトリーバー（グレードA）または吸引カテーテル（グレードB）を用いた血管内治療を開始することが勧められる． 後方循環系の主幹脳動脈閉塞，中大脳動脈M2部以遠などの末梢血管閉塞に対しての血管内治療の有効性はまだ確立されていない．
	3. 血栓溶解療法（経動脈的投与）（グレードB：やった方がよい） 中大脳動脈塞栓性閉塞では，発症から6時間以内に治療が開始でき，CTで梗塞所見がまだ認められない例でつまった脳血管にカテーテルを入れウロキナーゼなどによる血栓溶解を行う． アルテプラーゼ静注療法との併用は行わない． 発症後4.5時間以内に薬剤投与が可能な場合にはアルテプラーゼ静注療法が第1選択． 機械的血栓回収療法とは異なり，症候性頭蓋内出血の発症率が高い．
48時間以内	**4. 抗凝固療法（グレードB：やった方がよい）** 発症48時間以内の脳梗塞には，アルガトロバン（薬品名ノバスタン®，スロンノン®）投与が推奨される．脳血栓症に特に有効である．
	5. 抗血小板療法（グレードA：強く勧める） アスピリン160～300 mgの経口投与は発症48時間以内の脳梗塞の治療法として強く勧められる． 抗血小板薬2剤併用（主にアスピリンとクロピドグレル）は，発症早期の軽症脳梗塞もしくは一過性脳虚血発作（TIA）患者の亜急性期までの治療法として勧められる（グレードB）．
5日以内	**6. 抗血小板療法（グレードB：やった方がよい）** オザグレルナトリウム（薬品名カタクロット®）は発症5日以内の脳血栓症の症状を改善させる．

（文献14を参考に作成）

▶図9 患者さん説明用：脳梗塞急性期の治療を受けるために

下記の症状で脳梗塞が疑われたら

症状：手・足に力が入らない
　　　重いめまいがする
　　　いつもはない激しい頭痛がする
　　　呂律が回らない（話し方がいつもと違う）
　　　言葉が一瞬出てこない
　　　物が二重に見える　　　　　　　　など

症状が出て **4 時間半以内** だと tPA 血栓溶解療法の治療を受けられることがあります

夜間・休日など時間外でクリニックが休診時
下記の病院へすみやかに連絡・受診してください

○○○○病院：☎ □□-□□□□-□□□□

△△病院　脳卒中センター（24 時間、365 日稼働）
　　　　　☎ □□-□□□□-□□□□

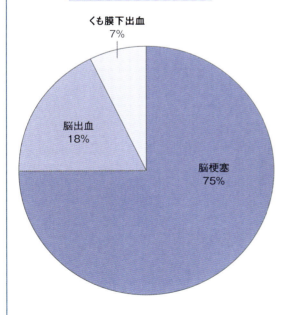

脳卒中の種類と発症の割合
- くも膜下出血 7%
- 脳出血 18%
- 脳梗塞 75%

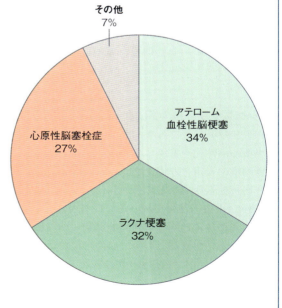

脳梗塞の種類と発症の割合
- その他 7%
- アテローム血栓性脳梗塞 34%
- ラクナ梗塞 32%
- 心原性脳塞栓症 27%

❽ 抗血小板薬

▶表14　抗血小板薬

一般名	商品名	剤形	用法	用量	備考
クロピドグレル	プラビックス®	錠：25 mg，75 mg	1日1回	1回50〜75 mg （出血傾向がある場合は1回50 mgから）	虚血性脳血管障害 （心原性脳塞栓症を除く）
シロスタゾール	プレタール®	OD錠：50 mg，100 mg	1日2回	1回100 mg	脳梗塞（心原性脳梗塞症を除く） 発症後の再発抑制
アスピリン・ダイアルミネート配合	バファリン	配合錠A81：81 mg	1日1回	1回81 mg〜324 mg	脳梗塞，TIA，狭心症，心筋梗塞における血栓塞栓抑制
アスピリン・ランソプラゾール配合	タケルダ®	配合錠： アスピリン100 mg ランソプラゾール15 mg	1日1回	1回1錠	脳梗塞，TIA，狭心症，心筋梗塞における血栓塞栓抑制 胃潰瘍・十二指腸潰瘍既往に限る
チクロピジン	パナルジン®	錠：100 mg	1日1回	1回200 mg	虚血性脳血管障害に伴う血栓塞栓の治療

4種類の抗血小板薬の使い分け

　虚血性脳血管障害の再発予防に用いられる抗血小板薬には4種類ある.

❶ クロピドグレル（プラビックス®）

　ADP受容体$P2Y_{12}$の阻害薬であり，血小板から分泌されるADPが周囲の血小板を活性化する過程を抑制する. 50〜75 mg/回，1日1回で用いるプロドラッグであり**効果がプラトーに達するまでに5日ほどかかるため，急性期に用いる場合は他剤との併用やローディング（保険適用外）を考慮する必要がある.**
　アテローム血栓の再発予防効果がアスピリンより高い.
　脳梗塞のほか，心筋梗塞，末梢血管疾患（PAD）にも適用があり，多臓器にわたる多血管疾患（polyvascular disease）で特に有用性が高い.

ADP ： adenosine 5′-di-phosphate（アデノシン二リン酸）

❷ シロスタゾール（プレタール®）

　PDE3の阻害薬であり，血小板細胞中のcAMPを増加させることで血小板の活性化を抑制する. シロスタゾールは抗血小板作用に加えて血管内皮の安定化作用，血管平滑筋増殖抑制作用，血管での抗炎症作用，血管拡張作用などの多面的作用（pleiotropic effect）を有する. 100 mg/回，1日2回で用いる. 日本人の脳梗塞においてシロスタゾールは**アスピリンと同様に再発を抑制しつつ出血が半分以下ときわめて少ない.** ラクナ梗塞でも脳出血の合併はアスピリンに比べて少ない.
　PADによる間欠性跛行の改善に効果があるが，**心悸亢進作用**があるため冠動脈疾患の疑いのある患者での使用には注意が必要である.

PDE3：phosphodiesterase Ⅲ（ホスホジエステラーゼ3）

❸ アスピリン

COX-1阻害によりTXA$_2$の合成を阻害，血小板機能抑制作用がある．

安価な抗血小板薬で75〜150 mg/日（腸溶錠），1日1回が使用されるが，**胃腸出血，脳出血が多いことに注意**する必要がある．

特に，**ラクナ梗塞例や血圧コントロール不良例に用いられると脳出血が頻発する**ため，投与開始にあたっては**慎重に適応を考慮する必要がある**．

❹ チクロピジン（パナルジン®）

クロピドグレルと同等な再発予防効果を有するが**肝機能障害などの副作用のリスクが高い**ため，現在内服中の場合を除き**新たに使用しない**．

TXA$_2$：thromboxane A$_2$（トロンボキサンA$_2$）

◆ **文 献**

1）日本循環器学会，日本不整脈心電学会：2020年改訂版 不整脈薬物治療ガイドライン．2020
https://www.j-circ.or.jp/cms/wp-content/uploads/2020/01/JCS2020_Ono.pdf

2）深谷英平：心房細動の初診から専門医紹介まで．日本内科学会雑誌，108：212-218，2019

3）奥村恭男，永嶋孝一：抗凝固療法の適応と実際．日本内科学会雑誌，108：225-233，2019

4）池田隆徳：心房細動の薬物治療：レートとリズムコントロール療法．東京都医師会雑誌，70：19-22，2017

5）渡邊一郎：心房細動に対するカテーテル・アブレーション治療の進歩．東京都医師会雑誌，70：15-18，2017

6）赤尾昌治：心房細動における血栓症予防法の進歩．日本医師会雑誌，149：1391-1395，2020

7）「日本医師会雑誌 Vol.150 No.11 抗血栓薬の使用の留意点」（横田裕行，磯部光章／企画，監），日本医師会，2022

8）「週刊日本医事新報 No.4757 成人の慢性硬膜下血腫をみる」（三木 保／監），日本医事新報社，2015

9）奥村 謙：高齢〜超高齢心房細動患者の治療．日本内科学会雑誌，111：1687-1698，2022

10）Gage BF, et al：Validation of clinical classification schemes for predicting stroke: results from the National Registry of Atrial Fibrillation. JAMA, 285：2864-2870, 2001

11）Camm AJ, et al：Guidelines for the management of atrial fibrillation: the Task Force for the Management of Atrial Fibrillation of the European Society of Cardiology (ESC). Eur Heart J, 31：2369-2429, 2010

12）Chetana R & Sunkireddy YR：Preparation and quality evaluation of peanut chikki incorporated with flax-seeds. J Food Sci Technol, 48：745-749, 2011

13）日本循環器学会／日本不整脈心電学会合同ガイドライン：2021年JCS/JHRSガイドラインフォーカスアップデート版不整脈非薬物治療．
https://www.j-circ.or.jp/cms/wp-content/uploads/2021/03/JCS2021_Kurita_Nogami.pdf

14）「脳卒中治療ガイドライン2021（改訂2023）」（日本脳卒中学会脳卒中ガイドライン委員会／編），協和企画，2023
https://www.jsts.gr.jp/img/guideline2021_kaitei2023.pdf

第4章　やや専門性の高い病気

3 心不全

❶ 心不全とは

- 心不全とは病名ではなく，種々の心疾患に基づく心機能障害の結果として起きている病態（次ページの《定義》参照）．
- 心不全には，原因となった心疾患・病態が必ず存在する．
- 原因疾患として多いものは，虚血性心疾患，高血圧，弁膜症である．
- 原因疾患に対して適切に介入することにより，心不全の発症・進行（増悪）・再発を予防できる．
- 心不全は進行性の病態であることを患者および家族に理解してもらう（図1）．

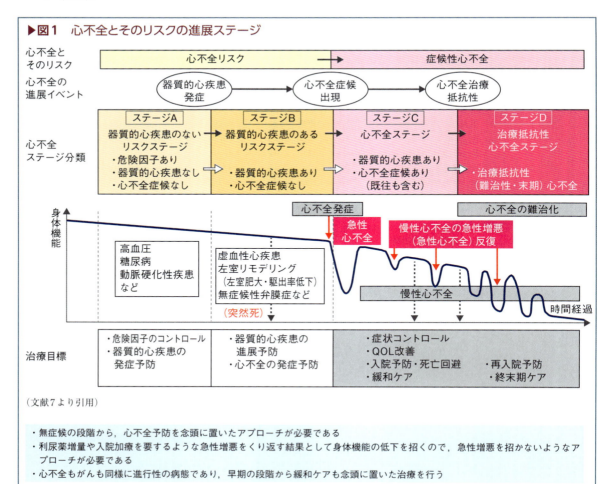

▶図1　心不全とそのリスクの進展ステージ

（文献7より引用）

- 無症候の段階から，心不全予防を念頭に置いたアプローチが必要である
- 利尿薬増量や入院加療を要するような急性増悪をくり返す結果として身体機能の低下を招くので，急性増悪を招かないようなアプローチが必要である
- 心不全もがんも同様に進行性の病態であり，早期の段階から緩和ケアも念頭に置いた治療を行う

《心不全の定義》[7]

心不全とは何らかの心臓機能障害，すなわち，心臓に器質および／あるいは機能的異常が生じて，心ポンプ機能の代償機転が破綻した結果，呼吸困難・倦怠感や浮腫が出現し，それに伴い運動耐容能が低下する臨床症候群

1）心不全の分類

- **急性心不全**：心臓に器質的および／あるいは機能的異常が生じて急速に心ポンプ機能の代償機転が破綻し，心室拡張末期圧上昇によるうっ血や主要臓器への灌流不全をきたし，それに基づく症状や所見が急性に出現，あるいは悪化した病態.
- **慢性心不全**：慢性の心ポンプ失調により肺および／あるいは体静脈系のうっ血や組織の低灌流が継続し，日常生活に支障をきたしている病態.

2）左室駆出率（LVEF）による心不全の分類

▶表1　LVEFによる心不全の分類

分類	定義	LVEF	説明
HFpEF	LVEFの保たれた心不全 (heart failure with preserved ejection fraction)	50％以上	左室拡張機能障害が主体. 診断は心不全と同様の症状をきたす他疾患の除外が必要である. 有効な治療が十分には確立されていない
HFmrEF	LVEFが軽度低下した心不全 (heart failure with mid-range reduced ejection fraction)	40％以上 50％未満	境界型心不全. 臨床的特徴や予後は研究が不十分であり，治療選択は個々の病態に応じて判断する
HFrEF	LVEFの低下した心不全 (heart failure with reduced ejection fraction)	40％未満	左室収縮機能障害が主体. 現在の多くの研究では標準的心不全治療下でのLVEF低下例がHFrEFとして組み入れられている

LVEF：left ventricular ejection fraction（左室駆出率）

- HFpEFは心不全患者全体の30〜50％を占める，**その多くが拡張不全による心不全と考えられている**.
- HFpEFはHFrEFに比して**高齢者や女性に多く，高血圧や心房細動の合併頻度が高く**，基礎疾患として虚血性心疾患の合併が少ないなどの特徴がある.
- HFmrEFの原因としては虚血性心疾患が多い.
- ＨＦｒＥＦの原因としては，拡張型心筋症や冠動脈疾患が多くを占める.

3）心不全の増悪因子（誘因）

感染症，不整脈，高血圧，虚血，貧血などの医学的要因や塩分制限の不徹底，活動制限の不徹底，経口薬の中断などの予防可能な誘因の除去が必要.

❷ 心不全の診断

- 急性心不全の典型的な症状は左心不全による息切れ，呼吸困難，右心不全による下肢浮腫，低心拍出量による倦怠感，意識障害である．NYHA分類（表2）*で重症度の把握を行う．
- 急性心不全の典型的徴候は左心不全による頻脈，頻呼吸，肺ラ音，胸水，右心不全による頸静脈怒張，下肢浮腫，肝腫大，低心拍出量による冷汗，チアノーゼ，乏尿などである．Nohria-Stevensonの分類で血行動態の把握を行う（図2）．

＊心不全の重症度の指標となる息切れの程度の評価法．

▶表2　NYHA (New York Heart Association) 分類

Ⅰ度	心疾患はあるが日常的な身体活動で症状はない
Ⅱ度	平地歩行では症状はないが階段の昇降などで息切れを自覚する
Ⅲ度	安静時には症状はないが平地歩行や家事などの軽作業で息切れがある
Ⅳ度	安静にしていても息切れがある

▶図2　Nohria-Stevensonの分類

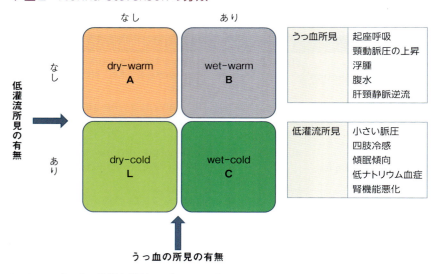

Profile A：うっ血や低灌流所見なし（dry-warm）
Profile B：うっ血所見はあるが低灌流所見なし（wet-warm）
Profile C：うっ血および低灌流所見を認める（wet-cold）
Profile L：低灌流所見を認めるがうっ血所見はない（dry-cold）
（文献9より引用）

▶表3 心不全を疑う症状，身体的所見，検査所見

自覚症状	呼吸困難，息切れ，頻呼吸，起座呼吸（左心不全によるうっ血症状） 右季肋部痛，食思不振，腹満感，心窩部不快感（右心不全によるうっ血症状） 意識障害，不隠，記銘力低下（低心拍出量による症状）
身体所見	水泡音，喘鳴，ピンク色泡沫状痰，Ⅲ音やⅣ音の聴取（左心不全） 肝腫大，肝胆道系酵素の上昇，頸静脈怒張，右心不全が高度の時は肺うっ血所見が乏しい（右心不全） 冷汗，四肢冷感，チアノーゼ，低血圧，乏尿，身の置き場がない様相（低心拍出量）
胸部X線（図3）	肺うっ血像，心陰影拡大（心胸郭比の上昇） 胸水，肺水腫は右側に多くみられる
心電図（ECG）	高度の徐脈・頻脈，心房細動，心室頻拍，ST-T変化，異常Q波の所見を認める場合専門医へ紹介する
BNP，NT-proBNP（図4）	心不全のスクリーニング，治療効果判定に有用
心エコー検査（表4）	左室機能の評価（収縮能，拡張能，壁運動），弁膜症の有無

▶図3 心不全の胸部単純X線写真（シェーマ）

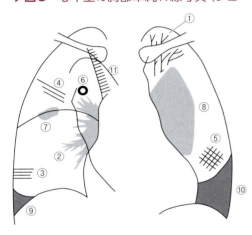

① cephalization（角出し像）
　　肺尖部への血流の再分布所見（肺静脈圧 15～20 mmHg）
② perivascular cuffing（肺血管周囲の浮腫）
③ Kerley's B line（カーリーB線）
④ Kerley's A line（カーリーA線）
⑤ Kerley's C line（カーリーC線）
⑥ peribronchial cuffing（気管支周囲の浮腫）
　　②～⑥：間質性肺水腫所見（肺静脈圧 20～30 mmHg）
⑦ vanishing tumor（一過性腫瘤状陰影）
　　胸水
⑧ butterfly shadow（蝶形像）
　　肺胞性肺水腫所見（肺静脈 30 mmHg 以上）
⑨⑩ costophrenic angle（肋骨横隔膜角）の鈍化
　　胸水
⑪ 上大静脈の突出

日本循環器学会／日本心不全学会．急性・慢性心不全診療ガイドライン（2017年改訂版）：https://www.j-circ.or.jp/cms/wp-content/uploads/2017/06/JCS2017_tsutsui_h.pdf（2024年5月閲覧）

《心不全の胸部X線検査》
- 肺うっ血像，心陰影拡大（心胸郭比の上昇）は心不全である可能性が高いことを示す．特に新規発症，急性増悪時に所見を認めることは多い．
- 胸水や肺水腫は右側により多くみられる傾向にある．
- 肺炎など呼吸器疾患の鑑別にも有用である．特に気管支喘息と心不全急性増悪の鑑別を自覚症状と聴診所見のみで行うことは難しい場合も少なくなく，胸部単純X線写真は有用である．
- 側面像は右心系と左心系の分離，心外膜石灰化の診断に有用である．
- 慢性心不全では肺うっ血，心陰影拡大を認めないことも少なくないので，これらを認めないからといって心不全を否定することはできない．

❖ MEMO：心不全の徴候

- bendopnea：
身体を折り曲げた時（bend）と無呼吸（opnea）を合わせた言葉で，靴を履く時や足の爪を切るなど，身体を折り曲げた時に「息苦しい，息ができない」と感じる症状が心不全患者の3分の1でみられる．

- 夜間頻尿：
臥位で腎血流量が増加し，尿の産生が亢進するため夜間頻尿となり，心不全の1つの徴候．

▶図4 BNP/NT-proBNPを用いた心不全診断や循環器専門医への紹介基準のカットオフ値

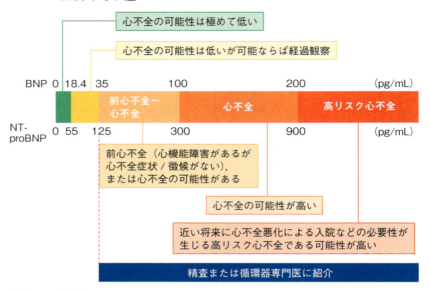

（文献10より転載）

- BNP 18.4 pg/mLは健常人の上限で，これ以下だと「心不全の可能性はきわめて低い」
  40 pg/mL：外来・健診でのカットオフ値
- BNPとNT-proBNPの血中濃度は高齢や腎機能低下により上昇し，女性では男性よりも高く，肥満者では低い．心房細動では若干上昇する．
- 治療目標値は，BNP濃度200〜400 pg/mL以下，NT-proBNP濃度1,000〜2,000 pg/mL以下．治療効果の判定には過去の値との比較が役に立つ．

▶表4 心エコーによる心機能判読の手順

評価する内容と判断順序		判読する指標
左室機能の評価	①収縮能	左室駆出率（LVEF）および左室拡張末期径（LVDd）
	②拡張能	左房径（LAD），左室壁厚（IVST/LVPWth），左室拡張能（E/e'）
	③壁運動	局所的壁運動異常の有無
弁膜症の評価	④大動脈弁	大動脈弁狭窄・逆流（閉鎖不全）
	⑤僧帽弁	僧房弁狭窄・逆流（閉鎖不全）

❸ 心不全の薬物療法（p.316, 表5）

- 急性心不全の治療方針：Nohria-Stevensonの分類（図2）に基づき，Aをめざす．Bには利尿薬，Lには輸液，Cには強心薬，昇圧薬，補助循環．

1) HFrEF（左室駆出率の低下した心不全）の薬物療法

- HFrEFの基本治療薬はACE阻害薬/ARB，β遮断薬，MRAである．
- 急性・慢性心不全診療ガイドラインの2021年フォーカスアップデー

▶図5 心不全治療アルゴリズム

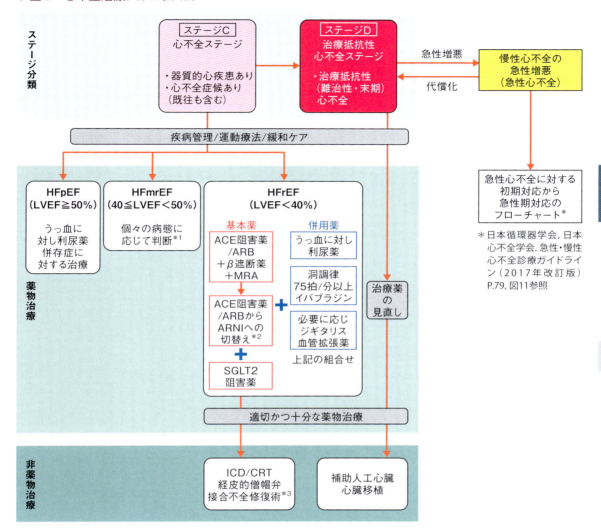

＊1：ACE阻害薬/ARB投与例でARNIへの切替えを考慮可
＊2：ACE阻害薬/ARB未使用で入院例への導入も考慮（ただし，保険適用外）
＊3：機能性，重症僧帽弁逆流，EF≧20％
日本循環器学会/日本心不全学会．2021年JCS/JHFSガイドライン フォーカスアップデート版 急性・慢性心不全診療：https://www.j-circ.or.jp/cms/wp-content/uploads/2021/03/JCS2021_Tsutsui.pdf（2024年5月閲覧）

ト版[8]の心不全治療のアルゴリズム（図5）に新規治療薬のARNI（後述，サクビトリルバルサルタン：エンレスト®），SGLT2阻害薬（ダパグリフロジン：フォシーガ®），HCNチャネル遮断薬（イバブラジン：コララン®）が追加された．基本治療薬で効果不十分な場合には，ACE阻害薬/ARBからARNIへの切り替えや，新規治療薬の追加を考慮する．

▶表5　心不全の治療薬

分類		一般名	商品名	用法	用量
ACE阻害薬		エナラプリル	レニベース®	1日1回	2.5 mg/日より開始 維持量：5〜10 mg/日
		リシノプリル	ロンゲス®	1日1回	5 mg/日より開始 維持量：5〜10 mg/日
ARB		カンデサルタン	ブロプレス®	1日1回	4 mg/日より開始（重症例・腎障害では2 mg/日） 維持量：4〜8 mg（最大量12 mg/日）
β遮断薬		カルベジロール	アーチスト®	1日2回	1.25 mg/回より開始（重症例では半量から） 維持量：2.5〜10 mg/回
		ビソプロロール	メインテート®	1日1回	0.625 mg/日より開始（重症例では半量から） 維持量：1.25〜5 mg/日
MRA		スピロノラクトン	アルダクトン®A	1日1回	12.5〜25 mg/日より開始 維持量：25〜50 mg/日
		エプレレノン	セララ®	1日1回	25 mg/日より開始 維持量：50 mg/日
利尿薬	ループ利尿薬	フロセミド	ラシックス®	1日1回	40〜80 mg/日
		アゾセミド	ダイアート®	1日1回	60 mg/日
		トラセミド	ルプラック®	1日1回	4〜8 mg
	バソプレシンV₂受容体拮抗薬	トルバプタン	サムスカ®	1日1回	7.5〜15 mg/日
	サイアザイド系利尿薬	トリクロルメチアジド	フルイトラン®	1日1回	2〜8 mg/日
経口強心薬	ジギタリス製剤	ジゴキシン	ジゴキシンKY	1日1回	0.125〜0.25 mg/日
		メチルジゴキシン	ラニラピッド®	1日1回	0.1〜0.2 mg/日
	PDE-Ⅲ阻害薬	ピモベンダン	ピモベンダン	1日1〜2回	2.5〜5 mg/日
	ARNI	サクビトリルバルサルタン	エンレスト®	1日2回	1回100 mgより開始 維持量：100，200または400 mg/日
	SGLT2阻害薬	ダパグリフロジン	フォシーガ®	1日1回	慢性心不全・慢性腎臓病に対する用量：10 mg/日（糖尿病に対する開始用量：5 mg/日）
		エンパグリフロジン	ジャディアンス®	1日1回	慢性心不全・慢性腎臓病に対する用量：10 mg/日
	HCNチャネル遮断薬	イバブラジン	コララン®	1日2回	5 mg/日より開始 維持量：5，10または15 mg/日

1)-❶ ACE阻害薬，ARB

- ACE阻害薬は心不全治療の第1選択薬である．
- ACE阻害薬は無症状の患者を含め，すべての左室駆出率（LVEF）低下患者に用いるべき．
- 薬剤の忍容性がある限り増量を試みる．
- ACE阻害薬の主な副作用は咳嗽（投与後2〜3週間以内に空咳を生じることがある），低血圧，腎機能悪化，高カリウム血症である．
- 第1選択としてACE阻害薬を，忍容性がない場合はARBを選択する．
- ARBの主な副作用は，低血圧，腎機能悪化，高カリウム血症である．
- レニン・アンジオテンシン（RA）系抑制薬による血圧低下は，投与後2〜3日で起こりやすく，利尿薬併用によって助長される．

ACE : angiotensin converting enzyme（アンジオテンシン変換酵素）
ARB : angiotensin Ⅱ receptor blocker（アンジオテンシン受容体拮抗薬）

- RA系抑制薬は予後改善を期待して投与しているため，収縮期圧が80 mmHg台であっても，ふらつきなどの症状がなければそのまま継続する．
- ARBとACE阻害薬の併用は原則的に行わない．

1) - ❷ β遮断薬

- NYHA II度（表2）以上の患者では，無症状の患者を含め，左室駆出率（LVEF）低下患者に用いるべき．
- 導入・増量・減量・中止に際しては循環器専門医へ依頼または相談する．
- **気管支喘息や徐脈の症例，大動脈弁狭窄症では注意が必要．**
- **β遮断薬導入前には必ず心機能評価を行う．**
- **導入は少量から漸増が必要**であり，忍容性がある限り，心機能回復や予後改善のために増量（アーチスト®20 mg/日またはメインテート®5 mg/日程度を目安）を試みる．
- **増量中は脈拍低下，血圧低下，心不全悪化をきたす場合があるので注意する．**
- NYHA III程度（平地歩行で労作時息切れ）以上の中等度〜重症の心不全患者においては，原則的に入院での導入が望ましい．
- アーチスト®は脂溶性で肝代謝であるのに対して，**メインテート®**は脂溶性・水様性を併せもち腎排泄も関わるため，**重症の腎機能低下症例では用量調整が必要．**
- メインテート®はβ_1選択性であるのに対して，**アーチスト®はβ_1非選択性のため気管支喘息合併例には禁忌．**
- 慢性心不全に対するβ遮断薬投与時の心不全増悪時には，患者の自覚症状，臓器うっ血の程度，脈拍，血圧のモニタリングが必要．治療の基本はβ遮断薬の中止ではなく，**利尿薬を中心とした心不全治療の強化**である．

1) - ❸ MRA

- 有症状の左室駆出率（LVEF）の低下した心不全（HFrEF）では，**心筋保護薬**として用いられる．
- 主な副作用は，**腎機能悪化，高カリウム血症**である．
- **投与開始時，血清K＞5.0 mEq/Lであれば原則禁忌．**
- 心不全治療において，MRAは降圧薬としてではなく，**心筋保護またはカリウム維持**のために用いられ，ACE阻害薬やβ遮断薬を投与していても，症状のあるLVEF 35％未満の症例には投与が推奨される．
- セララ®はアルダクトン®Aに比して**女性化乳房をきたしにくく，利尿作用は弱く，血圧を下げる効果が大きい．**
- 血圧値によって使い分けられることがあるが，明確な基準はない．

MRA：mineralcorticoid receptor antagonist（ミネラルコルチコイド受容体拮抗薬）

1）- ❹ 利尿薬（MRA以外）

- うっ血に基づく**労作時呼吸困難**，**浮腫**などの症状を軽減するために用いる．
- うっ血が消失したら，**減量・中止やサイアザイド系利尿薬への切り替え**を行う．
- 全般的に生命予後には寄与していないことにより，必要最小限の投与が望ましい．
- 基本はループ利尿薬だが，効果不十分の場合は他の利尿薬との併用を試みる．
- バソプレシンV_2受容体拮抗薬トルバプタンは入院での導入が必要．
- 利尿薬の主な副作用は**脱水**，**電解質異常**，**腎機能悪化**である．
- バソプレシンV_2受容体拮抗薬トルバプタンの長期投与について明確なエビデンスはなく，継続の可否について迷う際には専門家に相談することが望ましい．
- 短時間作用型のラシックス®に比して，長時間作用型のダイアート®は**循環動態変動作用が緩徐で，神経体液性因子などへの影響が少ない**と考えられている．比較試験では，一次エンドポイントである心血管死あるいは**心不全増悪による入院件数はダイアート®の方が少なかった**ことが報告されている．
- **ループ利尿薬（ラシックス®，ダイアート®，ルプラック®）使用時**には，**血清カリウムおよびマグネシウムの低下を避けるように心がける必要がある．**
- **高齢者**では，足の浮腫や胸水貯留などを指標として，利尿薬の投与を行った場合に，**前負荷低下により心拍出量が低下し，低心拍出量症候群の症状である全身倦怠感や食欲低下などが出現する場合があり注意が必要．**
- 短時間作用型は頻尿や尿失禁によりQOLを低下させる場合もあり長時間作用型の方がQOLとして有効な場合もある．
- **ルプラック®は抗アルドステロン作用を併せもつ長時間作用型のループ利尿薬**と言われ，心不全や腎不全患者でも健常人と同様に80％以上の高いバイオアベイラビリティを有する．

1）- ❺ 経口強心薬

- QOLの改善を目的とした短期投与が望ましい．
- やむなく長期投与する場合は，不整脈の出現に注意する．
- **左室流出路狭窄のある症例には禁忌．**
- **ジギタリス製剤は，頻脈性心房細動を合併する心不全に有効．**
- 収縮性低下の心不全症状を改善，ジキタリス中毒は高齢者，腎機能低下，低カリウム血症で注意．
- ピモベンダンは急性心不全で利尿薬などの効果不十分な場合，慢性心不全でジギタリス製剤や利尿薬などの効果不十分な場合に併用する．

1）-❻ ARNI

- ネプリライシン（NEP）阻害作用をもつサクビトリルとAT$_1$受容体拮抗薬であるバルサルタンの複合体.
- **RAAS抑制効果**に加えて**NEP阻害によりナトリウム利尿ペプチドの作用が亢進**し，**ナトリウム排泄作用，利尿作用，心肥大抑制作用，抗線維化作用，血管拡張作用などの多面的な作用を示す.**
- 慢性心不全の標準的治療を受けている患者に限る.
- ACE阻害薬またはARBから**切り替えて投与**する.
- ACE阻害薬から切り替える時は**36時間以上あける**（NEP阻害作用によるブラジキニン分解阻害により血管浮腫が起きる可能性があるため）.
- 主な副作用は**低血圧，腎機能障害，高カリウム血症，血管浮腫，脱水**である.
- PARADIGM-HF試験においてサクビトリルバルサルタンは**エナラプリルを上回る生命予後改善効果が認められた.**

1）-❼ SGLT2阻害薬

- 糖代謝改善作用のほかに，**利尿作用，心保護作用，腎保護作用**など多面的効果を有する.
- ダパグリフロジンは糖尿病の有無にかかわらず，プラセボに比べ**心不全の悪化および心血管死のリスクを低下**させた.
- 適応は慢性心不全の標準的治療を受けている患者に限られる.
- ループ利尿薬と併用する場合はナトリウム利尿の増強に配慮する.
- 新規導入時には患者教育を行う（ナトリウム利尿亢進や血管内脱水によるふらつき，起立性低血圧様症状，全身倦怠感など，正常域血糖ケトアシドーシスによる腹痛・嘔気・嘔吐など，尿路および性器感染症への注意喚起など）.
- LVEF 40％を超える患者に，フォシーガ®10 mg/日は症状合計スコアを有意に改善した（DELIVER試験）：日本のガイドラインでは，LVEF 40％以上の心不全に対する基本薬は示されていない.

1）-❽ イバブラジン（Ifチャネル阻害薬，HCNチャネル遮断薬）

- 洞結節細胞のIfチャネルを阻害することにより心拍数を減少させる.
- 適応は洞調律かつ**投与開始時の安静時心拍数が75回/分以上の慢性心不全**で，**目標安静時心拍数は50～60回/分**である.
- β遮断薬を含む慢性心不全の標準的治療を受けている患者に限る.
- **導入に際しては循環器専門医へ依頼または相談する.**

ARNI：angiotensin receptor neprilysin inhibitor（アンジオテンシン受容体ネプリライシン阻害薬）

NEP：neprilysin（ネプリライシン）

AT1：angiotensin Ⅱ type 1 receptor（アンジオテンシンⅡタイプ1）

RAAS：renin-angiotensin-aldosterone system（レニン・アンジオテンシン・アルドステロン系）

2) HFpEF（左室駆出率の保たれた心不全）・HFmrEF（左室駆出率の軽度低下した心不全）

- 予後を改善する治療法は確立されていない.
- 主症状であるうっ血に基づく自覚症状改善のために, 利尿薬を用いる. 増減は適宜行い, 脱水, 電解質異常, 腎機能悪化に注意する.
- HFrEFにて有効とされるACE阻害薬やARB, β遮断薬, MRAがHFpEF患者の予後を改善するとの報告もある.
- 心不全の増悪に結びつく併存症の高血圧や心房細動に対して介入を積極的に行う.
- HFpEF患者は, 多くの併存症を有する場合が多く, それらの**併存症の管理が重要**.

◆ 文　献

1) 「急性・慢性心不全診療ガイドライン かかりつけ医向けガイダンス」（日本心不全学会／編）, ライフサイエンス出版, 2019
2) 「日本内科学会雑誌 Vol.109 No.2 令和時代の心不全診療」（井上晃男／企画）, 日本内科学会, 2020
3) 「日本医師会雑誌 Vol.149 No.3 心不全パンデミック」（磯部光章, 弓倉 整／企画, 監）, 日本医師会, 2020
4) 「週刊日本医事新報　No.5040 心不全×薬×使いわけ」（香坂 俊, 庄司 聡／著）, 日本医事新報社, 2020
5) 「週刊日本医事新報 No.5029 ステージ別 心不全緩和ケア」（大石醒悟／著）, 日本医事新報社, 2020
6) 「日本内科学会雑誌 Vol.111 No.2 慢性心不全の薬物治療」（石原正治／企画）, 日本内科学会, 2022
7) 日本循環器学会／日本心不全学会合同ガイドライン：急性・慢性心不全診療ガイドライン（2017年改訂版）
http://www.j-circ.or.jp/cms/wp-content/uploads/2017/06/JCS2017_tsutsui_h.pdf
8) 日本循環器学会／日本心不全学会合同ガイドライン：2021年JCS/JHFSガイドラインフォーカスアップデート版急性・慢性心不全診療
https://www.j-circ.or.jp/cms/wp-content/uploads/2021/03/JCS2021_Tsutsui.pdf
9) Nohria A, et al：Clinical assessment identifies hemodynamic profiles that predict outcomes in patients admitted with heart failure. J Am Coll Cardiol, 41：1797-1804, 2003
10) 日本心不全学会：血中BNPやNT-proBNPを用いた心不全診療に関するステートメント2023年改訂版
https://www.asas.or.jp/jhfs/topics/bnp20231017.html（2024年5月閲覧）

4 気管支喘息

❶ 気管支喘息の病態

　気管支喘息の本体は気道の慢性炎症であり，症状がないときでも炎症は持続しており，治療を継続することが大切である．高血圧や糖尿病と同様に治癒ではなくコントロールする疾患であることを理解したうえで，長期にわたる自己管理が重要となる．

　日本における気管支喘息死は，1990年代は年間9,000人前後だったが，吸入ステロイド治療の普及により，近年では1,100人前後と減少してきている（図4参照）．

▶図1　喘息は気道の慢性炎症である

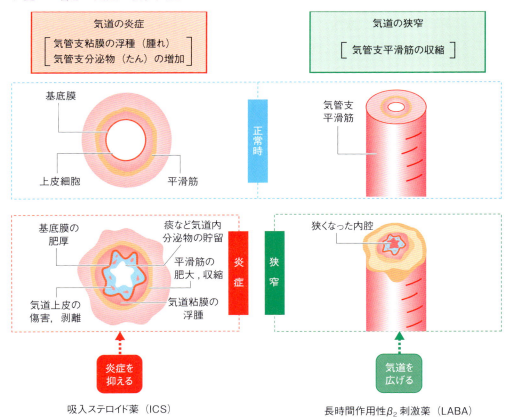

（グラクソ・スミスクライン株式会社の患者向け配布資料を参考に著者作成）

▶図2 気管支喘息の本態

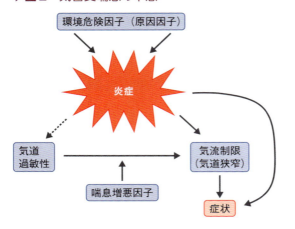

▶図3 気道のリモデリング

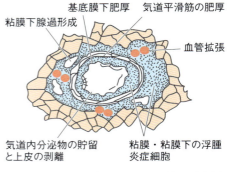

気道炎症が慢性的に持続すると，平滑筋の肥厚増生や線維化から気流制限は非可逆性となる．これを気道のリモデリングという．

▶図4 喘息死亡者数と吸入ステロイド販売額の推移（文献5～7を参考に作成）

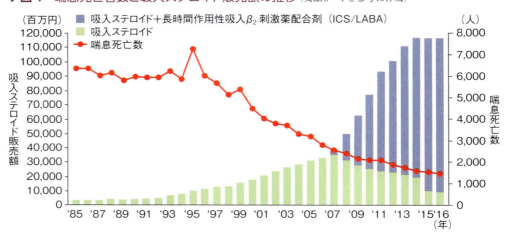

❷ 気管支喘息の診断（表1）

▶表1 気管支喘息の診断

臨床症状	・発作性（反復性，可逆性）の息切れと喘鳴（夜間や早朝に増悪）：特異性が高いのは"喘鳴" ・感冒に罹患後，咳が続く：頻度の高いのは咳 ・冷気や線香の煙のような非特異的刺激で症状が出現する：気道過敏性の亢進 ・特異的な抗原で症状が出現する
肺機能検査	・閉塞性換気障害 ・気流制限の可逆性：気管支拡張薬吸入で，1秒率が12％以上かつ1秒量が200 mL以上増加，またはピークフロー（PEF）値が20％以上増加 ・呼気一酸化窒素濃度（FeNO）は22 ppb以上で咳喘息と鑑別を要するが37 ppb以上で閉塞性障害を認めれば気管支喘息の可能性が高まる ・気道過敏性試験（ヒスタミン・アセチルコリン）で1秒率の低下 ・咳喘息では肺機能障害は明らかでないこともある
血液検査	・末梢血：好酸球比率の増加 ・血清IgE ・特異的IgE（RAST）の増加：喘息の発症に最も関与するのはダニ
喀たん検査	・喀たん：好酸球の増加

- **スパイロメトリー**：最も基本的な呼吸機能検査（気流制限の程度や気道可逆性を調べる）

  【治療目標】
  - 1秒率（FEV_1 %）＝FEV_1/FVC → 70％以上
  - 予測値に対する1秒量（% FEV_1）：80％以上

  治療により FEV_1 が12％かつ200 mL以上改善すれば気道可逆性があると判断する.

- **ピークフロー（PEF）**：在宅で気流制限の程度や変動性を調べる. 診断とモニタリングに活用. 症状の不安定な患者や発作時に自覚症状の乏しい患者さんの治療意欲を保つのに有用.

  【治療目標】：PEFが予測値または最良値の80％以上，PEFの変動が20％未満

- **呼気一酸化窒素濃度（FeNO）**：好酸球性気道炎症を反映，正常上限値は37 ppbと算出されているが，健常者と喘息患者を鑑別するFeNO値のカットオフ値は22 ppbと報告されている[12].

  FeNO値の低下は，気流制限や気道過敏性の改善と相関する.
  FeNO値の上昇は，喘息の悪化やアドヒアランスの低下を示唆することから経時的な測定が有用.

FEV_1：forced expiratory volume in one second（1秒量：1秒間の呼出量）
FVC：forced vital capacity（努力肺活量）

PEF：peak expiratory flow 最大呼気流量（ピークフロー）

FeNO：fractional exhaled nitrilc oxide（呼気一酸化窒素濃度）

▶表2　主なピークフローメーター

製品名	ミニ・ライト	トルーゾーン
販売会社名	松吉医科器械株式会社	株式会社　東京エム・アイ商会
製品画像		

❸ 喘息重症度の判定

　喘息重症度と発作強度の判定は喘息症状を基本とするが，ピークフロー（PEF）値，1秒率（FEV_1 %）などの呼吸機能判定は重症度の判定の客観的把握に有用である.

▶**表3** 未治療の臨床所見による喘息重症度の分類と治療（成人）

重症度[*1]		軽症間欠型	軽症持続型	中等症持続型	重症持続型
喘息症状の特徴	頻度	週1回未満	週1回以上だが毎日ではない	毎日	毎日
	強度	症状は軽度で短い	月1回以上日常生活や睡眠が妨げられる	週1回以上日常生活や睡眠が妨げられる	日常生活に制限
				しばしば増悪	しばしば増悪
	夜間症状	月2回未満	月に2回以上	週1回以上	しばしば
PEF FEV₁[*2]	%FEV₁ %PEF	80%以上	80%以上	60%以上 80%未満	60%未満
	変動	20%未満	20～30%	30%を超える	30%を超える
ICSの用量		**ICS低用量**	**ICS低～中用量**	**ICS中～高用量**	**ICS高用量**
LABAの併用		併用しない	併用することあり	併用する	併用する

＊1：いずれか1つが認められればその重症度と判断する．
＊2：症状からの判断は重症例や長期罹患例で重症度を過小評価する場合がある．呼吸機能は気道閉塞の程度を客観的に示し，その変動は気道過敏性と関連する．
%FEV₁＝（FEV₁測定値/FEV₁予測値）×100
%PEF＝（PEF測定値/PEF予測値または自己最良値）×100
（文献8より引用）

❹ 気管支喘息の管理・治療の目標

① 健常人と変わらない日常生活ができること
　・夜間症状を含めて慢性症状がほとんどない（できれば全くない）
　・喘息発作がほとんど（稀にしか）発生しない
　・運動を含めて活動に対する制限がない
② 正常に近い肺機能を維持できること
　・PEFの変動が20%以内
　・PEFが80%以上（正常範囲）
③ β_2刺激薬（発作治療薬）の頓用をほとんど（できれば全く）必要
　としない
④ 救急外来を受診することがない
⑤ 喘息死（**表4**）の回避
⑥ 治療による副作用がないこと

▶表4　喘息死あるいはnear-deathの危険因子

	患者側の問題	医療側の問題
病歴および合併症	● 急激に重症喘息発作が起こった既往 ● 全身性副腎皮質ホルモンが必要となる程度の発作や人工換気の経験 ● 過去1年間に2回以上，喘息で入院したことがある場合 ● 過去1カ月以内に喘息で入院または救急外来を受診した場合 ● 1年以内に喘息で3回以上救急外来を受診した場合 ● 全身性コルチステロイドを使用しているか最近離脱している場合 ● 心血管障害やCOPDの合併がある場合	● 急性喘息発作に対する過小評価 ● 禁忌薬剤〔β遮断薬，非ステロイド系消炎鎮痛薬（NSAIDs），麻薬など〕の投与 ● 副腎皮質ホルモン投与の遅れまたは投与不足 ● 病気に対する管理不足（アドヒアランスの低下）
自己管理の問題	● 薬剤のアドヒアランスが悪い ● 喘息症状の重症度についての認識不足や不適切な活動 ● β_2刺激薬の過剰使用（月2管以上のpMDI使用） ● 重症発作の際の医療施設受診の遅れ ● ピークフローメーターによるモニタリングができていない	

❺ 気管支喘息の治療の実際

長期管理薬（コントローラー）と発作治療薬（リリーバー）とに分けて記載する.

1) 長期管理薬（コントローラー）

気管支喘息の管理目標は，まず喘息症状の軽減・消失とその維持および呼吸機能の正常化とその維持をはかり，臨床的寛解を達成することである.

気道の炎症を抑え，発作を予防する吸入ステロイド（ICS）と気管支拡張作用により咳や息切れなどの症状を和らげる長時間作用性β_2刺激薬（LABA）が治療の中心であり，喘息重症度の分類（表3）により治療を選択する. 短時間作用性吸入β_2刺激薬（SABA）や短時間作用性抗コリン薬（SAMA）は発作時に頓用で使用するもICSなしで長期に使用してはいけない.

重症度によりロイコトリエン受容体拮抗薬（LTRA），テオフィリン徐放製剤（SRT），長時間作用性抗コリン薬（LAMA）を追加する. 気管支喘息の保険適用を有するLAMAはスピリーバ® レスピマット® のみ.

◼1 治療開始に際して

　症状があって初めて外来を受診された患者は，大部分が週1回以上の夜間の咳，喘鳴，息切れなどのいずれかの症状を有することから**表3**の中等症持続型に該当する．したがって，初期治療はICS（中〜高用量）/LABA配合剤から治療を開始する．

　症状が強い場合は，高用量ICS/LABA配合剤に経口ステロイド（PSL相当10〜30 mg，1週間程度）を併用するか，ICS/LABA/LAMA（トリプル製剤）から治療を開始することもある．

　臨床症状の改善がみられれば喘息の診断がより確実になる（気道可逆性の改善）．

◼2 治療によるコントロール状態の評価と治療の調節

- 喘息重症度の分類（**表3**）により1〜3カ月を目安に評価と治療の調節を行う．
- コントロールが不良な場合，治療の強化あるいはステップアップを行う．
- コントロール良好な状態が3〜6カ月続いたら治療のステップダウンを試みる．
- ピークフロー日記は，できるだけ治療開始から記入すること（参考：p.334，**図6**参照）．PEFが上昇してくることで治療効果や重症の程度を実感できる．日記をつけることで，視覚的に治療を続けるための動機づけとなり治療脱落例を減らすことができる（アドヒアランスの改善）．

▶**表5　単剤の吸入薬と貼布薬（成人）**

分類	商品名		デバイス	一般名	使用法
ICS	アニュイティ	エリプタ	DPI	FF	100〜200 μg/回，1回/日
	フルタイド	エアゾール ディスカス	pMDI DPI	FP	100〜400 μg/回，2回/日
	パルミコート®	タービュヘイラー 吸入液	DPI なし（懸濁液）	BUD	100〜400 μg/回，2回/日
	キュバール™	エアゾール	pMDI	BDP	1吸入/回，2回/日
	オルベスコ®	インヘラー	pMDI	CIC	100〜400 μg/回，1回/日
	アズマネックス®	ツイストヘラー®	DPI	MF	100〜400 μg/回，2回/日
LABA	セレベント	ディスカス	DPI	SM	1吸入/回，2回/日
	ホクナリン®	テープ		TP	1日1回，1〜2 mg 胸部・脊部・上腕部のいずれかに貼付
LAMA	スピリーバ®	レスピマット®	SMI	TIO	2吸入/回，1回/日
SABA	サルタノール	インヘラー	pMDI	SS	発作時 1回2吸入（最大8吸入/日）
	メプチンエアー®	エアゾール	pMDI	PH	発作時 1回2吸入（最大8吸入/日）
SAMA	アトロベント®	エロゾル	pMDI	IB	1回1〜2噴射を1日3〜4回

pMDI：加圧式定量噴霧式吸入器
DPI：ドライパウダー定量吸入器
SMI：ソフトミスト定量吸入器
FP：fluticasone propionate（フルチカゾンプロピオン酸エステル）
FF：fluticasone furoate（フルチカゾンフランカルボン酸エステル）
BUD：budesonide（ブデソニド）
BDP：beclometasone dipropionate（ベクロメタゾンプロピオン酸エステル）
CIC：ciclesonide（シクレソニド）
MF：mometasone furoate（モメタゾンフランカルボン酸エステル）

SM：salmeterol xinafoate（サルメテロールキシナホ酸塩）
TP：tulobuterol patch（ツロブテロールパッチ）
TIO：tiotropium bromide hydrate（チオトロピウム臭化物水和物）
SS：salbutamol sulfate（サルブタモール硫酸塩）
PH：procaterol hydrochloride hydrate（プロカテロール塩酸塩水和物）
IB：ipratropium bromide hydrate（イプラトロピウム臭化物）

▶表6　吸入配合剤の種類（成人）

分類	配合剤の商品名（デバイス）		単剤の一般名（商品名）			使用法
			ICS	LABA	LAMA	
ICS/ LABA	レルベア	エリプタ（DPI）	FF （アニュイティ）	VI （なし）		1吸入/回，1回/日
	アドエア	エアゾール （pMDI） ディスカス（DPI）	FP （フルタイド）	SM （セレベント）		エアゾール：1〜2吸入/ 回，2回/日 ディスカス：1吸入/回， 2回/日
	シムビコート®	タービュヘイラー® （DPI）	BUD （パルミコート®）	FOR （オーキシス®）		1〜4吸入/回，2回/日
	アテキュラ®	ブリーズヘラー® （DPI）	MF （アズマネックス®）	IND （オンブレス®）		1カプセル/回，1回/日
	フルティフォーム®	エアゾール （pMDI）	FP （フルタイド）	FOR （オーキシス®）		2〜4吸入/回，2回/日
ICS/ LABA/ LAMA	テリルジー	エリプタ（DPI）	FF （アニュイティ）	VI （なし）	UME （エンクラッセ）	1吸入/回，1回/日
	エナジア®	ブリーズヘラー® （DPI）	MF （アズマネックス®）	IND （オンブレス®）	GLY （シーブリ®）	1カプセル/回，1回/日

VI：vilanterol trifenatate（ビランテロールトリフェニル酢酸塩）
IND：indacaterol maleate（インダカテロールマレイン酸塩）
OLO：olodaterol hydrochloride（オロダテロール塩酸塩）
そのほかの略語は**表5**，**表7**を参照

▶表7　吸入ステロイド薬（ICS，ICS/LABA）の換算表

一般名 （ICS）	商品名 （ICS，ICS/LABA）	ICS低用量 （μg/日）	ICS中用量 （μg/日）	ICS高用量 （μg/日）
FF	アニュイティ，レルベア	100		200
FP	フルタイド，アドエア，フルティフォーム®	〜250	251〜500	501〜1,000
BUD	シムビコート®	〜400	401〜800	801〜1,600
BDP-HFA	キュバール™	〜200	201〜400	401〜800
MF	アズマネックス®	〜200	201〜400	401〜800
	アテキュラ®	80	160	320
	エナジア®	−	80	160
CIC	オルベスコ®	〜200	201〜400	401〜800

FF：fluticasone furoate（フルチカゾンフランカルボン酸エステル）
FP：fluticasone propionate（フルチカゾンプロピオン酸エステル）
BUD：budesonide（ブデソニド）
BDP：beclomethasone dipropionate（ベクロメタゾンプロピオン酸エステル）
HFA：hydrofluoroalkane
MF：mometasone furoate（モメタゾンフランカルボン酸エステル）
CIC：ciclesonide（シクレソニド）

1）-❶ 吸入ステロイド（ICS）

すべての喘息患者に対する長期管理薬の第1選択薬.

　重症度に応じて吸入ステロイド薬の用量を増減させる．国際ガイドラインを参考に設定し，原則として保険適用上の最高用量を高用量とし，その半分量を中用量，さらにその半分を低用量という基準で設定した（**表7**参照）.

ICS：inhaled corticosteroid
（吸入ステロイド薬）

ICSの副作用として口腔・咽頭カンジダ症，嗄声，咽頭刺激などの局所的副作用があり，うがいが予防に有効である．

1)-❷ 長時間作用性β₂刺激薬（LABA）

強力な気管支拡張薬で，気管平滑筋のβ₂受容体に作用して気管支平滑筋を弛緩させ，線毛運動による気管分泌液の排泄を促す．副作用として**振戦，動悸，頻脈**などがみられ，経口薬＞貼付薬＞吸入薬の順で出現し，訴えに応じて減量，中止が必要．**虚血性心疾患や甲状腺機能亢進症，糖尿病の症例では注意を要する．**

LABA：long acting beta2 agonist（長時間作用性β₂刺激薬）

1)-❸ ICS/LABA 配合剤

ICS，LABAを個別吸入するより有効性が高い．配合剤は吸入操作回数が減少して**アドヒアランスがよくなる．**

ホルモテロール（FOR）の気管支拡張効果は即効性が高いため，症状悪化時に短時間作用性β₂刺激薬（SABA）の代わりにシムビコート®（BUD／FOR配合剤）を追加吸入することにより症状が改善し，増悪頻度が減少する（**SMART療法**）．

参考：フルティフォーム®（FP／FOR配合剤）にもFORが含まれている．レルベア（FF／VI配合剤）は1日1吸入のため，高いアドヒアランスが期待できる．

1)-❹ ロイコトリエン受容体拮抗薬（LTRA）

LTRAは気管支拡張作用と気道炎症抑制作用を有し，喘息症状，気道炎症，気道過敏性，呼吸機能，SABAの吸入頓用回数，ICS使用量，喘息増悪回数，患者のQOLを有意に改善させる．

特に，中用量のICSを使用しても喘息が完全にコントロールされない症例に対し，**LTRAの追加投与はICSを倍量にした場合と同等**であり，ICSに併用する薬剤として有用である．

LTRA：leukotriene receptor antagonist（ロイコトリエン受容体拮抗薬）
2章3参照．

1)-❺ テオフィリン徐放製剤（SRT）

テオフィリン徐放製剤は，広く**中枢気道から末梢気道での気管支拡張作用と抗炎症作用**の効果がある．

テオフィリンの**有効安全域は狭く，**副作用回避に血中濃度モニタリング有用である．血中濃度20μg/mLまでは重篤な副作用をきたさず濃度依存性に気管支拡張作用が得られる．抗炎症効果は5～10μg/mLで得られる．**血中濃度は5～15μg/mLを目標とする．**

SRT：sustained release theophylline（テオフィリン徐放製剤）

1)-❻ 長時間作用性抗コリン薬（LAMA）

長期管理薬としてチオトロピウム（スピリーバ®レスピマット®）が使用可能．高用量のICS/LABAの治療でも喘息症状が残る（重症持続型）喘息患者で呼吸機能を改善し，増悪予防の効果がある．

ICS/LABA/LAMA配合剤として，テリルジー，エナジア®が新しく使用できる．

また，低～中用量のICSで，喘息症状が残る患者への上乗せ効果が報告されている．**動悸などの副作用でLABAが使用できない時に代わりにLAMAが用いられることがある．**

LAMAは閉塞隅角緑内障の患者は禁忌．前立腺肥大患者では排尿障害の副作用があり使用する際は注意が必要．

LAMA：long acting muskarinic antagonist（長時間作用性抗コリン薬）

1）-❼ 喘息におけるアレルゲン免疫療法（AIT）

　AIT は病因アレルゲンを徐々に増量して長期投与する治療法．わが国での主たる治療標的は家塵ダニとスギ花粉．

　投与ルートには皮下注射法（SCIT）と舌下法（SLIT）がある．**制御性 T 細胞の誘導または特異的 IgG₄ 抗体の産生**が作用機序である．**ダニAIT は喘息症状の改善**，**気道過敏性の改善**，**薬物減量効果**を示し，新規アレルゲン感作の拡大を抑制する．スギ花粉飛散時期に喘息の悪化がある例ではスギ AIT が有効性を示す．開始時にはアレルゲン回避指導も十分に行い，治療開始は安定期とする．

1）-❽ 生物学的製剤

　標準的な治療によっても良いコントロールが得られず増悪をくり返す例では生物学的製剤が適応となる．

- 特異的 IgE を認めかつ総 IgE 値が $30 \sim 1,500$ IU/mL を示すアトピー型喘息では，抗 IgE 抗体薬オマリズマブ（ゾレア®）が選択される．
- アトピーの有無にかかわらず血中好酸球数 $\geqq 150 \sim 300/\mu$ L あるいは喀痰好酸球数 $\geqq 3$ ％を示す好酸球性気道炎症では，抗 IL-5 抗体薬メポリズマブ（ヌーカラ®），抗 IL-5 受容体 α 抗体薬ベンラリズマブ（ファセンラ®），抗 IL-4R α 抗体デュピルマブ（デュピクセント®）が選択される．
- バイオマーカーにはかかわらず重症喘息に，抗 TSLP 抗体テゼピルマブ（テゼスパイア®）の選択が有用である．

　重症喘息で全身ステロイド治療を 1 年に 2 回以上必要とするような例では，生物学的製剤に精通している呼吸器専門医のいる施設に相談・紹介するのが望まれる．

1）-❾ 気管支温熱形成術（BT）

　難治例では，肥厚した気管支平滑筋を減少させ，気管収縮力の低下と増悪抑制を目的とした気管支温熱形成術の手段があるが，施行できる専門病院が限られており，現時点では生物学的製剤の使用が優先される．

AIT ： allergen immunotherapy（アレルゲン免疫療法）
SCIT：subcutaneous immunotherapy（皮下注射法）
SLIT：sublingual immunotherapy（舌下法）

BT：bronchial thermoplasty（気管支温熱形成術）

3 LABAとSABAの使い分け

短時間作用性吸入β₂刺激薬（SABA）は「効果発現性が早い」ことから発作時に使用される．「効果持続時間が数時間と短い」ために吸入をくり返すことで**過剰使用**となり**頭痛，手の震え，頻尿，動悸，低カリウム血症や重い不整脈を引き起こすおそれ**があり，「喘息死」につながることがあり過度に使用しないよう注意が必要．

長時間作用性吸入β₂刺激薬（LABA）は「ゆっくり長く効いている」のが特徴で**気管支への選択性が強く，心臓への副作用は比較的少ない**とされているが，交感神経を興奮させる作用があるため，**高血圧や心疾患，甲状腺機能亢進症，糖尿病のある人は慎重に使用する必要**がある．

LABAのうち，ホルモテロール（オーキシス®）は即効性も期待でき吸入後の作用発現性が比較的早い．本剤の成分を含む吸入ステロイドの配合剤としてシムビコート®とフルティフォーム®がある．

発作時治療薬としてSABAを別途準備しなくても，吸入直後から気管支拡張効果を示すシムビコート®を発作時に追加して使用することができる（SMART療法）．

4 SMART療法 (Symbicort maintenance and reliever therapy)

ブデソニド／ホルモテロール合剤（シムビコート®）でコントロールを行い，急性増悪期に同薬剤をリリーバー（後述）として用いる治療．1日4吸入以下の維持療法に追加可能で，発作時に1吸入，最高1回6吸入，合わせて1日8吸入，一時的に12吸入まで増量可．

▶表8　吸入β₂刺激薬の効果発現時間と持続時間

種類	一般名	商品名	作用発現時間[1]	作用持続時間	特性
SABA	プロカテロール	メプチンエアー®	5分以内	約6時間	速効性
	サルブタモール	サルタノール	約5分	約3時間	速効性
LABA	サルメテロール	セレベント	20分以内	約12時間	
	ホルモテロール[2]	オーキシス®	5分以内	約12時間	速効性
	インダカテロール[3]	オンブレス®	5分以内	約24時間	速効性と持続性
	ビランテロール[4]	－	約5分	約24時間	速効性と持続性

[1] 作用発現時間（FEV₁変化率≧15％に達する時間）
[2] ホルモテロールを含む吸入薬：シムビコート®，フルティフォーム®，ビベスピ®（適応はCOPDのみ），ビレーズトリ®（適応はCOPDのみ）
[3] インダカテロールを含む吸入薬：ウルティブロ®，アテキュラ®，エナジア®
[4] ビランテロールを含む吸入薬：レルベア，アノーロ，テリルジー
（文献9〜11を参考に作成）

▶図5　LABAとSABA吸入による1秒率の変化

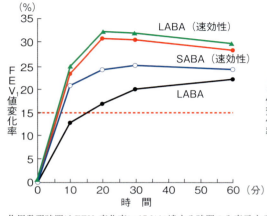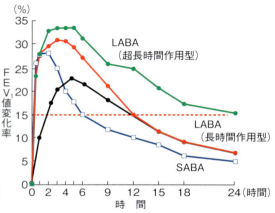

作用発現時間はFEV₁変化率≧15％に達する時間のみ表示する
（文献9〜11を参考に作成）

2）急性増悪（発作）時の治療（リリーバー）

- 増悪の強度を，①軽度以下，②中等度，③高度および重篤と大まかに3段階に分ける.
- 増悪のきっかけについての問診（上気道感染，気候変動，アレルゲン暴露），PEF値（普段測定しているなら），SpO₂，脈拍，聴診，胸部X線写真（気胸や肺炎の合併の有無），血液検査（白血球数，好酸球数，炎症反応），心電図（心疾患の鑑別）を考慮する.
- アスピリン喘息（NSAIDs過敏喘息），運動誘発喘息の有無の確認.
- **治療開始から2時間以内に改善がみられなければ入院を検討する.**

▶表9　急性増悪時の重症度評価

増悪の強度		呼吸困難	動作	検査値の目安	
				PEF	SpO₂
①	喘鳴／胸苦しい	急ぐと苦しい 動くと苦しい	ほぼ普通	80％以上	96％以上
	軽度（小発作）	苦しいが横になれる	やや困難		
②	中等度（中発作）	苦しくて横になれない	かなり困難 かろうじて歩ける	60〜80％	91〜95％
	高度（大発作）	苦しくて動けない	歩行不能 会話困難	60％未満	90％以下
③	重篤	呼吸減弱 チアノーゼ 呼吸停止	会話不能 体動不能 錯乱 意識障害 失禁	測定不能	90％以下

2）-❶ 短時間作用性吸入β₂刺激薬（SABA）

　SABA吸入薬は頻脈・動悸，不整脈，振戦などの副作用に注意しながら，1回1〜2吸入を20〜30分おきに発作が治まるまで反復する.

SABA：short acting beta2 agonist（短時間作用性β₂刺激薬）

▶表10　SABAの種類（成人）

分類	一般名	商品名	デバイス	使用法
SABA	サルメテロール	サルタノールインヘラー	pMDI	1回2吸入頓用，1日4回まで
	プロカテロール	メプチンエアー®	pMDI	1回2吸入頓用，1日4回まで

pMDI：加圧式定量噴霧式吸入器

2）-❷ 副腎皮質ステロイド（ステロイド薬）

- 内服で対応可能な例ではプレドニン30 mg/日，5〜7日間，内服でよい.
- 点滴静注用ステロイド薬を使用する際は，アスピリン喘息だと，コハク酸エステル製剤は致死的喘息発作をきたす危険性あり，**比較的安全なリン酸エステル製剤を使用する**. アスピリン喘息が否定されればコハク酸エステル製剤も使用可能. その際でも**1時間以上かけて点滴静注を行い，決して急速静注はしないこと.**

▶表11 ステロイド点滴静注用製剤

ステロイドの種類	リン酸エステル	コハク酸エステル
ベタメタゾン	リンデロン®	
デキサメタゾン	デカドロン®	
ヒドロコルチゾン	水溶性ハイドロコートン®	ソル・コーテフ®
プレドニゾロン		水溶性プレドニン®
メチルプレドニゾロン		ソル・メドロール®

＊リン酸エステル製剤を1時間以上かけての点滴静注は比較的安全
＊ステロイド点滴静注例：
　ソリタ®T3号輸液200mL＋リンデロン®4～8 mg，1時間かけて点滴静注
　　　　　　　　　　　　　＋デカドロン®6.6～9.9 mg，1時間かけて点滴静注
　　　　　　　　　　　　　＋ソル・コーテフ®200～500 mg，1時間かけて点滴静注
　　　　　　　　　　　　　＋ソル・メドロール®40～125 mg，1時間かけて点滴静注

2）-❸ テオフィリン薬

・アミノフィリン（ネオフィリン®）6 mg/kgの静脈内投与は**気管支拡張効果**を有する．

・**発作前にテオフィリン薬を投与されていない場合は，ネオフィリン®を250 mg，投与されている場合は半量の125 mg**を，200～250 mL維持輸液薬に加え，1時間程度で点滴投与する．

・頻脈や振戦，嘔気，嘔吐，不整脈などの副作用を思わせる症状が出現したら減速あるいは中断する．
アミノフィリン500 mgは分子量換算でテオフィリン400 mgに相当する．

2）-❹ 酸素吸入

SpO_2が95％未満，あるいは臨床時に低酸素血症が疑われる場合は酸素投与を開始する．**SpO₂ 95％前後を治療目標**とする．

2）-❺ アドレナリン0.1％皮下注射

β₂刺激薬の吸入でも効果が得られないような緊急の場合は，カテコラミン製剤の**0.1％アドレナリン（ボスミン®）0.3 mL皮下注射を不整脈・心停止などに注意**しながら慎重に併用する．20～30分ごとに反復投与できるが，原則として**脈拍を130/分以下に保つ**ようにする．動脈硬化症，甲状腺機能亢進症，糖尿病，重症不整脈，緑内障などの合併症がある場合は原則禁忌である．

2）-❻ 吸入抗コリン薬

急性発作時はSABAに短時間作用性吸入抗コリン薬である**イプラトロピウム（アトロベント®）1回2噴霧（40 μg）を加えると**β₂刺激薬単独よりも気管支拡張効果が増強される．

▶表12　喘息吸入薬の例

	ICS	ICS+LABA	ICS+LABA+LAMA		SABA	LABA
GSK[*1]（エリプタ）	アニュイティ 1回1吸入，1日1回	レルベア 1回1吸入，1日1回	テリルジー 1回1吸入，1日1回	GSK[*1]	サルタノール（インヘラー） 発作時 1回2吸入	セレベント（ディスカス） 1回1吸入，1日2回
GSK[*1]（ディスカス）	フルタイド 1回1吸入，1日2回	アドエア 1回1吸入，1日2回		大塚製薬[*6]	メプチンエアー（エアゾール） 発作時 1回2吸入	メプチン（スイングヘラー） 発作時 1回20μg（2吸入）
GSK[*1]（エアゾール）		アドエア 1〜2吸入/回，2回/日				
アストラゼネカ[*2]	パルミコート（タービュヘイラー） 1回1〜4吸入，1日2回	シムビコート（タービュヘイラー） 1回1〜4吸入，1日2回			SAMA	LAMA
ノバルティス[*3]（ブリーズヘラー）		アテキュラ 1回1カプセル，1日1回	エナジア 1回1カプセル，1日1回	帝人ファーマ[*7]（エロゾル）	アトロベント 発作時 1回1〜2吸入	ベーリンガー[*5]（レスピマット） スピリーバ 1回2吸入，1日1回
杏林製薬[*4]（エアゾール）		フルティフォーム 1回2〜4吸入，1日2回				

その他のICS					
住友ファーマ[*8]（エアゾール）	キュバール 1回100μg，1日2回	帝人ファーマ[*7]（インヘラー）	オルベスコ 1回100〜400μg，1日1回	オルガノン[*9]（ツイストヘラー）	アズマネックス 1回100〜200μg，1日2回

商品名の®，™は割愛した
【画像提供】＊1：グラクソ・スミスクライン株式会社，＊2：アストラゼネカ株式会社，＊3：ノバルティスファーマ株式会社，＊4：杏林製薬株式会社，＊5：日本ベーリンガーインゲルハイム株式会社，＊6：大塚製薬株式会社，＊7：帝人ファーマ株式会社，＊8：住友ファーマ株式会社，＊9：オルガノン株式会社

第4章　やや専門性の高い病気　4　気管支喘息

▶図6 気管支喘息発作時の対処例（自院例）

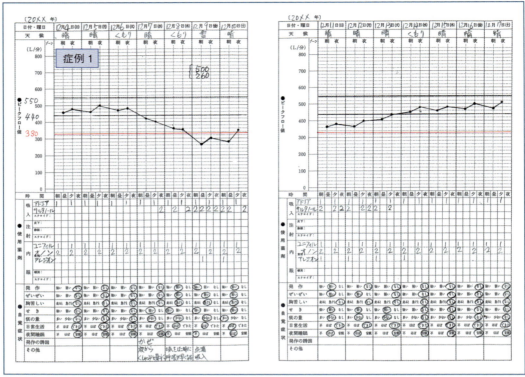

（症例1）感冒を契機にPEF低下，一時的にSABA使用で回復

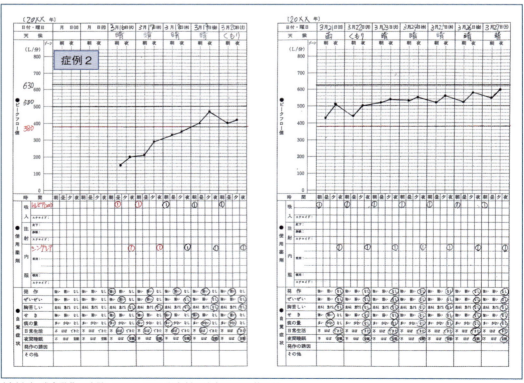

（症例2）喘息発作で来院，ICS/LABA配合剤の治療でPEF値上昇

❻ 特殊型気管支喘息

1) アスピリン喘息（NSAIDs 過敏喘息：N-ERD）

アスピリンを代表とする NSAIDs により誘発される喘息．作用機序は非アレルギー性で後天的に獲得する NSAIDs による過敏性体質であるため，同じ薬効をもつものすべてが症状誘発の原因となりうる．経口薬・坐薬・貼付薬・点眼薬などすべての剤形で症状の誘発が起こりうる．

主に酸性 NSAIDs 服用により，その COX-1 阻害作用によりシステイニルロイコトリエン（CysLTs）が過剰産生され，服用1時間以内に鼻閉・鼻水に続いて喘息症状を生じる．鼻茸を伴う慢性好酸球性副鼻腔炎を高頻度で合併しやすく嗅覚障害を呈することもある．

発熱や疼痛時に使用可能な鎮痛解熱剤は，選択的 COX-2 阻害薬であるセレコキシブ（セレコックス®）や塩基性 NSAIDs であるチアラミド（ソランタール®），1回500 mg 以下のアセトアミノフェン（カロナール®）は安全とされている．

N-ERD：NSAIDs exacerbated respiratory disease（NSAIDs 過敏喘息）

CysLTs：cysteinyl leukotriene（システイニルロイコトリエン）

▶表13 アスピリン喘息（NSAIDs 過敏喘息）で使用可能な鎮痛解熱薬*

1. 選択的 COX-2 阻害薬	セレコキシブ（セレコックス®）
2. 塩基性抗炎症薬	チアラミド（ソランタール®）
3. 選択的の高い COX-2 阻害薬，COX-1 阻害作用は少ない	メロキシカム（モービック®），エトドラク（ハイペン®，オステラック®）
4. 選択的の高い COX-3 阻害薬，COX-1 阻害作用は少ない	アセトアミノフェン（カロナール®） 欧米で1回500 mg 以下を推奨

＊添付文書上，アスピリン喘息に禁忌との記載となっているため処方医の責任での処方となる

2) 運動誘発性喘息（EIA）

運動によって過換気状態となっている時に，冷たく乾燥した空気を過剰に吸入することで気道が刺激を受け症状が引き起こされると考えられている．夏場より湿度の低く乾燥した冬場に多い．

運動の種類によっても起こりやすさが異なる．持久力が必要なランニング，サッカー，テニス，気温の低い場所で行うスキーやスケートなどで起きやすい．激しい運動でも水中で行う水泳などでは起こりにくい．

運動誘発性喘息は，軽度であれば運動中止後60分くらいで自然に回復するが，運動が終わって6～2時間後に起こる遅発型反応もあるので注意が必要．

予防のために，あらかじめ軽い運動を行ったりマスクをすることで起こりにくくなる．運動開始15分前に SABA の吸入や早めにロイコトリエン受容体拮抗薬（LTRA）を服用しておくとよいとされている．

アスリートはドーピング検査を考慮した薬剤を選択する必要がある．

EIA：exercise-induced asthma（運動誘発性喘息）

❼ ACO（喘息・COPDオーバーラップ）

- 典型的な場合にはCOPD（次項4章5参照）と喘息の鑑別は容易であるが，日常臨床では区別が困難な場合も少なくない．
- 慢性の気流閉塞を示し，喘息とCOPDのそれぞれの特徴を有する疾患．

ACO：asthma and COPD overlap（喘息・COPDオーバーラップ）

▶表14　COPDと喘息の臨床的特徴の比較

		COPD	喘息
発症時期		中高年	全年齢層
要因		喫煙，大気汚染	アレルギー，感染症
症状	持続性	進行性	変動性
	出現形態	労作性	発作性
呼吸機能		$FEV_1/FVC < 70\%$	正常の場合もある
気流閉塞の可逆性		なし（または小さい）	あり（大きい）
FeNO		正常	上昇
胸部CTでの低吸収領域（LAA）		通常あり	なし
肺拡散能力		低下	低下しない
アレルギー性鼻炎		少ない	2/3であり
アトピー素因		通常なし	あり
喀痰中の炎症細胞		好中球主体	好酸球主体
血中好酸球数		通常正常	増加傾向

◆ **文　献**

1）「喘息診療実践ガイドライン2023」（相良博典，東田有智／監，日本喘息学会／作成），協和企画，2023

2）「難治性喘息診断と治療の手引き 第2版 2023」（日本呼吸器学会難治性喘息診断と治療の手引き第2版作成委員会／編），メディカルレビュー社，2023

3）「日本内科学会雑誌 Vol.108 No.6 喘息管理のUp-Date」（一ノ瀬正和／企画），日本内科学会，2019

4）「週刊日本医事新報 No.4938 喘息とCOPDの合併（ACO）」（一ノ瀬正和／監），日本医事新報社，2018

5）相良博典：気管支喘息．昭和学士会雑誌，77：624-627，2018

6）大田 健：わが国の喘息死の現況．Mebio，27：27-33，2010

7）厚生労働省：平成29年（2017）人口動態統計（確定数）の概況．2018
https://www.mhlw.go.jp/toukei/saikin/hw/jinkou/kakutei17/

8）「喘息予防・管理ガイドライン2021」（一般社団法人日本アレルギー学会喘息ガイドライン専門部会／監，「喘息予防・管理ガイドライン2021」作成委員／作成），協和企画，2021

9）鈴木和彦，他：長時間作用性吸入β2刺激薬，インダカテロールマレイン酸塩（オンブレス®）の薬理学的特性および臨床効果．日本薬理学雑誌，140：36-43，2012

10）玉置 淳：治療の進歩2―気管支拡張薬―．日本呼吸器学会誌，3：170-177，2014

11）くすりカンパニー 役立つ薬学情報サイト：β2刺激薬の効果発現時間・持続時間〜メプチン，アドエア，シムビコート，オンブレス，レルベアなど〜．
https://kusuri-company.com/2020/12/07/%CE%B22/

12）「呼気一酸化窒素（NO）測定ハンドブック」〔呼気一酸化窒素（NO）測定ハンドブック作成委員会，日本呼吸器学会肺生理専門委員会／編〕，メディカルレビュー社，2018

第4章　やや専門性の高い病気

5 慢性閉塞性肺疾患（COPD）

❶ 生活習慣病の1つとしての COPD

　COPD とはタバコ煙や粉塵・大気汚染などの有機物質を長期に吸入暴露することで生じた肺の炎症性疾患であり，喫煙習慣を背景に中高年に発症する生活習慣病である．40歳以上の人口の8.6％，約530万人の患者が存在すると推定されている（NICE study）が，大多数が未診断・未治療の状態と考えられている．厚生労働省の統計によると2022年のCOPDによる死亡者数は16,676人であり，全体では死亡原因の9位，男性では7位を占めている．喫煙と加齢が2大危険因子とされている．

COPD：chronic obstructive pulmonary disease（慢性閉塞性肺疾患）

❷ COPD の定義

　タバコ煙を主とする有害物質を長期に吸入暴露することなどにより生ずる肺疾患であり，呼吸機能検査で気流閉塞を示す．**気流閉塞は末梢気道病変と気腫性病変がさまざまな割合で複合的に関与し起こる．臨床的には徐々に進行する労作時の呼吸困難や慢性の咳・痰を示すが，**これらの症状に乏しいこともある．

▶**表1　COPD を疑う特徴…疑うことが大切**

a) 喫煙歴あり（特に40歳以上）
b) 咳（特に湿性），痰，喘鳴
c) 労作時（階段や坂道の登りなど）の息切れ
d) かぜ（上気道）症状時のbまたはc（かぜで顕在化することあり）
e) かぜ（上気道）症状をくり返す，または回復に時間がかかる
f) 下記疾患（COPDに多い併存症）患者 　心血管系疾患，高血圧症，糖尿病，脂質異常症，骨粗鬆症，など

（文献1より転載）赤字は著者による

❸ COPD の診断と重症度判定

1) COPD の診断

① **長期の喫煙歴**などの暴露因子があること．
② 気管支拡張薬吸入後のスパイロメトリーで$FEV_1/FVC < 70$％であること．
③ 他の気流閉塞をきたしうる疾患を除外すること．

338　患者さんを総合的に診るための　内科外来これ一冊，必携書

2）COPDの病型

- 気腫型COPD：気腫性病変が優位
- 非気腫型COPD：末梢気道病変が優位

▶図1　COPDの病型

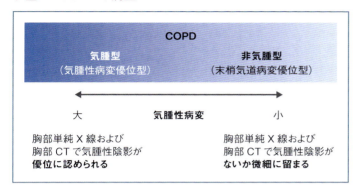

（文献1より転載）

COPDの病型は，このほかにも慢性気管支炎症状，増悪の頻度，気流閉塞の可逆性，息切れ，体重減少，呼吸不全，肺高血圧などの有無や重症度によってさまざまに分けられる．

3）重症度判定

病気の進行に伴い1秒量が予測値（年齢，性別，体格が同じ日本人の標準的な値）よりも低くなっていく．COPDの病期は予測1秒量に対する比率（対標準1秒量：％FEV_1）に基づいて分類される（表2）．また，呼吸機能に加えて，長期の喫煙歴などの危険因子，労作時の呼吸困難，慢性的なせきやたんなどから総合的に診断される．

▶表2　COPDの病期分類

病期		定義
Ⅰ期	軽度の気流閉塞	％FEV_1≧80％
Ⅱ期	中等度の気流閉塞	50％≦％FEV_1＜80％
Ⅲ期	高度の気流閉塞	30％≦％FEV_1＜50％
Ⅳ期	きわめて高度の気流閉塞	％FEV_1＜30％

気管支拡張薬吸入後のFEV₁/FVC 70％未満が必須条件．
（文献1より転載）
赤字は著者による
- 1秒量（FEV_1）：最初の1秒間で吐き出せる息の量
- 努力肺活量（FVC）：思いきり息を吸ってから強く吐き出したときの息の量
- 1秒率（FEV_1％）：FEV_1値をFVC値で割った値
- 対標準1秒量（％FEV_1）：性，年齢，身長から求めたFEV_1の標準値に対する割合

▶図2　中等症のCOPDの胸部CT画像

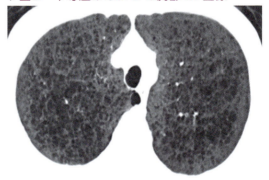

気腫病変に相当する低吸収領域（low attenuation area：LAA）を認める（肺野の黒っぽい部分）
（自院例）

❹ COPDにみられる所見

1) 臨床症状

　COPDは末梢気道病変と気腫性病変が混在した病態で気流閉塞をきたす．末梢気道病変が進行すると咳と痰が慢性的に持続する．気腫性病変により肺胞が破壊されると労作時呼吸困難がしだいに進行するが，喫煙者がほとんどであるため慢性の咳・痰を伴うことが多い．両者が混在する場合もあり分けて考えることは困難である．症状は全くないものからすべてみられるものまで進行状況で異なる．

2) 理学所見

　主として肺気腫に伴う所見で，視診上，胸郭運動が低下し，ビヤ樽状と称される胸郭前後径の増大を認める．しばしば口すぼめ呼吸を行い，呼気延長，ばち指，チアノーゼ，聴診上の呼吸音の減弱を認めることがあるが，これらはある程度進行してからでないと認められない．

3) 画像診断

3)-❶ 胸部単純X線写真

　COPDの病変は初期の段階では胸部単純写真で検出することは難しい．他疾患の除外には有用である．

▶表3　COPDの気腫性病変の胸部X線所見

病態	X線所見
肺組織の破壊	肺野の透過性亢進 嚢胞（ブラ）形成
肺容積の増加	肺の過膨張 air trapping 横隔膜平低化・低位 胸骨後腔の拡大 滴状心
二次的な血管の変化	散在する無血管域 末梢肺野における血管影の狭小化 中枢肺動脈の拡大

▶表4　COPDの末梢気道病変の胸部X線所見

病態	X線所見
気管支腺の過形成	気管支壁の肥厚 ・気管支の輪状影（ring shadow：正面） ・線路様線状陰影（tram lines：側面）

▶図3　COPDの胸部X線画像

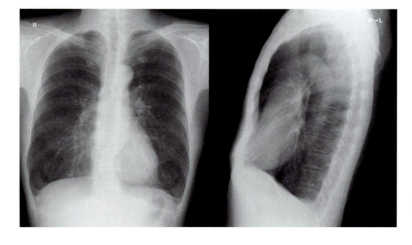

65歳男性．
肺野の透過性亢進，横隔膜の平低化・低位，肺の過膨張を認める
（自院例）

3)-❷ 胸部CT検査

胸部CTは気腫性病変をより鋭敏に検出し定量化することに優れている.

胸部CTの精度が向上し，high resolution CT（HRCT）では肺気腫の最小単位と考えられる数mm径の病変内の構造までもとらえるほどに解像度が上がっている.

・肺気腫の典型的CT画像

気腫病変は低吸収領域（low attenuation area：LAA）としてとらえられ，LAA％（LAAの肺野全体に対する比率）は気腫病変を評価する指標として用いられる.

最も頻度の高い細葉（小葉）中心型肺気腫ではLAAは上肺野に多く，ほとんどが喫煙者によるものである．一方，汎細葉型肺気腫は細葉全体がの構造が破壊されるもので全肺野がLAAを示す.

・COPDにおける気道病変

気道病変は画像に対して平行に切れている気道ではtram lines，垂直に切れている気道では気管支壁の肥厚ring shadowや内腔の狭小化の所見を認める．これは慢性炎症による気道粘膜の肥厚や気管支壁の恒久的変化（リモデリング）を反映しているものと考えられている.

COPDの早期発見には，呼吸機能検査の実施が重要で，肺気腫の診断にはCT検査（HRCT）がきわめて有力である.

4）呼吸機能検査

4)-❶ スパイログラム

・閉塞性換気障害：1秒率（FEV_1/FVC）が70％以下

FVCとFEV_1は努力呼出曲線により求められる．終末細気管支以下の気道破壊による肺の弾性収縮力の低下や，それによって呼吸早期に気道が閉塞してしまって起こるair trapping現象などでFEV_1が低下する.

・フローボリューム曲線の下降脚が下に凸

末梢気道病変（small airway disease）を反映してフローボリューム曲線は後半でフローが低下する．早期に$\dot{V}50$/$\dot{V}20$の増大（4以上）がみられる.

4)-❷ パルスオキシメータ・動脈血ガス分析

・軽度の時は労作時のみ低酸素血症，進行とともに安静時にも低酸素血症がみられる.

❺ 安定期の治療

1) 安定期の薬物療法

1)-❶ LAMA, LABA, LAMA/LABA 配合薬

薬物療法の中心は気管支拡張薬である．積極的な薬物治療の介入は疾患進行の抑制および生命予後の改善が期待できる．

COPDでは長時間作用性抗コリン薬（LAMA）と長時間作用性β_2刺激薬（LABA）の2つが主に治療の選択肢となる．初期導入には，増悪抑制効果の高いLAMAを選択し，LAMAでコントロール不良または副作用（排尿困難を伴う前立腺肥大症や閉塞性隅角性緑内障）が懸念される場合にはLABAへの変更を考慮する．LABAの副作用として頻脈や手指の振戦がありこちらも注意が必要．

それぞれ単独療法で症状のコントロールが得られない場合は，LAMA/LABA配合薬に変更する．症状が強く身体活動が損なわれている場合は，初回からLAMA/LABA配合薬の使用が許される．吸入が困難な患者にはLABA貼付薬ツロブテロール（ホクナリン®テープ）を使用する．

1)-❷ 短時間作用性抗コリン薬（SAMA）と短時間作用性β_2刺激薬（SABA）

安定期に単独で使用することはまずはない．息切れやQOLなどの症状緩和，運動時の息切れの予防あるいは治療として使用される．LAMAまたはLABAの定期使用下に追加効果で処方されることがある．COPDに対する最大の気管支拡張反応はSAMAの方が優れるが，効果発現までの時間はSABAの方が速い．

1)-❸ 吸入ステロイド（ICS）

COPDにおけるICS単独療法は有用性が乏しく，肺炎のリスク増加の報告があり推奨されない．ICSを推奨するのは，喘息合併例であるACO，年2回以上の中等症COPD増悪例，末梢血好酸球数300/μL以上で有用性が高い．

実際の処方として，ICS/LABA配合薬，ICS/LABA/LAMA配合薬（トリプル吸入製剤）が用いられ増悪を有意に抑制した．

1)-❹ テオフィリン，喀痰調節薬

患者の症状に合わせて使用する．テオフィリンを使用する場合には，薬による中毒を回避すべき至適血中濃度をモニタリングすること．

2) 安定期の非薬物療法

2)-❶ 禁煙

- 禁煙が最も重要な患者教育で，すべてのCOPD病期で禁煙を勧めるべきである．
- COPDの最大のリスクファクターは喫煙であり，禁煙によって予防可能である．
- 禁煙が，FEV_1の経年低下を抑制し増悪を減少させ死亡率を減少させる[7]．
- 医師が3分間の短い禁煙アドバイスをするだけでも，禁煙成功率が上昇する．

▶図4 加齢による1秒量の変化

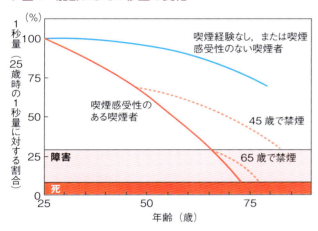

禁煙によりCOPDの進行を抑えることができる．禁煙は早ければ早いほど効果的
（文献7より引用）

2)-❷ ワクチン

インフルエンザワクチンと肺炎球菌ワクチンの併用によりCOPDの感染性増悪の頻度が減少する．

2)-❸ 呼吸リハビリテーション

COPDの呼吸困難の軽減，運動耐容能の改善，QOLの改善に有効である．

2)-❹ 栄養管理

サルコペニア対策が重要．

2)-❺ 長期酸素療法（LTOT）/ 在宅酸素療法（HOT）

重度低酸素血症（$PAO_2 \leqq 55$ Torr，$SpO_2 \leqq 88\%$）を有する患者で浮腫，ヘマトクリット値$\geqq 55\%$，肺性Pのいずれかを認める患者に1日15時間以上の酸素療法は推奨され，生命予後を改善する．

労作時酸素低血症を有する患者で呼吸困難を訴えていれば，労作時酸素療法の効果が期待できる．

LTOT：long-term oxygen therapy（長期酸素療法）
HOT：home oxygen therapy（在宅酸素療法）

❻COPD増悪期の治療

　COPDの増悪とはCOPD患者が日常の変動を超えて息切れ，咳や痰の増加，胸部不快感などを認める状態．ただし，心不全，気胸，肺血栓塞栓症などの先行する他疾患を除外する必要がある．増悪の原因として多いのは呼吸器感染症と大気汚染であり，原因が特定できないこともある．

1）病歴聴取，身体所見

　病歴では増悪の原因となる呼吸器感染症や大気汚染について確認する．安定期に比して出現・悪化した症状（発熱，鼻水，喉の痛み，咳・痰の増加，痰の色など）の有無について確認する．

　身体所見として，バイタルサイン，呼吸数の増加，SpO_2の低下，聴診でwheezeの有無の聴取，眠気や意識レベルの低下の有無を確認する．

2）各種検査

　パルスオキシメータ（SpO_2の測定），胸部X線検査・胸部CT検査，ECG，血液検査，喀痰検査

3）入院適応

　増悪の重症度（表5）と治療の強度から，入院の適応を判断し病院と連携する．

▶表5　COPD増悪の重症度分類

重症度	内容
軽症	短時間作用性気管支拡張薬のみで対応可能な場合
中等症	短時間作用性気管支拡張薬に加え，抗菌薬あるいは全身ステロイド薬が必要な場合
重症	救急外来受診あるいは入院を必要とする場合

4）COPD増悪時の薬物治療

　COPD増悪時の薬物治療の基本は，ABCアプローチである．

A（antibiotics）：　　　抗菌薬
B（bronchodilators）：　気管支拡張薬
C（corticosteroids）：　ステロイド薬

4）-A：抗菌薬

　増悪の原因としてウイルスや細菌感染が指摘されている．喀痰の膿性化があれば細菌感染の可能性が高く，インフルエンザ菌，肺炎球菌，モラクセラ・カタラーリスなどの頻度が高い．非定型病原体が疑われる時にはマクロライド系抗菌薬の併用を考える．

4）-B：気管支拡張薬

増悪時の第1選択薬は，SABAの吸入で，心循環器系に問題がなければ，症状に応じて1〜数時間ごとに反復投与する．SABAのみで効果なければSAMAの併用も可能．

4）-C：ステロイド薬

安定期の気流閉塞が高度の患者や入院を要するような増悪期における短時間のステロイドの全身投与は呼吸機能や低酸素血症をより早く改善させ，回復までの時間の短縮や入院期間短縮も期待できる．

プレドニン換算で1日量30〜40 mgを5日間程度の短期投与で効果が得られる．

5）長期酸素療法（LTOT）/ 在宅酸素療法（HOT）

$PaO_2 < 60$ Torr，あるいは$SpO_2 < 90$％の場合には，酸素投与の適応となる．PaO_2が高すぎるとCO_2ナルコーシスの危険が高まるため，II型呼吸不全の場合は，低酸素濃度（鼻カニューラ 0.5 L/分，あるいはベンチュリーマスク 24％）から開始，$PaO_2 \geqq 60$ Torrを目標に少量ずつ流量を上げていく．

$PaCO_2 > 45$ Torr，かつ$pH < 7.35$の場合は，NPPVなどの換気補助療法の適応を検討し，専門病院へ紹介する．

> NPPV ： non invasive positive pressure ventilation（非侵襲的陽圧換気）

⑦ ACO（喘息・COPDオーバーラップ）

- COPD患者は症状を過小評価しがちなので詳細な聴取が重要．
- 喘息合併（ACO）患者を見逃さないため，ACO診断基準における喘息の特徴（表6）の項目に沿って観察および検査を考慮することが常に必要である．
- ACO患者であれば，気管支拡張薬に加えて吸入ステロイド薬（ICS）を投与する．

> ACO：asthma and COPD overlap（喘息・COPDオーバーラップ）
> 前項4章4，⑦参照．
> ICSは4章4参照．

▶図5 安定期COPD管理のアルゴリズム

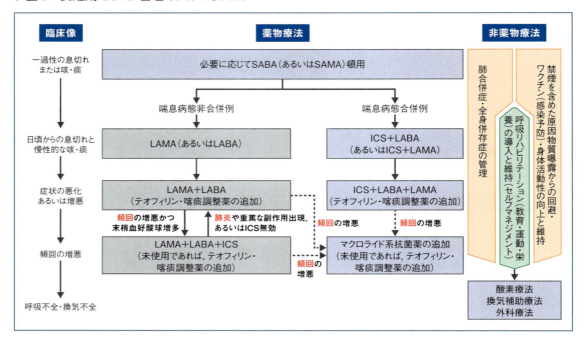

- COPD患者は症状を過小評価しがちで，しばしば増悪を報告しないこともあるので詳細な聴取が重要である．質問票を用いて具体的に評価する．
- 臨床像の評価は，初期治療導入時のみならず，病状の変化や治療の変更に合わせて，くり返し重症度を評価することで，個別化最適医療の実現を目指すべきである．
- 鑑別疾患を含めて肺合併症や全身併存症の予防・管理には，他科や多職種との連携は不可欠である．特に喘息（あるいは喘息病態）の合併は，薬物療法の選択のうえで重要である．
- 喘息病態非合併患者で，ICSを追加した際の効果判定は重要である．安易なICSの追加を避ける．無効あるいは副作用発症患者は中止を検討する．末梢血好酸球増多の目安として300/μL以上が用いられることが多い．喘息病態合併患者では，喘息病態が軽症の段階からLABDsにICSを追加・継続する．LAMAが使用できない場合はLABA/ICS配合薬を使用する．
- LAMA，LABAやICSの長期管理薬使用中の増悪時にはSABA（あるいはSAMA）を頓用する．また，長期管理薬を2剤以上使用しても増悪が頻回であればマクロライド系抗菌薬を追加する．ただし，本邦でマクロライド系抗菌薬はCOPDに保険適用はなく，クラリスロマイシンが好中球性炎症性気道疾患に保険収載されている．
- 非薬物療法の禁煙，ワクチン，身体活動性の向上や維持は，疾患進行予防の観点からできるかぎり早期からの導入を検討すべきである．軽症COPDに対する早期呼吸リハビリテーション導入意義のエビデンスは乏しい．

（文献1より転載）

SABA：短時間作用性β₂刺激薬
SAMA：短時間作用性抗コリン薬
LABA：長時間作用性β₂刺激薬
LAMA：長時間作用性抗コリン薬

LABDs：長時間作用性気管支拡張薬
ICS：吸入ステロイド薬
各治療薬の例は表7～表9参照．

図6 安定期COPDの重症度に応じた管理

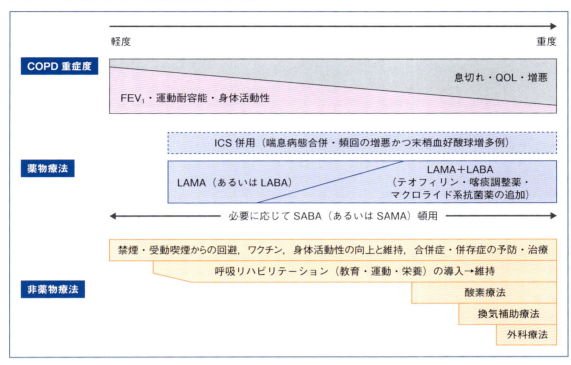

(文献1より転載)

- COPDの重症度は，FEV₁低下の程度のみならず，運動耐容能や身体活動性の障害程度，さらに息切れの強度，QOLの程度（CATスコア）や増悪の頻度と重症度を加味して総合的に判断する．これらの評価は初診時のみでなく，定期的に繰り返すことが大切である．
- 禁煙は，一般のタバコのみならず，電子タバコ・加熱式タバコも例外ではない．また，受動喫煙からの回避のための教育および環境整備を行う．
- ICSは喘息病態合併患者に追加併用を行う（表6）．また，頻回の増悪（年間の中等度の増悪が2回以上，および/または，重度の増悪が1回以上）かつ末梢血好酸球増多（参考値300/μL以上）患者においてICSの追加併用を考慮する．ただし，本邦でICS単剤はCOPDに保険適用ではない．
- マクロライド系抗菌薬はCOPDに保険適用ではなく，クラリスロマイシンが好中球性炎症性気道疾患に保険収載されている．
- 肺合併症や全身併存症の診断，重症度の評価および予防，治療を並行する．特に喘息病態の合併は薬物療法の選択に重要な因子である．

表6 ACO診断基準における喘息の特徴

1，2，3の2項目あるいは 1，2，3のいずれか1項目と4の2項目以上
1．変動性（日内，日々，季節）あるいは発作性の呼吸器症状（咳，痰，呼吸困難）
2．40歳以前の喘息の既往
3．FeNO>35 ppb
4-1）通年性アレルギー性鼻炎の合併 -2）気道可逆性（FEV₁≧12％かつ≧200 mLの変化） -3）末梢血好酸球数>5％あるいは>300μL -4）IgE高値（総IgEあるいは吸入抗原）

(文献2より引用)

▶表7　COPDに適応のある単剤の吸入薬と貼付薬（成人）

分類	商品名		デバイス	一般名	使用法
LAMA	エンクラッセ	エリプタ	DPI	UME	1吸入/回，1回/日
	シーブリ®	ブリーズヘラー®	DPI	GLY	1カプセル/回，1回/日
	スピリーバ®	レスピマット®	SMI	TIO	2吸入/回，1回/日
		ハンディヘラー®	DPI	TIO	1吸入/回，1回/日
	エクリラ®	ジェヌエア®	DPI	ACL	1吸入/回，2回/日
LABA	セレベント	ディスカス	DPI	SM	1吸入/回，2回/日
	オンブレス®	ブリーズヘラー®	DPI	IND	1カプセル/回，1回/日
	オーキシス®	タービュヘイラー®	DPI	FOR	1吸入/回，2回/日
	ホクナリン®	テープ		TP	1日1回，1〜2mg 胸部・脊部・上腕部のいずれかに貼付
SAMA	アトロベント®	エアゾール	pMDI	IB	1回1〜2噴射，1日3〜4回
SABA	サルタノール	エアゾール	pMDI	SS	1回2吸入（最大8回/日）
	メプチンエアー®	エアゾール	pMDI	PH	1回2吸入（最大8回/日）
	メプチン®	スイングヘラー	DPI	PH	1回20μg（2吸入）

▶表8　COPDに適応のある吸入配合剤の種類（成人）

分類	配合剤の商品名（デバイス）		単剤の一般名（商品名）			使用法
			ICS	LABA	LAMA	
LAMA/LABA	アノーロ	エリプタ（DPI）		VI （なし）	UME （エンクラッセ）	1吸入/回，1回/日
	ビベスピ®	エアロスフィア® （pMDI）		FOR （なし）	GLY （なし）	2吸入/回，2回/日
	ウルティブロ®	ブリーズヘラー® （DPI）		IND （オンブレス®）	GLY （シーブリ）	1カプセル/回，1回/日
	スピオルト®	レスピマット®（ソフトミスト）		OLO （なし）	TIO （スピリーバ®）	2吸入/回，1回/日
ICS/LABA/LAMA	テリルジー	エリプタ（DPI）	FF （アニュイティ）	VI （なし）	UME （エンクラッセ）	1吸入/回，1回/日
	ビレーズトリ®	エアロスフィア® （pMDI）	BUD （なし）	FOR （なし）	GLY （なし）	2吸入/回，2回/日
ICS/LABA	レルベア	エリプタ（DPI）	FF （アニュイティ）	VI （なし）		1吸入/回，1回/日
	アドエア	エアゾール（pMDI） ディスカス（DPI）	FP （フルタイド）	SM （セレベント）		エアゾール：2吸入/回，2回/日 ディスカス：1吸入/回，2回/日
	シムビコート®	タービュヘイラー® （DPI）	BUD （パルミコート®）	FOR （オーキシス®）		2吸入/回，2回/日

DPI：ドライパウダー定量吸入器
SMI：ソフトミスト定量吸入器
SM：salmeterol xinafoate（サルメテロールキシナホ酸塩）
FOR：formoterol fumarate（ホルモテロールフマル酸塩）
IND：indacaterol maleate（インダカテロールマレイン酸塩）
TP：tulobuterol patch（ツロブテロールパッチ）
UME：umeclidinium bromide（ウメクリジニウム臭化物）
GLY：glycopyrronium bromide（グリコピロニウム臭化物）

TIO：tiotropium bromide hydrate（チオトロピウム臭化物水和物）
ACL：aclidinium bromide（アクリジニウム臭化物）
VI：vilanterol trifenatate（ビランテロールトリフェニル酢酸塩）
IND：indacaterol maleate（インダカテロールマレイン酸塩）
OLO：olodaterol hydrochloride（オロダテロール塩酸塩）

▶表9 COPDで使用される吸入薬一覧

	LAMA	LABA	LAMA+LABA	ICS+LABA+LAMA	ICS+LABA
GSK[*1]（エリプタ）	エンクラッセ 1回1吸入，1日1回		アノーロ 1回1吸入，1日1回	テリルジー 100エリプタのみ 1回1吸入，1日1回	レルベア 100エリプタのみ 1回1吸入，1日1回
GSK[*1]（ディスカス）		セレベント 1回1吸入，1日2回			アドエア 250ディスカスのみ 1回1吸入，1日2回
アストラゼネカ[*2]			ビベスピ （エアロスフィア） 1回2吸入，1日2回	ビレーズトリ （エアロスフィア） 1回2吸入，1日2回	シムビコート （タービュヘイラー） 1回2吸入，1日2回
ノバルティス[*3]（ブリーズヘラー）	シーブリ 1回1カプセル，1日1回	オンブレス 1回1カプセル，1日1回	ウルティブロ 1回1カプセル，1日1回		
ベーリンガー[*4]	スピリーバ （レスピマット） 1回2吸入，1日1回		スピオルト （レスピマット） 1回2吸入，1日1回		
	スピリーバ （ハンディヘラー） 1回1吸入，1日1回				
杏林製薬[*5]（ジェヌエア）	エクリラ 1回1吸入，1日2回				
meiji[*8]（タービュヘイラー）		オーキシス 1回1吸入，1日2回			

	SAMA
帝人ファーマ[*7]（エロゾル）	アトロベント 発作時 1回1～2吸入

	SABA	
GSK[*1]（エアゾール）	サルタノール 発作時1回2吸入	
大塚製薬[*6]	メプチンエアー （エアゾール） 発作時 1回2吸入	メプチン （スイングヘラー） 発作時 1回20μg（2吸入）

商品名の®，™は割愛した
【画像提供】＊1：グラクソ・スミスクライン株式会社，＊2：アストラゼネカ株式会社，＊3：ノバルティスファーマ株式会社，＊4：日本ベーリンガーインゲルハイム株式会社，＊5：杏林製薬株式会社，＊6：大塚製薬株式会社，＊7：帝人ファーマ株式会社，＊8：Meiji Seikaファルマ株式会社

◆ 文　献

1）「COPD（慢性閉塞性肺疾患）診断と治療のためのガイドライン2022 第6版」（日本呼吸器学会COPDガイドライン第6版作成委員会／編），メディカルレビュー社，2022
https://www.jrs.or.jp/publication/file/COPD6_20220726.pdf

2）「喘息とCOPDのオーバーラップ診断と治療の手引き第2版」〔日本呼吸器学会喘息とCOPDのオーバーラップ（Asthma and COPD Overlap：ACO）診断と治療の手引き第2版作成委員会／編〕，メディカルレビュー社，2024

3）荒屋 潤：COPDの診断と治療．東京都医師会雑誌，75：301-306，2022

4）稲瀬直彦，吉澤靖之：COPDの画像診断．医学のあゆみ，196：597-600，2001

5）Fukuchi Y, et al：COPD in Japan: the Nippon COPD Epidemiology study. Respirology, 9：458-465, 2004

6）厚生労働省：人口動態調査．
https://www.mhlw.go.jp/toukei/list/81-1a.html

7）Peto R, et al：The relevance in adults of air-flow obstruction, but not of mucus hypersecretion, to mortality from chronic lung disease. Results from 20 years of prospective observation. Am Rev Respir Dis, 128：491-500, 1983

第4章　やや専門性の高い病気

6 抗酸菌症
（非結核性抗酸菌症・肺結核症）

❶ 非結核性抗酸菌症（NTM症）

1）原因菌

　非結核性抗酸菌症（NTM症）の罹患率は年々増加してきており，特定健診・人間ドックなどで自覚症状のない初期の段階で遭遇することがあり一般医家でも注意すべき疾患となっている．

　NTMは抗酸菌（染色後に酸性アルコールなどを使っても脱色されない性質を有す）の中で，結核菌とらい菌を除いた菌である．従来は非定型抗酸菌症（ATM症）と呼ばれていたが，近年，非結核性抗酸菌症（NTM症）という呼び名が一般的になった．

　NTMは，**自然界の水系や土壌あるいは水道水や風呂などの居住環境**に広く生息している環境寄生菌である．本菌の吸入暴露により，慢性呼吸器感染症であるNTM症を発症するが，**結核菌と異なりヒト–ヒト感染をきたすことがないため，診断確定の際の隔離や届け出は不要**である．

　菌種は190種以上報告されているが，問題となる菌は，本邦では**MAC**（*Mycobacterium avium* complex），*M. kansasii*，**MABC**（*M.abscessus* complex）で97％を超える．*M. avium* と *M. intracellulare* は性状や病態が非常に似ていることから合わせてMACと呼ばれる．MACに占める *M. avium* の割合は東日本で高く，*M. intracellulare* は西日本で高い．また，*M. kansasii* は近畿地方で，MABCは九州・沖縄地方で高い．

2）肺NTM症の診断

　NTM症の診断は，特徴的な胸部画像所見（次ページ**表2**）と下気道検体からの菌の検出の両方がそろうことで確定される（**表1**）．**健康診断などの無症状の時期に胸部X線写真で偶然発見される**ことも稀でないため，症状の有無は必須ではない．

NTM：nontuberculous mycobacterium（非結核性抗酸菌症）

ATM：atypical mycobacteria（非定型抗酸菌症）

▶**表1**　肺非結核性抗酸菌症の診断基準（日本結核病学会・日本呼吸器学会基準）

以下のA，Bを満たす	
A）臨床的基準（右の2項目を満たす）	①胸部画像所見（HRCTを含む）で，結節性陰影，小結節影性陰影や分枝状陰影の散布，均等性陰影，空洞性陰影，気管支または細気管支拡張所見のいずれか（複数可）を示す．ただし，先行肺疾患による陰影がすでにある場合は，この限りではない ②他の疾患を除外できる
B）細菌学的基準（菌種の区別なく，右のいずれか1項目を満たす）	①2回以上の異なった喀痰検体での培養陽性 ②1回以上の気管支洗浄液での培養陽性 ③経気管支肺生検または肺生検組織の場合は，抗酸菌症に合致する組織学的所見と同時に組織，または気管支洗浄液，または喀痰での1回以上の培養陽性 ④稀な菌種や環境から高頻度に分離される菌種の場合は，検体種類を問わず2回以上の培養陽性と菌種同定検査を原則とし，専門家の見解を必要とする

（文献6より引用．赤字は著者による）

▶表2　非結核性抗酸菌症と肺結核の胸部画像の特徴

非結核性抗酸菌症		
X線	CT	画像の特徴
 （NB型）	 	①小結節・気管支拡張型（NB型） 　中葉・舌区を中心とした気管支拡張（→）と多発粒状影あるいは小結節影（○），中高年の女性に多い ②線維空洞型（FC型） 　上肺野を中心に大小の空洞（壁が薄い）が多発し，その周囲を埋めるように均等性陰影や索状陰影が拡がる．COPD，陳旧性肺結核，塵肺などに合併する男性に多い
肺結核（二次性結核として発症）		
X線	CT	画像の特徴
		①上肺野を中心に空洞形成（壁が厚い：→）
		②空気透亮像（air bronchogram：○）を呈するコンソリデーション（結核性肺炎）
		③小葉中心性粒状影，木の芽サイン（tree-in-bud appearance：○） 所見が軽微なところに着目するとみつけやすい

（自院例）

❷ 細菌学的検査（抗酸菌検査：NTM・結核菌共通）

　NTM症の臨床，画像診断は非特異的であるため，確定診断には下気道検体からの菌の検出が必須である．さらにNTMは環境に普遍的に存在する菌であるため，**NTMの検出が1回だけでは感染症であるとは断定できず**，定着・保菌と感染症を区別する必要がある．

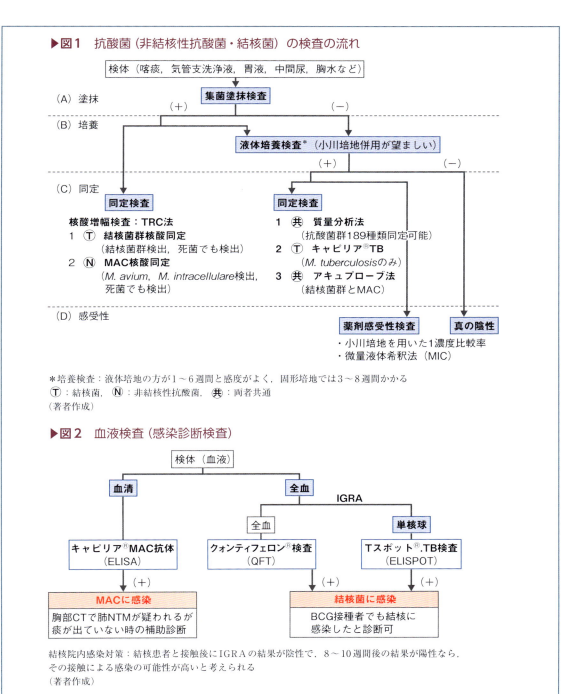

1) 抗酸菌検査の進め方の概要

検体を採取してから診断に至るまでの効率的な抗酸菌検査手順を提案する（**図1**）.

集菌塗抹検査が行われ，塗抹陽性の検体は直ちに**核酸増幅検査**で菌種を同定し，同時に液体培地（小川培地併用）に培養し，増菌後，**薬剤感受性検査**へと進む.

一方，塗抹陰性であれば原則的に核酸増幅検査は行わず，培養検査にまわす. ただし，結核症が強く疑われた場合には，**核酸増幅検査**を行い液体培地に培養する.

液体培養陽性となれば，培養液を**塗抹検査**し抗酸菌であることを確認の後，培養液から質量分析法あるいは**アキュプローブ法**で同定する. ただし，菌量が少なく同定不能であれば，核酸増幅検査により同定を行う.

2) 抗酸菌検査の流れ

《検査可能な菌種》
Ⓣ：結核菌
Ⓝ：非結核性抗酸菌
㊎：両者共通

2)-❶ 塗抹検査：㊎

従来，検体の一部を採取し直接スライドグラスに塗抹する**直接塗抹法**が行われてきたが，検査の精度を保つために均等化後集菌材料を塗抹検査（**集菌塗抹検査**）に使用することが勧められる.

染色方法には，蛍光法（200倍拡大）とチール・ネールゼン（Ziehl-Neelsen）法（1,000倍拡大）が用いられるが，**蛍光法は200倍拡大で行うため観察時間が短縮でき，見落としも少ない. 蛍光法で少数の時は，確認のためチール・ネールゼン法を行う.**

▶**表3** 遠心集菌塗抹法での鏡検における検出菌記載法

記載法	蛍光法 （200倍）	チール・ネールゼン法 （1,000倍）	相当する ガフキー号数
−	0/30視野	0/300視野	G0
±	1〜2/30視野	1〜2/300視野	G1
1+	2〜20/10視野	1〜9/100視野	G2
2+	≧20/10視野	≧10/100視野	G5
3+	≧100/1視野	≧10/1視野	G9

2)-❷ 分離培養法：㊎

すべての検体において培養検査は必須である. 従来より小川培地が用いられていたが，最近は，検出時間が短く，検出感度も良好な**液体培地**が用いられるようになった*.

2)-❸ 菌種同定

培養で発育した抗酸菌を同定する方法としては，質量分析法，キャピリア®TB法，アキュプローブ法がある.

ナイアシンテストなどの生化学的同定法は現在ではほとんど行わない.

*ただし，固形培地では発育コロニーの形状が観察されること，液体培地での発育不良な抗酸菌を検出できること，液体培地の汚染時のバックアップなどの理由で，**固形培地を最低1本併用することが奨められている.**

① 核酸増幅検査

核酸増幅検査は，塗抹陽性検体あるいは培養陽性検体で使用する．**治療経過中では死菌でも陽性となるため，治療の効果判定には用いない**.

・TRC法

従来は細胞中の遺伝子のDNAをターゲットにするPCR法が行われ，結果報告に3〜6日を要していた．RNAを増幅検出するTRC法に代わってから結果報告が1〜2日と早くなった．高感度で結核の早期発見と感染防止に有用な検査である．

塗抹陽性の生材料（喀痰，気管支洗浄液，胃液，中間尿，胸水など）から結核菌群とMAC（*Mycobacterium avium*, *M. intracellulare*）を検出・同定する．

TRC : transcription reverse-transcription concerted reaction

・質量分析法（MALDI-TOF MS）：共

質量分析法の1つであるMALDI-TOF MSを用いた微生物同定検査は，昨今の主流検査となっている．

培養陽性菌あるいは菌株に対して行う検査で，質量分析で189種類の抗酸菌の同定が可能．所要日数は依頼から結果報告まで，増菌培養の日数を含め2〜19日（分析は2〜4日）を要す．

MALDI-TOF MS : matrix assisted laser desorption/ionization time of flight mass spectrometer（マトリックス支援レーザー脱離イオン質量分析計）

② 抗酸菌核酸検出検査

・キャピリア®TB法：T

*M. tuberculosis*が産生する分泌蛋白（MPB64）抗原を検出する方法で，高感度かつ迅速・簡便で約15分で*M. tuberculosis*のみ同定できる．

・アキュプローブ法：共

結核菌群と*M. avium*, *M. intracellulare*を同定．

2）-❹ 薬剤感受性検査：共

① すべての**初回結核培養陽性検体については薬剤感受性検査は必須で**ある．

② **NTMでは多くの薬剤に自然耐性がみられ**，最小発育阻止濃度（MIC）の分布も幅広く（**表4**），薬剤感受性試験と臨床効果の関連はMACおよびMABCに対するマクロライド〔クラリスロマイシン（CAM）とアジスロマイシン（AZM）〕とアミカシン（AMK），*M. kansasii*に対するリファンピシン（RFP）を除き十分に示されていない．

MAC症とMABC症は**マクロライドとAMK**，*M. kansasii*症については**RFPの感受性に基づいた治療**が推奨されている．

▶表4 抗結核薬の薬剤感受性

抗結核薬	略語	MIC（μg/mL）
イソニアジド	INH	0.2*, 1.0
リファンピシン	RFP	40
ストレプトマイシン	SM	10
エタンブトール	EB	2.5
カナマイシン	KM	20
エンビオマイシン	EVM	20
エチオナミド	ETH	20
サイクロセリン	CS	30
パラアミノサリチル酸	PAS	0.5
レボフロキサシン	LVFX	1.0

＊：基準値

2)−❺ 血液検査（図2）

① 感染診断検査：インターフェロンγ遊離試験（IGRA）

BCG接種が広く行われているわが国ではツベルクリン反応陽性者のほとんどはBCGによる偽陽性であり，**結核感染の診断法としてのツベルクリン反応の有用性は乳幼児を除いては乏しい**.

IGRAは結核菌に存在し，BCGには存在しない抗原を用いるので**特異性が高く，陽性であれば結核感染はほぼ確実**である.

院内の結核感染対策として，新規雇入れ時や院内に結核発症者が発生した際に，接触者に対してすぐにIGRAを実施し，その結果が陰性で，8〜10週間後の結果が陽性なら，その接触による感染の可能性が高いと考えられる.

・クォンティフェロン®検査（QFT）：Ⓣ

全血を特異抗原で刺激し産生されるインターフェロンγ量を測定．**感度は80％程度で陰性でも感染を完全には否定できない**.

・Tスポット®.TB検査（ELISPOT）：Ⓣ

患者から採血した全血より末梢血単核球を分離し，細胞の数を調整した後に，IFN-γを産生した細胞をカウントする検査法．免疫能が低下し，リンパ球が減少している患者に対しても，結果への影響は少なく，**高感度な結果が得られる．判定保留率が低いのが特徴**.

② 血清検査（キャピリア®MAC抗体ELISA）：Ⓝ

MAC細胞壁を構成する主要糖脂質抗原である**GPL**は，MACの血清型を規定する抗原で*M. tuberculosis*や*M. kansasii*には存在しない．最も診断特定の高いIgAがキット化され，キャピリア®MAC抗体として2011年8月保険収載された.

その**カットオフ値は0.7 U/mL**とされた．**抗体価とCTにおける病巣の拡がりとの間には正の相関が示された**.

*M. abscessus*や*M. fortuitum*，*M. chelonae*などの迅速発育菌では GPLを有する菌種があるので偽陽性となることがある.

胸部CTの所見では，肺NTM症が鑑別になるが，痰が喀出できないなどで診断基準を満たない例を経験する．**本検査は補助診断として有用**.

IGRA：interferon-γ release assay（インターフェロンγ遊離試験）

QFT：QuantiFERON（クォンティフェロン）
ELISPOT：enzyme-linked immunospot

GPL：glycopeptidolipid

❸ 肺NTM症の治療

肺MTN症は**診断が確定したすべてが直ちに治療の適応になるわけではない**.

その理由として，無治療でも経過が緩徐で安定している症例が少なからず存在すること，および現在では一部を除き**化学療法が十分有効でなく，肺NTM症を根治するほど強力でない**ことがあげられる.

治療適応に関する明確な基準はない．症状の有無や年齢，病巣の広がり，排菌量，CRPなどを参考に，患者の意向も踏まえて個別に治療開始を判断することになる.

症状が軽微な場合は，半年に一度程度の経過観察をすることが多い．大切なのは，決して終診とはしないことである．

治療を始める場合は，菌種によって組合わせは異なるが，**クラリスロマイシンを軸に，エタンブトールやリファンピシンを加えた多剤併用療法**を行うこと．軽症例であってもクラリスロマイシン単独で投与すると耐性が出現するので避けるべきである．

1） 肺MAC症の治療

リファンピシン（RFP），エタンブトール（EB），クラリスロマイシン（CAM）の3薬剤による多剤併用療法が基本．必要に応じさらにストレプトマイシン（SM）またはカナマイシン（KM）の併用を行う．治療期間は，**少なくとも排菌陰性化後1年間は継続すべき**とされているが，化学療法終了後も慎重な経過観察が必要．

化学療法の効果不十分な症例では，外科治療も考慮しなければならず，その適応については専門医への相談が望ましい．

▶**表5** 肺MAC症化学療法の用法と用量

薬名（略語）	用法・用量
リファンピシン（RPF）	10 mg/kg（600 mgまで）/日，分1
エタンブトール（EB）	15 mg/kg（750 mgまで）/日，分1
クラリスロマイシン（CAM）	600〜800 mg/日（15〜20 mg/kg），分1または分2（800 mgは分2とする）
ストレプトマイシン（SM） または カナマイシン（KM）	おのおの15 mg/kg以下（1,000 mgまで）を週2回または3回筋注

2） 肺*M. kansasii*症の治療

NTM症の中で薬物療法が最も有効で，標準治療も確立している．キードラッグはリファンピシン（RFP）であり，**RFP，イソニアジド（INH），エタンブトール（EB）の3剤併用が有効**で，ほとんどの症例で菌の陰性化を期待しうる．そのほか，クラリスロマイシン（CAM），リネゾリド，モキシフロキサシンに感受性を有する．**治療期間は喀痰培養陰性化から12カ月**が望ましい．

▶**表6** 肺*M. kansasii*症化学療法の用法と用量

薬名（略語）	用法・用量
イソニアジド（INH）	5 mg/kg（300 mgまで）/日，分1
リファンピシン（RFP）	10 mg/kg（600 mgまで）/日，分1
エタンブトール（EB）	15 mg/kg（750 mgまで）/日，分1

3） 迅速発育菌による感染症の治療

迅速発育菌の中では，*M. chelonae-abscessus* group（*M. chelonae*, *M. abscessus*, *M. immunogenum*など）と*M. fortuitum* group（*M. fortuitum*, *M. peregrinum*, *M. mucogenicum*など）による感染症がほとんどを占める．

迅速発育菌は抗結核薬には耐性であり最も治療に難渋する感染症である．*M. abscessus*に対する感受性のある経口薬は乏しいため治療に難渋することが多く，限局病変の切除と多剤併用療法の組合わせが唯一の治癒しうる治療とされている．*M. fortuitum* groupは，通常ニューキノロン系薬剤やテトラサイクリンの感受性率が高い．

❹ 肺結核

抗酸菌感染症であることの診断，さらに肺結核症と非結核性抗酸菌症（NTM症）との鑑別を正確かつ迅速に行うことは治療法の選択と予後の推測および感染防止においてきわめて重要である．

NTMと異なり結核菌は環境中には常在せず，空気感染によるヒト-ヒト感染症で，結核患者と診断した場合は直ちに最寄りの保健所に届出義務がある．

1) 肺結核を疑う症状

80％以上が自覚症状で発見されている．咳，痰，胸痛，血痰，喀血，発熱，寝汗，食欲不振，倦怠感，体重減少などが肺結核の主な症状であり，咳・痰が2週間以上続く患者では結核も念頭に置いて検査を行うべきである．

2) 胸部画像（胸部X線，必要に応じてCT検査）

上葉中心の厚壁空洞と小葉中心性粒状影，木の芽サイン（tree-in-bud appearance）が特徴的画像所見（表1）で，胸水やリンパ節膨大がみられることもある．

3) 細菌学的検査の進め方

非結核性抗酸菌症の検査の項を参照．

4) 肺結核の治療

標準治療として，耐性を誘導しないように多剤併用による化学療法を行うのが原則である（表7）．
- 表7の（A）法を用いるのが原則であるが，肝疾患・痛風がある場合や，80歳以上の高齢者ではピラジナミド（PZA）を含まない（B）法を用いる．
- エタンブトール（EB）またはストレプトマイシン（SM）は，イソニアジド（INH）およびリファンピシン（RFP）に感受性があれば初期2カ月のみで終了する．排菌陰性例で改善傾向の有無が不明の場合は，耐性の可能性も考慮し，全治療期間で併用することも考慮する．
- 粟粒結核や結核性髄膜炎などの重症例，再治療例，糖尿病，塵肺，HIV感染症など免疫低下をきたす疾患の合併例，治療開始3カ月後と喀痰培養陽性例などでは，INH+RFPによる維持期の治療を3カ月ずつ延長する．

▶表7　結核の標準治療

	初期強化期 2カ月間	維持期	全服薬期間
標準治療A	イソニアジド（INH） リファンピシン（RFP） ピラジナミド（PZA） エタンブトール（EB） 〔またはストレプトマイシン（SM）〕	イソニアジド（INH） リファンピシン（RFP） 薬剤感受性確認までエタンブトール（EB） 〔またはストレプトマイシン（SM）〕	6カ月間 （180日）
標準治療B	イソニアジド（INH） リファンピシン（RFP） エタンブトール（EB） 〔またはストレプトマイシン（SM）〕	イソニアジド（INH） リファンピシン（RFP） 薬剤感受性確認までエタンブトール（EB） 〔またはストレプトマイシン（SM）〕	9カ月間 （270日）

▶表8　標準治療に使用する薬剤の用量

	標準量 (mg/kg/日)	最大量 (mg/body/日)	備考
リファンピシン（RFP）	10	600	
イソニアジド（INH）	5[*1]	300	＊1：小児は8〜15
ピラジナミド（PZA）	25	1,500	
ストレプトマイシン（SM）	15[*2]	750（1,000）	＊2：高齢者は減量 腎障害には禁忌
エタンブトール（EB）	15（20）	750（1,000）	（　）内は最初の2カ月の量 腎機能障害時は減量

5) 治療開始後の経過観察

　経過観察にあたって重要なのは，**副作用のチェックおよび服薬遵守の確認**である．副作用は初期に出やすいので治療開始後2カ月は，少なくとも2週間に1回は血算・生化学などの血液検査を行う．

　最も注意すべきは**肝障害**である．ASTあるいはALTが200 IU/L以上になるか，軽度の異常でも食欲不振，全身倦怠感などの自覚症状を伴う場合は，直ちに抗結核薬を中止する．

　そのほか，**アレルギーによる発熱，皮疹，EBによる視力障害，SMによる聴力障害・腎障害**に注意が必要．

　また**RFPは薬物代謝酵素の誘導により種々の薬剤の血中濃度を低下させるので併用量の増量・減量などの調整が必要になることがある．**

▶表9　標準治療時に頻度が高い，もしくは注意が必要な副作用と対応

副作用	主な原因薬剤	対応
肝障害	INH RFP PZA	AST/ALTが基準値上限の5倍以上は中止，軽度は経過観察
薬疹	すべて	中等度以上は中止
胃腸障害	RFPなど	胃薬併用，分服
発熱（薬剤熱）	すべて	中止，INH，RFPは減感作
高尿酸血症	PZA	通常は対応不要
血小板減少	RFP	中止
聴力障碍，腎機能低下	SM	中止
視力障害	EB	中止

◆ 文　献

1）佐々木結花：非結核性抗酸菌症．日本内科学会雑誌，110：1092-1098，2021

2）「日本医師会雑誌 Vol.147 No.1 抗酸菌感染症の最新情報と展望」（髙橋和久，長谷川直樹／企画，監），日本医師会，2018

3）「症例で学ぶ肺非結核性抗酸菌症」（長谷川直樹，朝倉崇徳／編），医学書院，2020

4）「週刊日本医事新報 No.5103 肺非結核性抗酸菌症 − 薬物治療の実際『先生，私の病気はどんな治療になりますか？』」（菊地利明／著），日本医事新報社，2022

5）「週刊日本医事新報 No.4810 肺 MAC 症マネジメント − より良い病状コントロールをめざして」（小川賢二／監），日本医事新報社，2016

6）日本結核病学会非結核性抗酸菌症対策委員会，日本呼吸器学会感染症・結核学術部会：肺非結核性抗酸菌症診断に関する指針—2008 年．結核，83：525-526，2008

第4章　やや専門性の高い病気

7 過敏性腸症候群（IBS）

❶ 過敏性腸症候群（IBS）

IBS ： irritable bowel syndrome（過敏性腸症候群）

　生活習慣や食生活の欧米化および現代のストレス社会を反映して，腹痛・腹部不快感や下痢・便秘などの便通異常を主訴とする過敏性腸症候群（IBS）に代表される機能性腸疾患は著しく増加している．

　脳と腸は，双方向性の密接な関係（脳腸相関）がみられる．ストレスなどによる心理的異常が，消化管に対して影響を及ぼし，その逆に便通異常や腹痛などの腹部症状が，不安・緊張・抑うつなどの心理的異常にも作用する．

　就業やストレスの多い若い世代に多い病気であるため，症状や経過からIBSが疑われる場合は，まず生活習慣の改善を指導するとともに薬物治療を開始する．

❷ 診断・検査

1）IBSの型分類（Rome Ⅳ）

《IBSのRome Ⅳ診断基準》[1]

最近3カ月間，月に4日以上腹痛がくり返し起こり，次の項目の2つ以上があること．

・排便と症状が関連する．

・排便頻度の変化を伴う．

・便性状の変化を伴う．

期間としては6カ月以上前から症状があり，最近3カ月間は上記基準を満たすこと．

　診断はRome分類Ⅳにのっとり行う（図1）．

・患者数は，多い順に混合型，便秘型，下痢型．

・下痢型は男性，便秘型は女性に多い．

・便秘型もつらいけれども，下痢型はもっとつらい．

・医療機関の受診率は，便秘型は約1/3，下痢型は半数以上．

▶図1　IBSの型分類（Rome Ⅳ）

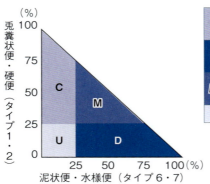

C	便秘型IBS (IBS-C)	硬便・兎糞状便が25％以上 / 軟便・水様便が25％未満
D	下痢型IBS (IBS-D)	軟便・水様便が25％以上 / 硬便・兎糞状便が25％未満
M	混合型IBS (IBS-M)	硬便・兎糞状便の軟便・水様便も25％以上
U	分類不能型IBS	IBS-C, D, Mのいずれも満たさないもの

タイプ1・2：Bristol便形状尺度1型（硬便）・2型（兎糞状便）
タイプ6・7：Bristol便形状尺度6型（軟便）・7型（水様便）
（止瀉薬，下剤を用いないときの糞便で評価する）
（Lacy BE, et al. Gastroenterology 2016；150：1397-1407 より引用）
Bristolスケールは2章6参照．

1）-❶ 下痢型IBS

- 突如として起こる腹痛を伴う下痢が特徴．
- 突然おそってくる便意が心配で，通勤や通学，外出が困難になることがある．
- その不安がストレスになり，さらに病状を悪化させる．
- **30歳以下の若い年齢層，特に男性に多く見られる．**

下痢型IBSと単純な下痢との相違点
- IBSの原因がストレスであること．
- **IBSは「腹痛」「お腹の張り」「お腹が鳴る」「お腹が気持ち悪い」などの腹部症状を伴う．**
- IBSは排便によってお腹の症状が軽減する．

1）-❷ 便秘型IBS

- 腸管が痙攣を起こして便が停滞し，水分を奪われた便はウサギの糞のようにコロコロになり排便が困難となる．
- 一般的な慢性便秘と便秘型IBSには**重なる症状も多く，はっきりと区別することが難しい．**
- 一般的な便秘は高齢者になるほど増加するのに対して，**IBSは30歳以下の若い年齢層，特に女性に多い傾向がある．**

1）-❸ 混合型IBS

- 便秘と下痢の両方が高頻度に生じるタイプ．
- 3～4日お通じがなく，その後，最初に硬い便が出て1日に数回下痢になるといった症状がみられる．
- 便秘型IBSと同様に，混合型IBSも若い年齢層に多いとされるが，60歳以上でもみられる．

2) 鑑別疾患

以下のような場合は，血液検査，便検査（潜血反応，培養），腹部CT検査，大腸内視鏡検査などを行い，炎症性腸疾患や悪性腫瘍の有無を評価する.

① 経過が長い，薬物治療に反応しない
② 血便や発熱，体重減少などの症状を伴う
③ 中高年で，検査を受けたことがない
④ 腸疾患の既往・家族歴がある

▶表1　IBSと除外すべき疾患

下痢症	潰瘍性大腸炎	大腸の粘膜にびらんや潰瘍ができる炎症性腸疾患
	クローン病	小腸や大腸にびらんや潰瘍ができる炎症性腸疾患
	感染性腸炎	細菌やウイルスが原因
	乳糖不耐症	消化酵素（ラクターゼ）の欠乏により乳糖が消化できず，下痢，腹部のけいれん痛を起こす
	セリアック病	ムギ（小麦・大麦・ライ麦など）に含まれるグルテンに対する免疫反応で起きる
	甲状腺機能亢進症	甲状腺ホルモン過剰で発汗，頻脈，体重減少，下痢などの症状がみられる
便秘症	単純性便秘	
	大腸がん	大腸（結腸・直腸・肛門）に発生するがん
	甲状腺機能低下症	甲状腺ホルモン低下により，疲労感，むくみ，寒がり，体重増加，便秘などの症状がある

❸ IBSの治療薬 (p.366～367 表2)

治療としては，ストレス・過労を避け，規則正しい生活をするといった生活習慣病の改善が基本. なかなか現代社会ではストレスから逃れることは難しい状況.

IBSの薬物療法として，腸管の内容物を調整する薬剤や腸管の機能を調節する薬物が症状に応じて用いられる.

1) お腹の不快感に

1)-❶ 高分子重合体

ポリカルボフィルカルシウム（ポリフル®，コロネル®）

腸の中の余分な水分を吸収してゲル化することで，便は適度の水分を含み便の容積が増す. 安全性も高く，**下痢型にも便秘型に対しても基本的な治療薬**と位置づけられる. 腹部膨満感・腹痛などの副作用がみられることがある.

1)-❷ 腸管機能調整薬

トリメブチンマレイン酸塩

減弱した腸管には蠕動を活発化させ，逆に亢進した蠕動を抑制する効果がある. 下痢型，便秘型，混合型にも効果があると言われている. **低用量では消化管運動を促進，高用量だと抑制的に働く**と言われており，突発的な痛みの予防に効果があり，副作用はほとんどみられない.

第4章　やや専門性の高い病気

7　過敏性腸症候群（IBS）

2) 下痢気味になる方に

2) - ❶ セロトニン（5-HT₃）受容体拮抗薬

ラモセトロン塩酸塩（イリボー®）

腸管蠕動運動の活発化や腸管水分輸送異常の改善を促し，下痢を抑制し，便形状や便意切迫感を改善させる．腹痛や腹部不快感などの内臓知覚過敏を改善させる効果もある．効きすぎによる便秘に注意．**下痢型の特効薬**．

2) - ❷ 腸運動抑制薬（止痢薬）

ロペラミド塩酸塩（ロペミン®）

オピオイド受容体に作用．腸管の運動・分泌を抑制する．ロペミン®以外の止痢薬はIBSに対しては勧められていない．**外出時の頓用**に向いている．

3) 便秘がちの方に

3) - ❶ セロトニン（5-HT₄）受容体作動薬

モサプリドクエン酸塩化和物（ガスモチン®）

胃の膨満感などの上腹部症状に処方される薬剤で，腸の動きを改善し便通をよくする効果をもっている．便秘型に対して効果があるとガイドラインで推奨されているがIBSに対しては保険適用がない[1]．

3) - ❷ 粘膜上皮機能変容薬

リナクロチド（リンゼス®），ルビプロストン（アミティーザ®），エロビキシバット（グーフィス®）

腸管内への水分の分泌を促し，便を柔軟化し腸管内輸送を高め排便を促進する．ガイドラインでも推奨されている[1]．

リンゼス®はもともと便秘型IBSの特効薬として販売され，お腹の張りを強く訴える人に効くことがある．

3) - ❸ 浸透圧性下痢

酸化マグネシウム，マクロゴール4000（モビコール®）

浸透圧効果により腸管内の水分量が増加することにより便を柔軟化させる．

3) - ❹ 漢方薬　大建中湯

手術後の腸機能低下に対して処方することが多いが，IBSにも効果が期待できる．

4章12参照.

4) 腹痛が強い方に

4) - ❶ 抗コリン薬

メペンゾラート臭化物，チキジウム臭化物（チアトン®）

腸管運動の活発化を抑制し，**腹痛が強い症例に向いている**．便秘型には不向き．副作用として排尿障害，眼圧上昇，口渇，眠気，めまい，心悸亢進などがあるため，**合併症の多い高齢者への使用は注意が必要**．

4)-❷ 漢方薬 桂枝加芍薬湯
<small>けいし か しゃくやくとう</small>

4章12参照.

腸の過剰な蠕動運動や緊張を抑え，症状を改善させる.

5) 整腸薬

ビオスリー®，ミヤBM®，ビオフェルミン®，ラックビー®

ヒト由来の乳酸菌やビフィズス菌など生体にとって有用な菌が小腸から大腸まで広く届いて定着し，優れた整腸効果を発揮する（プロバイオティクス）.

6) うつ症状を伴う方に

神経質な方や不安の強い方ほど腹部症状が強く，腸の薬が効きにくい傾向にある．脳と腸の間には密接な関係があり，両方に問題を抱えている方には同時に両方の治療を行うことで症状が緩和される.

6)-❶ 選択的セロトニン再取り込み阻害薬（SSRI）

エスシタロプラム（レクサプロ®），パロキセチン（パキシル®），フルボキサミンマレイン酸塩（デプロメール®）

三環系抗うつ薬（TCA）

アミトリプチリン塩酸塩（トリプタノール®），イミプラミン塩酸塩（トフラニール®）

通常量より少ない量で効果がみられることが多い．他の系統の抗うつ薬はエビデンスなし.

6)-❷ 抗不安薬

タンドスピロンクエン酸塩（セディール®）

非ベンゾジアゼピン系のセディール®が効くことがある．不安が強い場合はベンゾジアゼピン系抗不安薬を用いることもあるが，依存性の問題もあり長期間の使用は慎重に行う.

▶表2 IBSの薬物治療

一般名	商品名	剤形	用法	用量（1回量）	適応・備考
1）お腹の不快感に					
ポリカルボフィルカルシウム	ポリフル®/コロネル®	錠500 mg 細粒83.3%（1包0.6 g中500 mg）	1日3回	500〜1,000 mg	中性条件下で水分を吸収し，膨潤ゲル化．腸管内で便の水分バランスをとる
トリメブチンマレイン酸塩	トリメブチンマレイン酸塩	錠100 mg	1日3回	100〜200 mg	胃・腸運動調律作用（胃腸両方に作用） 過敏性腸症候群では200 mg/回まで増量可
2）下痢気味になる方に					
ラモセトロン塩酸塩 （5-HT$_3$受容体拮抗薬）	イリボー®	錠2.5 μg，5 μg OD錠2.5 μg，5 μg	1日1回 1日1回	5〜10 μg 2.5〜5 μg	下痢型IBS（男性） 下痢型IBS（女性） *女性では便秘の発現率が高いため注意
ロペラミド塩酸塩 （オピオイド受容体作動薬）	ロペミン®	カプセル1 mg 細粒0.1%（1包1 g中1 mg）	1日1〜2回	1 mg	腸管の運動の分泌を抑制，止瀉作用 止めたい時に頓用で
3）便秘がちの方に					
モサプリドクエン酸塩化和物 （5-HT$_4$受容体作動薬）	ガスモチン®	錠2.5 mg，5 mg	1日3回	5 mg 食前または食後	消化運動機能改善薬 適外：過敏性腸症候群，逆流性食道炎 適：慢性胃炎
リナクロチド （グアニル酸シクラーゼC受容体作動薬）	リンゼス®	錠0.25 mg	1日1回	0.25〜0.5 mg 食前	便秘型IBS，慢性便秘症
エロビキシバット水和物 （胆汁酸トランスポーター阻害薬）	グーフィス®	錠5 mg	1日1回	10〜15 mg 食前	回腸で胆汁酸の再吸収を阻害．大腸に流入した胆汁酸が大腸管腔内への水分分泌・消化管運動を促進
ルビプロストン （上皮機能変容薬）	アミティーザ®	カプセル12 μg，24 μg	1日2回	24 μg 朝夕食後	腸管内への腸液の分泌を増加させ便を柔軟化，排便を促進 適：慢性便秘症
酸化マグネシウム	酸化マグネシウム	錠200 mg，250 mg，300 mg，330 mg，400 mg，500 mg	1日2〜3回（朝・昼・夕・就寝前）	適量調整	便秘症 長期投与時または高齢者は定期的に血清Mg値測定を 高Mg血症の初期症状（嘔気，嘔吐，立ちくらみ，めまい，脈が遅くなる）
マクロゴール4000配合	モビコール®	配合内用剤（1包6.8523 g）	1日1〜3回症状に応じて	7歳以上 初回1日1回2包	ポリエチレングリコールの浸透圧効果により，腸管内の水分量が増加する． 適：慢性便秘症 *増量は2日以上間隔をあけ増量幅は1日2包まで．7歳未満用量注意
漢方薬（TJ100,N100）	大建中湯	エキス剤2.5 g	1日3回	7.5〜15 g	腸が冷えて痛み，腹部膨満のあるもの

（次ページにつづく）

（表2つづき）

一般名	商品名	剤形	用法	用量（1回量）	適応・備考
4）腹痛が強い方に					
メペンゾラート臭化物	メペンゾラート臭化物錠	錠7.5 g	1日3回	15 mg	鎮痙・唾液分泌抑制作用 緑内障，排尿障害，麻痺性イレウスなどの副作用に注意
チキジウム臭化物 （選択的ムスカリン受容体拮抗薬）	チアトン®	カプセル5 mg, 10 mg	1日3回	5〜10 mg	抗ムスカリン作用，腹痛に有効 緑内障，排尿障害，麻痺性イレウスなどの副作用に注意
漢方薬（TJ60，N60，EKT60）	桂枝加芍薬湯	エキス剤2.5 g/包 錠6 T/包	1日3回	2.5 g	しぶり腹，腹部膨満，腹痛 適外：過敏性腸症候群
5）整腸薬					
酪酸菌配合	ビオスリー®	配合錠	1日3回	1〜2錠	ラクトミン，酪酸菌，糖化菌が共生し，腸内細菌を正常化
酪酸菌配合	ミヤBM®	錠20 mg	1日3回	1〜2錠	宮入菌を含有，腸管病原菌の発育抑制，整腸作用
ビフィズス菌	ビオフェルミン®	錠12 mg	1日3回	1〜2錠	ビフィズス菌の生菌
ビフィズス菌	ラックビー®	錠10 mg	1日3回	1〜2錠	ビフィズス菌の生菌
6）うつ症状を伴う方に（基本的に心療内科・神経科に相談を/少量で効果がみられる）					
エスシタロプラムシュウ酸塩（SSRI）	レクサプロ®	錠10 mg, 20 mg	1日1回	1回10 mg夕食後より開始 1週間以上あけて増量 1日20 mgを超えない	セロトニンにより選択的に働く 抗不安作用あり，QT延長があるため心疾患患者には控える
パロキセチン塩酸塩（SSRI）	パキシル®	錠5 mg，10 mg，20 mg	1日1回	1回10〜20 mg夕食後より開始 1週ごとに10 mgずつ増量 1日40 mgまで	抗不安作用を併せもつ．比較的強力．中断症候群に注意 適外：全般的不安障害
フルボキサミンマレイン酸塩（SSRI）	デプロメール®	錠25 mg, 50 mg, 75 mg	1日2回	1回25 mg（初期量） 1日150 mgまで	抗不安作用あり．相互作用に注意 半減期が短い
アミトリプチリン塩酸塩（TCA）	トリプタノール®	錠10 mg, 25 mg	1日3回	1回10〜25 mg（初期量） 1日150 mgまで漸増	鎮静が強く，不安，焦燥や希死念慮が強い際に用いられる
イミプラミン塩酸塩（TCA）	トフラニール®	錠10 mg, 25 mg	1日3回	1回10〜25 mg（初期量） 1日200 mgまで漸増	うつ病，うつ状態 適外：慢性疼痛におけるうつ病，うつ状態，パニック障害
タンドスピロンクエン酸塩 （セロトニンIA部分作動薬）	セディール®	錠5 mg，10 mg，20 mg	1日3回	1回10〜20 mg	非ベンゾジアゼピン系抗不安薬 筋弛緩や健忘，依存性が少ない 効果発現が遅い．軽症例や高齢者には望ましい

▶表3　IBS の食事面・生活面での注意点

食事面	● 脂肪，コーヒー，香辛料は刺激が多く下痢の引き金になる
	● 大量のアルコールも下部消化管に水が停滞して下痢の原因となるので避ける
	● 生の食品は腸管を冷やして血液循環を悪くし，下痢の原因となる．火が通った食品を食べる方が無難
	● 食物繊維は下痢型・便秘型のいずれも欠かせない ・水溶性食物繊維は，下痢の場合は水分を吸収して下痢を防ぎ，便秘の場合は腸でゲル状になり便を軟化する．らっきょう，ニンニク，ゴボウ，大麦などに多く含まれる ・不溶性の食物繊維は変化しないまま消化管を通過してスムーズな便通をもたらすので，特に便秘型には効く．玄米などの穀類，野菜，豆類などに多く含まれる
	● おならが多い，お腹が張るなどの症状も IBS の 1 つ．おならの成分の多くは飲み込んだ空気なので，早食いやガム，タバコ，炭酸飲料を多くとる習慣は要注意
生活面	● 夜更かしや不規則な食事時間など生活が乱れるとストレスの元となる．規則正しい生活を心がける
	● 不安や緊張が続くと脳への緊張信号が出続けて気が休まらない状態になってしまう．積極的にリラックスする時間をもつことが大切
	● ストレスに強くなるには，心身の健康を高めることが大切．普段，デスクワークで疲れている人は，積極的に体を動かしたり，読書，音楽などで気分をリフレッシュすることを心がける．日常生活にメリハリをつけ，心に柔軟性をもたせることが有効

❹ 食事面・生活面での注意点（表3）

1）食事で注意すること

・IBS の人は，もともと神経質になり，あれこれ思い悩むことが多く，「あれは食べない方がいい」「これは症状を悪化させる」とアドバイスすると気にしすぎて，楽しく食事ができなくなることが多い．まずは，食事の内容に神経質になるより楽しい食事を心がける．

・3 食を規則正しくとり，暴飲暴食を避け，腹八分を習慣にする．

2）生活面で注意すること

ストレスをためず，睡眠，休養を十分にとるように心がける．

◆ 文　献

1）「機能性消化管疾患診療ガイドライン 2020- 過敏性腸症候群（IBS）改訂第 2 版」（日本消化器病学会 / 編），南江堂，2020

2）金子 宏，後藤秀実：過敏性腸症候群（IBS）の病態・診断・治療．日本内科学会雑誌，102：70-76，2013

3）穂苅量太，三浦総一郎：機能性下痢や機能性便秘へのアプローチ - 診断特に IBS との鑑別，一般的治療法．日本内科学会雑誌，102：77-82，2013

4）新井万里，他：IBD および IBS における腸内細菌の関与．日本内科学会雑誌，104：35-41，2015

5）福土 審：IBS ガイドラインを読み解く．週刊日本医事新報，4739：33-38，2015

6）「週刊日本医事新報 No.5048 最近の過敏性腸症候群治療」（奥村利勝 / 著），日本医事新報社，2021

7）Lacy BE, et al：Bowel Disorders. Gastroenterology, 150：1393-1407, 2016

第4章　やや専門性の高い病気

8　排尿障害

❶ 下部尿路症状（LUTS）とは

LUTS：lower urinary tract symptoms（下部尿路症状）

主な下部尿路症状（LUTS）は，蓄尿症状，排尿症状，排尿後症状からなり，原因疾患には，男性で前立腺肥大症，女性では膀胱瘤・子宮脱などの骨盤内臓下垂が多い．加齢とともに症状を呈する頻度が増加し，60歳以上の男女の約78％が何らかの下部尿路症状を有している．**男性でも女性でも多い症状は夜間頻尿**であり，これに**昼間頻尿**が続く．さらに男性では，尿勢低下，残尿感，尿意切迫感，切迫性尿失禁が続く．女性では，尿意切迫感，尿失禁（腹圧性，切迫性），頻尿，残尿感，膀胱痛がみられる．出産経験者では骨盤臓器脱が非出産経験者に比べて多い．

患者にとって困る症状は**蓄尿症状（過活動膀胱）**である．その理由として，蓄尿している時間は排尿している時間よりもはるかに長いことがあげられる．蓄尿症状である頻尿の指標として，排尿回数がある．一般的には**昼間頻尿は昼間排尿回数が8回以上，夜間頻尿は夜間睡眠中排尿回数**（トイレのために起きなければならない）**が1回以上**とされる．

ここでは，男性，女性に共通の過活動膀胱の診断の進め方を概説し，治療については，男性は前立腺肥大症による排尿障害を伴うため男性と女性に分けて述べる．

▶表1　主な下部尿路症状

蓄尿症状	主に尿がためにくくなる症状を指し，蓄尿期にみられる ● 昼間頻尿（日中の排尿回数が多い），夜間頻尿（夜間に尿意のため起きてしまう） ● 尿意切迫感（急に生じる強い尿意） ● 尿失禁（尿が不随意に漏れる），膀胱知覚など
排尿症状	主に尿が出にくくなる症状を指し，排尿期にみられる ● 尿勢低下（尿の勢いが弱い） ● 尿線分割，尿線散乱（排尿中に尿線が分割・散乱する），尿線途絶（尿線が1回以上途切れる） ● 排尿遅延（排尿開始まで時間がかかる） ● 腹圧排尿（排尿の開始や維持に力が要る） ● 終末滴下（排尿終了が延長し，尿が滴下する程度まで尿流が低下する）など
排尿後症状	排尿直後にみられる症状を指す ● 残尿感（排尿後に膀胱が完全に空になっていない感じがする） ● 排尿後尿滴下（排尿直後，不随意に尿が漏れる）

▶表2 過活動膀胱と関連する症状

1	尿意切迫感	急に起こる，抑えられないような強い尿意で，我慢することが困難な愁訴
2	昼間頻尿	昼間の排尿回数が多すぎるという愁訴（便宜的に1日8回以上とする場合もある）
3	夜間頻尿	排尿のために夜間1回以上の覚醒をしなければならないという愁訴
4	切迫性尿失禁	尿意切迫感と同時または尿意切迫感の直後に不随意に尿が漏れるという愁訴
5	腹圧性尿失禁	労作時または運動時，もしくはくしゃみまたは咳の際に不随意に尿が漏れるという愁訴
6	混合性尿失禁	切迫性尿失禁と腹圧性尿失禁の双方があるという愁訴

（文献10を参考に作成）
赤字は著者による

❷ 過活動膀胱の診断の進め方

　過活動膀胱（OAB）とは，尿意切迫感を必須とした症状症候群であり，通常は頻尿と夜間頻尿を伴い，切迫性尿失禁を伴うこともあれば伴わないこともある．必須症状の尿意切迫感とは，徐々に強まる正常の尿意とは異なり，急に起こる我慢のきかない病的尿意である．

　過活動膀胱の診断を進める際には，**過活動膀胱と同様な症状を示す疾患，生命予後に重要な疾患を除外することが重要である**（図1）．特に悪性腫瘍（膀胱がん，前立腺がん）を念頭に置かなければならない．

OAB：overactive bladder
（過活動膀胱）

▶図1　過活動膀胱と鑑別すべき疾患の除外（一般医家向け）

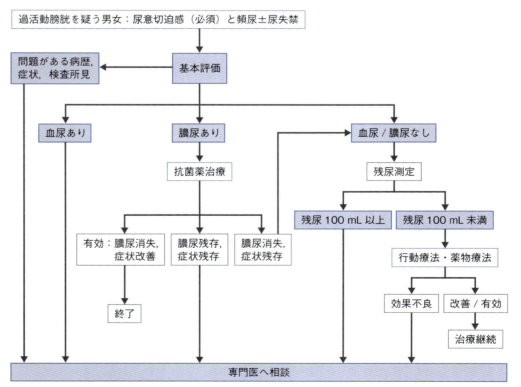

（文献10より一部抜粋）

1）評価：問診（症状・病歴の聴取）

　下部尿路症状を把握するには，蓄尿症状のみならず，排尿症状，排尿後症状についても問診を行うことが重要．女性においては骨盤臓器脱に関連する症状についても問診する．

　病歴に関しては，反復する尿路感染症，肉眼的血尿，便秘・便失禁，膀胱機能に影響を及ぼす可能性のある脳血管障害，パーキンソン病，多発硬化症などの神経疾患，糖尿病，手術歴，薬剤の服用歴，多飲が蓄尿症状の原因となることもあるため，水分摂取量やカフェイン，アルコール摂取に関する生活習慣の聴取も行う．

　過活動膀胱と鑑別すべき疾患として，下部尿路の炎症性疾患（細菌性膀胱炎，前立腺炎，尿道炎，間質性膀胱炎），尿路結石（下部尿管結石，膀胱結石，尿道結石），悪性腫瘍（膀胱がん，前立腺がん，その他の骨盤内腫瘍），子宮内膜症など膀胱周囲の異常，多尿，心因性頻尿，薬剤の副作用などがあげられる．糖尿病治療薬であるSGLT2阻害薬の使用増加による多尿や感染症に対して注意する必要がある．

▶**表3**　過活動膀胱症状スコア（OABSS）質問票

以下の症状がどれくらいの頻度でありましたか．
この1週間のあなたの状態に最も近いものを1つだけ選んで，点数の数字を○で囲んでください．

質問	症状	点数	頻度
1	朝起きた時から寝るときまでに，何回くらい尿をしましたか	0	7回以下
		1	8〜14回
		2	15回以上
2	夜寝てから朝起きるまでに，何回くらい尿をするために起きましたか	0	0回
		1	1回
		2	2回
		3	3回以上
3	急に尿がしたくなり，我慢が難しいことがありましたか	0	なし
		1	週に1回より少ない
		2	週に1回以上
		3	1日1回くらい
		4	1日2〜4回
		5	1日5回以上
4	急に尿がしたくなり，我慢できずに尿をもらすことがありましたか	0	なし
		1	週に1回より少ない
		2	週に1回以上
		3	1日1回くらい
		4	1日2〜4回
		5	1日5回以上
		合計点数　　　　　点	

OABの診断基準

「質問3の尿意切迫感スコアが2点以上，かつ，OABSSが3点以上」
重症度判定（合計スコア）　軽症（5点以下），中等症（6〜11点），重症（12点以上）

（文献11より引用）

2) 症状質問票

2)-❶ 過活動膀胱症状スコア（OABSS：表3）

過活動膀胱と診断するには，尿意切迫感が必須で，OABSSの質問3（尿意切迫感）で2点以上が必須である．

2)-❷ 国際前立腺症状スコア（IPSS：表4）

合計得点は0～35点で，点数が多いほど重症度が高い．8点未満であれば経過観察でよい．8点以上であれば，泌尿器科的な検査を勧める．QOL（生活の質）スコアも重症度判定の1つとして位置づけられる．

3) 排尿日記

排尿日記は，過活動膀胱の重症度や治療効果の判定に用いられる．

> OABSS：
> overactive bladder symptom score（過活動膀胱症状スコア）
>
> IPSS：International Prostate Symptom Score（国際前立腺症状スコア）
> ＊注意点：前立腺肥大症以外の疾患でも高値となることがあり，前立腺肥大症に特異的な診断指標ではない．

▶表4　国際前立腺症状スコア（IPSS）とQOLスコア

国際前立腺症状スコア（IPSS）

この1カ月の間にどのくらいの割合で下記のような症状がありましたか			<程度>					
			全くない	5回に1回の割合より少ない	2回に1回の割合より少ない	2回に1回の割合くらい	2回に1回の割合より多い	ほとんどいつも
症状1	尿をしている間に，尿が何度もとぎれることがありましたか	尿線途絶	0	1	2	3	4	5
症状2	尿の勢いが弱いことがありましたか	尿勢低下	0	1	2	3	4	5
症状3	尿をし始めるために，お腹に力を入れることがありましたか	腹圧排尿	0	1	2	3	4	5
症状4	尿をしたあとに，まだ尿が残っている感じがありましたか	残尿感	0	1	2	3	4	5
症状5	尿をしてから2時間以内に，もう一度しなくてはならないことがありましたか	頻尿	0	1	2	3	4	5
症状6	尿を我慢するのが難しいことがありましたか	尿意切迫感	0	1	2	3	4	5
症状7	夜寝てから朝起きるまでにふつう何回尿をするために起きましたか	夜間頻尿	0回	1回	2回	3回	4回	5回以上
			0	1	2	3	4	5

☐ 排尿症状　☐ 排尿後症状　☐ 蓄尿症状

IPSS重症度（症状1～7の合計点数）	軽症（0～7点）	中等症（8～19点）	重症（20～35点）

QOL（生活の質）スコア

	とても満足	満足	ほぼ満足	何ともいえない	やや不満	いやだ	とてもいやだ
現在の尿の状態がこのまま変わらずに続くとしたら，どう思いますか	0	1	2	3	4	5	6
QOL重症度	軽症		中等症			重症	

（文献11を参考に作成）

4）尿検査・尿細菌検査・尿細胞診

4）-❶ 血尿

検尿で血尿のみを認める場合は，膀胱がん・腎盂尿管がんなどの悪性腫瘍が疑われるため，肉眼的血尿・顕微鏡的血尿・尿潜血陽性の場合は専門医へ紹介する．必要に応じて尿細胞診を行う．

4）-❷ 膿尿

膿尿に血尿，排尿痛を伴う場合は，下部尿路の炎症性疾患（細菌性膀胱炎，前立腺炎，尿道炎，間質性膀胱炎）を鑑別する必要がある．膀胱や前立腺の急性細菌性感染症の場合はガイドラインに従って抗菌薬治療を行う．

尿路感染症の多くが，直腸常在菌（主として大腸菌）による上行性感染である．再発性・複雑性尿路感染症では，抗菌薬投与前あるいは先行抗菌薬投与終了後に2～3日間の休薬をはさんで尿培養検査を施行し，原因菌の検索を行う．男性の症候性尿路感染症に関しては性感染症も念頭に置いて精査，専門医への紹介も考慮する．

5）血液検査

下部尿路症状を有する中高年の男性においては，前立腺がんのスクリーニングのために，血清前立腺特異抗原（PSA）の測定が推奨されている．また，上部尿路機能障害が疑われる症例では血清クレアチニンを測定し，異常値を示す場合には泌尿器科精査が必要となる．

PSA ： prostate specific antigen（前立腺特異抗原）

6）腹部エコー検査

腹部エコー検査にて残尿量を測定する．残尿量が多いと機能的膀胱容積が減少するために頻尿となる．残尿量が100 mL以上の場合は，専門医へ紹介する．高齢者では安全性を考慮して，残容量が50 mL以上の場合は専門医へ紹介する．

エコー検査にて，膀胱結石，膀胱内腫瘍，膀胱壁肥厚，膀胱憩室，水腎症など器質性疾患を認めることがあり，泌尿器科的精査が必要となる．

7）直腸診（男性），台上診（女性）

男性における直腸診では，前立腺の触診を行い，大きさ，硬さ，硬結の有無，圧痛（前立腺炎を疑う）の有無などの所見を評価する．

女性では，一般医家による診療ではルーチン検査として必須ではない．骨盤底，生殖器の異常が過活動膀胱の発生に関連することがあるため，専門医においては，台上診を行うことが推奨される．

❸ 行動療法

1）生活指導

① 体重減少：減量で過活動膀胱の改善をみた.
② 食事：カフェイン, 炭酸飲料, アルコールを控える. 多尿の場合, 1日尿量が20〜25 mL/kg（体重）くらいになるように飲水量を調節する. 夜間多尿に対しては, 就寝3時間前から飲水の摂り過ぎに注意する.
③ 便秘の改善.
④ 長時間の坐位や下半身の冷えの回避.

2）膀胱訓練

　膀胱訓練は, 尿を我慢させることにより蓄尿症状を改善させる方法. 一般的には, 排尿間隔を5分, 10分, 15分と徐々に延長させる方法.

3）骨盤底筋訓練

　骨盤底筋訓練は骨盤底筋の筋力を増強させて尿道を収縮させ, 膀胱機能を制御する治療法. 非侵襲性で, 腹圧性尿失禁治療の第1選択. 切迫性尿失禁（過活動膀胱）, 混合性尿失禁にも有効.

❹ 男性の下部尿路症状（male LUTS）における薬物療法

年齢による抗コリン薬投与の目安（男性）

❶ 50歳未満の男性OAB

・比較的若年男性の過活動膀胱では, 背景に神経疾患（脊柱管狭窄症など）や泌尿器科疾患（前立腺炎など）を合併していることがあるため, 泌尿器科専門医への紹介が推奨される.
・前立腺肥大症を伴わない過活動膀胱では抗コリン薬, β_3受容体作動薬の単独投与は有効で初期治療として推奨される. 少ないながらも尿閉の可能性には注意が必要.

❷ 50歳以上の男性のOAB

・前立腺肥大症（BPH）に合併する過活動膀胱の可能性が高いため, **排尿症状*を訴える場合はα_1遮断薬・PDE5阻害薬を第1選択薬とする**.
・過活動膀胱の症状が残る場合は, 残尿量や前立腺体積に注意しながら, **抗コリン薬, β_3受容体作動薬を併用する**. 抗コリン薬は排尿困難や尿閉を招く危険もあり下部尿路閉塞のあるBPHに対しては慎重投与とされている.
・国際前立腺症状スコア（IPSS）とQQL（生活の質）スコア（**表4**）は, 重症度判定, 治療方針の決定, 治療効果の評価に有用である.

BPH ： benign prostatic hyperplasia（前立腺肥大症）

*尿を排出しにくい症状（尿勢低下, 尿線途絶, 腹圧排尿など）

▶図2　男性の下部尿路症状の診療の流れ

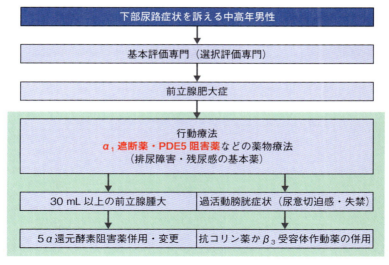

（文献11より引用）

❺ 前立腺肥大症に合併する過活動膀胱に対する薬物療法

1）薬剤の単独投与

1)-❶ α₁遮断薬またはPDE5阻害薬の単独投与（推奨グレードB）

前立腺肥大症伴う男性の過活動膀胱に対して，α₁遮断薬またはPDE5阻害薬の単独療法は有効であり初期治療として推奨される．

1)-❷ β₃受容体作動薬の単独投与

ミラベグロンの単独療法は有効で安全である（推奨グレードB）．
ビベグロンの単独療法は，男性のみを対象とした試験は行われていない（推奨グレードC1）．

1)-❸ 抗コリン薬の単独投与（推奨グレードC1）

抗コリン薬単独投与は有効であるが十分とは言えない．

2）追加療法・併用療法

① 初期治療としてα₁遮断薬をまず投与し，過活動膀胱症状が残る場合は，β₃受容体作動薬ミラベグロンを追加投与する（推奨グレードA）．
② 初期治療としてα₁遮断薬をまず投与し，過活動膀胱症状が残る場合は，抗コリン薬を半量から追加投与する（推奨グレードA）．
③ 初期治療としてPDE5阻害薬をまず投与し，過活動膀胱症状が残る場合は，β₃受容体作動薬ミラベグロンを追加投与する（推奨グレードB）．

❻ 過活動膀胱・前立腺肥大症の治療薬

▶表5　過活動膀胱・前立腺肥大症の治療薬

分類	一般名	商品名	用法・用量	推奨グレード	特徴
α₁遮断薬	タムスロシン	ハルナール®	0.2 mgを1日1回	B	徐放剤，作用長い，稀に起立性低血圧
	ナフトピジル	フリバス®	25 mgを1日1回 1日75 mgまで増量可	B	α₁D選択性，蓄尿障害改善
	シロドシン	ユリーフ®	4 mg/回を1日2回	B	α₁A選択性，排尿障害改善，射精障害
PDE5阻害薬	タダラフィル	ザルティア®	5 mgを1日1回	B	低用量PDE5阻害薬，膀胱を弛緩，頻尿
5α還元酵素阻害薬	デュタステリド	アボルブ	0.5 mgを1日1回	C1	5α−還元酵素阻害薬，前立腺容積を縮小
β₃受容体作動薬	ミラベグロン	ベタニス®	50 mgを1日1回食後に	B	抗コリン作用なく，目・口の渇き，便秘などの副作用が少ない 尿閉，高血圧，眼圧上昇に注意 生殖可能な年齢の患者への投与を避ける
	ビベグロン	ベオーバ®	50 mgを1日1回食後に	C1	抗コリン作用なく，目・口の渇き，便秘などの副作用が少ない 併用禁忌，併用注意薬が少ない 生殖器系への影響が少ない
抗コリン薬	イミダフェナシン	ウリトス®	0.1 mg/日を1日2回，朝食後および夕食後に	C1	速効性，半減期が短い，膀胱に選択性が高い，口乾少なし，中枢系の副作用少なし
		ステーブラ®	0.2 mg/回，1日2回まで増量可		
	プロピベリン	バップフォー®	20 mgを1日1回　20 mg/回を1日2回まで増量可	C1	抗コリン作用とCa拮抗作用により膀胱平滑筋の異常収縮を抑制 作用時間長い，神経因性膀胱・過活動膀胱，夜間頻尿
	トルテロジン	デトルシトール®	4 mgを1日1回	C1	徐放性，膀胱選択性が強く口渇が少ない
	ソリフェナシン	ベシケア®	5 mgを1日1回　1日10 mgまで増量可	C1	遅効性，膀胱選択性が高く口渇が少ない
	フェソテロジン	トビエース®	4 mgを1日1回　1日8 mgまで増量可	C1	膀胱選択性が高く口渇が少ない，中枢系の副作用少なし
	オキシブチニン	ポラキス®	2〜3 mg/回を1日3回	C1	平滑筋の直接弛緩作用あり，副作用の発現が他の薬剤に比して高い 認知障害が高く，可能な限り使用しない
	オキシブチニン経皮吸収型製剤	ネオキシ®テープ	貼付薬1枚（オキシブチニン73.5 mg/枚含有）を1日1回，1枚を下腹部，腰部または大腿部のいずれかに貼付）	C1	経口に比べて副作用（口渇，便秘）少なし 夜間頻尿，高齢で有用
抗アンドロゲン薬	クロルマジノン	プロスタール®	25 mg/回を1日2回 50 mg（徐放剤）を1日1回	C1	前立腺肥大症
α₁遮断薬（降圧薬）	ウラピジル	エブランチル®	15〜45 mg/回を1日2回	B	前立腺肥大症に伴う排尿障害 本態性高血圧

（次ページにつづく）

（表5　つづき）

分類	一般名		商品名	用法・用量	推奨グレード	特徴
その他	フラボキサート		ブラダロン®	200 mg/回を1日3回	C1	膀胱平滑筋に作用し，膀胱を弛緩させる．膀胱平滑筋細胞へのCaの流入，膀胱容量増大，尿意発現遅延，夜間頻尿の改善
	ボツリヌス毒素		ボトックス®	硬性または軟性膀胱鏡を用いて，膀胱三角部を避けて膀胱壁内に注入する．100単位（薬剤10 mL）では20カ所，200単位（薬液30 mL）では30カ所に分けて注入する	A	1回の注射で6〜12カ月効果がある．稀に排尿できなくなり自己導尿が必要になることがある
	イミプラミン		トフラニール®	25〜50 mg/日，1日1〜2回	C1	遺尿症（小児，学童），切迫性尿失禁
	クレンブテロール		スピロペント®	20 μg/日を1日2回	B	腹圧性尿失禁，下部尿路閉塞に注意
	プロパンテリン		プロ・バンサイン®	15 mg/回を1日3〜4回	C1	夜尿症，遺尿症
	植物由来エキス製剤	セルニチンポーレンエキス	セルニルトン®	1回2錠を1日2〜3回	C1	抗炎症，排尿促進作用，慢性前立腺炎
		植物エキス製剤	エビプロスタット®	1回2錠（SG錠）または1回1錠（DB錠）を1日3回		
	猪苓湯 ちょれいとう			9.0 g/日を2〜3回	C1	利尿・抗炎症・頻尿・排尿痛・残尿感などの刺激症状改善 4章12参照
	牛車腎気丸 ごしゃじんきがん			5.0〜7.5 g/日を2〜3回	C1	夜間頻尿 4章12参照
	外科的療法				C1	

推奨グレード　A：行うよう強く勧められる，B：行うよう勧められる，C1：行ってもよい
前立腺肥大症を合併しない男性過活動膀胱に対する推奨レベルは異なる（漢方薬は過活動膀胱に対して健康保険適用となっていない）
（文献10〜12を参考に作成）

1）α₁アドレナリン受容体遮断薬（α₁遮断薬）

　わが国で前立腺に特異的な，血圧には影響の少ないα_1遮断薬タムスロシン（ハルナール®）が開発され，世界中で前立腺肥大症の第1選択薬として使用されている．α_1遮断薬は前立腺と膀胱頸部の平滑筋の過剰な緊張を緩和して機能的閉塞を減少させ，排尿困難，尿線の細さ，頻尿，残尿を軽減する．蓄尿障害である頻尿・尿意切迫感にはα_1D*がより関与しておりナフトピジル（フリパス®）が親和性が高く，α_1Aに親和性の高いシロドシン（ユリーフ®）は排尿症状（残尿感も含む）の改善に加えて蓄尿症状にも効果がみられる．α_1Aとα_1Dの分布に個人差があり，使用したα_1遮断薬が効かない場合，他のα_1遮断薬が効くことがある．副作用として，タムスロシン，シロドシンは射精障害を起こすことがある．起立性低血圧，鼻づまりもみられる．

　α_1遮断薬による術中虹彩緊張低下症候群（IFIS）は白内障の手術中

α1遮断薬のサブタイプは**表6**参照.

IFIS : intraoperative floppy iris syndrome（術中虹彩緊張低下症候群）

に洗浄液流で虹彩が弛緩, 膨張してふにゃふにゃになり水流で動き虹彩が水晶体切開部へ脱出する現象. α_1遮断薬を服用中, 過去に服用した場合でも, 術前に休薬しても予防できない. あらかじめ予測できれば器具や薬剤を準備して対応できる. α_1遮断薬を服用中・服用歴を眼科医に事前に報告するよう指導する.

▶表6 α_1遮断薬のサブタイプと分布

	α_1A	α_1B	α_1D
部位	尿道・前立腺	血管	膀胱・前立腺
受容体を遮断	尿道・前立腺弛緩	末梢血管拡張	膀胱・前立腺弛緩
効果	排尿障害改善	血圧低下	蓄尿障害改善
副作用	射精障害 下痢・軟便	起立性低血圧 (めまい・立ちくらみ)	
一般名 (商品名)	シロドシン (ユリーフ®) タムスロシン (ハルナール®)		ナフトピジル (フリバス®) タムスロシン (ハルナール®)

2) PDE5阻害薬

α_1遮断薬と同等の効果があり. 一酸化窒素 (NO) を介して血管平滑筋が弛緩し血流が改善する. 尿道・前立腺・膀胱頸部の平滑筋の弛緩作用により膀胱出口部の閉塞が改善し排尿時の尿道抵抗が軽減する. 膀胱からの求心性神経活動を抑制することで蓄尿症状が改善する.

タダラフィルは硝酸製剤やNO供給剤との併用は禁忌で, **最近3カ月以内の冠動脈疾患には禁忌ないし使用注意**である. 結果的に排尿時の尿道抵抗を軽減することで下部尿路症状 (LUTS) を改善する. 処方の際には, 前立腺肥大症の診断に用いた尿量測定検査, 残尿検査, 前立腺エコー検査などの検査名と実施日を診療報酬明細書の摘要欄に記載しなければならない.

タダラフィルは肺動脈性肺高血圧症治療薬 (アドシルカ®) として臨床使用されている, また商品名シアリス®として勃起不全 (ED) の治療薬として発売されている (薬価非収載).

3) 5α還元酵素阻害薬

前立腺肥大が30 mL以上の患者に有効で, 肥大した前立腺を縮小させて機械的閉塞を緩和する. 投与開始から半年後にPSA値が約50％減少することから, 前立腺がんの評価には, 測定値を2倍した値を目安とする. 経皮吸収されることから, 女性や小児はカプセルから漏れた薬剤に触れないこと.

本剤は商品名ザガーロとして男性脱毛症 (AGA) の治療薬として発売されている (薬価非収載).

PDE5：phosphodiesterase 5 (ホスホジエステラーゼ5)

4) β₃アドレナリン受容体作動薬（β₃受容体作動薬）

β_3受容体作動薬は膀胱のβ_3アドレナリン受容体に選択的に作用し膀胱弛緩作用を有する．抗コリン薬と同様の有効性を示し，抗コリン作用に基づく副作用（口内乾燥や便秘など）がほとんどないことから安全面からも使用しやすい．

現在，わが国ではミラベグロンとビベグロンの2剤が保険適用となっている．

1) – ❶ ミラベグロン

ミラベグロンは高齢過活動膀胱患者への有用性と，認知機能への影響の少ないことが報告されている．ラットにおいて生殖系への影響が認められたため，生殖可能な患者への投与はできるだけ避けるように注意されている．

1) – ❷ ビベグロン

ビベグロンは過活動膀胱の各症状に対して有効で副作用も軽微であり，CYP450などの酵素に対して阻害作用・誘導作用を示さず薬剤相互作用がほとんどみられないとされている．肝機能や腎機能障害による用量調節は不要な薬剤である．生殖可能な年齢の患者への投与について注意喚起がないことから，若年者にも使用しやすい薬剤である．

5) 抗コリン薬

抗コリン薬は膀胱のムスカリン受容体を遮断して，膀胱の過剰な収縮を抑えることによって過活動膀胱の症状を緩和する．加えてプロピベリン塩酸塩，オキシブチニン塩酸塩にはCa拮抗作用による膀胱平滑筋弛緩作用がある．過活動膀胱症状に加えて排尿症状を訴える場合は低用量から投与開始すること．治療中，残尿の増加や排尿症状の悪化がみられることがあるため注意深い経過観察が必要である．80歳以上の高齢女性ではOABと排尿筋収縮障害が共存していることがあるため，**排尿症状が強い場合や残尿が多い場合（50 mL以上）は専門医へ紹介する**．

▶**表7** 抗コリン薬の作用部位と副作用

作用部位	ムスカリン受容体サブタイプ	抗コリン薬の副作用	アセチルコリンの作用
脳	M_1	めまい，眠気，記憶障害，認知機能障害	
虹彩・毛様体	M_3	目のかすみ	
唾液腺	M_3	口内乾燥	唾液分泌
心臓	M_2	頻脈	
胃・食道	M_1	消化不良	運動亢進
大腸	M_3	便秘	運動亢進
膀胱（排尿筋）	M_2, M_3	弛緩（ゆるめる），排尿困難，残尿	収縮

▶表8 抗コリン薬のムスカリン受容体サブタイプの選択性

比較的 M_3 選択薬	
$M_3 > M_1 > M_2$	オキシブチニン（ポラキス®），ソリフェナシン（ベシケア®）
$M_3 \geqq M_1 > M_2$	イミダフェナシン（ウリトス®，ステーブラ®）
サブタイプ非選択薬	
$M_3 = M_1 \geqq M_2$	プロピベリン（バップフォー®）
$M_3 = M_1 = M_2$	トルテロジン（デトルシトール®），フェソテロジン（トビエース®）

6) 抗アンドロゲン薬

本剤の目的は前立腺の縮小である．副作用として性欲の低下，勃起の低下（ED），射精障害などの性機能障害が多い．血中のテストステロン濃度の低下による PSA を低下させるので使用は慎重にすること．

7) α_1遮断薬（降圧薬）

前立腺非選択性の α_1 遮断薬で，高血圧，前立腺肥大症，神経因性膀胱に伴う排尿障害に適応がある．ガイドラインではウラピジル（エブランチル®）のみ推奨グレードBで記載されている．立ちくらみ，血圧低下などの副作用に注意．

8) ボツリヌス毒素膀胱壁内注入療法

難治性特発性過活動膀胱患者に対して，膀胱筋層内にボツリヌス毒素を直接注入する方法．抗コリン薬または β_3 受容体作動薬抵抗性の切迫性尿失禁に対して有効な治療と考えられている．

❼ 女性の下部尿路症状（female LUTS）における薬物療法

女性の場合は，膀胱の出口にあたる骨盤底筋群の緩みのため，尿失禁を伴う過活動膀胱（OAB wet）が多い．女性の尿失禁のタイプは，①腹圧性尿失禁，（咳やくしゃみが運動で腹圧がかかって漏れるもの）が約49％と最も多く，②OABに伴う切迫性尿失禁が約21％，③両方がある混合性尿失禁が残りの約29％である．つまり女性の尿失禁患者のおよそ8割が腹圧性尿失禁を有しており，問診で腹圧性尿失禁と過活動膀胱を見分けることが治療方針を立てるうえで重要となる．

▶図3　女性の下部尿路症状の初期診療のアルゴリズム

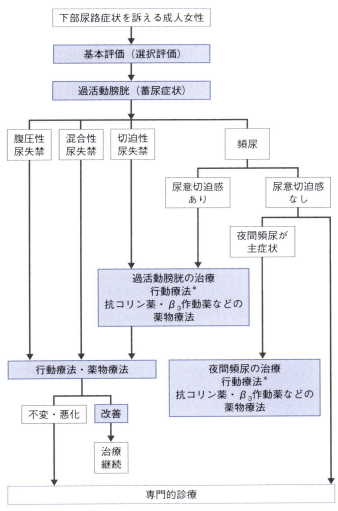

（文献12を参考に作成）

▶表9 女性の過活動膀胱（頻尿・尿失禁）の治療薬

分類	一般名	商品名	用法・用量	推奨グレード	特徴
β₃受容体作動薬	ミラベグロン	ベタニス®	50 mgを1日1回食後に	A	抗コリン作用なく，目・口の渇き，便秘などの副作用が少ない 尿閉，高血圧，眼圧上昇に注意 生殖可能な年齢の患者への投与を避ける
	ビベグロン	ベオーバ®	50 mgを1日1回食後に	A	抗コリン作用なく，目・口の渇き，便秘などの副作用が少ない 併用禁忌，併用注意薬が少ない 生殖器系への影響が少ない
抗コリン薬	イミダフェナシン	ウリトス®	0.1 mg/日を1日2回，朝食後および夕食後に	A	速効性，半減期が短い，膀胱に選択性が高い，口乾少なし，中枢系の副作用少なし
		ステーブラ®	0.2 mg/回，1日2回まで増量可		
	プロピベリン	バップフォー®	20 mgを1日1回　20 mg/回を1日2回まで増量可	A	抗コリン作用とCa拮抗作用により膀胱平滑筋の異常収縮を抑制 作用時間長い，神経因性膀胱・過活動膀胱，夜間頻尿
	トルテロジン	デトルシトール®	4 mgを1日1回	A	徐放性，膀胱選択性が強く口渇が少ない
	ソリフェナシン	ベシケア®	5 mgを1日1回　1日10 mgまで増量可	A	遅効性，膀胱選択性が高く口渇が少ない
	フェソテロジン	トビエース®	4 mgを1日1回　1日8 mgまで増量可	A	膀胱選択性が高く口渇が少ない，中枢系の副作用少なし
	オキシブチニン	ポラキス®	2〜3 mg/回を1日3回	B	平滑筋の直接弛緩作用あり，副作用の発現が他の薬剤に比して高い 認知障害が高く，可能な限り使用しない
	オキシブチニン経皮吸収型製剤	ネオキシ®テープ	貼付薬1枚（オキシブチニン73.5 mg/枚含有）を1日1回，1枚を下腹部，腰部または大腿部のいずれかに貼付)	A	経口に比べて副作用（口渇，便秘）少なし 夜間頻尿，高齢で有用
その他	フラボキサート	ブラダロン®	200 mg/回を1日3回	C1	膀胱平滑筋に作用し，膀胱を弛緩させる．膀胱平滑筋細胞へのCaの流入，膀胱容量増大，尿意発現遅延，夜間頻尿の改善
	ボツリヌス毒素	ボトックス®	硬性または軟性膀胱鏡を用いて，膀胱三角部を避けて膀胱壁内に注入する．100単位（薬剤10 mL）では20カ所，200単位（薬液30 mL）では30カ所に分けて注入する	A	1回の注射で6〜12カ月効果がある．稀に排尿できなくなり自己導尿が必要になることがある
	イミプラミン	トフラニール®	25〜50 mg/日，1日1〜2回	C1	遺尿症（小児，学童），切迫性尿失禁
	クレンブテロール	スピロペント®	20 μg/日を1日2回	B	腹圧性尿失禁，下部尿路閉塞に注意
	プロパンテリン	プロ・バンサイン®	15 mg/回を1日3〜4回	C1	夜尿症，遺尿症

推奨グレード　A：行うよう強く勧められる，B：行うよう勧められる，C1：行ってもよい
（文献12を参考に作成）

1）腹圧性尿失禁の治療

腹圧性尿失禁で承認されている薬剤はクレンブテロール（スピロペント®：1回20μg，1日2回，1日60μgまで）しかなく，現時点では補助的位置づけである．有効性がない場合，漫然と薬物療法を続けるのではなく骨盤底筋訓練，手術療法を検討し専門医への紹介が望まれる．

2）女性の過活動膀胱に対する薬物療法

女性の場合は，尿道が短く前立腺もないため尿道拮抗が低く尿閉になりにくい．β_3受容体作動薬と抗コリン薬が初期薬物治療の基本となっている．

2）-❶ 薬剤の単独投与

β_3受容体作動薬の単独投与（推奨グレードA）：β_3受容体作動薬は抗コリン薬と同様の有効性を示し，抗コリン作用に基づく副作用が少なく安全．

> 男性のβ_3受容体作動薬の説明を参照〔❻-4)〕．

抗コリン薬の単独投与（推奨グレードA）：過活動膀胱の治療の第1選択肢．全身のムスカリン受容体の遮断による副作用を十分に考慮する必要がある．

> 男性の抗コリン薬の説明を参照〔❻-5)〕．

2）-❷ 抗コリン薬とβ_3受容体作動薬の追加療法・併用療法

どちらかの薬剤を投与し過活動膀胱症状が改善しない場合，もう片方の薬を併用（add-on）することが推奨される．

- 抗コリン薬（ソリフェナシン）＋β_3受容体作動薬（ミラベグロン）追加【推奨度グレードA】
- β_3受容体作動薬（ミラベグロン）＋抗コリン薬（ソリフェナシン5 mg）追加【推奨度グレードB】
- β_3受容体作動薬（ミラベグロン）＋抗コリン薬（プロピベリン20 mg）追加【推奨度グレードB】
- β_3受容体作動薬（ミラベグロン）＋抗コリン薬（イミダフェナシン0.2 mg）追加【推奨度グレードB】
- β_3受容体作動薬（ミラベグロン）＋抗コリン薬（トルテロジン徐放剤4 mg）追加【推奨度グレードB】

β_3受容体作動薬ビベグロンと抗コリン薬との併用については，現在の段階では十分な検討がなされていない．

❽尿失禁・夜間頻尿

尿失禁は「**不随意に尿が漏れる状態**」で，直接生命に関わることはないものの体面に与える影響や，精神面，社会面，生活面に悪影響を与え，生活の質を招く．

▶表10　尿失禁の分類

分類	特徴
A）切迫性尿失禁	急に尿がしたくなり，トイレが我慢できずに尿が漏れてしまう
B）腹圧性尿失禁	労作時または運動時，くしゃみや咳の時に不随意に尿が漏れる
C）溢流性尿失禁	頻回にあるいは持続的に少しずつ尿が漏れるが，排尿障害を伴うことが特徴的
D）機能的尿失禁	膀胱尿道機能に関係なく，認知症や身体運動障害のためトイレ以外の場所で尿を漏らす状態

1）尿失禁の治療

尿失禁の治療は下部尿路リハビリテーション，薬物療法，外科的治療に分けられる．膀胱訓練や骨盤底筋訓練が治療の基本であるが，本項では，非専門医による薬物療法を中心に説明する．

1）-❶ 切迫性尿失禁

▶表11　切迫性尿失禁の治療薬

第1選択薬（抗コリン薬）	症状に応じて以下の薬剤を併用する
● オキシブチニン（ポラキス®）	● フラボキサート（ブラダロン®）
● イミダフェナシン（ウリトス®）	● イミプラミン（トフラニール®）
● プロピベリン（バップフォー®）	● プロバンテリン（プロ・バンサイン®）
● イミダフェナシン（ステーブラ®）	
● トルテロジン（デトルシトール®）	
● フェソテロジン（トビエース®）	
● ソリフェナシン（ベシケア®）	

1）-❷ 腹圧性尿失禁

・クレンブテロール（スピロペント®）

2）夜間頻尿

夜間頻尿を伴う過活動膀胱に対して，抗コリン薬，β_3受容体作動薬は夜間排尿回数の減少，QOLや睡眠の質を改善させる効果があり，その投与は推奨される．

2）-❶ 過活動膀胱（OAB）に伴う夜間頻尿：推奨グレードA

・プロピベリン（バップフォー®）
・トルテロジン（デトルシトール®）
・ソリフェナシン（ベシケア®）

2）-❷ 前立腺肥大症（BPH）に伴う夜間頻尿：推奨グレードA

・タムスロシン（ハルナール®β）
　　　　　　　＋
・プロピベリン（バップフォー®）の併用

2）-❸ 夜間多尿による夜間頻尿

男性の夜間多尿に伴う夜間頻尿に対して有効性が認められている．
・抗利尿ホルモン（デスモプレシン）：推奨グレード 男性A，女性保留（保険適用外）
・非ステロイド性抗炎症薬（NSAIDs）＊：ロキソプロフェン（ロキソニン®）：保留（保険適用外）

＊NSAIDsは糸球体血液を減少させて尿量減少に働くが腎障害，胃腸障害をきたすことがあり，長期投与は回避すべきである．

❾ 前立腺肥大症・尿閉に注意が必要な薬

▶**表12** 前立腺肥大症・尿閉に注意が必要な薬

分類		一般名（商品名）
感冒薬		PL顆粒
鎮咳薬		フスコデ®
アレルギー用薬		*d*-クロルフェニラミンマレイン酸塩（ポララミン®），シプロヘプタジン塩酸塩水和物（ペリアクチン®），メキタジン（ゼスラン®），*d*-クロルフェニラミンマレイン酸塩・ベタメタゾン（セレスタミン®）
鎮暈薬		ジフェンヒドラミンサリチル酸塩・ジプロフィリン（トラベルミン®）
鎮けい薬		ブチルスコポラミン臭化物（ブスコパン®），ロートエキス，ほか
排尿障害治療薬		プロピベリン（バップフォー®），トルテロジン（デトルシトール®），コハク酸ソリフェナシン（ベシケア®）
循環器官用薬	抗不整脈薬	リン酸ジソピラミド（リスモダン®），シベンゾリンコハク酸塩（シベノール®）
	低血圧治療薬	アメジニウムメチル硫酸塩（リズミック®）
精神・神経用薬	抗うつ薬（三環系）	アミトリプチリン塩酸塩（トリプタノール®），クロミプラミン塩酸塩（アナフラニール®）
	抗うつ薬（四環形）	マプロチリン塩酸塩（ルジオミール®）
	抗うつ薬（SNRI）	ミルナシプラン塩酸塩（トレドミン®）

※市販のかぜ薬や乗り物酔いの薬，胃薬にも含まれているものがあるので注意を

◆ **文　献**

1）「日本医師会雑誌 Vol.149 No.5 排尿・排便障害 – 初期診療から専門的診療まで」（味村俊樹，他／企画，監），日本医師会，2020

2）馬嶋 剛：内科医が知っておくべき泌尿器科疾患（頻尿編）．日本内科学会雑誌，110：2553-2559，2021

3）「薬局 Vol.72 No.7 下部尿路症状」（髙橋 悟／編），南山堂，2021

4）「前立腺肥大症診療ガイドライン」（日本泌尿器科学会／編），リッチヒルメディカル，2011
https://www.urol.or.jp/lib/files/other/guideline/08_prostatic_hyperplasia.pdf

5）「夜間頻尿診療ガイドライン 第2版」（日本排尿機能学会，日本泌尿器科学会／編），リッチヒルメディカル，2020
http://japanese-continence-society.kenkyuukai.jp/images/sys/information/20231115161741-DEB2BB9B202483D5C005304E5244543626350B06398224476EB7D-877CF1D613B.pdf

6）舛森直哉：前立腺肥大症の薬物治療．週刊日本医事新報，4786：27-32，2016

7）五十嵐智博，高橋 悟：過活動膀胱の診断と治療 – 女性の過活動膀胱を中心に．週刊日本医事新報，4645：47-52，2013

8）西澤 理，平林直樹：高齢女性の過活動膀胱と腹圧性尿失禁 – 薬物療法の広がり．週刊日本医事新報，4777：18-23，2015

9）武田政之：日常診療に役立つ 過活動膀胱診療ガイドライン（第2版）のエッセンス．Astellas Square，63：10-14，2015

10）「過活動膀胱診療ガイドライン 第3版」（日本排尿機能学会，日本泌尿器科学会／編），リッチヒルメディカル，2022
http://japanese-continence-society.kenkyuukai.jp/images/sys/information/20221004153031-5AE38BBCAB689D6F748E8B038251EF44EBE396B12DA7B8074DE-44A39CC6A3914.pdf

11）「男性下部尿路症状・前立腺肥大症診療ガイドライン」（日本泌尿器科学会／編），リッチヒルメディカル，2017
https://www.urol.or.jp/lib/files/other/guideline/27_lower-urinary_prostatic-hyperplasia.pdf

12）「女性下部尿路症状診療ガイドライン [第2版]」（日本排尿機能学会，日本泌尿器科学会／編，日本女性骨盤底医学会／協力），リッチヒルメディカル，2019
https://www.urol.or.jp/lib/files/other/guideline/38_woman_lower-urinary_v2.pdf

第4章　やや専門性の高い病気

9　骨粗鬆症

❶ 骨粗鬆症の診断

1) スクリーニングの対象者

- 65歳以上の女性
- 65歳未満でステロイド治療を行う予定・行っている男女
- 転倒やふらつきのある男女

2) 続発性骨粗鬆症の鑑別と検査

　胸腰椎単純X線撮影，血算，生化学検査と一般検尿は実施することが望ましい.

▶表1　骨粗鬆症診断時の鑑別診断と検査結果

検査の種類		検査結果	原疾患
血液検査	血算	正球性貧血	多発性骨髄腫
		小球性低色素性貧血	吸収不良症候群，摂食障害など
		白血球増加	クッシング症候群，ステロイド薬内服（顆粒球増加・好酸球とリンパ球減少）
	生化学	高カルシウム血症	原発性副甲状腺機能亢進症
		低カルシウム血症	ビタミンD欠乏症
		低リン血症	骨軟化症，ビタミンD欠乏症
		高ALP血症	原発性副甲状腺機能亢進症，甲状腺機能亢進症，骨軟化症，骨パジェット病
		肝機能異常	肝硬変などの重症肝疾患
		低コレステロール血症	甲状腺機能亢進症
		高血糖	糖尿病，ステロイド薬内服
	血清	CRP高値	関節リウマチおよびその他の慢性炎症性疾患
尿検査	一般尿検査	尿糖	糖尿病
		尿蛋白	多発性骨髄腫（患者によっては陰性）
	生化学	高カルシウム尿症	原発性副甲状腺機能亢進症など

（文献1より引用）

3) 骨粗鬆症の評価

3)-❶ 骨密度の測定

- DXAによる骨密度の評価を行う.

  腰椎（L1-L4，またはL2-L4）と大腿骨近位部の両者を測定し，日本では**性別ごとの若年成人平均（YAM：20～44歳）と比較して何%**かで表現する．**Tスコアー2.5がYAM70%に相当**.

- なお，骨密度を測定するときには，**腰椎X線単純写真正側2方向で圧迫骨折がないか評価する**．圧迫骨折があると骨密度が過大評価されるからである.

DXA：dual-energy X-ray absorptiometry（二重エネルギーX線吸収法）
YAM：young adult mean（若年成人平均）

3)-❷ FRAX® によるスクリーニング

- FRAX®はWHOによって開発された骨折リスク評価ツール．疫学的に同定された**12個の骨折危険因子を評価**することで，**10年以内の大腿骨折近位部骨折と骨粗鬆症骨折のリスク（発症率）を予測**する.

FRAX® ： Fracture Risk Assessment Tool
ただし，問題もあり，過大評価・過小評価する可能性は否定できない.

3)-❸ 治療対象者

① 骨粗鬆症性骨折の既往がある人

② 骨密度（DXA測定）がTスコアー2.5（YAM70%）未満の人

③ 骨密度（DXA測定）がTスコアー1.0～2.5で，FRAX®で10年以内の骨粗鬆症性骨折のリスクが15%以上の人

④ ステロイド長期全身投与を行っている，または行う予定がある人

3)-❹ その他

▶表2　骨粗鬆症・骨折のリスクが疑われる薬剤一覧

薬剤クラスタ	作用機序
糖質コルチコイド	骨形成の低下
チアゾリジン系薬剤〔ピオグリタゾン（アクトス®）〕	骨形成低下の可能性あり
PPI（プロトンポンプ阻害薬）	カルシウム吸収低下の可能性あり
SSRI（選択的セロトニン再取り込み阻害薬）	骨細胞でのセロトニン作用の阻害
過剰な副甲状腺ホルモンの補充	骨吸収の増加
抗てんかん薬（バルプロ酸など）	不明
未分画ヘパリン	骨形成の低下のおよび骨吸収の増加
アロマターゼ阻害薬	エストロゲン産生の低下
GnRHアゴニスト	性腺機能低下症
酢酸メドロキシプロゲステロン	エストロゲンレベルの低下
カルシニューリン阻害薬	不明

❷ 骨代謝マーカー測定

▶表3　骨代謝マーカーの特徴

骨吸収マーカー	TRACP-5b （破骨細胞産物）	● 日内変動，日差変動少なく，食事や運動の影響を受けない ● 骨吸収抑制投与後の低下率が大きく，最小有意変化（MSC）が小さいため，薬効の判定に優れている ● 特にSERMなどのマーカーの変動が比較的小さい薬剤の効果判定に優れている
	NTX （Ⅰ型コラーゲン代謝産物）	● 血中NTXは再現性に優れているが変動幅が少なく変化がみにくい
骨形成マーカー	P1NP （Ⅰ型コラーゲン前駆体）	● 酵素（BAP）に比して物質としての安定性が高く，検査材料の保存によって影響を受けない ● 治療効果の判定，経過観察の補助に有用，特にPTH製剤の活用において有用性が高い ● 骨基質形成の比較的早期の指標
	BAP （骨芽細胞産物）	● 骨芽細胞の機能や数と相関し，骨形成状態を反映する ● 測定安定性が高く，最小有意変化率が小さく臨床の場で薬物有効性が判定しやすい

▶図1　骨代謝マーカーの適切な使い方

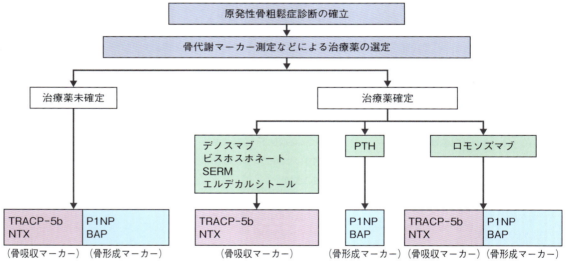

（著者作成）

▶表4　骨代謝マーカーの測定時期

①骨粗鬆症の薬剤治療方針の選択時に1回
②その後，6カ月以内の薬剤効果判定時に1回
③薬剤治療方針を変更した時は，変更後6カ月以内に1回以上に限り保険点数が算定できる

（著者作成）

▶表5　骨密度と骨代謝マーカーの特徴

骨密度（BMD）	骨代謝マーカー
骨粗鬆症の診断	骨粗鬆症の予知
過去の骨代謝の総決算	リアルタイムな骨代謝
局所骨の評価	全身骨の平均評価
治療効果の確認1〜2年	3〜6カ月
施設の制限	簡便

（著者作成）

▶表6 骨代謝マーカーの基準値，セットオフ値，異常高値

	項目	基準値	測定法	カットオフ値		異常高値			最小優位変化（%）
				骨量減少	骨折	閉経前	閉経後	男性	
骨吸収マーカー	血清TRACP-5b	120〜420 mU/dL	EIA	309	420	>420	>760	>590	12.4
	血清NTX	7.5〜16.5 nmlBCE/L	EIA	13.6	16.5	>16.5	>24.0	>17.7	16.3
	尿NTX	9.3〜54.3 nmolBCE/mmol・Cr	EIA	35.3	54.3	>54.3	>89.0	>66.2	27.3
骨形成マーカー	血清P1NP	14.9〜68.8 μg/L	RIA	–	–	>64.7	>79.1	>66.8	12.1
	血清BAP	7.9〜29.0 U/L	EIA	21.1	29.0	>29.0	>75.7	>44.0	–

EIA：酵素免疫測定法，RIA：放射免疫測定法
（注意点）骨代謝マーカーには日内変動があり，朝高く，午後に低下する．上記の基準値は，早朝空腹で採血・採尿した検体をもとに得られた結果である．部分尿は，クレアチニン値で補正する必要があり，測定変動が大きくなる．
（著者作成）

❸ 骨粗鬆症治療薬の特徴と使い分け

・骨粗鬆症の治療の目的は骨折の予防である．その目的達成のためには正しく診断し，骨折抑制効果の確かな薬物を適切に用いることが重要である．骨折抑制効果は短期間の治療で得られるものではない．特に，大腿骨近位部骨折の予防には，**長期にわたる治療の継続が求められる**．

・骨折の**一次予防**（既存骨折なし）は，**活性型ビタミンD₃薬**ないし**選択的エストロゲン受容体モジュレーター（SERM）**が第1選択薬，**二次予防**（既存骨折あり）はビスホスホネート薬（**BP**），**デノスマブ（Dmab）**が第1選択薬となる．さらに高齢で複数の骨折を有する重症骨粗鬆症例では，**テリパラチド（TPT）**あるいは**ロモソズマブ（Rmab）**の選択が考えられる．

・ビスホスホネート薬治療開始前に，口腔内の管理状態を確認し，必要に応じて歯科検査を受け，侵襲的な歯科処置をできる限り済ませておくこと，治療開始後も口腔内を清潔に保ち，定期的な歯科検査を受けることが，薬剤関連顎骨壊死の予防に重要である．

《治療目標》
① 治療期間に骨折発生がなく，かつ骨密度Tスコアが−2.5（YAM 70%）よりも高値
② 目標達成後の休薬はBPのみ可能
③ 2〜3年おきに，骨密度・骨代謝マーカーで評価する

▶表7 骨粗鬆症治療薬

	分類	一般名	商品名	容量/剤形	用法・用量	有効性評価*
骨吸収抑制薬	SERM	バゼドキシフェン	ビビアント®	20 mg/錠	1日1回20 mg	骨密度：A 椎体骨折：A 非椎体骨折：B 大腿骨近位部骨折：C
		ラロキシフェン	エビスタ®	60 mg/錠	1日1回60 mg	
	ビスホスホネート薬（BP）	アレンドロン酸	フォサマック®	5 mg/錠 35 mg/錠	1日1回5 mg 1週1回35 mg	骨密度：A 椎体骨折：A 非椎体骨折：A 大腿骨近位部骨折：A
			ボナロン®	5 mg/錠 35 mg/錠 35 mg/2 g/包（ゼリー） 900μg，100 mL （点滴静注バッグ）	1日1回5 mg 1週1回35 mg 1週1回35 mg 4週1回900μg	
		リセドロン酸	ベネット®	2.5 mg/錠	1日1回2.5 mg	
			アクトネル®	17.5 mg/錠 75 mg/錠	週1回17.5 mg 月1回75 mg	
		イバンドロン酸	ボンビバ®	100 mg/錠 1 mg，1 mL （静注用シリンジ）	月1回，内服または 月1回，ワンショット静注	骨密度：A 椎体骨折：A 非椎体骨折：B 大腿骨近位部骨折：C
	抗RANKL抗体薬	デノスマブ（Dmab）	プラリア®	60 mg，1 mL （皮下注シリンジ）	6カ月に1回60 mg （皮下注）	骨密度：A 椎体骨折：A 非椎体骨折：A 大腿骨近位部骨折：A
骨形成促進薬	副甲状腺ホルモン薬（PTH）	テリパラチド酢酸塩（TPT）	テリボン®	56.5μg，生理食塩液1 mL （皮下注オートインジェクター）	週1回56.5μg 皮下注24カ月間まで	骨密度：A 椎体骨折：A 非椎体骨折：C 大腿骨近位部骨折：C
		テリパラチド（遺伝子組換え）（TPT）	フォルテオ®	600μg，2.4 mL （皮下注キット）	1日1回20μg 皮下注24カ月間まで	骨密度：A 椎体骨折：A 非椎体骨折：A 大腿骨近位部骨折：C
		アバロパラチド（APT）	オスタバロ®	1.5 mg，0.75 mL，3 mg，1.5 mL （皮下注カートリッジ）	1日1回80μg 皮下注18カ月間まで	
骨吸収抑制薬＋骨形成促進薬	ヒト抗スクレロスチン抗体	ロモソズマブ（Rmab）	イベニティ®	105 mg，1.17 mL （皮下注シリンジ）	1カ月に1回210 mg 皮下注12カ月間まで	
併用療法	活性型ビタミンD₃薬	エルデカルシトール	エディロール®	0.75μg/カプセル 0.5μg/カプセル	1日1回0.75μg 症状により1日1回0.5μgに減量	骨密度：A 椎体骨折：A 非椎体骨折：B 大腿骨近位部骨折：C
	カルシウム薬	L-アスパラギン酸カルシウム	アスパラ-CA	200 mg/錠	1日6錠，2～3回分服	骨密度：B 椎体骨折：B 非椎体骨折：B 大腿骨近位部骨折：C
	カルシウム/天然型ビタミンD₃/マグネシウム配合剤	沈降炭酸カルシウム・コレカルシフェノール・炭酸マグネシウム配合	デノタス®	762.5 mg/錠	1日1回2錠	
	カルシトニン薬	エルカトニン	エルシトニン®	筋注：10エルカトニン単位1 mL 20エルカトニン単位1 mL 注10単位：10エルカトニン単位1 mL 注40単位：40エルカトニン単位1 mL 注：40エルカトニン単位1 mL	骨粗鬆症における疼痛 1回10単位，週2回筋注 1回20単位，週2回筋注 （6カ月間を目安） 高Ca血症 ↑ 1回40単位，1日2回朝晩筋注 または1～2時間かけ点滴静注	骨密度：B 椎体骨折：B 非椎体骨折：C 大腿骨近位部骨折：C

＊有効性評価
【骨密度】A：上昇効果あり，B：上昇するとの報告あり
【椎体骨折，非椎体骨折，大腿骨近位部骨折】A：抑制する，B：抑制するとの報告あり，C：抑制するとの報告なし
（文献1を参考に作成）

1）骨吸収抑制薬

1）-❶ 選択的エストロゲン受容体モジュレーター（SERM）

- SERM は子宮や乳腺においては，エストロゲンと拮抗する作用をもち，骨や脂質代謝に関してはエストロゲンと類似の作用を有する．
- 不動時の静脈血栓症のリスクを除くと，長期投与に伴う問題の報告は乏しい．
- **比較的若年で既存骨折がなく，低骨密度のみが診断根拠となるような患者の早期治療に適している．** 活性型ビタミン D_3 薬を併用する．
- SERM は，他の治療で良好な治療効果が保たれた場合の切り替え療法の選択肢となる．
- ビビアント® は，骨密度低下が軽度で椎体骨折抑制効果が確認されている．

SERM：selective estrogen receptor modulator（選択的エストロゲン受容体モジュレーター）

1）-❷ ビスホスホネート薬（BP）

- 経口薬は腸管からの吸収は悪いが，いったん吸収されると特異的に骨組織に取り込まれる．
- **治療開始前に歯科受診し抜歯，インプラントの治療を済ませておくこと．**
- 顎骨壊死症は，感染症である骨髄炎が治療せずに腐骨が形成される現象で，**口腔内を衛生的に保つことが重要．** 骨粗鬆症に用いられている用量では頻度は少ない．
- 椎体骨折抑制効果は投与開始後半年から1年くらいで認められる．大腿骨近位部骨折の抑制効果を得るには，少なくとも1年半の継続が必要．
- ビスホスホネート薬の作用機序は，**性や年齢に依存しない**と考えられる．**男性においても効果が期待できる**と推測される．
- 食道・胃粘膜に対して刺激が強い薬で，**逆流性食道炎**や**食道潰瘍**を起こすことがある．BP 製剤内服時には，コップ1杯（約180 mL）の水とともに服用し，飲んでからアレンドロン酸，リセドロン酸は30分間，イバンドロン酸は60分間は横にならないこと．頻回に服用せずに済む製剤（週1回服用，月1回服用あるいは点滴静注）を選択する．
- BP 製剤の初期の数年間の使用以降は骨折予防効果がない可能性，3年以上の使用が非定型大腿骨骨折を増やす可能性（FDA の報告）を考慮すると，BP 製剤の使用は3〜5年間にとどめることを勧める．

BP：bisphosphonate（ビスホスホネート）

1）-❸ 抗 RANKL 抗体薬（デノスマブ：Dmab）

- 治療開始前に歯科受診を勧める．
- 骨折防止効果に一貫性あり，**皮質骨の骨密度増加効果は従来の薬剤にない特性．**
- 初回投与後は，**早期に低カルシウム血症に陥っていないことを確認すること．**

2) 骨形成促進薬

●副甲状腺ホルモン薬（PTH）

- 骨形成を促進することで骨折リスクを低下．
- 転移性骨腫瘍，原発性骨腫瘍，原発性副甲状腺機能亢進症ではないことを確認する．
- 治療後は高カルシウム血症，高尿酸血症，骨機能の悪化に注意する．
- 副甲状腺ホルモン薬（PTH）投与後に無治療で経過すると，急激に骨密度の低下を認める．投与期間はテリパラチド（TPT）は2年，アバロパラチド（APT）は3年に限られており，本薬投与終了後はビスホスホネート薬やデノスマブなど**骨吸収抑制薬に切り替えて治療を継続する**ことが推奨される．
- PTHは骨形成を含めて骨代謝を活性化することから，骨折治癒の促進効果が期待される．骨折後や骨折手術後に治療が開始されることが多い．

> PTH：parathyroid hormone
> （副甲状腺ホルモン）

> TPT：teriparatide acetate
> （テリパラチド酢酸塩）
> APT：abaloparatide
> acetate（アバロパラチド酢酸塩）

3) 骨吸収抑制薬＋骨形成促進薬（デュアル・エフェクト）

●ヒト抗スクレロスチン抗体（ロモソズマブ：Rmab）

- 骨折の危険性の高い骨粗鬆症に．
- 低カルシウム血症が発現しやすいため慎重投与．

4) 併用療法

　骨粗鬆症の治療の前提として，ビタミンDおよび，カルシウムが充足していることが**必要条件**である．

4)-❶ 活性型ビタミンD₃薬

- カルシウム代謝改善効果に加え，**BP製剤やSERMに匹敵する骨代謝改善効果**をもつ．
- エルデカルシトール投与により，**中等度の骨吸収マーカー抑制**が認められ，カルシドールに比べて**骨密度上昇効果と椎体骨折の抑制効果に優れる**．

4)-❷ カルシウム薬（L-アスパラギン酸カルシウム）

- カルシウムは可能な限り食物から摂取するのが望ましい．乳類不耐症などで十分なカルシウム摂取が困難な場合はカルシウム薬の投与を検証する．
- 1回のカルシウム経口薬が**500 mgを超えない**ように配慮する．

4)-❸ カルシウム/天然型ビタミンD₃/マグネシウム配合剤

- RANKL阻害薬（デノスマブ）投与に伴う低カルシウム血症の治療および予防に使用可能．
- 噛み砕くか，口中で溶かして服用するように指導する．

4)-❹ カルシトニン薬

- カルシトニンは破骨細胞に直接作用し，骨吸収活性を抑制する．骨

密度増加効果は少ないが，セロトニン神経系を介した鎮静作用があり骨粗鬆症による疼痛に効果がある．

5）遂次療法

▶表8　遂次療法

● SERM（3～5年間）→ BP または Dmab	SERM：選択的エストロゲン受容体モジュレーター
● BP（3～5年間）→ TPT または Dmab	BP　　：ビスホスホネート
● Dmab（投与期間に制限なし）→ BP	Dmab：デノスマブ
● TPT（投与期間は2年間）→ BP あるいは Dmab	TPT　：テリパラチド
● APT（投与期間は3年間）→ BP あるいは Dmab	APT　：アバロパラチド
● Rmab（投与期間は1年間）→ BP あるいは Dmab	Rmab：ロモソズマブ

❹ 主な副作用

▶表9　主な副作用

	薬剤	内容	重篤性
頻度の高いもの	ビスホスホネート（BP）	上部消化管障害 急性期反応	－
	活性型ビタミン D_3	高カルシウム血症	－
	テリパラチド	嘔気・めまい	－～＋
頻度の低いもの	ビスホスホネート（BP）	顎骨壊死 非定型大腿骨骨折 急性腎不全	－ ＋ ＋＋
	SERM	深部静脈血栓	＋
	デノスマブ	低カルシウム血症 顎骨壊死 非定型大腿骨骨折	－～＋ ＋ ＋
	ロモソズマブ	低カルシウム血症 顎骨壊死 非定型大腿骨骨折 心血管系事象	－～＋ ＋ ＋ ＋

◆ 文　献

1）「骨粗鬆症の予防と治療ガイドライン2015年版」（骨粗鬆症の予防と治療ガイドライン作成委員会/編），ライフサイエンス出版，2015
http://www.josteo.com/ja/guideline/doc/15_1.pdf

2）「骨粗鬆症 検診・保健指導マニュアル 第2版」（骨粗鬆症財団/企画，折茂 肇/監，細井孝之，曽根照喜/編），ライフサイエンス出版，2014

3）「日本内科学会雑誌 Vol.111 No.4 慢性疾患としての骨粗鬆症－内科的管理と多職種連携－」（鈴木敦詞/企画），日本内科学会，2022

4）「Gノート Vol.4 No.1 なんとなくDoしていませんか？骨粗鬆症マネジメント」（南郷栄秀，岡田 悟/編），羊土社，2017

5）倉林 工：骨代謝マーカーの適切な使い方．日本医師会雑誌，146：2013-2016，2018

6）井上大輔：骨代謝マーカー測定の意義と実践．週刊日本医事新報，4663：47-52，2013

7）「日本医師会雑誌 Vol.146 No.10 骨粗鬆症の診断と治療update」（田中 栄，横手幸太郎/企画，監），日本医師会，2018

8）「週刊日本医事新報 No.5055 骨粗鬆症治療薬の特徴と使いわけ」（萩野 浩/著），日本医事新報社，2021

9）「週刊日本医事新報 No.4719 進化する骨粗鬆症治療」（竹内靖博/監），日本医事新報社，2014

第4章　やや専門性の高い病気

10 食物アレルギーとアナフィラキシー

❶ 食物アレルギー

　食物アレルギーとは「食物によって引き起こされる抗原特異的な免疫学的機序を介して生体にとって不利益な症状が惹起される現象」と，わが国の食物アレルギー診療ガイドラインで定義されている[11].

　食物アレルギーの発症は，感作が成立する段階と症状が誘発する段階に区別される.

　感作の段階では，必ずしも**経口摂取された食物が原因とは限らず，食物抗原の経皮・経気道的な暴露も感作のきっかけとなる**. 食物以外の花粉やラテックスなどが感作源となる場合もある*.

　症状誘発においても，経口摂取だけでなく，食物抗原への皮膚接触，吸入，注射などのルートで抗原暴露されることがある.

　新生児・乳児消化管アレルギー，食物アレルギーの関与する乳児アトピー性皮膚炎は乳生時期から乳児期の疾患. **原因としては鶏卵・牛乳・小麦・大豆が多く認められ**，湿疹症状から即時型へタイプが変わりながら小学校入学までに約8割が寛解していく.

　内科領域では即時型食物アレルギー，食物依存性運動誘発アナフィラキシー，口腔アレルギー症候群が主な対象となる.

　乳児から成人で新たに発症するタイプでは「**即時型症状**」を呈し，**原因は甲殻類，魚類，小麦，果物類，そば，ピーナッツが多く**，耐性獲得は乳児期発症例に比べて少ないと考えられている.

*花粉→2章3「花粉症」の項参照.

▶表1　食物アレルギーの病型分類

臨床型	発症年齢	頻度の高い食べ物	耐性獲得（寛解）	アナフィラキシーショックの可能性	食物アレルギーの機序
食物アレルギーの関与する乳児アトピー性皮膚炎	乳児期	鶏卵，牛乳，小麦，など	多くは寛解	(+)	主にIgE依存性
即時型症状（蕁麻疹，アナフィラキシーなど）	乳児期〜成人期	乳児〜幼児： 　鶏卵，牛乳，小麦，ピーナッツ，木の実類，魚卵など 学童〜成人： 　甲殻類，魚類，小麦，果物類，木の実類など	鶏卵，牛乳，小麦は寛解しやすい その他は寛解しにくい	(++)	IgE依存性
食物依存性運動誘発アナフィラキシー（FEIAn/FDEIA）	学童期〜成人期	小麦，エビ，果物など	寛解しにくい	(+++)	IgE依存性
口腔アレルギー症候群（OAS）	幼児期〜成人期	果物・野菜・大豆など	寛解しにくい	(±)	IgE依存性

（文献12より引用：赤字は著者による）

患者さんを総合的に診るための　内科外来これ一冊、必携書

1) 即時型食物アレルギー

原因食物摂取2時間以内に，皮膚症状（92％），呼吸器（33％），粘膜（28％），消化器（18％），ショック（10％）と皮膚症状が最も多くみられる．

皮膚症状は，**蕁麻疹，紅斑，血管性浮腫**が主な所見で，**掻痒感は必発**．主としてヒスタミンによって誘発されるので，抗ヒスタミン薬が奏効し単独では危険性は高くない．

呼吸器症状は，咳嗽，喘鳴，呼吸困難を主徴とする．**咽頭浮腫に由来する嗄声や絞扼感を伴う場合と，下気道の狭窄を認め喘息様発作を伴う場合がある**．いずれも低酸素血症や窒息に至るリスクのある症状であり，迅速な対応が求められる．

消化器症状は，腹痛，嘔吐，下痢が主徴である．**消化管の強い蠕動による疝痛とくり返す嘔吐は重症であり，腸管浮腫を起こすと循環血漿量の低下によりショックに至ることがある**．

眼・鼻・口腔における粘膜の症状は上記の各臓器症状の一部に分類されることもある．咽頭粘膜の違和感や掻痒感はリスクの少ない症状であるが，咽頭浮腫による絞扼感は窒息の危険のサインであり，見極めが難しい場面もある．

▶表2 食物アレルギー症状出現時の重症度と対処法

		軽症	中等症	重症
皮膚・粘膜症状	紅斑・蕁麻疹・膨疹	部分的	全身性	−
	掻痒	軽い掻痒（自制内）	強い掻痒（自制外）	−
	口唇，眼瞼腫脹	部分的	顔全体の腫れ	−
呼吸器症状	咳嗽，鼻汁，鼻閉，くしゃみ	間欠的な咳嗽，鼻汁，鼻閉，くしゃみ	断続的な咳嗽	犬吠様咳嗽，持続する強い咳き込み
	喘鳴，呼吸困難	−	聴診上の喘鳴，軽い息苦しさ	聴診しなくても聞こえる喘鳴，呼吸困難，チアノーゼ，呼吸停止，SpO$_2$≦92％，締めつけられる感覚，嗄声，嚥下困難
消化器症状	口腔内，咽頭違和感	口，喉のかゆみ，違和感	咽頭痛	−
	腹痛	弱い腹痛	強い腹痛（自制内）	持続する強い腹痛（自制外）
	嘔吐・下痢	嘔気・単回の嘔吐・下痢	複数回の嘔吐・下痢	くり返す嘔吐・便失禁
循環器症状	脈拍，血圧	−	頻脈（＋15回/分），血圧軽度低下[*1]，蒼白	不整脈，血圧低下[*2]，重度徐脈，心停止
神経症状	意識状態	元気がない	眠気，軽度頭痛，恐怖感	ぐったり，不隠，失禁，意識消失
治療	抗ヒスタミン薬	必要に応じて	○	○
	呼吸器症状に対する気管支拡張薬吸入	−	○	○
	ステロイド	−	必要に応じて	○
	アドレナリン	−	○（吸入で改善しない場合）	○

＊1血圧軽度低下：1歳未満＜80 mmHg．1～10歳＜[80 mmHg＋（2×年齢）]，11～17歳＜100 mmHg
＊2血圧低下：1歳未満＜70 mmHg．1～10歳＜[70 mmHg＋（2×年齢）]，11～17歳＜90 mmHg
（文献13を参考に作成）
症状の重症度はいちばん重い臓器の症状を用いる．本表はあくまでも重症度と治療の目安であり，治療は状況によって変わりうる

2) 食物アレルギーの検査

アレルギー検査としてよく行われる血液検査や皮膚検査では結果と症状が一致しないことがある．正確な診断には**食物経口負荷試験**が必須．

- 血液IgE検査には偽陽性，偽陰性が多い．
- 皮膚検査の方が血液検査に比べて体のIgE反応を反映しているため有効性はあるが，皮膚検査でも偽陽性，偽陰性は存在する．
- 血液検査や皮膚検査で陽性，陰性という所見だけで，食物の摂取を回避したり推奨することはできない．

❖ 食物経口負荷試験（OFC）

- 食物経口負荷試験（oral food challenge：OFC）は，**食物アレルギーの最も確実な診断法**であり，原因確定や除去解除の判断，重症度の判定などに欠かせない検査である．
- OFCは**アナフィラキシーなど危険を伴う検査**なので，

医師，看護師，栄養士，医療事務が連携して行う．特に食物アレルギーの治療や経験が豊富な医師などが配置されていることが重要．外来で実施する場合には直ちに入院治療に移行できる環境を整えておく必要がある．

- OFC実施施設：食物アレルギー研究会のホームページ（https://www.foodallergy.jp）より閲覧が可能．

---

❷ 食物アレルギー特殊型

特殊型には口腔アレルギー症候群（OAS）と食物依存性運動誘発アナフィラキシー（FDEIA）などがある．

1) 口腔アレルギー症候群（OAS）

口腔アレルギー症候群（OAS）は，「即時型アレルギーの特殊型で，食物摂取時に口腔・咽頭粘膜を中心に刺激感や粘膜浮腫をきたし，ショックをきたすこともある」と定義されている[11]．その多くが，花粉症患者に合併して起こる果物や野菜のOASである．

症状は，**原因食物を摂取した直後（数分〜1時間後以内）に，口唇・舌・口腔・粘膜・咽頭の掻痒や刺激感，閉塞感として自覚する**．他覚的に，口唇や口腔粘膜の腫脹，水疱や血疱などを認めることもあるが，その多くは自覚症状のみで，数分〜数時間で自然に治まる．原因食物の多くは生の果物や野菜で，加熱によって摂取ができることがしばしばみられる．

発症年齢は，学童期以降で，20〜30歳代にピークがある．先行して感作された花粉と交差反応のある食物を食べて症状が起きることから（表3），花粉-食物アレルギー症候群（PFAS）とも呼ばれる．

OAS：oral allergy syndrome（口腔アレルギー症候群）

PFAS：pollen-food allergy syndrome（花粉-食物アレルギー症候群）

▶表3 花粉やラテックスと交差反応を示す植物性食品

花粉が飛ぶ季節	花粉			交差反応しうる植物由来食品	
春	ブナ目 カバノキ科 カバノキ属 ハンノキ属	シラカンバ ハンノキ オオバヤシャブシ	バラ科	リンゴ，モモ，サクランボ，イチゴ，ナシ，ウメ，ビワ，アーモンド	
			マタタビ科	キウイ	
			セリ科	ニンジン，セロリ，フェンネル，クミン，コリアンダー	
			ナス科	トマト，ジャガイモ	
			クルミ科	クルミ	
			そのほか	大豆，ピーナッツ，ヘーゼルナッツ，ブラジルナッツ，ココナッツ	
	裸子植物	スギ，ヒノキ	ナス科	トマト	
夏	イネ科	カモガヤ	ウリ科	メロン，スイカ	
		オオアワガエリ	ナス科	トマト，ジャガイモ	
		マグサ	そのほか	バナナ，オレンジ，セロリ	
秋	キク科 ブタクサ属	ブタクサ	ウリ科	メロン，スイカ，ズッキーニ，キュウリ	
			バショウ科	バナナ	
	キク科 ヨモギ属	ヨモギ	セリ科	セロリ，ニンジン，クミン・フェンネル・コリアンダーなどのスパイス	
			そのほか	キウイ，ピーナッツ	
パラゴムノキ属		ラテックス	バナナ，キウイ，クリ，アボカド，ソバ		

（文献10を参考に作成）

1)-❶ 口腔内の症状に限局する理由

感作抗原が花粉であることと，症状を誘発する果物抗原が脆弱であることに起因する．

花粉にあらかじめ感作された口腔や咽頭粘膜に，交差抗原性をもつ果物や野菜などが触れるとアレルギー反応が起きる（接触蕁麻疹）.

原因となる果物抗原は非常に脆弱なので，**消化酵素の働きで簡単に抗原性を失い，腸管到達時にはアレルギー反応を誘発できない**．その結果，症状は口腔内に限局する．

抗原の脆弱性を考慮して，**プリック検査には生の果物や野菜を用いる**．

1)-❷ 治療

・**治療の基本は，原因植物の除去**．予防としては，**交差抗原性をもつ花粉の暴露をマスク着用などで避ける**．

・口腔・咽頭症状や蕁麻疹の場合はT_{max}の短い抗ヒスタミン薬（タリオン®）の服用．食物摂取の前に抗ヒスタミン薬を内服しておくと症状抑制効果がある．

・アナフィラキシーの対処には，**ボスミン®0.15〜0.3 mgの筋注**．効果不十分の場合，15分ごとに追加投与する．**カバノキ科花粉−豆乳やヨモギ花粉−スパイスの交差反応は，アナフィラキシーのリスクが高い**．

・適宜，気道の確保，酸素投与，補液を症状に応じて実施する．

2）食物依存性運動誘発アナフィラキシー（FDEIA）

特定の食物と運動の組合わせで蕁麻疹から始まり，ショック症状に至る場合をFDEIAと呼ぶ．わが国では小学生以上で発症し小麦・エビ・イカなどが多いと報告されている．**原因食品を含む食事を摂取した後2時間以内に運動をした場合に蕁麻疹から始まり，呼吸困難・ショックに至るようなケースである．**食物単独，運動単独では通常何も起きない．

FDEIA：food-dependent exercise-induced anaphylaxis（食物依存性運動誘発アナフィラキシー）

2）-❶ FDEIA の予防

運動前には原因食物を摂取しない．原因食物を摂取した場合，食後最低2時間は運動を避ける．原因食物を摂取していない場合は，運動制限は不要．

2）-❷ FDEIA の対処

・皮膚の違和感や蕁麻疹などの前駆症状が出現したら，**運動を直ちに中止して休憩する．**
・抗ヒスタミン薬，ステロイド薬，アドレナリン自己注射薬（エピペン®）を携帯する．
・感冒薬や鎮痛解熱薬を内服した場合はより悪化するので運動を避ける．

3）ラテックスアレルギー（ラテックス症候群）

ラテックスアレルギーは，天然のゴム製品と接することで発生する，赤み，かゆみ，蕁麻疹などの皮膚障害や喘息発作などの即時型アレルギー反応だが，稀に，アナフィラキシーショック（血圧低下や意識障害など）を引き起こす場合がある．

天然ゴム製品は，**ゴム手袋，カテーテル，絆創膏**などの医療用具のほかに，**炊事用手袋，ゴム風船，コンドーム**などの日用品として日頃から接触する機会が多い製品（表4）．

石油を原料とする「合成ゴムラテックス」の製品では，タンパク質を含まないため即時型アレルギー反応の原因とはならない．

▶表4　ラテックスが含まれる製品の例

医療現場で使用する製品		家庭で使用する製品	
● 天然ゴム手袋	● エコー検査用ローブカバー	● 風船	● 伸縮性の織物
● 駆血帯，止血帯	● 特殊な気管チューブ	● おしゃぶり	● カーペット
● 絆創膏	● シリンジ	● 炊事用手袋	● 下着のゴム
● 蘇生用マスク・バッグ回路	● 電極パッド	● 玩具	● 哺乳瓶の乳首
● カテーテル類	● 注射ポート	● コンドーム	● ゴム
● 血圧測定用のカフ	● 薬液バイアル蓋	● 自動車や自転車，工具などのハンドル	● 輪ゴム
● 聴診器	● 天然ゴム製のエプロン	● スポーツ用品	● 消しゴム
● 経口・経鼻の吸引管	● 輪ゴム	● 靴底	● タイヤ
● 歯科用ラバーダム	など		など

3) - ❶ ラテックスアレルギーの感作経路

ラテックスアレルギーは，天然ゴムを常時着用していて，皮膚や粘膜とラテックスタンパク質との接触の頻度が多い人や，**アトピー性皮膚炎など慢性的に肌荒れなどで皮膚表面のバリア機能が低下している**人は，発症リスクが高い.

3) - ❷ ラテックスアレルギーの症状

ラテックスアレルギーで最も多い症状が，天然ゴムの接触部位に起こる**蕁麻疹（かゆみ，発赤，膨疹）**で，全身に拡がることもある. 最も重篤な場合は，アナフィラキシーショックが誘発されることもある.

ラテックスアレルギーの患者の中には，果物や野菜を食べた時に，口中の違和感や，ピリピリ感，全身の蕁麻疹，時にアナフィラキシーショックなどの即時型アレルギー反応を生じる場合があり，**ラテックス・フルーツ症候群（LFS）**と呼ばれている.

特に，**栗，バナナ，アボカド，キウイ，トマト，パパイヤ，ジャガイモは発症リスクが高く，重症化するので注意が必要.**

LFS : latex fruits syndrome
（ラテックス・フルーツ症候群）

3) - ❸ ラテックスアレルギーの診断

診断には，**ゴム製品との接触によってアレルギー症状が引き起こされたというエピソードが重要.** バナナやアボカドなどに対するアレルギー歴や，ラテックスアレルギー歴も大切.

ラテックスアレルギーが疑われた場合，血液検査でラテックス粗抗原と Hev b 6.02（ヘベイン，主要アレルゲン）に対する IgE 抗体価を測定することができる.

皮膚プリックテストやゴム製品の使用試験（負荷テスト）があるが，重篤なアレルギー反応を引き起こす可能性があり，血液検査で診断が困難な場合に，専門医が十分に安全対策をしたうえで行う検査.

3) - ❹ ラテックスアレルギーの治療

OAS のアナフィラキシーの治療に準じて行う.
① 抗ヒスタミン薬
② アドレナリン自己注射薬（エピペン®）

3) - ❺ ラテックスアレルギーの予防

① 天然ゴムを回避して生活する.

ラテックスフリー（パウダーフリー）の製品を使用する.
「医薬品等安全性情報」により医療用具の説明書や容器，包装に天然ゴムが使用されていることの表示が義務づけられており[17]，参考にする.
② **アレルギーと関連（交差反応性）のある植物性食品は注意が必要**（表3）.
③「アレルギー情報カード」を持ち歩く.

❸ アナフィラキシー（An）

An：anaphylaxis（アナフィラキシー）

食物に限らず，薬物の摂取後やハチ刺傷後，数分かつ数時間で，皮膚・粘膜症状に加えて呼吸器症状または血圧低下による症状，持続する消化器症状のいずれかを合併している場合，アナフィラキシーを疑い，すみやかに対処する必要がある．

（参考）「食物アレルギー緊急時対応マニュアル」（東京都作成：文献 18）

1）アナフィラキシーの対応

1）-❶ アドレナリン

アナフィラキシーの治療に最も有効な薬剤．**末梢血管収縮作用により咽頭浮腫や末梢血管拡張による血圧低下の改善に即効性がある**．効果が不十分な場合，10～15分後に再投与が可能．
発生場所が医療機関以外では**エピペン®を自己注射**することが可能．

▶表5　エピペン®の用法・用量

体重	用量
15～30 kg	エピペン®注射液 0.15 mg
30 kg 以上	エピペン®注射液 0.3 mg

1）-❷ 抗ヒスタミン薬

抗ヒスタミン薬については2章3参照．

食物アレルギーの急性期の反応に対して用いられる．第1世代の抗ヒスタミン薬は鎮静性があり意識レベルの評価が難しくなるため**第2世代の抗ヒスタミン薬を用いる**．軽症では必要に応じて，中等症以上では原則として抗ヒスタミン薬の投与を行い，症状の改善がなければ❸のステロイドの投与を考慮する．

- 経口薬：発作時1回1～2錠．T_{max}（カッコ内数字）が短いものから選ぶ．
  ルパフィン®（0.9）：抗PAF作用あり膨疹にも効果あり
  ザイザル®（1.0）
  アレロック®（1.0）
  タリオン®（1.2）
- 筋注・静注用：第1世代の抗ヒスタミン薬のみ
  ポララミン® 2.5～5 mg/回が用いられる

PAF：platelet-activating factor（血小板活性化因子）

1）-❸ ステロイド

即効性はなく，遅発反応に対して予防的に用いられる．
抗ヒスタミン薬で改善しない皮膚症状，気管支拡張薬（❹参照）吸入で改善しない呼吸器症状で投与が推奨される．消化器症状では投与を考慮する．

▶表6　アナフィラキシーの治療に用いられるステロイド

	一般名	商品名	用法・用量
経口	プレドニゾロン	プレドニン®	1～2 mg/kg（60 mg/日を超えない）
点滴静注	ヒドロコルチゾンリン酸エステルナトリウム	水溶性ハイドロコートン®	5～10 mg/kg
	プレドニゾロン	水溶性プレドニン®	1～2 mg/kg
	メチルプレドニゾロンコハク酸エステルナトリウム	ソル・メドロール®	1～2 mg/kg

1）- ❹ 気管支拡張薬

咳嗽などの呼吸器症状に用いる．軽快するようならそのまま経過観察を．改善が乏しい場合は，吸入をくり返さずに，アドレナリン投与を考慮する．明らかな喘鳴があれば，気管支拡張薬は咽頭浮腫には無効でありアドレナリン筋注を優先する．

▶表7　気管支拡張薬

一般名	商品名	デバイス	用法・用量
サルブタモール硫酸塩	サルタノール吸入液	インヘラー	1回1〜2吸入（100〜200μg）
プロカテロール塩酸塩水和物	メプチン®吸入液	エアー	1回1〜2吸入（10〜20μg）

◆ 文　献

1）「日本医師会雑誌 Vol.143 No.3 食物アレルギー update」（児玉浩子，他／企画，監），日本医師会，2014

2）浅海智之，他：食物アレルギー：いつどのように対処するか．日本内科学会雑誌，105：1966-1974，2016

3）土橋邦生：エマージェンシーとしてのアレルギー疾患．日本内科学会雑誌，105：1975-1982，2016

4）「週刊日本医事新報 No.5100 知っておきたい成人の食物アレルギー」（福冨友馬／著），日本医事新報社，2022

5）「週刊日本医事新報 No.4933 新しい食物アレルギー管理－"必要最小限"の除去食の進め方」（伊藤浩明／監），日本医事新報社，2018

6）「保護者からの質問に自信を持って答える 小児食物アレルギーQ＆A」（海老澤元宏／監，佐藤さくら，柳田紀之／編），日本医事新報社，2016

7）海老澤元宏：学校におけるアレルギー疾患への取り組みと課題．日本医師会雑誌，146：1189-1193，2017

8）宇理須厚雄：園・学校における食物アレルギー対応－給食での誤食を防ぐには．週刊日本医事新報，4647：56-57，2013

9）海老澤元宏，他：食物アレルギー・アナフィラキシーの対応（病診連携を含む）．メディカル朝日，43：19-21，2014

10）猪俣直子：食物依存性運動誘発アナフィラキシーと口腔アレルギー症候群．メディカル朝日，42：28-29，2013

11）「食物アレルギー診療ガイドライン 2021」（海老澤元宏，他／監，一般社団法人日本小児アレルギー学会食物アレルギー委員会／作成），協和企画，2021

12）海老澤元宏，他：食物アレルギーの診療の手引き2023．厚生労働科学研究費補助金（免疫・アレルギー疾患政策研究事業）食物経口負荷試験の標準的施行方法の確立と普及を目指す研究．
https://www.foodallergy.jp/wp-content/uploads/2024/04/FAmanual2023.pdf

13）柳田紀之，他：携帯用患者家族向けアレルギー症状の重症度評価と対応マニュアルの作成および評価．日本小児アレルギー学会誌，28：201-210，2014

14）森田栄伸，他：口腔アレルギー症候群の臨床と診断，治療指針（FDEIAを含む）．皮膚アレルギーフロンティア，12：7-11，2014

15）大澤陽子，他：花粉症と口腔アレルギー症候群．皮膚アレルギーフロンティア，12：13-17，2014

16）藤枝重治，他：鼎談 経皮感作と口腔アレルギー．皮膚アレルギーフロンティア，12：36-44，2014

17）独立行政法人医薬品医療機器総合機構（PMDA）：天然ゴムアレルギーについて．医薬品等安全性情報，No.153，1999
https://www.pmda.go.jp/safety/info-services/drugs/calling-attention/safety-info/0088.html#10

18）「食物アレルギー緊急時対応マニュアル」（東京都アレルギー疾患対策検討委員会／監，東京都立小児総合医療センターアレルギー科，東京消防庁・東京都教育委員会／編集協力），東京都健康安全研究センター，2022
https://www.hokeniryo.metro.tokyo.lg.jp/allergy/pdf/zenbun1.pdf

第4章　やや専門性の高い病気

11 小児薬用量一覧

❶ 小児薬の用量計算法

- 小児に薬剤を投与する際には，小児の薬物動態の特性と投与量に注意する．
- 小児の薬用量は，成人との体表面積比より計算された投与量が最も安全かつ有効とされるが，実臨床では年齢や体重などをもとに小児薬用量を換算することが多い．
- von Harnackの換算表：Augsberger-Ⅱの計算式（図1）から求めた小児薬用量を近似の整数値として作成（表1）．

▶図1　Augsberger-Ⅱ式

$$小児薬用量 = \frac{成人量 \times （年齢 \times 4 + 20）}{100}$$

▶表1　von Harnackの換算表

年齢	低出生体重児	新生児	6カ月	1歳	3歳	7.5歳	12歳	成人
投薬量	1/10	1/8	1/5	1/4	1/3	1/2	2/3	1

▶表2　（参考）小児の定義

小児	15歳未満
幼児	7歳未満
乳児	1歳未満
新生児	出生後4週未満
低出生体重児	WHOで定められている低体重児（2,500 g未満）

▶表3　（参考）小児の平均体重

年齢	0カ月	3カ月	6カ月	1歳	2歳	3歳	4歳	5歳	6歳
体重	3 kg	6 kg	8 kg	10 kg	12 kg	14 kg	16 kg	18 kg	20 kg

▶表4　小児用薬剤一覧（経口薬は1日量，原則4日分／頓服薬は1回量，5回分）

薬効分類	一般名	薬品名	用量（1日量）	用法	1日量				備考（成人）
					20 kg（6歳）	30 kg（9歳）	40 kg（12歳）	50 kg（成人）	
感冒薬		幼児用PL配合顆粒（成人の1/6量）		3回	6 g	9 g			PL顆粒3.0 g 分3
	アセトアミノフェン	カロナール®細粒20%	10〜15 mg/kg	3回	240 mg	360 mg	480 mg	600 mg	カロナール®錠900〜1,500 mg 分3
		カロナール®錠200 mg	10〜15 mg/kg	5回分	1錠	1.5錠	2錠	2錠	カロナール®錠200 mg 2錠 頓用
抗アレルギー薬	エピナスチン	アレジオン®DS 1%	0.25〜0.5 mg/kg	1回	10 mg	15 mg	20 mg	20 mg	アレジオン®錠20 mg 1錠 分1
	ロラタジン	クラリチン®DS 1%	3歳以上7歳未満：5 mg 7歳以上：10 mg 分1	1回	5 mg	10 mg	10 mg	10 mg	クラリチン®錠10 mg 1錠 分1
	セチリジン	ジルテック®DS 1.25%	2歳以上7歳未満：5 mg 分2 7歳以上15歳未満：10 mg 分2	2回	5 mg	10 mg	10 mg	10 mg	ジルテック®錠10 mg 1錠 分1
	モンテルカスト	キプレス®チュアブル錠5 mg	6歳以上：5 mg 分1	1回，寝る前	5 mg	5 mg	5 mg	10 mg	シングレア®錠10 mg 1錠 分1 寝る前
	プランルカスト	オノン®DS 10%	7 mg/kg	2回	140 mg	210 mg	280 mg	900 mg	オノン®カプセル225 mg 4錠 分2
	ヒドロキシジン	アタラックス®-Pシロップ0.5%	2 mg/kg	3回	40 mg	60 mg	80 mg	75 mg	アタラックス®錠25 mg 3錠 分3
鎮咳薬	チペピジンヒベンズ酸塩	アスペリン散10%	5 mg/kg	3回	30 mg	45 mg	60 mg	60 mg	アスペリン錠20 mg 3錠 分3
		アスベリンシロップ0.5%	1〜2 mg/kg	3回	30 mg	45 mg	60 mg	60 mg	アスベリン錠20 mg 3錠 分3
	テオフィリン	テオフィリン徐放ドライシロップ小児用20%	10 mg/kg	2回	200 mg	300 mg	400 mg	400 mg	テオドール®錠200 mg 2錠 分2
	ツロブテロール	ホクナリン®テープ	3〜9歳未満：1 mg 9歳以上：2 mg　1日1回	1回	1 mg	2 mg	2 mg	2 mg	ホクナリン®テープ2 mg 1枚
	サルメテロールキシナホ酸塩フルチカゾンプロピオン酸エステル	アドエア50エアゾール120吸入用		2回	1回1〜2吸入	1回1〜2吸入	1回1〜2吸入	1回1〜2吸入	4歳以下の安全性未確立
去痰薬	カルボシステイン	ムコダイン®DS 50%	30 mg/kg 分3	3回	600 mg	900 mg	1,200 mg	1,500 mg	ムコダイン®錠500 mg 3錠 分3
	アンブロキソール塩酸塩	ムコサール®DS 1.5%（後発）	0.9 mg/kg 分3	3回	18 mg	27 mg	36 mg	45 mg	ムコサール®錠15 mg 3錠分3
		小児用ムコソルバン®DS 1.5%	0.9 mg/kg 分3	3回	18 mg	27 mg	36 mg	45 mg	ムコソルバン®錠15 mg 3錠 分3
	フドステイン	クリアナール®内用液8%	80 mg/mL 分3	3回	600 mg	700 mg	800 mg	1,200 mg	クリアナール®200 mg 6錠 分3

1日量は成分量を表す
（著者作成）

（次ページにつづく）

▶**表4** 小児用薬剤一覧（経口薬は1日量，原則4日分／頓服薬は1回量，5回分：前ページのつづき）

薬効分類	一般名	薬品名	用量 (1日量)	用法	1日量				備考 (成人)
					20 kg (6歳)	30 kg (9歳)	40 kg (12歳)	50 kg (成人)	
抗菌薬	（ペニシリン系）アモキシシリン	サワシリン®細粒10％	20〜40 mg	3回	600 mg	900 mg	1,200 mg	1,500 mg	サワシリン® 250 mg 3〜6カプセル 分3
	（ペニシリン系）スルタミシリントシル酸塩水和物	ユナシン®細粒小児用10％	15〜30 mg	3回	400 mg	600 mg	800 mg	1,125 mg	ユナシン®錠375 mg 3錠分3
	（セフェム系）セフジニル	セフゾン®細粒小児用10％	3〜6 mg	3回	90 mg	135 mg	180 mg	300 mg	セフゾン®錠100 mg 3錠 分3
	（セフェム系）セフカペンピボキシル	フロモックス®小児用細粒10％	9 mg	3回	180 mg	270 mg	300 mg	300 mg	フロモックス®錠100 mg 3錠 分3
	（セフェム系）セフジトレンピボキシル	メイアクトMS®小児用細粒10％	9 mg	3回	180 mg	270 mg	300 mg	300 mg	メイアクトMS®錠100 mg 3〜6錠 分3
	（マクロライド系）クラリスロマイシン	クラリス®DS 10％小児用	10〜15 mg	2回	240 mg	360 mg	400 mg	400 mg	クラリス®錠200 mg 2錠 分2
		クラリス®錠50 mg小児用	10〜15 mg	2回	200 mg	300 mg	400 mg	400 mg	クラリス®錠200 mg 2錠 分2
	（マクロライド系）アジスロマイシン	ジスロマック®細粒小児用10％	10 mg	1回・3日間	200 mg	300 mg	400 mg	500 mg	ジスロマック®錠250 mg 2錠分1 3日間
	ホスホマイシン系	ホスミシン®DS400	40〜120 mg	3〜4回	1,600 mg	2,400 mg	3,000 mg	3,000 mg	ホスミシン®錠500 mg 6錠 分3
消化器系	ビフィズス菌	ビオフェルミン®	0.05〜0.1 g	3回	1 g	1.5 g	2 g	3 g	ビオフェルミン®錠3〜6錠 分3
		ビオフェルミンR®	0.05〜0.1 g	3回	1 g	1.5 g	2 g	3 g	ビオフェルミンR®錠3錠 分3
	ビフィズス菌	ラックビー®微粒N	0.05〜0.1 g	3回	1 g	1.5 g	2 g	3 g	ラックビー® 3〜6 g 分3
	ラクトミン糖化菌酪酸菌	ビオスリー®散	0.05 g	3回	1 g	1.5 g	2 g	3 g	ビオスリー®錠3〜6錠 分3
	酪酸菌	ミヤBM®細粒	0.05 g	3回	1 g	1.5 g	2.0 g	3 g	ビオスリー®錠3〜6錠 分3
	タンニン酸アルブミン	タンニン酸アルブミン	0.05〜0.1 g	3回	1 g	1.5 g	2 g	3 g	タンナルビン3 g 分3
	ロペラミド	ロペミン®小児用	0.02〜0.04 mg	2回	0.6 mg	0.9 mg	1.2 mg	1.5 mg	ロペミン®カプセル1 mg 2カプセル 分2
	ドンペリドン	ナウゼリン®DS 1％	1〜2 mg	3回	20 mg	30 mg	30 mg	30 mg	ナウゼリン®錠5 mg 3〜6錠 分3
		ナウゼリン®坐剤	1.0〜2.0 mg 最大30 mg	頓用	30 mg	30 mg	30 mg	60 mg	ナウゼリン®坐剤60 mg 2回まで

1日量は成分量を表す
（著者作成）

（次ページにつづく）

▶**表4** 小児用薬剤一覧（経口薬は1日量，原則4日分／頓服薬は1回量，5回分：前ページのつづき）

薬効分類	一般名	薬品名	用量（1日量）	用法	1日量 20 kg（6歳）	1日量 30 kg（9歳）	1日量 40 kg（12歳）	1日量 50 kg（成人）	備考（成人）
抗ウイルス薬	オセルタミビル	タミフル®DS 3%	1歳以上 4 mg/kg 分2，5日間	2回/5日間	80 mg	120 mg	2カプセル	2カプセル	タミフル®カプセル 75 mg 2カプセル 分2 5日分
	ザナミビル	リレンザ（吸入）	1回10 mg（2ブリスター）1日2回吸入，5日間	2回/5日間	4ブリスター	4ブリスター	4ブリスター	4ブリスター	リレンザ 4ブリスター 分2 5日分
	ラニナミビル	イナビル®吸入粉末剤 20 mg	10歳未満：20 mg（1キット）を単回吸入 10歳以上：40 mg（2キット）を単回吸入	単回吸入	20 mg（1キット）	20 mg（1キット）	40 mg（2キット）	40 mg（2キット）	イナビル® 20 mg 2キット 単回吸入
	バラシクロビル	バルトレックス顆粒50%	25 mg	2回/7日間	500 mg	750 mg	1,000 mg	1,000 mg	バルトレックス錠 500 mg 2錠 分2 5日分
抗ヒスタミン薬	クロルフェニラミンマレイン酸塩	ポララミン®シロップ 0.04%	0.15 mg 最大2〜8 mg	1〜4回	1 mg/回	1.5 mg/回	2 mg/回	2 mg/回	ポララミン®錠 2 mg 1回2 mg，1日1〜4回分
	シプロヘプタジン	ペリアクチン®シロップ 0.04%	0.25 mg 分1〜3 最大4〜12 mg	頓用1日3回	4 mL/回	5 mL/回	6.5 mL/回		ペリアクチン®錠 4 mg 1錠 頓用
	レボセチリジン	ザイザル®シロップ 0.05%	1歳以上7歳未満：2.5 mg 7歳以上15歳未満：5 mg 最大10 mg	2回	5 mL	10 mL	10 mL		
		ザイザル®錠 5 mg	1歳以上7歳未満：2.5 mg 7歳以上15歳未満：5 mg 最大10 mg	2回		1錠 分2	1錠 分2	1〜2錠 分1	ザイザル®錠 5 mg 1〜2錠 分1

1日量は成分量を表す
（著者作成）

◆**文 献**

1）「今日の治療薬2024」（伊豆津宏二，他／編），南江堂，2024
2）「直伝 小児の薬の選び方・使い方 改訂5版」（横田俊平，他／編），南山堂，2020

第4章　やや専門性の高い病気

12 診療にいかす漢方

① 漢方の基礎知識

漢方の診断には特別な医療機器は用いず，患者さんの視診，問診，触診（脈診・腹診）で行う．患者さんひとり一人の体質や心とからだの状態，すなわち「証」に基づいて処方を決定する．

本項ではくわしい理論は優れた著書や講演会にゆずって，陰陽・虚実・表裏・気血水について基本的な知識を概説する．

1) 陰陽 (表1)

体質や病気の進行を陰と陽で判断する．非活動的で冷たい状態を「陰」，活動的で熱いものを「陽」とする．また病気の進行程度（病期）を示し，「陽証」は体の反応力が十分ある時期，「陰証」は反応力の低下した時期を示す．

2) 虚実 (表2)

虚実は体力の有無，抵抗力の強弱を示す．「実証」とは体力が充実した状態をいい，「虚証」とは体力が落ち込んで弱い状態．「実証」には瀉剤（過剰な反応を抑える薬）を用い，「虚証」には補剤（体力を補う薬）を用いるのが基本．

なお，虚証または実証のどちらにも偏らず，それぞれの特徴を半分ずつもつ場合は「中間証」と呼ぶ．

▶表1　陰陽の比較特徴

	陽証	陰証
病期	体の反応力が十分ある時期	体の反応力が低下した時期
病態	● 活動的，発揚性 ● 熱性 ● 外部に現れる傾向あり ● 顔面が赤い ● 発汗多め ● 便秘	● 静的，沈降性 ● 寒性 ● 外部に現れる傾向なし ● 顔面が蒼白 ● 発汗少ない ● 下痢気味
治療	発汗・吐法・下法など攻撃的治療	温める薬で補う治療

▶表2　虚実の比較特徴

	実証	虚証
状態	体力が充実した状態	体力が落ち込んで弱い状態
体格	がっちり型，筋肉質	やせ型，筋肉が薄い
音声	張りがある，力強い	声が低い，力がない
疲れ	疲れを知らない	疲れやすい
脈	脈が充実	脈が細い
食欲	食欲旺盛	食欲がない
食事	冷たいものを好む	温かいものを好む
治療	瀉剤（過剰な反応を抑える薬）	温補剤（体を温め補う薬）

406　患者さんを総合的に診るための　内科外来これ一冊、必携書

3) 表裏（表3）

表裏とは生体の部位を示す．体表面付近を「表」，身体の深部，特に消化管付近を「裏」とする．これに属さない部位を「半表半裏」とする．

4) 気・血・水

人間の生命エネルギーや身体の働きを表す概念．

4) – ❶ 気とは（表4）

気は人間を生かしているエネルギー，つまり生命力を示す．気の異常には，生きる活力が少なくなる状態の「気虚」と気のめぐりが悪くなった状態の「気滞」とがある．気滞には静的な滞りである「気うつ」と動的な異常で気が逆流し，上昇する「気逆（気の上衝）」とがある．

▶**表3 表裏の病変と症状**

表	半表半裏	裏
● 発熱	● 胸脇苦満	● 下痢
● 悪寒	● 悪心	● 便秘
● 頭痛	● 嘔吐	● 腹痛
● 関節痛	● 口苦	
● 筋肉痛		

▶**表4 気の異常と比較特徴**

	気虚	気滞	
		気うつ	気逆（気上衝）
病態	気が不足している状態	気がうっ滞している状態	気が下から上へ突き上げる状態
症状	● 疲れやすい ● 無気力 ● 食欲がない ● 日中眠くなる ● 食欲がない ● めまい，立ちくらみ ● 下痢気味 ● かぜを引きやすい	● 気力がなく抑うつ ● 不安，不眠 ● 咽のつかえ感（梅核気） ● 胸のつまり感 ● げっぷ	● 冷え，のぼせ ● 頭痛と頭重感 ● 顔面紅潮，ほてり ● イライラ感 ● 動悸 ● 物事に驚きやすい
治療	（生薬）人参，黄耆 ● 補中益気湯 ● 四君子湯 ● 六君子湯	（生薬）紫蘇葉，厚朴，香附子，柴胡 ● 香蘇散 ● 半夏厚朴湯 ● 柴朴湯	（生薬）桂枝，呉茱萸，黄連，紫蘇葉 ● 桂枝加竜骨牡蛎湯 ● 苓桂朮甘湯 ● 呉茱萸湯 ● 三黄瀉心湯 ● 参蘇飲

4) – ❷ 血とは（表5）

血とは気によってめぐらされている液体で，栄養とからだを守るもので主に血液そのもの．血が不足している「血虚」と血がスムーズに流れず停滞している「瘀血」とに分けられる．

4) – ❸ 水とは（表6）

水とは気とともに巡っている赤くない液体，すなわち体液，分泌液，尿，浸出液などのこと．水がたまった状態を「水滞」または「水毒」という．水は津液とも呼ばれ，滋潤作用をもつ津液の不足を「津虚」といい，現代医学の脱水に相当し主に発汗過多，尿量過多，出血が原因で起きる．一般には陰虚の範囲に含まれる．

▶表5　血の異常と比較特徴

	血虚	瘀血
病態	血が不足した状態	血がうっ滞した状態
症状	● 顔色不良，貧血気味 ● めまい，耳鳴り ● 皮膚の乾燥，荒れ ● 爪の形の異常 ● 髪が抜けやすい ● こむらがえり ● 不眠傾向	● 目の下のくま ● 口の乾燥感 ● 頭痛，頭重感，肩凝り ● 腹部の圧痛 ● 月経異常 ● 肌荒れ，肌の黒ずみ ● 便秘 ● 不眠，不安
治療	（生薬）当帰，川芎，地黄 ● 四物湯 ● 十全大補湯 ● 芎帰膠艾湯 ● 当帰飲子 ● 大防風湯	（生薬）牡丹皮，桃仁，大黄，紅花，当帰，川芎 【実証】 ● 桂枝茯苓丸 ● 桃核承気湯 ● 通導散 ● 大黄牡丹皮湯 【虚証】 ● 当帰芍薬散 ● 当帰建中湯 ● 当帰四逆加呉茱萸生姜湯

▶表6　水の異常と比較特徴

	水毒（水滞）	津虚
病態	水がたまった状態	水が不足した状態（脱水）
症状	● 顔面，手足のむくみ ● 尿量減少 ● めまい，耳鳴り，頭痛 ● 口渇 ● 咳や痰 ● 胃の中に水がたまっている感じ ● 水ぶとり ● 手足の冷え	● 口渇，多飲 ● 唇や皮膚の乾燥 ● 便秘
治療	（生薬）茯苓，朮，沢瀉，猪苓，半夏，麻黄，桂皮，附子，防已 ● 五苓散 ● 柴苓湯 ● 猪苓湯 ● 小青竜湯 ● 小半夏加茯苓湯 ● 六君子湯 ● 真武湯 ● 半夏白朮天麻湯 ● 防已黄耆湯	（生薬）地黄，麦門冬，当帰，川芎，人参 ● 当帰建中湯 ● 麦門冬湯 ● 滋陰降下湯

❷ 漢方薬の服用方法

① 漢方薬は空腹時（食前・食間）に服用するのが基本.
  - 空腹時の服用が勧められるのは，薬の吸収がよく効果が現れるから.
  - 飲み忘れた場合は吸収速度に差が出るが服用すれば吸収されるので食後の服用も可.
  - 地黄や当帰など胃腸障害をきたす生薬を含む処方については逆に食後服用が望ましい.

② エキス剤の場合，お湯に溶かし，少し冷めてから服用する．香りや味が大切．ただし，においや味で飲みにくい場合は冷服も可.

③ 子どもは年齢により服用量に注意が必要.

▶表7　子どもの服用量の目安

年齢	服用量
2歳未満	成人服用量の1/4
2歳〜4歳未満	成人服用量の1/3
4歳〜7歳未満	成人服用量の1/2
7歳〜15歳未満	成人服用量の2/3

④ 漢方薬服用注意の対象（表8）

▶表8　漢方薬服用注意の対象

生薬	漢方薬	作用
妊娠中・妊婦の可能性のある人		
大黄	● 大黄甘草湯 ● 麻子仁丸 ● 通導散	子宮を収縮させ流産の危険性
附子	● 真武湯 ● 八味丸 ● 麻黄附子細辛湯	胎児への影響
桃仁 牡丹皮	● 桃核承気湯 ● 潤腸湯 ● 牛車腎気丸 ● 桂枝茯苓丸 ● 加味逍遙散 ● 温経湯	駆瘀血，早流産の危険性
授乳中の人		
大黄	● 大黄甘草湯 ● 防風通聖散	乳児に下痢

第4章　やや専門性の高い病気

12　診療にいかす漢方

409

❸ 漢方の主な副作用

　漢方薬が患者さんの証に合っていても（**正治**の場合），合っていなくても（**誤治**の場合），好ましくない反応が出る場合がある．それが副作用なのか，それとも**瞑眩**，すなわち病気が治癒する過程においてみられる一過性の症状の増悪あるいは副反応なのか判別しにくいことがある．

　漢方の副作用には，**誤治以外に，構成生薬の重複，過剰投与，西洋薬との相互作用あるいはアレルギー体質**などがある．

　漢方は証に合っていれば，急性疾患でもすぐに効果が現れることがある．慢性疾患でも約2週間程度で効果が現れてくることが多い．2週間過ぎても何の変化もない場合は，処方が証に合っていない可能性があるので，漫然と服用を続けるのではなく投与量や証を再検討する必要がある．

　一般に有害作用は西洋薬では急性に，漢方薬は慢性に現れると考えられる．

▶表9　漢方薬（生薬）による副作用と使用上の注意

生薬	主な成分	副作用	使用上の注意点
甘草	グリチルリチン	偽アルドステロン症 （浮腫，脱力感，血圧上昇，けいれんなど）	漢方薬の併用，グリチルリチン製剤，利尿薬の併用時に起こりやすい
麻黄	エフェドリン （交感神経興奮様作用）	不眠，動悸，不整脈，尿閉，発汗過多，腹痛	虚血性心疾患，前立腺肥大，高齢者は特に注意
附子	アコニチン メサコニチン	吐き気，のぼせ，動悸，しびれ，冷汗，不整脈，血圧低下	過量投与，中毒症状，少量から使用 小児には使用しない
桂枝 桂皮	桂皮油 シンナムアルデヒド オイゲノール サフロール	発疹，かゆみ，肝機能障害	桂枝茯苓丸には，桂皮と牡丹皮の両方が含まれており，流産の危険性が高まる
大黄	センノサイド類 （瀉下作用）	腹痛，下痢	胃腸虚弱（虚証）では微量でも起こる 妊婦は注意
人参	人参サポニン類	のぼせ，湿疹，蕁麻疹，かゆみ	陽証，実証の体質の人に起こりやすい
地黄	カタルポール マンニット	食欲不振，吐き気，胃痛，下痢	胃下垂の人に起こりやすい
桃仁	青酸配糖体 （アミグダリン）	下痢，腹痛，めまい，嘔吐	過量投与で起きる 妊娠に注意
芒硝	硫酸ナトリウム	下痢，腹痛	実証の人に起こりやすい 妊娠，胃腸の弱い人に注意
黄芩	フラボン類 バイカリン オウゴニン	間質性肺炎（空咳，息切れ，発熱） 肝障害（全身倦怠感，食欲不振，悪心，嘔吐，かゆみ，黄疸）	燥性の生薬の長期使用で起きやすい 血虚・陰虚の人への投与は注意
山梔子	イソドイト配糖体 ゲニポシド	腸管膜静脈硬化症	長期使用で起こりやすい． 定期的にCT・大腸内視鏡検査を行う

410　患者さんを総合的に診るための　内科外来これ一冊，必携書

❹ 特に気をつけたい漢方薬（生薬）と副作用

1) 甘草による偽アルドステロン症

　「甘草」を含む漢方服用中に浮腫，血圧上昇，低カリウム血症を呈する偽アルドステロン症が起こることがある．本症では①ナトリウムや体液の貯留による高血圧，頭痛，ほてり，手足のむくみがみられ，②低カリウム血症によるミオパチー（筋肉痛，脱力感，だるさ，こむらがえりなど）および不整脈（動悸）がみられる．

　甘草は多くの漢方薬に含まれており，こむらがえりの治療で使用される芍薬甘草湯など比較的多量の甘草を含有する漢方薬を長期に使用したり，他の甘草を含む漢方薬を併用する場合は特に注意が必要．

甘草による偽アルドステロン症と低カリウム血症の詳細については次ページの囲み解説を参照．

▶表10　甘草を1日量で2.5 g以上含有する漢方薬

漢方薬	1日量あたりの甘草含有量	漢方薬	1日量あたりの甘草含有量
芍薬甘草湯	6.0 g	芎帰膠艾湯	3.0 g
甘麦大棗湯	5.0 g	桂枝人参湯	3.0 g
小青竜湯	3.0 g	黄連湯	3.0 g
人参湯	3.0 g	排膿散及湯	3.0 g
五淋散	3.0 g	桔梗湯	3.0 g
炙甘草湯	3.0 g	半夏瀉心湯	2.5 g

（メーカーにより量が若干異なるため，ツムラの製剤を参考に掲載）

2) 黄芩による間質性肺炎，肝機能障害

　漢方薬の中には稀ではあるが，重大な副作用として間質性肺炎をきたすものがある．間質性肺炎の発症に生薬の黄芩が関与している可能性が報告されている．治療中に空咳，発熱，労作時の息切れがみられたら，すみやかに胸部X線，胸部CTなど検査を行い適切な対応が求められる．間質性肺炎の発症には黄芩を含め燥性の生薬が多い製剤の長期使用あるいは合方・併用が関与している可能性が推測される．**体液が不足気味で乾燥した人（血虚・陰虚）への投与は慎重であるべきと考える**．

　黄芩を含む漢方薬服用中に，全身倦怠感，発熱，悪心，嘔吐，食欲不振，掻痒感，黄疸などがみられ経過観察中の血液検査でたまたま肝機能障害がみつかることも少なくなく，時に劇症肝炎を起こすことがある．

　肝機能障害が出現する期間は，数カ月で徐々に発症したり，服用開始後数日以内に発症することもある．

　可能性のある薬剤を投与する患者さんは，治療開始前と数カ月に1回は肝機能検査を行い，検査値の変動により，肝機能障害を早期発見することが大切．特に，肥満の治療に使用頻度の高い防風通聖散での肝障害に注意．

▶表11　副作用として間質性肺炎の報告のある主な漢方製剤

- 小柴胡湯
- 柴朴湯
- 柴苓湯
- 小柴胡湯加桔梗石膏
- 柴陥湯
- 柴胡桂枝湯
- 大柴胡湯
- 柴胡桂枝乾姜湯
- 清肺湯
- 半夏瀉心湯
- 辛夷清肺湯

■ 漢方薬（甘草）と偽アルドステロン症

1）偽アルドステロン症とは

血中アルドステロンが増加していないのにアルドステロン症様の症状を示す病態．症状としては，ナトリウムの貯留およびカリウムの排泄促進により，**高血圧，浮腫，筋肉痛，低カリウム血症**，代謝性アルカローシスなどの原発性アルドステロン症と同様の症状・所見を呈するが，血漿アルドステロン濃度はむしろ低下する．

2）自覚症状（初期症状を見逃さない：早期発見）

① 低カリウム血症による症状
- 手足の力が抜けたり弱くなったりする（四肢脱力感，起立・歩行困難）
- 筋肉痛
- 体のだるさ（倦怠感）
- 手足のしびれ，けいれん，こむらがえり

② 高血圧による症状
- 頭痛，頭重感
- 吐き気・嘔吐

3）他覚症状
- 血圧上昇，顔や手足の浮腫，体重増加
- 心電図変化：T波平低下，U波，ST低下，低電位
- 血液検査：低カリウム血症（K値3.5 mEq/L以下），骨格筋由来のCK値の上昇，代謝性アルカローシス，血漿アルドステロン濃度/血漿レニン活性（PAC/PRA）比
- 甘草を含む医薬品，食品，タバコなどの摂取歴を聞く

■ 低カリウム血症

1）低カリウム血症の心電図変化

低カリウム血症が著明になると，心伝導系および心収縮力が影響され，不整脈が生じやすくなり，心機能低下をきたす．

▶図1　低カリウム血症時の心電図（文献15を参考に作成）

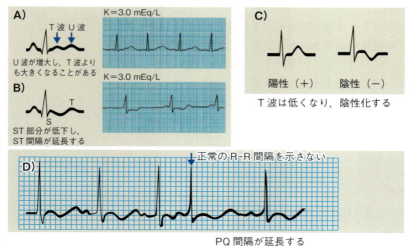

2）低カリウム血症の防止と治療法

① **甘草を含む漢方薬の摂取過多，長期服用，高齢者，女性で発生頻度が高くなるため注意が必要．甘草を含有する漢方製剤を重複して服用している場合，添加物として甘草を含有する食品を摂取**する場合に摂り過ぎに注意．

② **併用禁忌に注意：グリチルリチン製剤，利尿薬，ACTH，副腎皮質ホルモン，下剤および漢方製剤を併用**している患者さんでは慎重に経過観察が必要．

▶表12 甘草含有医療用漢方製剤処方一覧

甘草含有量(g)	一般名	甘草含有量(g)	一般名	甘草含有量(g)	一般名	甘草含有量(g)	一般名
8.0	甘草湯	2.0	桂枝加芍薬湯	1.5	加味逍遙散	1.0	胃苓湯
6.0	芍薬甘草湯		桂枝加朮附湯		柴陥湯		加味帰脾湯
5.0	甘麦大棗湯		桂枝加竜骨牡蛎湯		清心蓮子飲		帰脾湯
	芍薬甘草附子湯		桂枝加苓朮附湯		防已黄耆湯		芎帰調血飲
3.0	黄芩湯		桂麻各半湯		桂芍知母湯		九味檳榔湯
	黄連湯		五虎湯		柴胡清肝湯		啓脾湯
	桔梗湯		柴胡桂枝乾姜湯		滋陰降火湯		五積散
	芎帰膠艾湯		柴朴湯		四逆散		酸棗仁湯
	桂枝人参湯		柴苓湯		潤腸湯		滋陰至宝湯
	五淋散		小建中湯		升麻葛根湯		梔子柏皮湯
	炙甘草湯		小柴胡湯		川芎茶調散		消風散
	小青竜湯		小柴胡湯加桔梗石膏		大防風湯		参蘇飲
	人参湯		神秘湯		治打撲一方		清上防風湯
	排膿散及湯		通導散		桃核承気湯		清暑益気湯
	附子理中湯		当帰建中湯		補中益気湯		清肺湯
2.5	半夏瀉心湯		当帰四逆加呉茱萸生姜湯		麻黄湯		疎経活血湯
2.0	乙字湯		麦門冬湯		抑肝散		竹筎温胆湯
	温経湯		白虎加人参湯		抑肝散加陳皮半夏		治頭瘡一方
	越婢加朮湯		防風通聖散		立効散		調胃承気湯
	黄耆建中湯		麻杏甘石湯		香蘇散		釣藤散
	葛根加朮附湯		麻杏薏甘湯		十全大補湯		当帰飲子
	葛根湯		薏苡仁湯	1.0	安中散		当帰湯
	葛根湯加川芎辛夷		苓甘姜味辛夏仁湯		荊芥連翹湯		二朮湯
	桂枝加黄耆湯		苓姜朮甘湯		四君子湯		二陳湯
	桂枝加葛根湯		苓桂朮甘湯		十味敗毒湯		女神散
	桂枝湯		柴胡桂枝湯		六君子湯		人参栄養湯
	桂枝加厚朴杏仁湯		大黄甘草湯		竜胆瀉肝湯		平胃散
	桂枝加芍薬大黄湯						

（メーカーにより量が若干異なるため，主にツムラのホームページを参考に作成したが，ツムラ以外のメーカーから販売されている方剤もある）

▶表13 漢方以外で甘草を含む薬剤例

種類	薬剤名（カッコ内は1日服用量での甘草含有量）
肝疾患薬・アレルギー疾患薬	グリチロン®配合錠（1.25〜1.88 g/日） ネオファーゲン®C配合錠（1.25〜1.88 g/日） 強力ネオミノファーゲンシー®静注（0.25〜5 g/日）

市販の感冒薬，健胃消化薬，鎮咳去痰薬にも甘草が含有されていることがあるので注意

❺ 健康維持のための養生

より健康な生活を送るためには良い生活習慣として食生活と心身の養生が大切である.

1) 食の養生

① 腹八分目を心がけ，特に夕食は過食にならないようにする.
② からだを冷やす性質の陰性食材（**表14**）を過剰に摂取しない.
③ 季節の旬のものを摂取する.
④ 伝統的な和食が良い.
⑤ 加工食品やインスタント食品はあまり食べない.
⑥ お酒は適量であれば体によい．日本酒，焼酎は燗がいい.

▶**表14**　陰性の食品の例

種類	食品の例
冷たいもの	アイスクリーム，ビール，ウイスキー
水っぽいもの	水，ジュース，スポーツドリンク
南方産のもの	すいか，トマト，きゅうり，レモン，パイナップル，カレー，緑茶，コーヒー
生もの	生野菜サラダ，刺身，寿司

2) 身体の養生

適度な運動は，気や血をめぐらせる効果がある．ウォーキング，テレビ体操，ストレッチ，ダンス，スポーツ，カラオケで歌うことは，気持ちを発散しストレスを解消するのに有効.

入浴は運動と同様，血行促進や自律神経のバランスを改善させ漢方的には気血の調整が期待できる.

3) 心の養生

心を柔らかにし，気持ちを平らかにして，怒りと欲望を抑えて思い悩んだりすることなく平静な気持ちを常に持ち続けることが大切．ストレス管理に趣味や余暇を楽しんで過ごすとよい．睡眠不足は気鬱・気逆の不調をきたすため良質の睡眠が大切.

❻ 漢方処方の実際

1) 急性期あるいは頓用で効果の期待できる漢方処方

1）-❶ こむらがえり：急激に起こる筋肉のけいれんを伴う疼痛

▶**表15**　こむらがえり

【68】芍薬甘草湯：陰陽虚実関係なし	
作用機序	横紋筋・平滑筋の緊張を緩和させ止痛効果は速効性 尿管結石，胆石，胃痛，ぎっくり腰，生理痛，しゃっくりにも有効
使用法	1回2.5〜5.0 gを頓用で使用．数日間であれば1日数回も使用可 長期使用で偽アルドステロン症に注意

以下の漢方薬の表中の【番号】は，原則としてツムラでの製品番号を示す．
（番号の前にアルファベットがついているものはツムラ以外の製品）

① 尿管結石：疝痛発作時，頓用で1回2.5〜5.0 g服用．排泄促進のため猪苓湯〔6）-❸参照〕と併用も可．

② 痛風発作：頓用で1回2.5〜5.0 g服用．激しい疼痛にNSAIDsと併用するとより効果的．

③ 腰痛症：筋肉のけいれん性の痛み，ぎっくり腰の初期に，頓用で1回2.5〜5.0 g服用．

いずれも長期使用で偽アルドステロン症に注意が必要．

1）-❷ 頭痛

▶**表16**　緊張型頭痛（頭痛・肩凝り），頸椎症

【1】葛根湯：陽証，実〜中間証	
作用機序	葛根，芍薬により項背部筋肉の拘縮を弛緩させ血行が改善し頭痛が治まる
使用法	1日7.5 gを3回に分服．投与期間は1〜2週間 エペリゾン（ミオナール®），チザニジン（テルネリン®）などの筋弛緩薬と併用すると効果的

▶**表17**　片頭痛

【31】呉茱萸湯：陰証，虚証	
作用機序	冷えることによって悪化する症状に対処．温める生薬のみから構成され，身体を温めることで頭痛，嘔気，浮腫や痛みが改善される
使用法	習慣性片頭痛の発作の頻度や程度が軽快する 1日7.5 gを3回に分服．発作時は一度に5 g服用すると効く（2倍量飲むのがポイント） 悪心・嘔吐がある時は少量ずつ分けて服用する

▶**表18**　水滞による頭痛（気象病，二日酔，生理痛）

【17】　五苓散：陽証，中間証 【114】柴苓湯：陽証，中間証	
作用機序	蒼朮，猪苓がアクアポリンに作用し，むくみを生じている部分の水だけを動かす（利水作用）．雨ふり（低気圧）で脳が浮腫状となり頭痛，頭重感をきたす．五苓散で脳の浮腫をピンポイントに改善する働きがある 急性期の脳梗塞では炎症と脳浮腫は必発で，鎮静化するには柴苓湯を使用する
使用法	1回2.5〜5.0 gを頓服．低気圧が近づく時，飲酒前などに予防効果あり．炎症が強い時には柴苓湯を使う 【114】柴苓湯3 g/包

1）-❸ 打撲（内出血）

▶表19　打撲（内出血）

【89】 治打撲一方：陽証，中間証 【25】 桂枝茯苓丸：陽証，実〜中間証 【105】 通導散：陽証，実証	
作用機序	打撲は急性期の腫脹と疼痛，亜急性期から慢性期の皮下出血の改善に対する治療が重要
	【89】 急性期には治打撲一方が有効．構成生薬の川骨と樸樕の止血と組織修復作用，川芎と甘草による抗炎症作用，桂皮と大黄による血行促進と組織の分解物の排泄促進作用があり打撲の第1選択薬
	【25】 亜急性期以降の皮下出血の遷延には駆瘀血作用のある桂枝茯苓丸が有効
	【105】 強い駆瘀血剤．骨盤内および皮下組織の微小循環障害を改善させる．下痢に注意．妊婦または妊娠可能な女性には投与しない．鎮痛効果も強いのでNSAIDsは不要．服用は2日までで【25】桂枝茯苓丸につなぐ．
使用法	1日7.5 gを3回に分服．3日から1週間程度内服．

1）-❹ めまい（立ちくらみ）

▶表20　めまい（立ちくらみ）

【39】 苓桂朮甘湯：陽証，中間証〜虚証 【37】 半夏白朮天麻湯：陰証，虚証 【30】 真武湯：陰証，虚証 【17】 五苓散：陽証，中間証	
作用機序	めまいは平衡感覚を司る内耳の水滞と考えられており，利水薬が使用される．茯苓，蒼朮，白朮に利水作用あり
	【39】 起立性のめまいは苓桂朮甘湯が第1選択
	【37】 胃腸が弱く虚弱な人には半夏白朮天麻湯 【30】 歩く時にふらっとする，雲の上を歩いているような浮動感には真武湯が有効
	【17】 小児では五苓散を用いる
使用法	1日7.5 gを3回に分服

1）-❺ 口内炎（口腔粘膜炎）

▶表21　口内炎（口腔粘膜炎）

【14】 半夏瀉心湯：陽証，中間証 【15】 黄連解毒湯：陽証，実〜中間証	
作用機序	【14】 黄連と黄芩を含む漢方薬を瀉心湯類と呼ぶ．口腔粘膜の炎症と痛みを改善する作用がある
	【15】 黄連解毒湯にも口内炎と出血を抑制する効果がある
使用法	半夏瀉心湯は100 mLのお湯に溶いて，3回くらいに分けて口にふくませて口の中の粘膜全体になじませるようにうがいをし飲み込むことが重要．1日3回くり返すことで7日くらいで回復する 黄連解毒湯も同様の効果がある

2）全身症状

2）-❶ しゃっくり

不随意の間欠的な横隔膜と呼気肋間筋とのけいれん性の収縮.

▶表22　しゃっくり

【68】芍薬甘草湯：陰陽虚実関係なし 【31】呉茱萸湯：陰証，虚証	
作用機序	【68】芍薬甘草湯は急激に生じた筋肉の痙攣を治す
	【31】呉茱萸湯はお腹を温めて消化機序を高めしゃっくりを治す
使用法	頓用で2.5～5.0 g（1～2包）頓服 クロルプロマジン（ウインタミン®），メトクロプラミド（プリンペラン®），バクロフェン（リオレサール®）などと併用すると効果を早めることあり

2）-❷ 肥満症（水太り含む）

▶表23　肥満症（水太り含む）

【62】防風通聖散：陽証，実証 【20】防已黄耆湯：陰証，虚証	
作用機序	【62】単純性肥満で筋骨が充実した実証が対象．瀉剤を中心に用い適切な食事療法と運動療法（発汗）を併用すると効果的 大黄・芒硝：排便促進，当帰・川芎・大黄：駆瘀血作用など 市販薬はナイシトール®．黄芩を含むために肝機能障害に注意
	【20】色白で筋肉軟らかく水太り体質（水滞），多汗傾向，関節の腫脹が対象．特に変形性膝関節症の合併例に効果的
使用法	1日7.5 gを3回に分服

2）-❸ 食欲不振・疲労・倦怠感・体力低下（夏バテ含む）

▶表24　食欲不振・疲労・倦怠感・体力低下（夏バテ含む）

【41】　補中益気湯：陰証，虚証 【108】人参養栄湯：陰証，虚証 【48】　十全大補湯：陰証，虚証 【136】清暑益気湯：陰証，虚証	
作用機序	気虚・血虚の病態で方剤は補気剤や補血剤が中心となる．構成生薬に人参，黄耆を含む参耆剤で体力・気力を改善させる
	【41】胃腸虚弱な人の体力回復剤で気虚の第1選択薬．（医王湯と呼ばれる）．特に気力低下，食欲不振が強い時に使用．地黄を含まないので消化機能が著しく衰えた状態でも使用可
	【108】咳・痰や不眠症状に使用
	【48】10種の生薬ですべてを余すことなく補する方剤（オールマイティー） 皮膚の乾燥，貧血が改善．担がん状態の人の体力回復，抗がん薬による副作用の軽減にも用いられる．地黄が含まれるので胃腸症状に注意
	【136】夏用の補中益気湯．暑気あたり，暑さによる食欲不振，汗かきに用いる
使用法	【108】人参養栄湯は1日9 gを3回に分服．3 g/包，1日3包 他は1日7.5 gを3回に分服

3) 呼吸器系

3)-❶ かぜ症候群・インフルエンザ

　原因となるウイルスの種類は関係なく，起きている状態によって漢方薬を選択する．患者の体質（虚弱・冷え症の有無），症状と程度により漢方薬を選択する必要があるため，やや上級者向けとなる．

① 初期（1〜2日目の有熱期：表25）

　ウイルスは熱に弱く，身体を温めて発汗させることで解熱する効果を用いる．

▶**表25　かぜの初期（1〜2日目の有熱期）**

【1】葛根湯：陽証，実〜中間証	
作用機序	麻黄と桂皮で発汗を促し，解熱する．発汗しすぎないように芍薬が含まれ安全弁となっている．効き目はマイルドに．葛根には筋弛緩作用があり肩凝りの治療にもなる．原因となるウイルスが体内に入ってきて，まだ十分に増殖していない時期に服用することで体温が37〜38℃に上昇する．その結果，免疫力が高まりウイルスが除去される
使用法	明確な症状が出ていなくても，ぞくっと寒気を感じ，鼻・喉・体の違和感があり，"かぜかなと思った，引きはじめ"の初期の段階で葛根湯を飲むのがコツ 体温が上がりきり，寒気がなく汗が出て手足が温かくなったら葛根湯を服用する時期はすぎたと考えてよい．そのため常備薬の1つとして自宅に備えておくとよい
	初回は2.5〜5 gを服用．変化がなければ2〜3時間あけて2.5 gを追加．発汗後症状が残っていれば少し続けてもよい．養生*1することでより効果が得られる

【27】麻黄湯：陽証，実証	
作用機序	高熱や関節痛などの激しいインフルエンザ症状があれば，通常は虚弱な人（虚証）も，一時的に実証となっていると考える．麻黄の内服は1〜2日可能
	麻黄湯にはインフルエンザウイルスの産生を抑制する作用がある．麻黄と桂皮により発汗することにより解熱し，頭痛などの症状が軽減する．先に解熱薬や石膏は使用しないこと．麻黄には鎮咳作用，杏仁には鎮咳去痰作用がある
使用法	麻黄湯*2を初回2.5〜5 gを温服し，変化がなければ2〜3時間ごとに2.5 g追加服用．発汗して37.5℃以下に解熱したら内服を中止する 麻黄による動悸と発汗による脱水に注意．温かいものを飲食するなどの養生*1することでより効果が得られる 重症化防止目的でタミフル®などの抗ウイルス薬との併用は可

【127】麻黄附子細辛湯：陰証，虚証	
作用機序	解熱・発汗・鎮咳作用の麻黄，体を温める附子と細辛が加わった方剤 比較的体力のない冷え症，高齢者や虚弱者が対象．寒そうな青白い顔をして微熱，寒気，鼻汁，咽頭痛，頭痛を訴える場合に用いる．温かい鍋料理を食べて体の芯から体を温めて治すようなイメージ
使用法	1日7.5 gを3回に分服．

【45】桂枝湯：陽証，虚証	
作用機序	桂皮に弱い発汗作用あり．体力の低下したかぜ症候群の初期に使用．自然に汗の出やすい体質の人で，発熱がある場合は必ず悪寒を伴うことが条件となっている
使用法	1日7.5 gを3回に分服

*1 養生：温熱・発汗作用を高めるために

①温服（熱いお湯で服用する）
②温かい食事を摂る
③温かい服装・室温・布団　ただし高熱は脳によくないので頭は冷やす

*2 麻黄湯の薬用量：

小児の薬用量0.1〜0.2 g/kg/日，分2あるいは分3
25 kg〜　：1回半包（1.25 g）
30 kg〜　：1回1包（2.5 g）

418　患者さんを総合的に診るための　内科外来これ一冊、必携書

▶表26 かぜ症候群・インフルエンザで初期使用の漢方薬の鑑別点

	【1】葛根湯	【27】麻黄湯	【127】麻黄附子細辛湯	【45】桂枝湯
証 （対象者）	陽証，実〜中間証 （比較的体力のある子ども・成人）	陽証，実証 （体力のある人，乳幼児）	陰証，虚証 （高齢者，虚弱者，冷え症）	陽証，虚証 （虚弱者，妊婦）
時期	かぜのごく引きはじめ （ごく初期）	引きはじめ （1〜2日目）	引きはじめ （1〜2日目）	（初期）
症状の程度	軽度	中等度〜重度	軽度	軽度
自然発汗	発汗なし	発汗なし	発汗なし	しっとりした汗あり
寒気・悪寒	悪寒あり（ゾク）	悪寒強い（ゾクゾク）	悪寒 背中・下半身の冷え 身体の芯から冷えている	悪寒
体温	微熱〜38℃	高熱（38.5℃以上）	微熱（37.5℃以下）	微熱
特徴的な症状	肩凝りあり 筋肉痛（±）	ふしぶしの痛みが強い 全身の筋肉痛	咽頭痛（イガイガ） 鼻汁・鼻閉	

＊発熱するのは身体の防御（免疫）機能が働いているから

＊寒気があるのは"身体が温めたいと欲しているサイン"

＊かぜの初期症状が鎖骨から上（頭痛，肩凝り，咽頭痛，鼻水）に現れた場合は葛根湯が効き，鎖骨から下（ふしぶしの痛み，腰痛）に現れた場合は麻黄湯が効く

② 亜急性期（3日目以降：表27）

悪寒と発熱を交互にくり返し，咳・痰や嘔気・食欲不振，倦怠感が残る時期は，柴胡剤の適応となる．

▶表27 かぜの亜急性期（3日目以降）

【9】小柴胡湯：陽証，中間証 【10】柴胡桂枝湯：陽証，中間〜虚証 【11】柴胡桂枝乾姜湯：陽証，虚証	
作用機序	【9】柴胡と黄芩により消炎作用，半夏は悪心・嘔吐・食欲不振を改善し，人参で健胃・強壮作用あり 微熱（弛緩熱），食欲不振，口腔の不快，咳嗽などを伴うときに使用する
	【10】小柴胡湯と桂枝湯の合方 体力が普通かそれ以下の人で，微熱，頭痛，悪心・嘔吐，口が苦いなどの症状がみられる場合に用いる
	【11】乾姜が含まれるため冷えがある場合に用いられる．体力のない人で，顔色が悪く，疲労倦怠感，息切れ，口渇，盗汗，冷え症の人に使用する
使用法	1日7.5 gを3回に分服

3）-❷ 咽頭痛（のどの痛み）

▶表28 咽頭痛（のどの痛み）

【138】桔梗湯：陰陽虚実関係なし 【N324】桔梗石膏：陽証，実証 【109】小柴胡湯加桔梗石膏：陽証，虚実中間証	
作用機序	【138】甘草で激しい痛みを緩和し，桔梗で去痰・排膿する．のどに炎症があり腫れて痛む場合に使用．頓用に用いる
	【N324】鎮咳・去痰・排膿作用の桔梗と，冷やして炎症をとる石膏の2味 のどが激しく痛み，化膿性の炎症がある場合に使用
	【109】小柴胡湯に，熱を冷ます石膏，去痰・排膿する桔梗が加わったもの 咽頭炎や扁桃炎，耳下腺炎，頸部リンパ節炎などで強い炎症があり，焼けつくような熱感と咽頭痛がある時に使用
使用法	1日7.5 g（【N324】は60 g）を3回に分服 ぬるま湯に溶かし少量ずつ喉をうがいするように服用する（桔梗湯の服用の仕方はp.429 図3参照）

第4章 やや専門性の高い病気

12 診療にいかす漢方

4) 消化器

4)-❶ 機能性ディスペプシア（FD）

器質的疾患を除外され，心窩部痛や胃もたれなどの上部消化管症状を呈する．

FD : functional dyspepsia
（機能性ディスペプシア）

▶表29　機能性ディスペプシア（FD）

【43】六君子湯：虚証 【14】半夏瀉心湯：中間証 【5】　安中散：虚証	
作用機序	【43】六君子湯は気虚に効果的．胃排出機能の改善など消化管運動改善に働く
	【14】六君子湯が効かない場合，暑がり・のぼせ・冷たい食物を好む実証・熱証には半夏瀉心湯が効く
	【5】　腹痛を伴う場合は安中散が効く
使用法	モサプリド（ガスモチン®），イトプリド（ガナトン®），ドンペリドン（ナウゼリン®），メトクロプラミド（プリンペラン®）が効かない時にも効果を発揮することがある 1日7.5 gを3回に分服

4)-❷ 悪心・嘔吐

▶表30　悪心・嘔吐

【17】五苓散：中間証 【21】小半夏加茯苓湯：中間証	
作用機序	【17】利水薬．嘔吐，痰，むくみは水のアンバランス（水毒）を考える 　　　子どもから大人まで広く使用できる
	【21】小半夏加茯苓湯はつわりに効く
使用法	1日7.5 gを3回に分服/頓用：1回2.5〜5 g

4)-❸ 下痢

急性の下痢は感染性のことが多く，補液と抗菌薬の投与が必要な場合もある．

▶表31　下痢

【17】五苓散：中間証 【60】桂枝加芍薬湯：虚証	
作用機序	【17】利水剤の五苓散が基本．急性胃腸炎に伴う嘔吐，下痢に効果あり
	【60】桂枝加芍薬湯は芍薬と甘草の鎮痛作用により腹痛，下痢を改善する
使用法	1日7.5 gを3回に分服，初回には5 g（2包）服用する

4)-❹ ノロウイルスによる激しい胃腸炎

▶表32　ノロウイルスによる激しい胃腸炎

【82】桂枝人参湯：虚証	
作用機序	桂枝人参湯は炎症を抑えることによって下痢を鎮める
使用法	初回に5 g（2包）服用，以降2時間ごとに症状が治るまで1包ずつ飲み続ける

4)-❺ 便秘

▶表33　便秘

【84】大黄甘草湯：陰陽関係なく虚実中間証
【126】麻子仁丸：陽証，中間〜虚証
【51】潤腸湯：陰証，虚証
【100】大建中湯：陰証，虚証

作用機序	【84】緩下作用のある大黄と緩和作用のある甘草の2味からなる常習便秘の基本薬．西洋薬のプルセニド®，アローゼン®に相当
	【126】緩下作用のある大黄と腸を潤す麻子仁と杏仁とで緩和する．高齢者でも下痢などの心配なく使用できる
	【51】杏仁，麻子仁，桃仁を含み腸の内面を潤す効果をもつ．厚朴，枳実が含まれ気うつを改善させる．大腸の水分量を増やし腸管輸送を促進させる
	【100】大建中湯は消化管を温めて，消化管運動促進作用があり，その結果排便障害を改善させるため"大黄を含まない便秘薬"として術後イレウスなどで使用される
使用法	1日7.5 gを3回に分服する
	大建中湯以外は，大黄を含むため長期使用により大腸メラノーシスの心配

4)-❻ 腹部膨満・イレウス

　手術適応となる絞扼性イレウスを除外することが重要．麻痺性イレウスである術後イレウスや開腹後の癒着性イレウス，便秘に伴う腹部膨満などが適応となる．

▶表34　腹部膨満・イレウス

【100】大建中湯：陰証，虚証

作用機序	大建中湯は腸管運動亢進作用と腸管粘膜血流量の増加作用，腸管粘膜の浮腫の改善作用を有する
	山椒はお腹を温めて腸の働きを活発にし排便を促す
使用法	1日7.5〜15 gを3回に分服（本剤は15 g中に膠飴10 gを有するため量が多い）
	大建中湯2.5 g/包，1回1〜2包

4)-❼ 過敏性腸症候群（IBS）

　腹痛もしくは腹部不快感を伴う便通異常が慢性的に持続し，器質的疾患が除外されたもの．

IBS ： irritable bowel syndrome（過敏性腸症候群）

▶表35　過敏性腸症候群（IBS）

【60】桂枝加芍薬湯：陰証，虚証
【134】桂枝加芍薬大黄湯：陰証，虚症
【100】大建中湯：陰証，虚症
【14】半夏瀉心湯：陽証，虚実中間証
【32】人参湯：陰証，虚証
【30】真武湯：陰証，虚証

作用機序	IBSの漢方治療の第1選択は，交替型では【60】桂枝加芍薬湯
	便秘型では【134】桂枝加芍薬大黄湯，便秘・腹部膨満型では【100】大建中湯である
	下痢型では【14】半夏瀉心湯，【32】人参湯，【30】真武湯
使用法	消化管運動調整薬，ラモセトロン（イリボー®），整腸薬，抗コリン薬，緩下剤などを併用し，ストレスや心理状態の評価によって抗不安薬や抗うつ薬も合わせて使用する
	【60】【134】1日7.5 gを3回に分服，【100】1日7.5〜15 gを3回に分服（【100】大建中湯2.5 g/包，1回1〜2包）

5）循環器

5）-❶ 高血圧（白衣高血圧）

高血圧の多くは実証にあたり，漢方治療は食事療法や運動療法とともに行う．

> 高血圧の食事療法や運動療法：1章2参照.

▶**表36 高血圧（白衣高血圧）**

【12】柴胡加竜骨牡蛎湯：陽証，実証 【8】 大柴胡湯：陽証，実証 【15】黄連解毒湯：陽証，実〜中間証	
作用機序	柴胡には抗炎症作用，鎮静作用，安眠作用がある 【12】動悸，イライラとした精神症状を伴う場合．竜骨・牡蛎に鎮静作用あり 【8】 強いストレスがあり，便秘，肩凝りのある場合．枳実により胸脇部のつかえが改善し，大黄に緩下作用あり 【15】のぼせ気味で顔面紅潮，精神不安，イライラ，不眠のある場合
使用法	1日7.5 gを3回に分服

6）泌尿器

6）-❶ 膀胱炎，排尿時痛

▶**表37 膀胱炎，排尿時痛**

【40】猪苓湯：陽証，中間証	
作用機序	利水作用のある沢瀉・猪苓・茯苓に止血作用のある阿膠，消炎・利水作用のある滑石を加えたもの 尿量減少，残尿感，排尿痛などのある膀胱炎・尿道炎に適応
使用法	1日7.5 gを3回に分服

6）-❷ 頻尿，神経因性膀胱

▶**表38 頻尿，神経因性膀胱**

【107】牛車腎気丸：陰証，虚証 【111】清心蓮子飲：陽証，虚証	
作用機序	【107】八味地黄丸に利尿作用のある牛膝と車前子を加え，附子を2倍に増量した方剤．四肢が冷え，夜間頻尿，腰痛・下肢痛・しびれに適応 【111】消炎・利尿作用のある車前子，水滞を取り除く茯苓と胃腸虚弱に対応する人参・黄耆が配合されている．神経過敏で頻尿，残尿感，排尿時を訴える人に適応
使用法	1日7.5 gを3回に分服

6）-❸ 尿管結石

▶**表39 尿管結石**

【68】芍薬甘草湯：陰陽虚実関係なし 【40】猪苓湯：陽証，虚実中間証	
作用機序	【68】まず芍薬甘草湯2.5〜5 gを頓服し尿管の痙攣を鎮め痛み和らげる 【40】次に猪苓湯により結石を洗い流し排石効果を待つ
使用法	【68】2.5〜5 g，頓服 【40】1日7.5 gを3回に分服．結石排出促進薬のフロプロピオン（コスパノン®），ウラジロガシエキス（ウロカルン®）使用も可

7）産婦人科

7）-❶ 冷え症

冷え症は①四肢末端型，②下半身型，③上熱下寒型，④内臓型，⑤全身型の5つに分類するとわかりやすい.

① 四肢末端型

血行が悪く，温かい血液が手足の先まで届いていない瘀血状態で多くは虚証である. 10〜20歳代の女性に多く疲れやストレス，無理なダイエットが原因となる.

▶表40　冷え（四肢末端型）

【38】当帰四逆加呉茱萸生姜湯：陰証，虚証	
作用機序	寒冷のため手足が冷えて痛み，しもやけ，月経痛，下腹部痛，腰痛に使用される 桂枝湯に身体を温める当帰，呉茱萸，細辛と，消炎・利尿作用のある木通が加わったもので，冷え症の第1選択薬
使用法	1日7.5 gを3回に分服. 冷えが強い時は附子末を0.5 g単位で追加. 温服が効果的
【23】当帰芍薬散：陰証，虚証	
作用機序	比較的体力のない顔面蒼白，手足の冷え，貧血傾向，疲労倦怠感，月経異常，胃内停水，下肢の浮腫に使用される 緩和な駆瘀血剤. 血行改善作用の当帰・川芎，利水作用の蒼朮・沢瀉・茯苓，鎮痛作用の芍薬が含まれる. 血行不良で水滞の婦人に使われる
使用法	1日7.5 gを3回に分服

② 下半身型

腰から下肢にかけて重だるく，冷えが著明. 頻尿・多尿や腰痛・下肢痛を訴える水滞状態.

▶表41　冷え（下半身型）

【118】苓姜朮甘湯：陰証，虚証	
作用機序	腰部より下肢の冷えと痛み，頻尿・多尿（水毒）が使用目的. "まるで水の中に浸かっているようだ"と感じられる者に適応あり. 乾姜で温め，茯苓と白朮で利尿効果 二大熱薬である乾姜と附子に甘草を加えた方剤を四逆湯という. 苓姜朮甘湯に附子末を加えると四逆湯の方意に近くなる
使用法	1日7.5 gを3回に分服. 冷えが強い時は附子末を0.5 g単位で追加. 温服が効果的
【7】八味地黄丸：陰証，中間〜虚証	
作用機序	腰部および下肢の冷え・しびれ・脱力感，浮腫，夜間頻尿で使用される 附子で温め，茯苓と沢瀉の利水効果，牡丹皮の駆於血作用
使用法	1日7.5 gを3回に分服

熱薬：附子はバーナーで燃やすように激しく温める. 乾姜はトロトロと弱火で温めるイメージ
附子中毒：附子の量が多いと服用して30分くらいで舌・口唇のしびれ，動悸，悪心がみられることがある. その際は減量・中止する

第4章　やや専門性の高い病気

12　診療にいかす漢方

423

③ 上熱下寒型

気が上方に偏在し，足は冷えるが顔がほてる状態．治療には逆上した気を下方に巡らせる桂枝を含む方剤が適応．デスクワーク中心で長時間の坐位の姿勢により下半身が圧迫され全身に血が巡りにくくなることで起こる．

▶**表42 冷え（上熱下寒型）**

【24】加味逍遙散：陽証，中間〜虚証 【25】桂枝茯苓丸：陽証，実〜中間症 【61】桃核承気湯：陽証，実証	
作用機序	【24】加味逍遙散：更年期や月経不順に伴いのぼせ，手足の冷え，ホットフラッシュがあり，イライラしがちな人に用いる
	【25】桂枝茯苓丸：のぼせ，足の冷え（程度は軽い），生理痛が使用目的
	【61】桃核承気湯：便秘，のぼせと足の冷えが使用目的．桂枝，桃仁を含む駆於血剤で桂枝茯苓丸より強い
使用法	1日7.5gを3回に分服

④ 内臓型

お腹は冷えるが手足は冷えない．"隠れ冷え症"とも呼ばれる．冷たいものを食べると下痢をする人や，クーラーで体を冷やすと胃痛や腹痛を起こす人．ストレスで自律神経が乱れることで起きる．

▶**表43 冷え（内臓型）**

【43】六君子湯：陰証，虚証 【32】人参湯：陰証，虚証 【31】呉茱萸湯：陰証，虚証 【100】大建中湯：陰証，虚証	
作用機序	【43】疲れやすく，下痢しやすい，悪心・嘔吐などの胃症状が強い人
	【32】裏寒の代表的な方剤．食欲不振，胃部停滞感，下痢など，胃腸機能が低下している時に用いる 人参には気を益し，心窩部のつかえを取り除く作用がある
	【31】頭痛，悪心・嘔吐・食欲不振・心窩部膨満感に用いる．裏を温めて治す方剤
	【100】腹が冷えて痛み，腹部膨満感で用いる．山椒と乾姜は温性刺激剤，人参で消化機能を高める
使用法	【43】【32】【31】1日7.5gを3回に分服 【100】1日7.5〜15gを3回に分服

⑤ 全身型

手足だけでなく，体幹までしんしんと冷えている状態．加齢による新陳代謝の低下や，若い人でも生活リズムの乱れや食事量の不足などで新陳代謝が低下することもある．

▶**表44 冷え（全身型）**

【30】真武湯：陰証，虚証 茯苓四逆湯（【30】真武湯：陰証，虚証 ＋【32】人参湯：陰証，虚証）	
作用機序	【30】顔色不良，四肢の冷え，水様性下痢・軟便が使用目的．高度の裏寒証と水滞に対し，附子の強い温熱作用で水分の排泄を促す．茯苓と蒼朮で利水作用，芍薬で痛みを和らげる
	【32】食欲不振・胃部停滞感，下痢，手足の冷えなどが使用目的．乾姜が熱薬の1つ
使用法	茯苓四逆湯はエキス剤にないので【30】＋【32】の合剤で治療

▶**表45** 婦人科で頻用される3処方薬（男性にも使用できる）

	【23】当帰芍薬散	【24】加味逍遙散	【25】桂枝茯苓丸
証	陰証，虚証	陽証，中間〜虚証	陽証，実〜中間証
効能の特徴	利水作用	気剤	駆瘀血作用
生薬と効能	利水：茯苓，朮，沢瀉 補血，活血：当帰，芍薬 駆瘀血：川芎	気滞を改善：薄荷，柴胡 清熱：牡丹皮，山梔子 補血，活血：当帰，芍薬 健脾：朮，茯苓，生姜，甘草	駆瘀血：牡丹皮，桃仁 気逆を整える：桂枝 安神・利水：茯苓
適応病態	顔面蒼白・貧血，四肢の冷え 疲労倦怠感，月経異常	冷えのぼせ，ホットフラッシュ， 不定愁訴，精神不安，イライラ， 不眠，更年期障害，月経不順	体格しっかり，のぼせ，頭痛， 肩凝り，下腹部痛，月経異常

7）-❷ 乳腺炎

▶**表46** 乳腺炎

【1】葛根湯：陽証，実〜中間証	
作用機序	葛根湯は首から上の過剰な炎症を抑える 乳腺炎，首のリンパ節炎，顎関節症，中耳炎，眼精疲労に効果を発揮する．速効性がある 乳腺炎は乳管がつまり乳腺が腫れて熱をもち赤くなる．葛根湯の催乳作用と抗炎症作用により効果がみられる
使用法	1日7.5 gを3回に分服

8）整形外科

8）-❶ 筋肉痛（急性筋炎）

▶**表47** 筋肉痛（急性筋炎）

【78】麻杏薏甘湯：陽証〜虚実中間証	
作用機序	麻黄と杏仁の利尿作用，薏苡仁の水滞改善作用により患部の腫れを治す．4味．部位特異性はなく筋肉の炎症を鎮め痛みをとる．急性の筋肉系（筋肉，筋膜，靭帯，腱）の痛みに著効する．痛みが強い時は，【68】芍薬甘草湯を併用するとよい．寒冷や湿気で痛みが増強する例に有効
使用法	1日7.5 gを3回に分服．服用開始で2〜3日で軽快する
【52】薏苡仁湯：陽証，虚実中間証	
作用機序	薏苡仁と蒼朮の利尿作用．麻黄と桂皮の発汗作用，当帰の血行改善作用，芍薬と甘草に筋弛緩作用や鎮痛作用がある．7味．筋肉痛や関節痛が，急性期を過ぎて慢性化したら【78】から処方を変更する
使用法	1日7.5 gを3回に分服

9) 耳鼻科

9)-❶ アレルギー性鼻炎

▶表48　アレルギー性鼻炎

| 【19】 小青竜湯：陽証，中間証 |
| 【95】 五虎湯：陽証，実証 |
| 【27】 麻黄湯：陽証，実証 |
| 【28】 越婢加朮湯：陽証，実証 |
| 【119】 苓甘姜味辛夏仁湯：陰証，虚証 |
| 【2】 葛根湯加川芎辛夷：陽証，実証 |

作用機序	麻黄を含有する漢方（【19】，【95】，【27】，【28】）は，含まれているエフェドリンの作用で強力な血管収縮作用を有し，速効性で鼻閉に有効である．眠気を抑える作用があるため眠気の出る抗ヒスタミン薬に併用してその眠気を抑制できる
使用法	【19】小青竜湯は中間証で軽症～中等症で使用．小青竜湯3 g/包，モーニングアタックに1服
	【95】+【28】症状が重いときは小青竜湯+五虎湯（竜虎湯）
	【27】+【28】麻黄湯+越婢加朮湯（大青竜湯）を1包ずつ一緒に服用する．大青竜湯は粘膜が発赤・充血して涙が流れ落ちる時にも速効性が期待できる
	【119】麻黄にはエフェドリンが入っているので，高血圧，不整脈，狭心症，心筋梗塞の既往のある人は使用できない．苓甘姜味辛夏仁湯には麻黄が含まれていないため，小青竜湯に比べ効き目がやや劣る
	【2】膿汁を排泄する辛夷と血行を促進し鼻閉を改善する川芎を配合．鼻閉，後鼻漏などの鼻症状の慢性期に使用

9)-❷ 咽喉頭異常感症，誤嚥性肺炎

のどに何かつかえた感じがして，気になって仕方がない愁訴に気剤が有用．

▶表49　咽喉頭異常感症，誤嚥性肺炎

【16】 半夏厚朴湯：陰中間虚証
作用機序	気のめぐりを良くし，上衝した気を下げる作用の気剤の代表．小半夏加茯苓湯に厚朴と蘇葉を加えたもので，気うつによる気の変調を整える作用がある．マイナートランキライザー様の働きがある．神経質で咽喉が塞がる感じ（咽中炙臠，梅核気）に用いる．咳反射や嚥下反射を改善させることから，誤嚥性肺炎の予防効果もある
使用法	1日7.5 gを3回に分服

9)-❸ 慢性副鼻腔炎

▶表50　慢性副鼻腔炎

| 【104】 辛夷清肺湯：陽証，実～中間証 |
| 【2】 　葛根湯加川芎辛夷：陽証，実～中間証 |

作用機序	【104】辛夷が鼻閉を改善させる．石膏が含まれており熱証で冷やす作用がある．膿性鼻汁・後鼻漏などの症状に適応．麻黄が含まれないので高齢者にも使用できる
	【2】葛根湯に膿汁を排泄する作用の辛夷と，血行を促進し鼻閉を改善する川芎が配合されている．鼻閉，鼻汁，後鼻漏が慢性化した場合に使用する
使用法	1日7.5 gを3回に分服 マクロライド系抗菌薬の少量長期療法と併用することで効果が期待できる

患者さんを総合的に診るための　内科外来これ一冊、必携書

10）精神神経科

10）-❶ 不眠症

▶表51　不眠症

【103】酸棗仁湯：虚証 【137】加味帰脾湯：陰証，虚証		
作用機序	漢方薬は心身のバランスを整え，緊張を和らげるために用いる	
	【103】酸棗仁は中枢神経を抑制し鎮静作用を有し，知母は消熱作用にて精神を安定させる．心身が疲れ弱って眠れない高齢者の第1選択薬	
	【137】柴胡，山梔子，茯苓，酸棗仁，竜眼肉，遠志）に精神活動を穏やかに安定化作用あり．イライラして怒りやすい，ほてり感があり入眠困難な不眠症に使用	
使用法	1日7.5 gを3回に分服あるいは就寝前に2.5～5 g服用	
	【103】1回1包で効果がみられない時は1回2～3包に一時増量も可	

10）-❷ 神経過敏（イライラ，興奮状態），認知症のBSPD症状

▶表52　神経過敏（イライラ，興奮状態），認知症のBSPD症状

【83】抑肝散加陳皮半夏：陽証，虚証 【54】抑肝散：陽証，中間証 【15】黄連解毒湯：陽証，実～中間証		
作用機序	【83】抑肝散に陳皮（健胃作用）と半夏（制吐作用）を加え，抑肝散よりも体力が低下し慢性化した人向け．神経過敏で興奮しやすく，怒りっぽく，イライラして眠れない時に使用	
	【54】体力が普通の人に使用．小児の夜泣きにも使用	
	【15】精神を鎮静させる作用が強い．顔面紅潮（のぼせ），イライラ，精神不安，不眠に使用	
使用法	1日7.5 gを3回に分服．頓服使用も可	

10）-❸ パニック障害，過興奮，ヒステリー

▶表53　パニック障害，過興奮，ヒステリー

【72】甘麦大棗湯：中間～虚証	
作用機序	大棗，甘草，小麦の3つの生薬で構成され，はなはだしい興奮状態を鎮静させる．著効例では内服後30分から1時間くらいで症状が安定する
使用法	1回2.5～5 g（1～2包）頓服．偽アルドステロン症（pp.412～413参照）に注意

▶図2　患者さん説明用：オーダーメイドのかぜ・インフルエンザ治療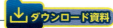

```
　　　　　　　　　　　　　　　　　　　　　　　　　　　　　　　　様

（抗インフルエンザ薬／併用可）
（漢方薬）　　　　　麻黄湯　（麻黄附子細辛湯、葛根湯）
（解熱剤）　　　　　カロナール頓用
```

1. 麻黄湯を初回に2.5 g～5 g服用してください。
　（100 mLのお湯か白湯に溶いて温服してください）。
2. 変化がなければ2～3時間ごとに麻黄湯2.5 gを追加服用してください。
3. 発汗して37.5度以下に解熱したら内服は中止。
4. 重症化予防のために抗インフルエンザ薬の併用は可です。
5. 最初から解熱剤を使用しないでください。麻黄湯の効果がなくなります。
　38.5度以上の発熱が続き、つらい時は解熱剤に切り替えてください。

（　月／　　日）　　　　　時　　麻黄湯1包あるいは2包服用
　　　　　　　　　　　　　時　　麻黄湯1包服用
　　　　　　　　　　　　　時　　麻黄湯1包服用
　　　　　　　　　　　　　時　　麻黄湯1包服用

（注意）
① 麻黄湯には、体温を上昇させることにより免疫力を高め、ウイルスの発育抑制効果があります。服用により汗をかくと熱が下がり楽になります。
② 温熱、発汗作用を高めるために、温かいものを食べ、服装・布団・室温を温かくすることで効果が上がります。脳は高温に良くないので頭は冷やしてください。
③ 麻黄剤なので動悸、不眠、胃もたれなど気になることが起きたら減量するか中止してください。
④ 脱水にならないように、できれば冷えていない水分を補給してください。

▶図3 患者さん説明用：桔梗湯類の上手な服用の仕方

桔梗湯類の上手な服用の仕方

漢方薬・・・桔梗湯・桔梗石膏・小柴胡湯加桔梗石膏

_____ 様

(1) **少量のお湯で漢方を溶く**（お湯の方が溶けやすい）

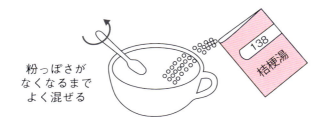

粉っぽさが
なくなるまで
よく混ぜる

(2) 水を足して100 mL程度のぬるま湯にする（熱くないように）

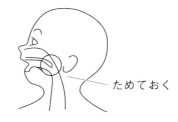

ためておく

(3) 時間をかけて、あるいは3回に分けて（1回30 mL×3回）

喉を潤すように飲んでください

☆**1度目は喉に直接作用し、2度目は飲んで吸収されてから効果が出ます。**
☆お食事に関係なく1日3〜4回使用してください。
☆症状がとれたら中止してください。

◆ 文 献

1）「腹証図解 漢方常用処方解説 改訂版」（髙山宏世／編著），東洋学術出版社，2019
2）「決定版 漢方」（花輪壽彦／監），新星出版社，2005
3）「ファーストチョイスの漢方薬」（稲木一元，松田邦夫／著），南山堂，2006
4）「漢方学舎 白熱教室 入門編」（大野修嗣／著），源草社，2015
5）「実践 漢方ガイド」（中野 哲，森 博美／監），医学書院，2010
6）「西洋医が教える，本当は速効で治る漢方」（井齋偉矢／著），SBクリエイティブ，2014
7）「症例から学ぶ和漢診療学 第3版」（寺澤捷年／著），医学書院，2012
8）「漢方薬副作用百科」（内藤裕史／著），丸善出版，2014
9）「呼吸器疾患 漢方治療のてびき 改訂版」（巽浩一郎／著），協和企画，2010
10）中島 淳：明日の診療に漢方をいかす－西洋医学と漢方医学の融合．診断と治療，99：737-738，2011
11）「体質・症状・病気で選ぶ漢方薬の手引き 増補改訂版」（永田勝太郎／監），小学館，2006
12）「実践ちょいたし漢方 増補版」（新見正則／著），日本医事新報社，2015
13）「スキルアップのための漢方薬の服薬指導 改訂2版」（岡野善郎，永田郁夫／著），南山堂，2006
14）厚生労働省：重篤副作用疾患別対応マニュアル 偽アルドステロン症（令和4年2月改定）．
 https://www.mhlw.go.jp/topics/2006/11/dl/tp1122-1d29.pdf
15）「カンゾウ（甘草）含有医療用漢方製剤による低カリウム血症の防止と治療法」（猿田享男／監），日本漢方生薬製剤協会，2002
 https://www.nikkankyo.org/seihin/take_kampo/110405c/kanzou.pdf

第 5 章

臨床検査・検診

第5章　臨床検査・検診

1　尿検査

① 尿潜血検査の考え方・進め方

- 試験紙法による尿潜血陽性は，尿中への赤血球（ヘムタンパク）の検出を意味し，肉眼的血尿はもとより，顕微鏡血尿も検出できるので，腎・泌尿器系疾患の診断に重要な検査である．
- 尿潜血陽性の場合，必ず尿沈渣で評価を加え，**400倍強拡大にて1視野あたり5個（赤血球5個/HPF）以上で病的血尿と判定する**．
- 沈渣上赤血球増加を認めない場合は，ヘモグロビン尿，ミオグロビン尿の可能性があり，溶血や横紋筋融解をきたす疾患の鑑別が必要となる（**表1，図1**）．

HPF：high power field（高倍率視野）

▶表1　ヘモグロビン尿とミオグロビン尿の鑑別

	ヘモグロビン尿	ミオグロビン尿
病態	血管内の溶血	横紋筋融解症
尿潜血	陽性	陽性
沈渣	陰性	陰性
尿の上清	赤色	赤色
血清（同時に採血）	赤色調	黄色調
血液生化学検査	LDH/AST比高値（＞15）	CK高値

- **赤血球尿であれば，腎・尿路からの出血があることを意味する**．また，糸球体性血尿と尿路性血尿の鑑別には尿中赤血球の形態観察が役に立つ．
  採尿直後の新鮮尿を用いることが重要で，無染色にて観察する．
- 糸球体疾患による血尿（糸球体性血尿）では，**赤血球の形や大きさが不均一で多彩な変形を示す**が，尿路結石，腎・尿路腫瘍，膀胱炎などの尿路性血尿では**赤血球形態・大きさは均一**である（**図2**）．
- 糸球体性血尿は腎機能より，または遺伝性の有無や尿蛋白の程度により，入院精査の適応が判断される．
- 尿路性血尿の原因疾患は多彩である．
  左腎静脈が腹部大動脈と上腸間膜動脈とにより挟まれることにより左腎静脈の内圧上昇を苦起して血管内から外へ赤血球が漏出する**ナットクラッカー現象**も稀ながら経験する．
- **尿路感染症，尿路結石，腎尿路系腫瘍**でも血尿の原因となるので，泌尿器科的精査を進める．
  特に，尿路の悪性腫瘍は，無症候性で一時的な肉眼的血尿をきたすことが多いので，**40歳以上で一度でも無症候性の肉眼的血尿があれば，尿細胞診，膀胱鏡などの泌尿器科的検査を受ける必要がある**．

▶図1 血尿の評価法

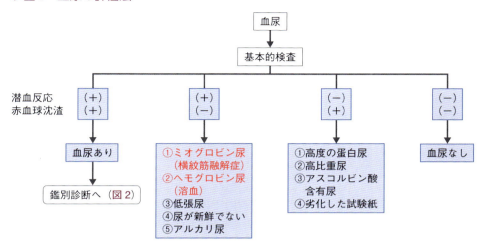

・長時間放置した尿検体では，赤血球が破壊され，尿沈渣で赤血球が存在しないのに，試験紙法にて陽性を示す．採取2時間以内に検査することが重要
・早朝尿はよく濃縮されており，酸性で沈渣成分がよく保存されているので検査に最適である
（文献6を参考に作成）

▶図2 糸球体性血尿と尿路性血尿の鑑別

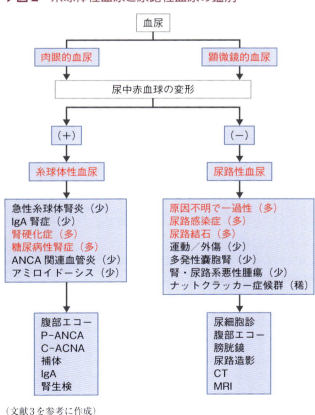

（文献3を参考に作成）

❷ 尿蛋白検査の考え方・進め方

- 蛋白尿は健康人でもわずかながら認められ（**生理的蛋白尿**），臨床的に蛋白尿と診断されるのは，一般的に蛋白尿が**1日150 mgを超える場合**である．また一過性に蛋白尿がみられることもあり，持続的に認められる場合に病的意義がある．

▶**表2　尿試験紙法での尿蛋白**

判定	正常		軽度異常	高度異常		ネフローゼ
試験紙法	−	±	1+	2+	3+	4+
尿蛋白量（mg/dL）	<10	15	30	100	300	1,000

- 尿蛋白陽性例においてはくり返し検査するのが原則である．
- **随時尿**で陽性の場合，**早朝尿との比較**により運動の影響を除外でき，早朝尿で蛋白陰性なら起立性，運動性蛋白尿の可能性が高くなる．
- くり返す検尿で蛋白陽性の場合は，**尿蛋白量を測定する**．24時間蓄尿を用いた全尿検査が望ましいが，できない場合には，**随時尿で尿蛋白/クレアチニン比（UP/UCr）[g/gCr]を求める**ことで，尿蛋白排泄量が推定でき，1日尿蛋白排泄量とよく相関する．**特に早朝尿を除いた午前中の随意尿において実測値とより相関がある**．
- 1日クレアチニン排泄量は約1gであり（体格，筋肉量によって異なる），**蛋白/クレアチニン比が1なら尿蛋白排泄量も1g程度あるものと判断される**．
- 尿試験紙法にて**尿蛋白1+以上を認めた**場合には，**UP/UCr比を算出し，重症度を評価する**．尿蛋白が3.5 g/日以上の場合には，**血清アルブミンが低下しネフローゼ症候群となり浮腫が生じる可能性がある**．
- **1 g/日以上の蛋白尿**やそれ以下でも**血尿**（❶参照），**蛋白尿の合併例では腎生検の適応**と考えられ，腎臓専門医への紹介が必要である．
- **微量アルブミンは糖尿病性腎症の早期発見に重要**であり，尿蛋白同様に尿中Crとの比を用いて評価する（1章6参照）．

《円柱》

- 円柱は糸球体，尿細管から尿中に排泄された細胞成分がTamm-Horsfall蛋白などと一緒になり尿細管腔を鋳型として生成されたものである．
- 円柱内の細胞成分により**細胞が3個以上入っていると赤血球円柱**，白血球円柱，上皮円柱などと名付けられるが，それ未満は硝子円柱とされる．
- 尿細管腔内に長くとどまることにより細胞成分が破壊され，顆粒成分となり円柱の3分の1以上含まれると**顆粒円柱**，さらに顆粒も溶けて蠟様円柱へと変化するため，これらの円柱成分があることは**尿流量の低下，糸球体濾過率の低下**を示唆する．空胞変性円柱は糖尿病性腎症と密接に関連する．

▶表3 円柱と腎障害程度

腎障害	円柱	
なし～初期	硝子円柱	病的意義が少ない．運動後などでもみられる．非特異的
炎症期	赤血球円柱	糸球体から出血した赤血球が円柱に含まれる．主に糸球体腎炎でみられる
	白血球円柱	腎盂腎炎などの感染症，間質性腎炎や増殖性糸球体腎炎など，腎に白血球が浸潤するような疾患でみられる
	顆粒円柱	顆粒成分は細胞成分の変性したもの，蛋白の凝集によるもので，腎実質の障害でみられる
慢性期～末期	上皮円柱	尿細管上皮の脱落をきたす疾患でみられる
	脂肪円柱	ネフローゼ症候群で高率に認められる
	蠟様円柱	尿細管腔の長期閉塞により，顆粒円柱の変性がさらに進行した状態．非特異的で多くの腎疾患にみられる

（著者作成）

▶表4 各種円柱の疾患との関連

	硝子円柱	上皮円柱	赤血球円柱	白血球円柱	脂肪円柱	顆粒円柱	蠟様円柱	幅広円柱	空胞変性円柱
高血圧，脱水，糖尿病	○	○							
急性糸球体腎炎，IgA腎症，ループス腎炎 急速進行性糸球体腎炎 膜性増殖性糸球体腎炎	○	○	○	○	○	○	○	○	
微小変化型，膜性腎症	○	○			○	○	○		
糖尿病性腎症	○	○			○	○	○		○

（著者作成）

▶図3 蛋白尿の鑑別診断

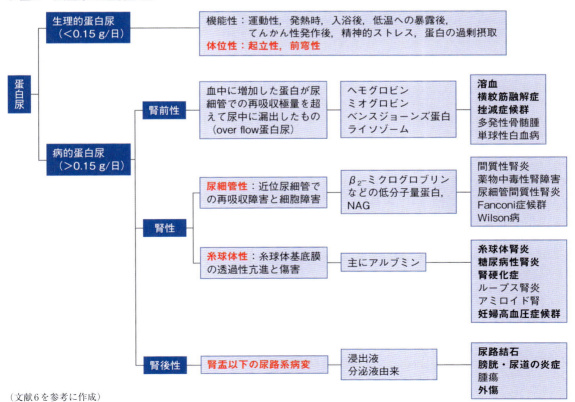

（文献6を参考に作成）

❸ 尿糖検査の考え方・進め方

- 腎臓では，糸球体で濾過されたグルコースのほとんどは近位尿細管で再吸収される．
  健常人の糖排泄の閾値は**血糖170 mg/dL程度である**．健常人の血糖値は**食後でも140 mg/dL以下**のため**通常は尿糖陽性にはならない**．
- 尿中にグルコースが出現する病態として，血糖値が腎の排泄閾値を超えて上昇した場合か，血糖値がそれ以下でも腎の排泄閾値が低下している場合の両者を含むため，尿糖陽性イコール糖尿病ではない．糖尿病早期発見，スクリーニングの目的には**食後2時間尿を用いた検尿が適切**である．スポット尿で尿糖陽性をみたら，食後2時間血糖値，HbA1cおよび尿糖再検をすることで，尿糖が高血糖の反映か排泄閾値の低下によるかをほぼ判別できる．食後2時間血糖値が140 mg/dL未満，HbA1c正常であれば**腎性糖尿**と判断する．
- **先天性腎性糖尿**の場合，放置可能であるが，**後天的に出現した腎性糖尿では近位尿細管障害の存在を疑い，薬剤服用歴や重金属への暴露歴などを聴取する**．
- 最近では腎の近位尿細管に作用して尿中のグルコースの再吸収を阻害し，尿中へグルコール排泄を促して血中グルコール濃度を低下させるSGLT2阻害薬を使用されることがある．その場合も尿糖陽性となる．そのため，尿糖陽性の場合には常用薬についても確認する必要がある．

▶表5　尿糖試験紙

	高頻度にみられる疾患	否定できない疾患	方針
陰性	正常	境界型糖尿病，食後高血糖	1年後再検査
弱陽性			日を改めて再検査
陽性	高血糖状態	腎性糖尿 SGLT2阻害薬の使用	血糖，HbA1c測定 糖負荷試験

（著者作成）

《尿糖陽性となる疾患》

❶ 糖尿病
日本糖尿病学会の診断基準[4]に基づく．
① 早朝空腹時血糖 ≧ 126 mg/L
② 随時血糖値 ≧ 200 mg/L
③ 75gOGTT　2時間値 ≧ 200 mg/L
④ HbA1c ≧ 6.5 %
のうち，①〜③のいずれかと④が確認されれば糖尿病と診断する．

❷ **二次性糖尿病**

① 内分泌疾患：甲状腺機能亢進症，末端肥大症，Cushing症候群，褐色細胞腫，グルカゴノーマ

② 急性膵炎

③ 肝障害

④ 感染症

⑤ 薬物，化学物質

❸ **腎性糖尿**

❹ **妊娠**

❺ **食事性糖尿**

・一時に200g以上の大量の糖質を摂取した時．

・胃切除手術後も，食後に急激な血糖上昇をきたす．

◆ **文　献**

1）堀江重郎：血尿診断ガイドライン2013．メディカル朝日，42：63-65，2013

2）辻 裕之，他：人間ドックにおける血尿の意義．人間ドック，30：563-569，2015

3）日本腎臓学会：検尿の考え方・進め方-第3章 3.検尿異常への対処.
http://jsn.or.jp/medic/academicinfo/sbook/15.php

4）「臨床検査ガイド2020年改訂版」（大西宏明，Medical Practice編集委員会／編），文光堂，2020

5）菊池春人：尿・糞便検査.「臨床検査を使いこなす」（矢冨 裕／監，岡田浩一，黒川峰夫／編），ppS239-S250，
南山堂，2021

6）蛋白尿・血尿.「臨床検査のガイドラインJSLM2021」（日本臨床検査医学会ガイドライン作成委員会／編），
pp202-206，日本臨床検査医学会，2021
https://www.jslm.org/books/guideline/index.html

7）「糖尿病診療ガイドライン2024」（日本糖尿病学会／編著），南江堂，2024
https://www.jds.or.jp/modules/publication/index.php?content_id=40

第5章　臨床検査・検診

2　アイソザイム

❶ ALPアイソザイム

　ALPアイソザイムには，肝，骨，胎盤，小腸由来があるが，健常成人の血清では**肝型と骨型がほぼ同量存在する**．小児の骨型ALP高値や**閉経女性の骨型ALP高値**など活性値の生理的変動がみられる．

① ALPが上昇する場合，大半は肝型または骨型である．

② 大まかに**γGTPの上昇を伴っていれば肝型（ALP2）**，伴わなければ**骨型（ALP3）**と判断してよい．

③ 肝型ALPが高値にもかかわらず，ビリルビン（Bil）が上昇しない場合，肝内占拠性病変（SOL）や細胆管炎，浸潤性肝疾患を疑う．

④ アルコール，ワルファリン，フェノバルビタール，プロゲステロンなどの**薬剤により肝型ALPが誘導**され亢進する．通常γGTPの上昇を伴う．

⑤ **骨型ALPの上昇**は，骨疾患〔骨折の治癒期，がんの造骨性骨転移，慢性腎不全による二次性副甲状腺機能亢進症，副甲状腺機能亢進症，くる病，骨軟化症，甲状腺機能亢進症（骨代謝速度の亢進）〕，小児（骨成長の亢進）などでみられる．

⑥ 肝型・骨型以外では**妊娠後期に，胎盤型ALP上昇**がみられる．

⑦ ALPの測定値は2021年4月1日から全国でIFCC常用基準法に統一されたため，JSCC法で血液型B型またはO型で分泌型の人で食後のALP上昇が高頻度にみられていたが，IFCC法ではそのような偽高値を削減できる．

　一方，活性値が約1/3となるため注意が必要．

ALP：alkaline phosphatase
（アルカリホスファターゼ）

SOL ： space occupying lesion（占拠性病変）

▶表1　ALPアイソザイムの由来と病態・疾患

アイソザイム	基準値	由来	病態	疾患
ALP1	0～5.3%	高分子膜結合	肝臓－肝・胆道の閉塞	閉塞性黄疸，肝内SOL，細胆管炎
ALP2	36～74%	肝胆	肝臓－肝・胆道疾患	肝障害，薬物誘導
ALP3	25～59%	骨芽細胞	骨－骨生成疾患*	骨転移，甲状腺機能異常症，副甲状腺機能亢進症，腎不全，腎性骨異栄養症，くる病，軟骨化症，骨折
ALP4	－	胎盤（腫瘍）	胎盤－主に妊娠時に出現	妊娠，肺がん，卵巣がんなどの悪性腫瘍
ALP5	0～18.1%	小腸	小腸－脂肪食後，肝硬変など	血液型B型またはO型で分泌型（特に食後）肝硬変，腎不全，糖尿病
ALP6	－	免疫グロブリン結合	免疫グロブリンと結合したALP	潰瘍性大腸炎，自己免疫疾患など（多種多様な疾患）

* ALP3上昇時にはALP2との分量が不明瞭になることがある
　小児ではALP3が主分画

❷ Amyアイソザイム

- ヒトアミラーゼ（amylase：Amy）は，大別すると，**膵型（P型）**と**唾液腺型（S型）**がある．大部分は膵臓と唾液腺に由来する分泌酵素で消化酵素であるが，ほかに肺や肝臓，卵巣にも発現している．
- P型が膵臓にきわめて特異的に存在するのに対して，S型は唾液腺の他に肺，肝，小腸にも存在する．
- 正常血清ではP型が約40％（30～60％），S型が60％（40～70％）の割合で含まれている．腎臓からのAmy排泄率は健常人ではほぼ一定であり，正常尿ではP型が約70％，S型が30％を占める．これはP型が若干小さい分，尿中に排泄されやすいためである．
- Amyは膵臓や唾液腺の**分泌組織の破壊**により**血中レベルが上昇する**が，破壊が進行すると低下傾向を示す．
- **腎機能が低下**するとクリアランスの低下により**血中Amyは上昇する**．
- **自覚症状，膵炎のリスク，画像検査で異常所見がなく，高アミラーゼ血症**が認められる場合，**マクロアミラーゼ血症**の可能性が高い．マクロアミラーゼはアミラーゼに免疫グロブリン（IgA＋IgG）が結合して巨大分子化したもので，腎糸球体を通過しにくく，血中Amyが高値になるも，臨床的意義は少ない．

▶表2　Amyアイソザイムの臨床的意義

	基準値		病態
S型	60％ （40～70％）	上昇	急性耳下腺炎，唾液腺閉塞疾患，手術後，肺疾患，肝障害，悪性腫瘍（肺がん，卵巣がん，骨髄種）
		低下	唾液腺摘出，Sjögren症候群
P型	40％ （30～60％）	上昇	急性膵炎，慢性腎炎の再燃，膵がん
		低下	放射線照射による膵臓の荒廃，膵臓がんの末期
その他	（S型かP型か判別不能な場合）		マクロアミラーゼ血症

※P型・S型両方上昇は腎不全による腎からのクリアランスの低下

❸ CK（CPK）アイソザイム

1）血清CK（CPK）とアイソザイム

- CK（CPK）は，骨格筋に最も多く含まれ，次いで心筋，脳などに多く含まれる．
- 血清CK値の基準値は**筋肉量によって異なり，男性で50〜200 IU/L，女性で40〜170 IU/L**である．
- CKは骨格筋に多量に存在するため，**激しい運動や筋肉内注射で上昇し，数日間は影響が残る**．血清CKが上昇*した場合にはこのようなエピソードがあったかどうか確認する．後日，可能な限り安静を保ってもらい再検を行う．
- 日常検査で測定される血清CKにはCK-MM，CK-MB，CK-BBの3つのアイソザイムがある．CK-MMは骨格筋に存在し，CK-BBは主として脳に，CK-MBは混合（ハイブリット）型で心筋に多い．
- 心筋梗塞の早期診断や骨格筋疾患の診断目的で測定される**CKは筋肉に特異性が高いため，心筋由来か骨格筋由来かの鑑別が重要**．

CK（CPK）：creatine kinase (creatine phosphokinase)（クレアチンキナーゼ）

*血清CKの上昇については明確な基準が存在せず，正常上限値（ULN）との比で基準を定義している場合が多い．

▶表3　CK（CPK）アイソザイムの臨床的意義

分類		基準値	CKが上昇する病態
骨格筋型	MM	95％	激しい運動, 筋注, 横紋筋融解症, 挫滅症候群, 皮膚筋炎, 多発性筋炎, 筋ジストロフィー, 甲状腺機能低下症
心筋型	MB	5％	急性心筋梗塞, 心筋炎, 開心術後, 筋ジストロフィー
脳型	BB	1％	脳血栓, 脳梗塞, 脳損傷, 未熟児, 白血病の一部
結合型	マクロCK		血中でCKと免疫グロブリンが複合体形成（骨格筋疾患がん）

2）急性心筋梗塞と検査値

- CKは心筋壊死のマーカーであるが**特異性が低い**．
- 血清中CK-MBは**心筋梗塞発作後，4〜8時間で増加し，24時間で最大（総活性の40％まで増加），72時間後には正常レベルに復する**．発症4時間以内の陽性率は20％前後とされトロポニンTに比して劣る．
- 心筋梗塞における**トロポニンTの上昇は，発症後4時間から検出され約14時間でピークとなる**．CK-MBの上昇がみられないごく**軽度の微小心筋障害も検出できる**．
- 心筋由来を疑う場合，**CK/AST比をみることで簡易的に鑑別ができる**．骨格筋は組織として大きく，重量あたりの活性値は圧倒的に大きいため**骨格筋疾患でCK値上昇が大きい**．内部標準としてAST比をみることで判別できる．ASTは心筋にも骨格筋にも存在し，CKと血中半減期が近く一緒に変動する傾向があるため，**CK/AST比は簡便な指標となる**．

AST：aspartate aminotransferase（アスパラギン酸アミノトランスフェラーゼ）

▶表4　CK/AST比による簡易判定

	CK/AST比*
心筋由来	≦10
骨格筋由来	≧15

*カットオフ値は12くらい．10〜15では混在するので，トロポニンTなど心筋マーカーを測定して慎重に判定する．

- 筋肉損傷，皮膚筋炎，進行性筋ジストロフィーに伴うミオグロビン尿症などでもCK-MB増加が認められることが多い．
- CK-BB増加はきわめて稀である．悪性異常高熱症，腫瘍性疾患（胃，前立腺，肺など），腎不全，脳梗塞などで上昇がみられることがある．

3) 横紋筋融解症と検査値

- 横紋筋融解症は数日のうちに症状が進行し，**広範な筋肉痛，把握痛，倦怠感，筋力低下，発熱**が出現する．血清CK値はしばしば正常上限40倍以上（およそ10,000 IU/L以上）の高値になる．
- **赤色尿（コーラ色尿）にもかかわらず，尿沈渣で赤血球を認めないミオグロビン尿症**を呈する．
- 横紋筋融解症の診断には，①**筋肉痛や脱力といった症状**，②**CKの基準値以上の上昇**，③**ミオグロビン尿（血清ミオグロビン値の上昇）**が重要である．
- スタチンによる筋肉痛（SAMS）は，左右対称に大腿部などの大きな筋肉に出現することが多く，スタチン投与後，4～6週間以内に生じることが多いとされている．高齢者や腎機能が低下している患者では横紋筋融解症を発症しやすいため，**スタチン投与後，数カ月は筋肉の症状や尿の色，そして血液検査でCK，AST，ALT，LDH，クレアチニン，BUNや電解質をチェックする必要**がある．

SAMS：statin-associated muscle symptoms（スタチン関連筋症状）

4) 脂質異常症治療薬と横紋筋融解症

- フィブラート系薬剤も横紋筋融解症の副作用の報告があるが，稀な合併症といえる．**高齢者，腎機能低下，糖尿病，甲状腺機能低下症で発症しやすい**と言われている．
- スタチンとフィブラート系薬剤を併用すると，スタチン単独よりも横紋筋融解症の発症が増加すると言われてきた．

  両剤の併用について，①欧米では原則禁忌の制限はなく，スタチン

なお，脂質異常症治療薬以外にもさまざまな種類の薬剤が横紋筋融解症の原因となる（表5参照）．

❖ スタチン関連筋症状（SAMS）

スタチン関連筋症状（SAMS）は，スタチンが原因となって出現するすべての筋症状で，「**筋肉の痛み，つり，こわばり，違和感など**」あらゆる自覚症状が含まれる．これらの症状は体幹や近位優位の四肢に左右差なく，比較的大きな筋肉に出現する．重篤な病態は，**横紋筋融解症**と四肢，体幹の筋力低下（**ミオパチー**：後述）の2つである．

筋力低下の有無は，「首が重い」「腕が挙がらない」「しゃがみ立ちができない」などの自覚症状の確認が大切である．他覚的には神経診察の徒手筋力検査で評価を行う．

SAMSはスタチン内服開始から4～6週間以内で出現するか，稀に数年経ってから筋症状が出現する場合もある．体を動かすことが多い人に出現しやすい．スタチン内服量を増量した場合や別のスタチンに変更した場合に，新たなSAMSが出現する可能性がある．また，スタチンを一時中止してから再投与した場合には早期に出現することが多い．

スタチン以外の筋障害発症の危険因子としては，高齢女性，小柄な体格，アジア人，腎機能障害，甲状腺機能低下症，アルコール多飲，外科手術などが知られている．

とフィブラートが併用されており，②日本動脈硬化学会より，動脈硬化性疾患の予防・治療には，高LDLコレステロール血症だけでなく，高トリグリセリド血症および低HDLコレステロール血症に対する治療が推奨されており，両者の併用が臨床現場で求められていた．

- 2018年10月16日付で，厚生労働省は，**スタチンとフィブラートの併用**について，添付文書上の記載を「原則併用禁忌」から「**基本的な注意事項**」に変更するよう発出した．

《スタチンの添付文書より：「重要な基本的注意」の例》
腎機能に関する臨床検査値に異常が認められる患者に，本剤とフィブラート系薬剤を併用する場合には，治療上やむを得ないと判断される場合にのみ併用すること．急激な腎機能悪化を伴う横紋筋融解症があらわれやすい．やむを得ず併用する場合には，定期的に腎機能検査等を実施し，自覚症状（筋肉痛，脱力感）の発現，CK（CPK）上昇，血中および尿中ミオグロミン上昇ならびに血清クレアチニン上昇などの腎機能悪化を認めた場合は直ちに投与を中止すること．

▶表5　横紋筋融解症の原因となる薬剤

薬物カテゴリー		医薬品例（添付文書「副作用」に記載のあるもの）
脂質異常症治療薬	HMG-CoA還元酵素阻害薬	アトルバスタチンカルシウム水和物，フルバスタチンナトリウム，プラバスタチンナトリウム，シンバスタチン，ピタバスタチンカルシウム
	フィブラート系薬剤	フェノフィブラート，ベザフィブラート，クロフィブラート
	その他	プロブコール，コレスチミド
抗菌薬	ニューキノロン系抗菌薬	オフロキサシン，塩酸ロメフロキサシン，ガチフロキサシン水和物，プルリフロキサシン，ノルフロキサシン，トスフロキサシントシル酸塩，パズフロキサシンメシル酸塩，シプロフロキサシン，レボフロキサシン
	マクロライド系抗菌薬	クラリスロマイシン
	β-ラクタム系抗菌薬	ピペラシリンナトリウム，セフカペンピボキシル塩酸塩，ファロペネムナトリウム，タゾバクタムナトリウム，ピペラシリンナトリウム
キサンチン系気管支拡張薬		テオフィリン，アミノフィリン，プロキシフィリン，ジプロフィリン
痛風・高尿酸血症治療薬		アロプリノール，コルヒチン
解熱消炎鎮痛薬		ジクロフェナクナトリウム
免疫抑制薬		シクロスポリン
ベンゾジアゼピン系睡眠薬		フルニトラゼパム
抗うつ薬		クロミプラミン塩酸塩，マプロチリン塩酸塩
躁病・躁状態治療薬		炭酸リチウム，バルプロ酸ナトリウム
神経系に作用する薬		ブロムペリドール，ハロペリドール，ハロペリドールデカン酸エステル，リスペリドン，ペロスピロン塩酸塩水和物

上記以外に，消化性潰瘍治療薬，総合感冒薬，高血圧治療薬，骨格筋弛緩薬，抗真菌薬などがある

▶図1 スタチン投与時の有害事象（筋障害）に対する推奨アプローチ

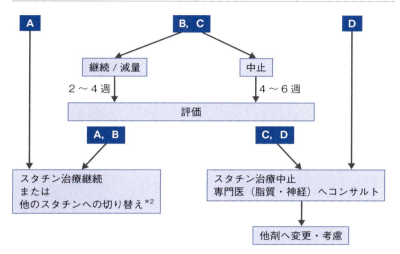

＊1 筋症状：スタチン関連筋症状（筋痛，筋力低下，脱力など）
＊2 他のスタチンへの切り替え
　①2剤目のスタチン選択に際しては，薬物代謝の異なるスタチンを低用量から投与することが望ましい
　②高リスク症例では，3剤目のスタチンへの切り替えも検討する
　③隔日投与により，筋症状やCK上昇が抑制されたとの報告がある
（文献4を参考に作成）

5）スタチン関連ミオパチー

- スタチン中止にもかかわらず，四肢・体幹の筋力低下が数日かけて進行していく，炎症性筋疾患（筋炎）の病型である．免疫介在性壊死性ミオパチーに含まれ，血清中に自己抗体（抗HMCR抗体）が検出される高齢者で発症することが多い．
- 血清CK値の平均は，5,000 IU/Lと高値になる．神経内科に相談し，筋MRI，針筋電図，筋生検などの検査で確定診断を行う．

6）スタチン投与時の有害事象（筋障害）に対する推奨アプローチ

- スタチン投与開始後，4週間後に自覚症状ならびに検査値（脂質，肝機能，CKなど）で評価する．
- 筋障害については，筋症状の有無とCK値に従ってA，B，C，D群に分類する（図1）．

7） スタチン投与時の CK 上昇への対応

7）−❶ 横紋筋融解症

・特に急性腎不全になる可能性があり注意が必要．スタチンの中止とともに安静と十分量の補液を行う．

7）−❷ スタチン関連ミオパチー

・治療は原因薬剤の中止と，ステロイドを中心とした免疫治療を行う．治療効果は概して良好で，数カ月かけて筋力低下はしだいに改善する．

・治療に関しては，**軽症といえども筋症状が出た段階で，スタチンの中止または減量することがまず必要**である（図1）．その後の用量については，症例ごとに適応を考えて判断する必要がある．横紋筋融解症が疑われた場合には，できるだけ早く中止する．腎機能障害がある場合には，初期においては輸液により腎保護を図る．

◆ **文 献**

1）「臨床検査ガイド 2020 年改訂版」（大西宏明，Medical Practice 編集委員会 / 編），文光堂，2020

2）前川真人：アルカリホスファターゼ（ALP）．「臨床検査を使いこなす」（矢冨 裕 / 監，岡田浩一，黒川峰夫 / 編），ppS109-S110，南山堂，2021

3）前川真人：アミラーゼ（ＡＭＹ）．「臨床検査を使いこなす」（矢冨 裕 / 監，岡田浩一，黒川峰夫 / 編），ppS112-S113，南山堂，2021

4）本多 彰，他：原発性胆汁性胆管炎（PBC）の up-to-date．胆道，32：233-240，2018

5）横江正道，野口善令：CK．「診断に自信がつく検査値の読み方教えます！」（野口善令 / 編），pp110-114，羊土社，2013

6）スタチン不耐診療指針作成ワーキンググループ：スタチン不耐に関する診療指針 2018（2022 年 12 月改訂）．
https://www.j-athero.org/jp/wp-content/uploads/publications/pdf/statin_intolerance_2018.pdf

7）厚生労働省医薬安全対策課：HMG-CoA 還元酵素阻害薬とフィブラート系薬剤の原則併用禁忌について．2018
https://www.mhlw.go.jp/content/11121000/000414361.pdf

8）日本心臓財団：循環器最新情報．動脈疾患・脂質異常 Question 3．脂質異常症の治療薬で横紋筋融解症の副作用があるようですが，よく見られるものですか．
https://www.jhf.or.jp/pro/hint/c2/hint003.html

第5章　臨床検査・検診

3　γ-GTP

❶ γ-GTPの特徴

- γ-GTPは，アルコールや薬物などにより肝臓に負担がかかったり，胆汁のうっ滞する病変で上昇する．γ-GTPはアミノ酸の代謝に関わる酵素で，肝臓の毛細胆管，細胆管，肝細胞のミクロソーム，膵臓では腺房と膵管系に，腎臓では尿細管上皮細胞などに分布している．
- 組織重量あたりの含量は，腎臓，膵臓，肝臓の順であるが，腎疾患で血清γ-GTPが上昇しないのは，尿中に直接排泄されるからと考えられる．また膵臓は肝臓に比して小さい臓器であるので，膵疾患でも胆道系の閉塞や炎症を伴わなければ有意に上昇しない．したがって**血中のγ-GTPはほとんど肝臓に由来すると考えてよい**．
- アルコールやある種の薬剤によりミクロゾーム酵素として誘導を受け上昇するが，AST（GOT）・ALT（GPT）のような肝細胞傷害マーカーではない．
- 胆道系酵素として，胆汁うっ滞性疾患（肝内，肝外）により上昇する．

γ-GTP：
γ-glutamyltransferase（γ-グルタミルトランスペプチダーゼ）

AST : aspartate aminotransferase（アスパラギン酸アミノトランスフェラーゼ）
ALT : alanine aminotransferase（アラニンアミノトランスフェラーゼ）

《γ-GTPの基準値（飲酒群を含む）》

成人　男性 ≦ 70 IU/L
　　　女性 ≦ 30 IU/L

＊基準値に飲酒群を入れるかどうかで異なってくる
　非飲酒者では多くが30～40 IU/L以下をとる
＊γ-GTPはきわめて安定な酵素で，日内変動や運動や食事の影響をほとんど受けない

❷ 血清γ-GTPが異常となる疾患・薬物

特異性の点からγ-GTPはALTと同様，肝胆道疾患以外による上昇は考えにくい．

1）　血清γ-GTPが上昇する疾患

1）-❶ アルコール性肝障害

γ-GTPは肝臓の解毒作用に関係する酵素で，過度の飲酒によるアルコール性肝障害で上昇する．飲むアルコール量が増えれば増えるほ

▶表1　γ-GTPの値と注意信号

注意信号		γ-GTP (IU/L)	疾患
安全	🟢	10～50（成人男性） 9～32（成人女性）	正常値．正常値より低くても問題はない
要注意	🟡	正常値の上限～100 （軽度の増加）	アルコール性肝障害，薬物性肝障害，慢性肝炎，脂肪肝で多くみられる数値 肝硬変，肝がんの可能性もある
危険	🔴	100～200 （中等度の増加）	アルコール性肝障害，薬物性肝障害，慢性活動性肝炎で多くみられる数値 肝硬変，肝がん，脂肪肝，胆道疾患の可能性もある
危険	🔴	200～500 （高度の増加）	アルコール性肝障害，閉塞性黄疸，肝内胆汁うっ滞で多くみられる数値 慢性活動性肝炎の可能性もある
危険	🔴	500以上 （超高度の増加）	急性アルコール性肝炎，閉塞性黄疸，肝内胆汁うっ滞などでみられる数値

（文献7より引用）

ど，ますますγ-GTP値は高くなる．**断酒することによって約2週間で半分くらいに減少する．**

このように**γ-GTPの値はアルコール量に相関する**ため，定期的に測定することで，禁酒を守れているか，あるいは飲酒を再開してしまったかなどの飲酒状況を推測できる．

γ-GTPの上昇が，アルコール以外の原因の肝機能障害の可能性が否定できない時は，禁酒をして肝機能が改善するかどうかをみることで区別ができる．

アルコール性肝障害は，肝細胞の中に中性脂肪がたまる**アルコール性脂肪肝**から始まり，そのまま飲酒を続けてしまうと，**アルコール性肝炎，アルコール性肝硬変**と進行していく．**γ-GTPが100を越したら厳格な節酒か禁酒を勧める．**

γ-GTP値の上昇がトランスアミナーゼ値（AST・ALT）の上昇に比し著しい場合，**アルコール性肝障害による**ことがほとんどである．この場合AST＞ALTのことが多い．

> γ-GTPの半減期は7～10日と長いため，禁酒しても簡単には下がらない．

《アルコール性肝障害でみられる血液検査の特徴》
1. AST/ALT比が2以上
2. 上昇してもASTは500 U/Lまで，ALTは300 U/Lまでと中等度にとどまる
3. γ-GTPは非常に高くなりうる：1,000 IU/L以上になることが少なくない
4. ALPは正常上限（113 U/L）の3倍（340 U/L）までにとどまる

▶表2　肝機能検査値異常値と疑われる病態

肝機能検査	疑われる病態
AST＞ALT γ-GTPが高度の上昇 （200 IU/L以上）	アルコール性脂肪肝 （お酒の飲み過ぎの可能性）
AST＜ALT γ-GTP軽度の上昇 （100 IU/L前後）	非アルコール性脂肪肝 （糖質の摂り過ぎの可能性）

446　患者さんを総合的に診るための　内科外来これ一冊、必携書

1)-❷ 慢性肝障害（脂肪肝，慢性肝炎，肝硬変）

トランスアミラーゼ値（AST・ALT）がある程度の上昇があり，γ-GTPが軽度に上昇する場合は慢性肝障害を考える．

◎脂肪肝（非アルコール性脂肪肝*）

・アルコールと関係なく，**肥満や過食，運動不足，ストレスなど**が原因となり，**肝臓に中性脂肪がたまり肝機能障害をきたす**．糖質（炭水化物）を控え肥満の人には体重を減らすよう呼びかける．

・ALTは主に肝臓に存在し，ASTは肝臓以外にも心筋骨格筋，赤血球などに広く存在する．

・**ALTが高値を示す場合は，肝障害の可能性が高く，逆にASTが優位に高い場合は，心筋梗塞，筋疾患，溶血性貧血**なども考えられる．

・血中半減期は，**ASTで11～15時間，ALTで40～50時間**といわれ，急性肝炎では**AST優位**，慢性肝炎，肥満による脂肪肝では**ALT優位**となる．

*従来，非アルコール性脂肪性肝疾患（non-alcoholic fatty liver disease：NAFLD）と呼称されてきたが，「MASLD（metabolic dysfunction-associated steatotic liver disease）」に名称変更された（日本語訳は日本消化器病学会・日本肝臓学会にて検討中）．

1)-❸ 胆汁うっ滞

γ-GTPはALPやLAPと同様に胆道系酵素の1つとして上昇する．ALPは胆汁うっ滞で著増するが，他の疾患でも上昇することから，γ-GTPの方が特異性は高い．

LAP ： leucine aminopeptidase（ロイシンアミノペプチターゼ）

1)-❹ 薬剤性

抗てんかん薬，睡眠薬，向精神薬，ステロイド薬などの薬剤によってミクロゾーム誘導を生じ，**血中γ-GTPが上昇する**．飲酒歴だけでなく，投薬歴も問診で聞くことが重要である．

1)-❺ ウイルス性肝障害（急性肝炎，慢性肝炎，肝硬変）

γ-GTPは軽度上昇．

1)-❻ 肝の悪性腫瘍（原発性および転移性）

γ-GTPは軽度上昇．

2) 血清γ-GTPが低下する状況

2)-❶ 妊娠，経口避妊薬の服用

女性ホルモン，特にエストロゲンによる肝臓のγ-GTPの産生抑制に基づく．

2)-❷ 先天性γ-GTP欠損症

精神遅滞，血清グルタチオン高値，グルタチオン尿症を伴う，先天性代謝異常．

❸ 原発性胆汁性胆管炎（PBC）

　原発性胆汁性胆管炎（PBC）は，中年以降の女性に好発する慢性進行性の胆汁うっ滞性肝疾患である．原因は不明で，自己免疫反応の異常が関与していると考えられている．自己抗体の1つである抗ミトコンドリア抗体（AMA）が90％以上で検出され，診断的意義が高い．

PBC ： primary biliary cholangitis（原発性胆汁性胆管炎）
AMA：anti-mitochondrial antibody（抗ミトコンドリア抗体）

1）PBCの症状

　皮膚のかゆみ，黄疸，食道・胃静脈瘤，腹水，肝性脳症など肝障害に基づく自他覚症状を有する**症候性PBC**と，これらの症状を欠く**無症候性PBC**に分類される．**無症候性PBCの進行はきわめて緩徐**である．旧称は「原発性胆汁性肝硬変（primary biliary cirrhosis）」であったが，「原発性胆汁性胆管炎」に変更された．

1）-❶ 無症候性PBC（aPBC）
　現在診断を受けている患者さんの多くは自覚症状がなく，一生無症状のまま経過する患者さんも多い．

aPBC：asymptomatic PBC（無症候性PBC）
sPBC：symptomatic PBC（症候性PBC）

1）-❷ 症候性PBC（sPBC）
・s1PBC：T-Bil＜2.0 mg/dL
・s2PBC：T-Bil≧2.0 mg/dL

　肝障害による自他覚症状を有する．初発症状は皮膚のかゆみが多く，進行すると黄疸が出現する．

　血清総ビリルビン値（T-Bil）が，5.0 mg/dL以上になると内科的な治療は期待できず肝移植を行うことになる．PBCの肝移植成績は比較的良好で移植後5年で約80％の生存率が得られている．

　重症進行する前のT-Bil値が3.0 mg/dLを超えるようなら移植専門医に相談する．

2）PBCの合併症

　PBCは**シェーグレン症候群**（20％），**慢性関節リウマチ**（5％），**慢性甲状腺炎**（5％）が合併すると報告されている．

　同じ肝臓の自己免疫疾患である，**自己免疫性肝炎（AIH）**を合併し，PBC-AIHオーバーラップ症候群と診断される患者さんもいる．肝臓専門医のもとで肝生検を含めた検査により診断し，治療薬としてウルソ®にステロイド薬を併用することで肝硬変への進行が少ないとされている．

　胆汁うっ滞に伴いビタミンDの吸収障害による骨粗鬆症や脂質異常症が高率に出現しやすくなるので注意が必要．

AIH：autoi mmune helpatitis（自己免疫性肝炎）

3） PBCの診断

臨床経過，血液検査，画像診断によりウイルス性肝炎，薬物性肝障害，胆石症，悪性疾患などの他の原因を除外したうえで，以下の3点のうち2点がそろえばおおむねPBCと診断する．

① 胆道系酵素（ALP，γ–GTP）優位の肝機能検査異常

② 血清抗ミトコンドリア抗体（AMA）陽性

③ 特徴的な肝組織像

胆道系酵素の慢性的上昇，およびAMA陽性の所見がそろえば肝生検は必ずしも必須ではなく，この段階でPBCと診断される．

（参考）
・血清IgMは90％以上で高値となる．
・抗セントロメア抗体や抗gp210抗体が陽性となり診断の一助となる．

4） PBCの治療

PBCに対する第1選択薬はウルソデオキシコール酸（UDCA）であり，原則としてPBCと診断された症例すべてが治療対象となる．推奨投与量はウルソ®13～15 mg/kg/日であり，100 mg/錠が使用される本邦では**通常600 mg（6錠）/日**が投与される．時に300 mg（3錠）/日で投与されている症例を見かけるが投与量としては不十分である．

UDCAは70％の症例で有効であり，半年ほどの投与により胆道系酵素は著明に低下する．治療目標については，**血清ALP値が基準値上限の1.5倍程度まで低下すれば治療効果は十分**と考えられている．この場合，長期予後良好であることが確認されている．

血清ALP値が十分低下しない場合は，UDCA不応例と判断される．これらの症例ではベザフィブラート（400 mg/日）を追加投与する．

PBCに特徴的なかゆみに対しては，**抗ヒスタミン薬**や胆汁成分を吸着する**コレスチミド（コレバイン®）**が処方される．

さらに，かゆみを知覚する神経の働きを抑え症状を軽減する止痒薬である**ナルフラフィン塩酸塩（レミッチ®）**がPBCに伴うかゆみに対しても高い効果がみられる．

UDCA：ursodeoxycholic acid（ウルソデオキシコール酸）

◆ 文　献

1） 「臨床検査ガイド2020年改訂版」（大西宏明，Medical Practice編集委員会／編），文光堂，2020

2） 前川真人：γグルタミルトランスフェラーゼ（γGT）．「臨床検査を使いこなす」（矢冨 裕／監，岡田浩一，黒川峰夫／編），ppS110-S111，南山堂，2021

3） 本多 彰，他：原発性胆汁性胆管炎（PBC）のup-to-date．胆道，32：233-240，2018

4） 阿部雅則：原発性胆汁性胆管炎．消化器疾患の診断と治療：S260-S261，2012

5） 堀江義則：アルコール性肝障害．消化器疾患の診断と治療：S268-S270，2012

6） 厚生労働省難治性疾患政策研究事業：難治性の肝・胆道疾患に関する調査研究．原発性胆汁性胆管炎（PBC）．2019
http://www.hepatobiliary.jp/modules/disease/index.php?content_id=2

7） ニュートンドクター　検査数値あれこれ　γ-GTP
https://www.newton-doctor.com/kensa/kensa01.html

第5章　臨床検査・検診

4 高カリウム（K）血症・マグネシウム（Mg）血症

❶ 高カリウム（K）血症

1）高カリウム血症の特徴

　血清カリウム（K）濃度が **5.5 mEg/L 以上**になった場合に高カリウム血症という．通常は**腎臓からのカリウム排泄の低下またはカリウムの細胞外への異常な移動**によって発生する．

　カリウム摂取の増加，急性腎障害，慢性腎臓病，レニン・アンジオテンシン系（RAS）阻害薬の使用頻度が増えるにしたがって増加する傾向にある．

　特に影響が出やすいのが**筋肉と心臓**であり，主な症状は**筋力低下，弛緩性麻痺**などの**神経筋症状と伝導障害を伴う心症状**であり，重度であれば心室細動または心停止をもたらしうる．

RAS：renin-angiotensin-aldosterone system（レニン・アンジオテンシン系）

▶表1　高カリウム血症の原因

偽性高カリウム血症 （血清がピンクの色調／LDH高値が参考）	● 血液検体中の赤血球の溶血（採血時の過剰な駆血や，筋緊張，採血検体を激しく混和させた場合） ● 血小板増多，高度白血球増多
カリウムの過剰摂取・投与	● 生野菜・果物の大量摂取 ● 保存血の大量輸血
細胞内から細胞外液へのカリウムの移動	● 代謝性アシドーシス，糖尿病性ケトアシドーシス ● 細胞の崩壊，血管内溶血，消化管出血，外傷・火傷 ● 横紋筋融解症，腫瘍崩壊症候群 ● β遮断薬，ジゴキシン，スキサメトニウム
腎臓からのカリウム排泄障害	● 急性腎障害（乏尿），急激な塩分制限（集合管における尿中ナトリウム量の減少） ● 薬剤性（スピロノラクトン，エプレレノン，NSAIDs，ACE阻害薬，ARB，シクロスポリン，タクロリムス，ST合剤，ペンタミジン，ナファモスタットメチル酸塩，トリアムテレン，ヘパリン）

（著者作成）

▶**図1** 高カリウム血症の心電図パターン

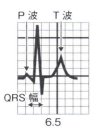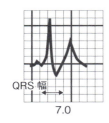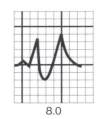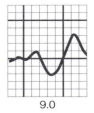

血清カリウム濃度 (mEg/L)　6.5　7.0　8.0　9.0

（文献5を参考に作成）

2）高カリウム血症の心電図所見

　心電図変化は，血清カリウムが5.5 mEg/Lを上回った場合にしばしば認められる．**PR延長およびQT短縮を特徴とする伝導の遅延**が認められる（図1）．
① 初期には，左右対称のT波増高尖鋭化が認められる．
② カリウムが6.5 mEg/Lを超えた場合，さらなる伝導の遅延とそれに伴うQRS幅の増大，P波の消失ならびに結節性およびescapeによる心室性不整脈が引き起こされる．
③ 最終的に，QRSは変形して正弦波パターンとなり，心室細動または心静止へと至る．

3）高カリウム血症の治療

1）-❶ 軽度の高カリウム血症
・カリウムの摂取量を減らすか，腎臓からのカリウム排泄を阻害する薬（表1）を中止するだけで十分．
・腎臓が正常に機能しているのであれば，カリウムの排泄量を増やす利尿薬を投与．
・カリウムを吸収するレジンであるポリスチレンスルホン酸カルシウム（カリメート®）を経口または浣腸で短期間投与する．

1）-❷ 中等度から重度の高カリウム血症
・直ちにカリウム濃度を下げる必要がある．
・心臓図をモニターしながら，**心臓を保護するためにカルシウムを静脈内に投与する**．カリウムを下げる作用はない．
・点滴でブドウ糖とインスリンを投与する（**GI療法***）．
　以上の方法で効果がない時や腎不全を起こしている場合は，透析を行って余分なカリウムを取り除く必要がある．

*インスリンの作用によりブドウ糖とカリウムをともに血液中から細胞に移動させることで，血液中のカリウム濃度を下げる．補助的にサルブタモールの吸入を行うこともある．

❷ マグネシウム（Mg）血症

　マグネシウム（Mg）はミトコンドリアでのエネルギー生産や核酸・タンパク質の合成，心筋興奮性の制御，血管トーヌスの調整など生命活動に重要な機能に関わっている．体内には約25 gのマグネシウムが存在するが**約50％が骨に封入**されており，**細胞外液にはわずか1％程度のみ存在**し，残りは細胞内区画に存在する．

　血清マグネシウム濃度の**正常範囲は1.8〜2.6 mg/dL**であり，血清マグネシウム濃度の維持は主に，食事からの摂取と腎臓や小腸での効率的な保持に依存する．

▶表2　血清マグネシウム濃度と症状

血清Mg濃度（mg/dL）	症状
4.9〜	悪心・嘔吐，起立性低血圧，徐脈，皮膚潮紅，筋力低下，傾眠，全身倦怠感，無気力，腱反射の減弱など
6.1〜12.2	心電図異常（PR，QT延長）など
9.7〜	腱反射消失，随意筋麻痺，嚥下障害，房室ブロック，低血圧など
18.2〜	昏睡，呼吸筋麻痺，血圧低下，心停止など

（文献9より引用）

▶表3　血清マグネシウム値異常の鑑別診断

高マグネシウム血症	腎機能障害 マグネシウム含有製剤の長期投与
	細胞外へのマグネシウムシフト（横紋筋融解症，腫瘍崩壊症候群）
低マグネシウム血症	マグネシウム摂取不足（低栄養，慢性アルコール中毒）
	利尿薬（ループ系，サイアザイド系）

　特に**高齢で便秘症**の患者で**酸化マグネシウムを長期間服用**し，腎機能障害を有する患者は高マグネシウム血症が発症しやすいため，**定期的に血清マグネシウム値を測定する**などの注意が大切．

1）高マグネシウム血症

　高マグネシウム血症は血清Mgが高度になり**4.9 mg/dL以上で症状が出やすく**，**神経筋症状**（アキレス腱反射の低下・麻痺），**心血管症状**（徐脈，低血圧，房室ブロック），**低カルシウム血症の症状**〔マグネシウムがCa sensing receptorのアゴニストとして作用することで副甲状腺ホルモン（PTH）を低下させる〕がみられる．

　高マグネシウム血症の多くは腎機能低下を合併している．特に末期腎不全患者の高度便秘に対してマグネシウム製剤を処方すると，腸管内にマグネシウムがとどまり吸収が高まることでマグネシウム濃度が上昇しやすい．一方で慢性腎臓病（CKD）であっても低マグネシウム血症がみられ，CKDの発症，進行や生命予後との関連，マグネシウム

補充による予後改善効果が注目される.

- **腎機能障害＋マグネシウム含有製剤の長期投与**：酸化マグネシウム製剤を服用中の患者に表2のような症状が現れた場合は，高マグネシウム血症の可能性を考慮し，適切な処置を行う.
- **細胞外へのマグネシウムのシフト**：横紋筋融解症や腫瘍崩壊症候群によって高マグネシウム血症をきたす.

2）低マグネシウム血症

- **低マグネシウム血症は特異的症状に乏しいか**，神経筋症状（筋痙攣，筋力低下，全身倦怠感，テタニー，痙攣），心血管症状（高血圧，PR延長，QT延長，QRS開大，心室性不整脈）をきたす.
- **虚血性心疾患，心不全，糖尿病患者**で低マグネシウム血症の頻度が高い.
- **プロトンポンプ阻害薬**は腸管マグネシウム吸収を低下させ，低マグネシウム血症をきたしやすい.
- **長期の利尿薬（ループ系，サイアザイド系）**使用で低マグネシウム血症となる.

◆ 文 献

1）「臨床検査ガイド2020年改訂版」（大西宏明，Medical Practice編集委員会／編），文光堂，2020
2）寺下真帆：カリウム（K）.「臨床検査を使いこなす」（矢冨 裕／監，岡田浩一，黒川峰夫／編），ppS140-S142，南山堂，2021
3）栗原 勲：高カリウム血症を伴う内分泌疾患．日本内科学会雑誌，109：727-732，2020
4）「週刊日本医事新報 No.5114 低／高カリウム血症を診たらするべきこと」（志田龍太郎，安田日出夫／著），日本医事新報社，2022
5）MSDマニュアル プロフェッショナル版：10.内分泌疾患と代謝性疾患．高カリウム血症．2020
　　https://www.msdmanuals.com/ja-jp/professional/10-内分泌疾患と代謝性疾患／電解質障害／高カリウム血症
6）寺下真帆：マグネシウム（Mg）.「臨床検査を使いこなす」（矢冨 裕／監，岡田浩一，黒川峰夫／編），ppS144-S145，南山堂，2021
7）MSDマニュアル プロフェッショナル版：10.内分泌疾患と代謝性疾患．高マグネシウム血症．2020
　　https://www.msdmanuals.com/ja-jp/professional/10-内分泌疾患と代謝性疾患／電解質障害／高マグネシウム血症
8）医薬品医療機器総合機構：酸化マグネシウム製剤 適正使用に関するお願い-高マグネシウム血症-．2020
　　https://www.pmda.go.jp/files/000235889.pdf
9）中村孝司：日本医事新報，3540：177-178，1992
10）木村琢磨：意識障害の原因が酸化マグネシウム投与による高マグネシウム血症であった症例．JIM，18：942-943，2008

5 腫瘍マーカー

❶ "腫瘍マーカー高値＝がん" とは限らない

　理想的な腫瘍マーカーは悪性腫瘍の全例で陽性となり，良性腫瘍や健常人の全例で陰性を示すものである．しかし現存の腫瘍マーカーは，がん細胞が特異的に産生する物質を捕らえるものではなく，悪性腫瘍であっても陽性になるとは限らない．一方で炎症性疾患や喫煙や飲酒などの生活習慣，肝障害，腎障害，常備薬などで高値を示すことがある（偽陽性）．

　このように，腫瘍マーカーは，がんの有無とは無関係に高値を示したり，がんであっても低値のまま（偽陰性）であったりするため，**腫瘍マーカーを「がんの早期発見のスクリーニング検査」として使用することはできない**．

　腫瘍マーカーは，がん存在の補助診断として確認や分類に使用できる．**客観的な数字で追跡できるため，経過観察や治療の効果判定に有用**である．

　特に，「**再発の有無や進行がんに対する治療効果の判定**」「**がんの術後再発の発見**」目的での使用では腫瘍マーカーは有用である．この場合でも，身体所見やX線写真，CT，MRI，PETなどの画像検査を併用する必要がある．

　「腫瘍マーカー高値イコールがん」とは限らないことを忘れず，かつがんを見落とさないようにすることが重要．

　良性疾患であれば，治癒に向かえば下降し，病状に変化がなければ大きく変化しない．

　がんの場合上昇傾向を示すので，1カ月，3カ月，6カ月と追跡（上昇の程度により間隔は調整する必要あり），上昇傾向にあれば，すみやかにがんの精査を行う必要がある．

▶図1　腫瘍マーカーの変化のイメージ

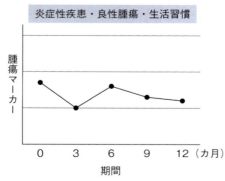
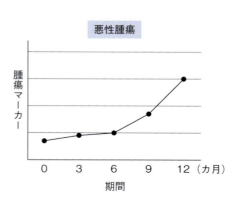

（著者作成）

▶表1　主要な腫瘍マーカー

検査	基準値	対象となる主な悪性腫瘍	がん以外に疑われる疾患
SCC	<1.5 ng/mL	肺がん，食道がん，子宮頸がん	慢性炎症性皮膚疾患，気管支炎，肺炎，気管支喘息
CYFRA	<3.5 ng/mL	肺がん	肺結核，間質性肺炎，慢性肝炎，肝硬変
CEA	<5.0 ng/mL	大腸がん，肺がん，乳がん	重喫煙者，COPD，消化性潰瘍肝炎，肝硬変，胆石症，膵炎，腎不全
SLX	<38.0 U/mL	肺腺がん，卵巣がん，膵臓がん，胆道がん	慢性呼吸器疾患（DPB，気管支拡張症），慢性膵炎，慢性肝炎
CA19-9	<37.0 U/mL	膵臓がん，大腸がん，胆道がん	慢性呼吸器疾患，胆管炎，膵炎，慢性肝疾患，糖尿病，腎不全，正常女性，子宮内膜症・筋腫
AFP	<10.0 ng/mL	肝臓がん	慢性肝炎・肝硬変，先天性胆道閉鎖症，睾丸腫瘍
PIVKA-Ⅱ	<40.0 mAU/mL	肝臓がん	ビタミンK欠乏症（ワルファリン服用）
PSA	<4.0 ng/mL	前立腺がん	前立腺炎，前立腺肥大症
CA125	<35.0 U/mL	卵巣がん	子宮内膜症，子宮腺筋症，良性卵巣腫瘍，妊娠（胎児・胎盤と悪性腫瘍と共通抗原性），腹膜炎，胸膜炎

AFP：α-fetoprotein（α-フェトプロテイン）
PIVKA-Ⅱ：protein induced by vitamin K absence or antagonist-Ⅱ

第5章　臨床検査・検診

5　腫瘍マーカー

❷腫瘍マーカーからみた臨床的意義

1）SCC

　SCCは子宮頸がんで発見されたタンパク質で，**扁平上皮に多く存在する**．したがって，各種扁平上皮がんに特異性が高い．

　血中半減期が約2日間と短いので，外科的切除後の変動は治療の成否を予測するのに役立つ．

　唾液や皮膚表面に存在するため，それらの汚染で高値を示すことがあり注意が必要．

　CYFRA測定値とは独立しているので，同時に測定する価値がある．

・悪性腫瘍　：肺がん，子宮頸がん，頭頸部がん，食道がん，膀胱がんで高値を示す．

・非がん疾患：**乾癬・アトピー性皮膚炎など皮膚疾患**，子宮筋腫，肺炎・気管支炎，肝炎・肝硬変で偽陽性になる場合がある．

SCC　：　squamous cell carcinoma（扁平上皮がん）

2）CYFRA（シフラ）

　サイトケラチンは上皮組織細胞質内細胞骨格にみられるケラチンタンパク質である．**扁平上皮がん**で多く産生される．

・悪性腫瘍　：肺扁平上皮がんの75％，肺腺がんの55％で陽性を示す．頭頸部がん，食道がん，乳がん，卵巣がん，子宮がんでも上昇する．肺扁平上皮がんでは，SCCより敏感なマーカーである．

・非がん疾患：慢性肝炎，肝硬変，肺結核，間質性肺炎

CYFRA：cytokeratin subunit 19 fragment（サイトケラチン19フラグメント）

3) CEA

CEAは人の大腸がんから発見された糖タンパク質．胎児組織と免疫学的に共通することから，癌胎児性抗原と呼ばれている．主に腺がんに対する腫瘍マーカーとして使用される．

早期がんでの陽性率は低いため，がんの早期発見やスクリーニングには不向き．**血中半減期は7日くらいであるため，手術などの治療後の測定値の変動はゆるやか．**

- **悪性腫瘍**　：大腸がんや胃がんなどの消化管系がんのほかに，甲状腺髄様がん，肺がん，胆道がん，膵がん，乳がん，卵巣がん，子宮内膜がん，腎細胞がんなどで陽性率が高い．10.0 ng/mL以上の場合，体内のどこかにがんが隠れている可能性が高い．
- **非がん疾患**：**喫煙，加齢**，肺炎，気管支炎，肺結核，ポリープや胃潰瘍，潰瘍性大腸炎，肝硬変，閉塞性黄疸，慢性膵炎，糖尿病，腎不全，子宮内膜症など**良性疾患でもカットオフ値を超えることがある．**

CEA：carcinoembryonic antigen（癌胎児性抗原）

4) SLX

糖鎖性腫瘍マーカー．**腺がんで特異的に上昇し，肺腺がんの45％で陽性となる．**

- **悪性腫瘍**　：肺腺がん，胆道がん，膵臓がん，卵巣がんで上昇する．
- **非がん疾患**：**慢性呼吸器疾患**，慢性膵炎，慢性肝炎で偽陽性となる．

SLX：sialyl Lewis-x-i antigen（シアリルLeX-i抗原）

5) CA19-9

唾液腺，気管支腺，胆管上皮，膵管上皮などに強く発現している．

がんで上昇するだけでなく，**各種の良性疾患でも上昇する**ため，臨床症状や他の検査所見を参考にし，経過をみることも大切．

100 U/mLを超える場合，進行性の消化器がんの確認が高く，偶然膵がん発見の端緒になることもある．

多くは早期がんではないため，健診やスクリーニングには向いていない．測定の目的は主にモニタリングであり，**治療の経過観察，再発の早期発見**に使用される．

CA19-9の半減期は14時間と短い．がんの根治切除ではすみやかに陰性化し，再発に伴って再上昇する．術後1カ月，2カ月，3カ月，6カ月，1年と術後すぐの検査を早めのサイクルで行うのが望ましい．

CA19-9は I 型糖鎖で，ABO血液型抗原と似た生成過程をとり，**遺伝型によって個体差が大きい．高くなる遺伝型のCA19-9は，60 U/mL**くらいでも健常値である．37 U/mLはあくまで目安であって，**生理的変動は小さいが個体差が大きいことを理解して個別のカットオフ値を**考慮して判断する．

若年女性でやや高値を示し，性周期や妊娠の影響がある．透析患者では高めの値をとり，カットオフ値は2倍くらい．

- **悪性腫瘍**　：膵がん，胆管がん，胆道がんで高い陽性率を示す．

CA19-9：carbohydrate antigen 19-9

- **非がん疾患**：肝・胆・膵疾患，糖尿病，気管支疾患，非定型抗酸菌症，腎不全，スクラルファート（アルサルミン®）服用，紅茶の多飲，1,000 U/mL を超える例も報告されている．

6）AFP（α-フェトプロテイン）

胎児の肝臓や卵黄嚢で産生される胎児性タンパクで，原発性肝細胞がんや卵黄嚢腫瘍に特異性の高い腫瘍マーカーである．良性疾患でも肝細胞の壊死が強いときに再生に伴って産生される．
- **悪性腫瘍**　：肝がん，卵黄嚢腫瘍，精巣腫瘍，卵巣腫瘍，肝細胞腫瘍，奇形腫
- **非がん疾患**：慢性肝炎，肝硬変，先天性胆道閉鎖症

7）PIVKA-Ⅱ

肝臓で合成される凝固活性をもたない異常プロトロンビン．プロトロンビンの合成には補酵素としてビタミンKが必要であることからビタミンK欠乏や拮抗作用によってもPIVKA-Ⅱは産生される．肝臓がんで高値を示す．AFPとは相関せず，AFP低値ないし陰性例の30％前後で上昇が認められるため肝臓がんの早期発見や治療効果判定や慢性肝疾患の経過観察にAFPとPIVKA-Ⅱの同時測定が推奨される．
- **悪性腫瘍**　：肝臓がん
- **非がん疾患**：ビタミンK欠乏症（ワルファリン服用），肝内胆汁うっ滞，一部のセフェム系抗菌薬や抗結核薬投与，長期間の経静脈栄養

PIVKA-Ⅱ：protein induced by vitamin K absence or antagonist-Ⅱ

8）PSA

PSAは**正常な前立腺上皮で産生され，腺管内に分泌され**，血清中に逸脱するPSAはわずかである．前立腺がんで**腺管の基底膜が破壊されると血清PSAが上昇する**．

前立腺肥大症治療薬であるデュタステリドや**男性型脱毛症治療薬**であるフィナステリドなどの5α還元酵素阻害薬は**PSAを低下させる作用**があり判定の際は考慮する必要がある．

検診における PSA の基準値は，4.0 ng/mL 以下で，4.0 ng/mL を超えた時点で精密検査（前立腺生検）を行うことが多い．

わが国のガイドラインでは，**年齢階層別PSAカットオフ値**を設定している．60歳以下は3.0 ng/mL，65〜69歳は3.5 ng/mL，70歳以上は4.0 ng/mLを推奨している．

高感度 PSA F/T 比タンデム法は25％以上が正常で，低値ほど前立腺がんの可能性が高くなる．
- **悪性腫瘍**　：前立腺がん
- **非がん疾患**：前立腺炎，前立腺肥大，尿閉，前立腺マッサージ，前立腺生検，膀胱鏡，尿道カテーテル留置，**治療薬（前立腺肥大症，AGA）**

PSA ： prostate specific antigen（前立腺特異抗原）

9) CA125

CA125：cancer antigen 125

CA125はムチン抗原．**卵巣がん**で最も用いられている腫瘍マーカーである．カットオフ値は35.0 U/mLであり，約80％の上皮性卵巣がんで陽性となる．

- 悪性腫瘍　：**卵巣がん**，子宮がん，膵がん，胆道がん
- 非がん疾患：**妊娠，月経中には軽度上昇し**，卵巣子宮内膜症性囊胞および子宮腺筋症で半数程度上昇，**腹膜炎・骨盤内炎症性疾患でも上昇し，特異性は高くない．**

▶表2　各臓器別腫瘍マーカー

臓器	腫瘍		腫瘍マーカー
頭頸部	頭頸部がん		SCC
甲状腺	甲状腺がん		CEA，カルシトニン，サイログロブリン
呼吸器	肺がん	腺がん	**CEA**，SLX，CA19-9
		扁平上皮がん	**CYFRA**，SCC
		小細胞がん	**ProGRP**，**NSE**
消化器	食道がん		**SCC，CEA，抗p53抗体**，TPA
	胃がん		**CA72-4，CEA，CA19-9**
	大腸がん		**CEA，CA19-9**，CA72-4，STN
	肝がん		**AFP，AFP-L$_3$分画，PIVKA-Ⅱ**
	胆のう・胆管がん		**CEA，CA19-9**，SPan-1，DUPAN2
	膵臓がん		**CA19-9，CEA，SPan-1，DUPAN2**，エステラーゼ1
泌尿器科	膀胱がん		NMP22，尿中BTA，尿中CK8-18
	前立腺がん		**高感度PSA，PSA F/T比**
	睾丸がん		AFP，BFP
乳腺	乳がん		**CA15-3，CEA**，NCC-ST-439，BCA225
婦人科	子宮頸がん		**SCC**，TPA，CEA
	子宮体がん		CA125，TPA，CEA
	卵巣がん		**CA125，HE4**，CA72-4
その他	非ホジキンリンパ腫		**sIL-2R**
	成人T細胞性白血病		**sIL-2R**
	悪性中皮腫		**可溶性メソテリン関連ペプチド（SMRP）**

赤字：特に有用性が高い
青字：有用性が高い
黒字：有用性が認められる

AFP：	α -fetoprotein（α -フェトプロテイン）
BCA225：	breast carcinoma associated antigen 225（乳がん関連抗原225）
BFP：	basic fetoprotein（塩基性フェトプロテイン）
BTA：	bladder tumor antigen（膀胱腫瘍抗原）
CA72-4：	cancer-related antigen 72-4（腫瘍関連抗原72-4）
DUPAN-2：	pancreatic cancer-associated antigen-2（膵がん関連抗原-2）
HE4：	human epididymis protein 4（精巣上体タンパク質4）
NMP22：	nuclear matrix protein 22（核マトリックスタンパク質22）
NSE：	neuron specific enolase（神経特異エノラーゼ）
ProGRP：	pro-gastorin releasing peptide（ガストリン放出ペプチド前駆体）
sIL-2R：	soluble-interleukin-2-receptor（可溶性IL-2レセプター）
SMRP：	soluble mesothelin related peptides（可溶性メソテリン関連ペプチド）
STN：	sialyl Tn antigen（シアリルTn抗原）
TPA：	tissue polypeptide antigen（組織ポリペプチド抗原）

❸ 腫瘍マーカー検査料の算定

　点数の算定は，がんであると確定している患者と，がんの疑いの患者とでは異なる.

1）がんの疑い患者：(60) 検査料で算定

1）検査料：腫瘍マーカー2項目で230点，3項目で290点，4項目以上で396点
2）採取料：静脈採血料37点（6歳以上）が算定できる
3）判断料：生化学的検査（Ⅱ）144点

2）がんが確定している患者：(13) 悪性腫瘍特異物質治療管理料

以下の3通りの点数
イ：尿中BTAだけの場合　　　　　　　　　　　　　220点
ロ：尿中BTA以外の検査項目1項目のみの場合　　　360点
ハ：尿中BTA以外の検査項目2項目以上検査した場合　400点

＊ロ，ハの場合，初回月加算150点（暦日で1カ月前に検査をしていなければ可）

◆ 文　献

1）「臨床検査ガイド2020年改訂版」（大西宏明，Medical Practice編集委員会／編），文光堂，2020
2）「臨床検査を使いこなす」（矢冨 裕／監，岡田浩一，黒川峰夫／編），ppS168-S178，南山堂，2021
3）腫瘍マーカー検査・コンパニオン診断検査.「臨床検査のガイドライン JSLM2021」（日本臨床検査医学会ガイドライン作成委員会／編），pp87-91，日本臨床検査医学会，2021
　　https://www.jslm.org/books/guideline/index.html
4）前川真人：がんの検査：腫瘍マーカー，コンパニオン診断．週刊日本医事新報，4779：43-47，2015
5）広島市医師会臨床検査センター：検査1科自動・生化学係：腫瘍マーカーの測定－その臨床的意義と効率的活用法．広島市医師会だより，552：2012
　　http://www.labo.city.hiroshima.med.or.jp/wp-01/wp-content/uploads/2013/12/center201204-04.pdf
6）「医者が教える 正しい病院のかかり方」（山本健人／著），幻冬舎，2019

第5章 臨床検査・検診

6 特定健診の検査項目説明書

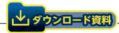

特定健診の検査項目説明書

項目名			健診・人間ドック基準値	外来受診勧奨判定値	解説
基本	身体計測	腹囲	男：85 cm未満 女：90 cm未満		BMI（Body Mass Index）＝体重（kg）÷身長（m）÷身長（m） 25を超えると、肥満と判定されます
		BMI	18.5〜24.9		
	血圧測定	収縮期	130未満	140以上	
		拡張期	85未満	90以上	
	血中脂質	中性脂肪（空腹時）	30〜149	300以上	メタボリックシンドローム、過度の飲酒、運動不足などで上昇します。冠動脈硬化症の危険因子の1つです
		中性脂肪（随時）	30〜174		
		HDL-cho	40以上	30以下	善玉コレステロールと言われ、血管にたまったコレステロールを取り除き、動脈硬化を予防します
		LDL-cho	60〜119	140以上	悪玉コレステロールと言われ、動脈硬化を進行させます
		non-HDL-cho	90〜149	170以上	動脈硬化を引き起こします。総コレステロールからHDLコレステロールを引いた数値です
	肝機能検査	AST（GOT）	30以下	51以上	ともに肝臓に多く含まれる酵素ですが、ASTは心筋、骨格筋にも含まれています。ASTとALTの検査値を比較することで肝疾患の種類を診断します
		ALT（GPT）	30以下	51以上	
		γ-GTP（γ-GT）	50以下	101以上	肝臓と胆道に障害があると高値になるため、AST/ALT検査と並んで肝臓疾患を見つける手掛かりとなります。 アルコールに反応しやすく、アルコール常飲者では高い値を示します
	血糖検査	空腹時血糖（グルコース）	99以下	126以上	血液中のブドウ糖濃度です。高値だと糖尿病の可能性があります。糖尿病は初期でも動脈硬化が進行して脳卒中や心筋梗塞の原因になり、進行すると腎不全や失明の原因になります
		HbA1c（NGSP）	5.5以下	6.5以上	過去1〜2カ月間の血糖値の平均を反映しているので、糖尿病診断治療の指標となります

（次ページにつづく）

（前ページのつづき）

項目名		健診・人間ドック 基準値	外来 受診勧奨判定値	解説
詳細	貧血検査 赤血球数 （RBC）	男：400〜539 女：360〜489	男：359 以下 女：329 以下	赤血球数かつ、もしくは血色素量の減少が貧血であり、増加が多血症です。鉄分の摂取不足・造血機能の障害・悪性腫瘍・消化管出血・子宮筋腫などによる月経過多などで減少します
	血色素量 （Hb）	男：13.1〜16.3 女：12.1〜14.6	男：12.0 以下 女：11.0 以下	
	ヘマトクリット値 （Ht）	男：38.5〜48.9 女：35.5〜43.9	男：35.3 以下 女：32.3 以下	全血液中に赤血球が占める容積。減少は貧血を、増加は多血症あるいは脱水を示します
フォロー	生化学検査 （腎機能） 尿酸（UA）	2.1〜7.0	8.0 以上 （合併症ある時）	飲酒・肥満・肉食・腎機能障害などで上昇します。痛風・尿路結石・腎機能障害・動脈硬化の原因になります
	クレアチニン	男：1.0 以下 女：0.7 以下		腎機能障害で上昇します
	血液学検査 白血球数 （WBC）	3,100〜8,400		炎症・血液疾患などで増加します。また喫煙者で増加することがあります
追加	栄養 血清アルブミン （Alb）	3.9 以上	3.8 以下	肝臓で作られる重要な蛋白で、肝障害・低栄養・ネフローゼなどで低下します

（文献を参考に著者作成）

◆ 文　献

1）「人間ドック健診フォローアップガイド」（奈良昌治／監，山門 實／編），文光堂，2009

2）伊藤澄信：基準範囲と臨床判断値の考え方．メディカル朝日，45：14-15，2016

3）「特定健康診査・特定保健指導に関する医師向け資料集」（東京都医師会生活習慣病対策委員会／編），東京都医師会，2008
https://www.tokyo.med.or.jp/old_inf/tokuteikenshin080312.pdf

4）厚生労働省 第2回標準的な健診・保健指導プログラム改訂に関するワーキング・グループ：健診作業班における主な変更点．2023
https://www.mhlw.go.jp/content/10904750/001067223.pdf

5）日本人間ドック・予防医療学会：2024年度判定区分表（2024年4月1日改定）
https://www.ningen-dock.jp/ningendock/wp-content/uploads/2024/05/b0b71fa3e7273eefd7863c4bc1065ca7.pdf

第5章　臨床検査・検診

7 膠原病の鑑別診断に役立つ検査項目

❶ 膠原病の抗体検査

　関節リウマチ（RA）や全身性エリテマトーデス（SLE）を中心とする膠原病の原因はいまだに不明である．近年の免疫学や分子生物学の進歩により早期診断と早期治療が可能になった．従来の診断ガイドラインは典型例を基準にしていたのに対して，早期に診断できるように感度を上昇させた新規基準のガイドラインに変更となった．その結果，RAでは発症早期の積極的な治療の介入により骨破壊を抑制し関節の変形といった機能障害を防ぐことが可能となった．SLEの予後も著明に改善がみられるようになった．

　膠原病患者血清には多彩な自己抗体が検出される．疾患特有の臨床症状・所見と合わせて，疾患特異自己抗体は補助診断や病型分類に有用である．また，抗体価が疾患の活動性を反映し，治療効果判定に使われることもある．

　ここでは，実地臨床医が早期に膠原病疾患を発見し，膠原病リウマチ科の専門医へと病診連携できるための一助となるよう各疾患の臨床像と自己抗体検査の意義と活用について述べたい．

RA：rheumatoid arthritis（関節リウマチ）
SLE：systemic lupus erythematosus（全身性エリテマトーデス）

❷ リウマチ・膠原病の臨床像と検査

1）関節リウマチ（RA）

▶表1　関節リウマチ（RA）

特徴的な症状身体所見	朝のこわばり（指・膝など），1関節以上の炎症による痛み，関節炎
特異的検査	抗CCP抗体（陽性率80%）
非特異的検査	リウマトイド因子（RF）：健常成人で5%，高齢者で10%以上が陽性
炎症に関する検査	MMP-3
補助診断	関節エコー検査，関節MRI，胸部X線・CT検査

1）-❶ 検査項目

　リウマトイド因子（RF），抗CCP抗体，マトリックスメタロプロテイナーゼ3（MMP-3）はいずれも関節リウマチ（RA）をはじめとして関節疾患の鑑別に有用な臨床検査項目である．

CCP：cyclic citrullinated peptid（シトルリン化ペプチド）
RF：rheumatoid factor（リウマトイド因子）
MMP-3：matrix metalloproteinase 3（マトリックスメタロプロテイナーゼ3）

462　患者さんを総合的に診るための　内科外来これ一冊、必携書

① RF：基準値 15 IU/mL 以下

人間ドックなどでスクリーニング検査されることがあるが，健常成人で5％，高齢者で10〜25％で陽性を示すことから，無症状で関節炎を認めない場合には病的意義は乏しいとされる．

RAに対する感度（70〜80％），特異度（40〜60％）は低いため，RFの陽性・陰性のみでRAの診断の確定や除外することはできない．

RA以外でRFが陽性となる疾患は，スティーブンス・ジョンソン症候群（SJS），SLE，SSc，MCTDなどの膠原病，ウイルス感染症，肝炎，結核，感染症心内膜炎，肝硬変，悪性腫瘍などがありその鑑別も必要となる．

SJS ： Stevens-Johnson syndrome（スティーブンス・ジョンソン症候群）
SSc：systemic sclerosis（全身性強皮症）
MCTD：mixed connective tissue disease（混合性結合組織病）

② 抗CCP抗体：基準値 4.5 U/mL 未満

RAの診断，特に早期診断に必須の検査項目．遺伝要因や喫煙などの環境要因を背景として，発症の平均4.8年前から出現し，発症前に約40％が陽性になると言われている．

RA診断に対して感度60〜80％，特異度85〜90％で，正常上限の3倍を超える高力価陽性では，RAの疾患活動が高く，関節破壊の進行が早いことが報告されている．

③ MMP-3：基準値 男36.9〜121.0 ng/mL，女17.3〜59.7 ng/mL

血中MMP-3濃度は滑膜増殖の程度を反映し，滑膜炎の活動性の指標として測定される．関節炎に特異的な指標であり，リウマチ性多発筋痛症（PMR），SLE，乾癬性関節炎でも上昇するが，変形性関節症，痛風では上昇しない．RAに特異的な検査ではない．治療経過中CRPと組合わせて測定することで，疾患活動性と感染症の合併症との鑑別となる．

PMR ： polymyalgia rheumatica（リウマチ性多発筋痛症）
CRP：C-reactive protein（C反応性タンパク）

1)-❷ RAと鑑別を要する疾患

① リウマチ性多発筋痛症（PMR）

疑わなければ診断できない．

▶表2　リウマチ性多発筋痛症（PMR）

特徴的な症状身体所見	頸部・肩関節・殿部の疼痛，朝のこわばり，食欲の低下，発熱などの全身症状を呈する．年齢は50歳以上が必須項目
抗体検査	リウマトイド因子（RF），抗CCP抗体，抗核抗体は正常
補助診断	エコー検査：滑膜炎・滑液包炎の所見が1つ以上あるCRP陽性あるいは血沈亢進

② 巨細胞性動脈炎（GCA）

GCAの合併を見逃さないように．

GCA：giant cellarteritis（巨細胞性動脈炎）

・頭皮の圧痛：動脈炎による虚血による．"髪をとく時に頭皮がピリピリする"

・複視，眼のかすみなどの視力障害

・顎跛行："ごはんを食べたり長時間話をしていると，だんだん顎が疲れたり痛くなったりする"

2) シェーグレン症候群（SS）

SS：Sjögren's syndrome
（シェーグレン症候群）

▶表3　シェーグレン症候群（SS）

特徴的な症状 身体所見	有病率は0.05％，平均年齢は61歳，男女比は1：17.4と女性に多い． 二次性SSに合併する膠原病ではRA 39％，SLE 22％と多い． 自覚症状（口と目の渇き，う歯）
特異的な検査	抗SS-A抗体，抗SS-B抗体
非特異的検査	抗核抗体，リウマトイド因子（RF）
補助診断	眼科（Shirmer試験），唾液分泌量，唾液腺シンチ，耳下腺造影，口唇唾液腺生検，胸部X線・CT検査

2)-❶ 検査項目

・抗SS-A抗体，抗SS-B抗体：基準値10.0 U/mL未満

抗SS-A抗体はSJS，SLEで陽性になる．抗SS-B抗体はSJSに特異性が高い．

3) 全身性エリテマトーデス（SLE）

▶表4　全身性エリテマトーデス（SLE）

特徴的な症状 身体所見	好発は出産可能な女性，初発症状は多様：原因不明の発熱や関節炎 日光過敏症の頬部紅斑，脱毛，レイノー現象
特異的な検査	抗dsDNA抗体，抗Sm抗体
非特異的検査	抗SS-A抗体→抗核抗体→抗リン脂質抗体→（特異的抗体）の順に出現する． CH_{50}（活動性・治療効果判定）
補助診断	血球減少（白血球，血小板），腎病変（蛋白尿），胸部X線・CT検査（漿膜炎：胸膜炎，心膜炎），滑膜炎，神経学的病変（けいれん）

3)-❶ 検査項目

① 抗核抗体（ANA）：基準値 IFA 40倍未満

ANA：anti-nuclear antibody
（抗核抗体）
IFA：indirect fluorescent
antibody method（間接蛍光
抗体法）

SLEを含む膠原病のスクリーニングに適している．健常人でも10～20％が陽性（低力価40～160程度）を示すことがある．薬物性ループス，ウイルス感染症でも陽性となることがある．

IFA陽性例では染色型が報告され，そのパターンからある程度対応する抗体を推測できるため臨床像と合わせて特異抗体検査を追加する．

② 抗dsDNA抗体：基準値 6 IU/mL未満

dsDNA：2本鎖DNA

SLEの診断および病勢の把握に有用．ステロイドおよび免疫抑制療法の治療方針決定に有用な指標となる．

③ 抗Sm抗体：基準値 10.0 U/mL未満

SLEでの陽性率は10～30％程度だが，特異性が高い．抗Sm抗体陽性SLEは重要臓器障害の頻度が高い．

④ 補体：基準値 CH_{50}法30～40 U/mL

SLE，悪性関節リウマチなどの膠原病や膜性増殖性糸球体腎炎などの腎疾患で補体が消費されると血清補体価は低下する．血清補体価は

疾患活動性の良い指標となり，SLEで治療により血清補体価の改善が見られる．

4) 混合性結合組織病（MCTD）

▶表5　混合性結合組織病（MCTD）

特徴的な症状身体所見	SLE，SSc，PMの3疾患のうち，少なくとも2疾患の臨床症状を呈する疾患．症状は多彩，レイノー現象，指ないし手背の浮腫／顔面紅斑，多発関節炎，リンパ節腫脹，胸膜炎，心膜炎，血球減少／手指に限局した皮膚硬化，肺線維症／筋力低下
特異的検査	抗RNP抗体（抗U1-RNP抗体）
非特異的検査	抗dsDNA抗体，抗核抗体，抗SS-A抗体・抗SS-B抗体
補助診断	生命予後に関わるのは肺高血圧症（PH）である．胸部X線・CT検査，血液ガスで評価

4)-❶ 検査項目

・抗RNP抗体（抗U1-RNP抗体）：基準値10 U/mL未満

　抗RNP抗体が高値の場合は，MCTDに特異性が高く，肺高血圧症と関連する．抗RNP抗体価は，MCTD，SLEの活動性とは相関しない．SJS，SSC，PM/DMでも抗RNP抗体が陽性となるが低値である．

5) 全身性強皮症（SSc）

▶表6　全身性強皮症（SSc）

特徴的な症状身体所見	好発年齢は30〜50歳代：男女比は1：10と女性に多い．皮膚硬化（手指あるいは足趾），手指尖端の陥凹性瘢痕あるいは指腹の萎縮，両側肺底部の線維化
特異的検査	抗セントロメア抗体，抗Scl-70抗体，抗RNAポリメラーゼⅢ抗体
補助診断	SScの予後改善のための早期診断・早期治療の観点から，皮膚硬化の存在は不要で，微小血管障害を評価できるcapillaroscopy（ダーモスコープ・ルーペでも可）で毛細血管の減少・消失，レイノー現象を基準に入れることで感度が上昇する胸部X線・CT検査

5)-❶ 検査項目

① 抗Scl-70抗体：基準値10 U/mL未満

　強皮症の30〜40％に出現し，他の膠原病ではほとんどみられず特異性が高い．陽性例では肺線維症を合併しやすい．

② 抗セントロメア抗体：基準値10 U/mL未満

　強皮症の30〜40％に出現し，陽性例では肺高血圧症を合併しやすい．

③ 抗RNAポリメラーゼⅢ抗体：基準値28.0未満（index）

　強皮症での陽性率は10％以下で，陽性例では強皮症腎クリーゼを発症しやすい．

6）多発性筋炎（PM）・皮膚筋炎（DM）

▶表7　多発性筋炎（PM）・皮膚筋炎（DM）

特徴的な症状身体所見	発熱・皮疹（ヘリオトロープ疹，gottron徴候，四肢伸側・肘・膝関節の紅斑）筋肉痛（自発痛・把握痛），筋力低下（上・下肢の近位筋），多関節炎，レイノー現象，機械工の手
特異的検査	抗ARS抗体（抗Jo-1抗体含む），抗MDA5抗体，抗TIF1-γ抗体，抗Mi-2抗体
補助診断	CK，アルドラーゼ，CRP，フェリチン，KL-6，SP-D，筋電図，筋原性変化，筋生検，胸部X線・CT検査

PM：polymyositis（多発性筋炎）
DM：dermatomyositis（皮膚筋炎）

　PM/DMは単一の疾患ではなく，筋炎，特徴的皮疹，間質性肺炎など多彩で，悪性腫瘍や間質性肺炎の急性憎悪で予後不良となる．以前は特異抗体として抗Jo-1抗体しか測定できなかったが，2014年1月から4種類の抗ARS抗体（抗Jo-1抗体を含む）の測定が保険適用となり，一般診療で測定可能となった．これら4つの筋炎特異的自己抗体（MSAs）のDM患者における陽性率は7割以上となった．

　膠原病に合併する間質性肺炎は，肺病変が先行し全身症状が乏しい症例もあり，特発性間質性肺炎との鑑別が難しい場合があり，膠原病の多彩な全身症状を見逃さず，膠原病を疑い抗体検査の測定をすることが有用である．

MSAs：myositis specific autoantibodies（筋炎特異的自己抗体）

6）-❶ 検査項目

① 抗Jo-1抗体：基準値 10 U/mL未満

② 抗ARS抗体：基準値 25未満

　PMおよびDMに特異的に検出され，慢性間質性肺炎を高率に併発する．治療反応性は比較的良好．

③ 抗MDA5抗体：基準値 32未満

　無筋症性皮膚筋炎（CADM）に特異的に検出され，急速進行性間質性肺炎を高率に併発し，治療に抵抗性を示し予後不良．

④ 抗TIF1-γ抗体：基準値 32未満

　DMに特異的に検出され，陽性例では悪性腫瘍の併発が高率．

⑤ 抗Mi-2抗体：基準値 53未満

　DMに特異的に検出され，ステロイド治療が奏効する．

ARS：amino acyl-tRNA synthetases（アミノアシルtRNA合成酵素）
MDA5：melanoma differentiation-associated gene 5
CADM：clinically amyopathic dermatosis（無筋症性皮膚筋炎）
TIF1：transcriptional intermediary factor 1

7) 抗リン脂質抗体症候群 (APS)

APS：antiphospholipid syndrome（抗リン脂質抗体症候群）

▶表8　抗リン脂質抗体症候群 (APS)

特徴的な症状 身体所見	後天性血栓傾向疾患として頻度が高い. 動脈血栓症〔脳梗塞, 一過性脳虚血 (TIA)〕, 静脈血栓症（下肢深部静脈血栓症, 肺血栓塞栓症）をきたす. 日本人APSでは動脈血栓症の有病率が2倍と多い. 妊娠合併症として, 妊娠中・後期に習慣性流産が多い
特異的検査	抗カルジオリピン抗体 (aCL), ループスアンチコアグラント (LA)
非特異的検査	抗核抗体 (ANA)
補助診断	エコー検査, 脳・肺・下肢CT・MRI, 血管造影検査

7) - ❶ 検査項目

・抗カルジオリピン抗体 (aCL)：基準値 3.5 U/mL 未満
・ループスアンチコアグラント (LA)：基準値 1.2 以下

APSの診断には抗リン脂質抗体の存在証明が必須. LAは検査感度が高く, aCLはCLに結合し構造が変化したβ_2-GPⅠを特異的に認識する. SLE患者の10〜20％がAPSを合併しているとされる.

CL：cardiolipin（カルジオリピン）
LA：lupus anticoagulant（ループスアンチコアグラント）
β_2-GPⅠ：β_2-glycoprotein Ⅰ（β_2グリコプロテインⅠ）

8) ANCA関連血管炎 (AAV)

2012年, 人名のついた病名を病態を示す適切な病名に変更しようというWHOの基本方針に従い, 血管炎症候群の国際分類改定で病名変更がなされた.

AAV：ANCA-associated vasculitis（ANCA関連血管炎）

▶表9　ANCA関連血管炎 (AAV)

	顕微鏡的多発血管炎 (MPA)	多発血管炎肉芽腫症 (GPA)	好酸球性多発血管炎性肉芽腫症 (EGPA)
旧名称		Wegener肉芽腫	Churg-Strauss症候群
特徴的な症状 身体所見	わが国ではAAVの中でMPA頻度が最も多い. 平均年齢は70.5歳, 男女比は1：1.1でやや女性に多い. 発熱, 倦怠感, 体重減少. 急速に進行する糸球体腎炎（血尿, 蛋白尿, 血中Cr上昇）, 肺胞出血, 間質性肺炎の出現, 両下肢の紫斑（点状出血）, 潰瘍, 末梢神経障害（下肢・足先のしびれ）	眼（眼痛, 視力低下, 眼球突出）, 鼻（膿性鼻漏, 出血, 鞍鼻）, 耳（中耳炎） 喉（潰瘍, 嗄声, 閉塞）などの上気道 (E) の炎症が初発 気管, 気管支肺（血痰, 咳嗽, 呼吸困難）などの下気道 (L) の症状, および血尿, 蛋白尿, 急速に進行する腎不全, 浮腫, 高血圧の腎 (K) の症状	1) 気管支喘息やアレルギー性鼻炎が先行し, 2) 末梢血好酸球増多を伴う全身症状（発熱, 体重減少）, その後に3) 血管炎症状である両下肢や両手のしびれ, 麻痺症状, 虚血性腸炎（腹痛, 下血）, 紫斑などが出現する
特異的検査	MPO-ANCA陽性	PR3-ANCA陽性	MPO-ANCA
非特異的検査	−	MPO-ANCA陽性	−
補助診断	血液検査（CRP陽性, Cr・BUNの上昇）, 検尿（尿蛋白・血尿） 胸部X線・CT検査	Cr・BUN上昇, CRP陽性, 検尿（尿蛋白, 血尿）, 胸部X線・CT検査	末梢血好酸球増多, 下肢の紫斑の皮膚生検にて好酸球浸潤を伴った血管炎を確認, 胸部X線・CT検査

8) - ❶ 検査項目

・MPO-ANCA：基準値 3.5 U/mL 未満
・PR3-ANCA： 基準値 3.5 U/mL 未満

ANCA関連血管炎の診断および疾患活動性の指標として有用. 病態によってANCAの陽性率が異なっている（表10）.

467

▶表10 ANCA陽性率

	MPO-ANCA	PR3-ANCA	陰性
MPA	97.4%	2.6%	1.3%
GPA	54.6%	45.5%	0%
EGPA	50%	数%	40数%

8)-❷ ANCA偽陽性をきたす疾患

EGPAはANCA陰性でも血管炎を否定する根拠にはならない．ANCA偽陽性をきたす疾患は，感染症（結核，感染性心内膜炎），膠原病（SLE，RA），悪性リンパ腫，消化器疾患（炎症性腸疾患，自己免疫性肝炎），薬剤性〔プロピルチオウラシル，アロプリノール（商品名ザイロリック），抗リウマチ薬など〕などであり，陽性所見が出ても特徴的な臨床像を含め総合的に判断することが重要．

◆ 文　献

1）亀田秀人：膠原病の早期診断．日本内科学会雑誌，111：1869-1873，2022

2）「日本内科学会雑誌 Vol.103 No.10 リウマチ学：診断と治療の進歩」（竹内 勤／企画），日本内科学会，2014

3）「日本内科学会雑誌 Vol.110 No.10 リウマチ・膠原病診療の新展開」（藤尾圭志／企画），日本内科学会，2021

4）高梨敏史，他：免疫血清学検査（自己免疫関連抗体）．「臨床検査を使いこなす」（矢冨 裕／監，岡田浩一，黒川峰夫／編），ppS211-S228，南山堂，2021

5）桑名正隆：膠原病における自己抗体検査の活用法．日本内科学会雑誌，107：470-475，2018

6）「臨床検査ガイド2020年改訂版」（大西宏明，Medical Practice編集委員会／編），文光堂，2020

7）SRL 北関東検査センター：総合検査案内2023〜2024
https://www.gunrin.com/book/2023/#target/page_no=1

8）宮坂信之：リウマチ・膠原病の血液検査．ドクターサロン，62：297-300，2018

9）陶山恭博，岸本暢将：リウマチ性多発筋痛症の鑑別診断．週刊日本医事新報，4651：24-30，2013

10）順天堂越谷病院：膠原病・リウマチの検査．2020
https://hosp-koshigaya.juntendo.ac.jp/wp-content/uploads/2020/05/49a86a7ddc1e3f5f01e-26b8a369af6e8.pdf

11）佐藤慎二：皮膚筋炎に伴う急速進行性間質性肺炎：MDA5．呼吸臨床，1：1-7，2017

12）高田俊範：多発性筋炎・皮膚筋炎に伴う間質性肺炎の治療と予後．新潟医学会雑誌，127：61-69，2013

13）SRL 総合検査案内：免疫血清学的検査 自己免疫関連検査

14）BML：検査項目検索
https://uwb01.bml.co.jp/kensa/search/result/8/0/300

▶表11　膠原病が疑われた場合に実施する疾患特異的検査

検査項目 / 疾患名（略語）	関節リウマチ RA	原発性シェーグレン症候群 SJS	全身性エリテマトーデス SLE	混合性結合組織病 MCTD	全身性強皮症 SSc	多発性筋炎／皮膚筋炎 PM/DM	抗リン脂質抗体症候群 APS	血管炎症候群 VS	顕微鏡的多発血管炎 MPA	多発血管炎性肉芽腫症 GPA	好酸球性多発血管炎性肉芽腫症 EGPA
スクリーニング											
リウマトイド因子（RF）	●(緑)	○	○	○	○	○		△			
抗核抗体（ANA）	●(緑)	●(緑)	●(緑)	●(緑)	●(緑)	●(緑)	●(緑)	△			
特異抗体（確定診断に要する）											
抗CCP抗体	●(赤)										
抗SS-A・抗SS-B抗体		●(赤)	＊	＊							
抗dsDNA抗体	○	＊	●(赤)	●(赤)							
抗Sm抗体		＊	●(赤)	＊							
抗U1-RNP抗体			○	●(赤)	＊	＊					
抗Scl-70抗体					●(赤)						
抗セントロメア抗体					●(赤)						
抗RNAポリメラーゼⅢ抗体					●(赤)						
抗ARS抗体（抗Jo-1抗体）						●(赤)					
抗MDA5抗体						●(赤)					
抗TIF1-γ抗体						●(赤)					
抗Mi-2抗体						●(赤)					
抗カルジオリピン抗体		△	○	△	△	△	●(緑)				
抗β₂-GPⅠ抗体			○				●(赤)				
P（MPO）-ANCA								●(赤)	●(赤)	△	●(赤)
C（PR3）-ANCA								●(赤)	○	●(赤)	△
活動性・治療効果判定											
CH₅₀	▲		●(青)	▲	▲	▲	▲	●(青)			
免疫複合体	▲		▲	▲		▲		▲			
MMP-3	●(青)										

●：一次スクリーニングに有用　　○：異常値出現頻度高い　　△：異常値出現頻度低い
●：診断確定に有用　　＊：初診時や診断確定の際，鑑別診断や除外診断などに有用
●：活動性・治療効果判定に有用（必須）　　▲：活動性・治療効果判定に必要
（文献2を参考に著者作成）

8　胸部Ｘ線

▶表1　患者さん説明用：胸部Ｘ線の読影・判定記載

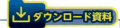

胸部Ｘ線の所見と判定区分

部位	所見		
	異常なし		
肺野	異常陰影	石灰化	陳旧性肺結核
	肺結核後遺症	肺結核（活動性）	肺炎
	慢性炎症	中葉舌区の慢性炎症	気管支拡張症
	炎症瘢痕		
	気腫性嚢胞	自然気胸	肺過膨張
	肺気腫	びまん性異常陰影	肺線維症
	無気肺	板状無気肺	塵肺症
	結節影	斑状影	索状影
	線状影	粒状影	網状影
	浸潤影	スリガラス陰影	シルエットサイン陽性
肺門	異常陰影	リンパ節腫脹	リンパ節石灰化
	肺動脈拡張		
縦隔	異常陰影	リンパ節腫脹	リンパ節石灰化
胸膜	胸膜異常陰影	胸水	胸膜肥厚
	胸膜癒着	胸膜石灰化	
横隔膜	横隔膜挙上	横隔膜ヘルニア	横隔膜変形
胸郭・脊柱	肋骨変形	肋骨骨折痕	胸部変形
	胸郭形成術後		脊椎側弯症
	ボーンアイランド（骨島）	胸部術後	
心臓・大血管	心拡大	大動脈石灰化	大動脈蛇行
	大動脈拡大	大動脈瘤	大動脈異常
		内臓逆位	心術後
接尾語	疑い		

部位			
右肺尖	左肺尖	縦隔	
右上肺野	左上肺野		
右中肺野	左中肺野		
右下肺野	左下肺野		
右肺門	左肺門		
両肺尖	両肺野	両肺門	
両上肺野	両中肺野	両下肺野	
右肺野	左肺野		

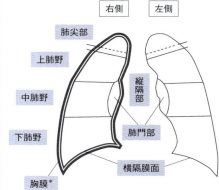

判定内容

A	異常なし	D	精密検査をお勧めします　要治療（至急）（追加所見があるものも含む）
B	軽度異常がみられます	E	現在治療中
C3	経過観察（3カ月後の再検をお勧めします）		
C6	経過観察（6カ月後の再検をお勧めします）		
C12	経過観察（12カ月後の再検をお勧めします）		

＊図の胸膜は、右側にのみ描画している（著者作成）

❶ 胸部X線の所見名と診断名，判定区分について

　胸部X線の読影はできればダブルチェック（1人は必ず呼吸器科専門医か放射線科専門医が望ましい）で行いたい．

　検診・人間ドックの段階で胸部X線のみで確定診断にまで判定することは難しい． 胸部X線で，明らかに異常影と指摘できることもあり，異常かもしれないので念のために精査を勧めるという場合も考えられる．異常かどうか判断に迷う時には，前のX線写真があれば比較読影を行い，新たに陰影が出現あるいは以前あったものが増悪している場合には活動性病変が存在している可能性があるので精査が必要である．

　迅速に精密検査や治療へ導くための所見・病名を**表2**に示す．読影時にこれらの所見を見つけたら緊急度によっては，検診・人間ドックの結果の送付を待たずに患者に連絡をとって，胸部CTなどの精査を勧め必要に応じて呼吸器科専門医・循環器科専門医へ紹介する．

▶**表2**　検診・人間ドックでよく遭遇する精査・治療を要する所見

	D判定に属するもの（要精査・要治療）
浸潤影・粒状影	肺炎，非結核性抗酸菌症
気胸	気胸
胸水	胸膜炎，心不全，腎不全
著明な心拡大	心不全
大動脈拡張像	大動脈瘤
空洞	肺結核，肺膿瘍，肺がん
結節影	肺がん，がんの肺転移，肺結核，肺肉芽腫症，肺真菌症
肺門部・縦隔腫瘍大	サルコイドーシス，がんのリンパ節転移，縦隔腫瘍　など

　次に，読影結果のばらつきを少なくするために，検診・人間ドックでよく遭遇する軽微な胸部X線所見を**表3**に示す．

▶**表3**　検診・人間ドックでよく遭遇する軽微な胸部X線所見

部位	B～C判定に属するもの（軽度異常・経過観察）
肺野	石灰化B，炎症性瘢痕BC，板状無気肺BC，陳旧性肺結核BC，肺結核後遺症BC，気腫性嚢胞BC（増大するもの・分布によってはD判定）
肺門	リンパ節石灰化B
胸膜・横隔膜	胸膜肥厚BC，胸膜癒着BC，胸膜石灰化BC，横隔膜挙上B
胸郭・脊椎	肋骨変形B，肋骨骨折痕B，ボーンアイランド（骨島）B，脊椎側弯症B，変形性脊椎症B，胸郭変形B，漏斗胸B
心臓・大血管	大動脈石灰化B，大動脈蛇行B，大動脈弓の突出B，右側大動脈弓B，右胸心B，軽度心拡大BC（著明な拡大はD判定またはE判定）
術後変化	胸郭形成術B，肺切除後B，気胸術後B
その他	ペースメーカー装着B

＊受験者が当該検診施設で初めて受験し，過去の検診結果と比較ができないか不明な場合の指導区分である．

＊2回目以降あるいは他施設での過去の検診結果が確認できるときは，その結果を踏まえて事後指導区分を決めるものとする．過去の画像と比較読影で変化がないか安定していればC判定からB判定に変更する．

＊肺中心の検診で，例えば大動脈石灰化，大動脈蛇行，脊椎側弯症など加齢に伴う変化はA判定とすることがあっても臨床上は問題ないと考えられる．

（著者作成）

◆ **文　献**

1）日本人間ドック・予防医療学会：胸部エックス線健診判定マニュアル．2014
https://www.ningen-dock.jp/wp/wp-content/uploads/2013/09/ChestRadiographyScreening.pdf

第5章 臨床検査・検診

9 心電図所見

1 心電図の基本

▶図1　心臓の刺激伝導系と心電図との関係

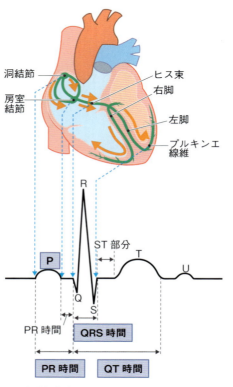

▶図2　12誘導心電図の誘導の角度と波形

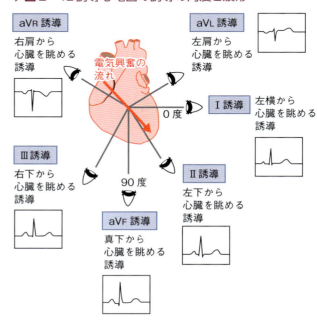

▶図3　水平断面（胸部誘導）上の心房興奮のベクトル

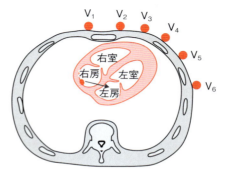

心房興奮は右から左に向かうため，P波はV_2〜V_6で陽性である

▶表1　心電図検診判定表

	所見	判定		所見	判定
あ	Ⅰ度房室ブロック（PR延長）	B or C or D	た	陳旧性心筋梗塞	D
	異常Q波	C or D		低電位	B
	陰性T波（Ⅲ, V1, V2を除く）	C or D		洞性徐脈　45〜49/分	A
	陰性U波	D		45/分未満	C or D
	右室肥大	C or D		洞性頻脈　110/分以上	D
	右軸偏位	B		洞性不整脈	B
	右房負荷（拡大）	B or C		時計回転	B or C
か	完全右脚ブロック	C or D	な	Ⅱ度房室ブロック（Wenckebach型）	C
	完全右脚ブロック ＋左脚（前・後）枝ブロック	C or D		Ⅱ度房室ブロック（Mobitz Ⅱ型）	D
			は	反時計回転	A
	完全左脚ブロック	D		不完全右脚ブロック	B
	境界域Q波	C		不完全左脚ブロック	B
さ	Ⅲ度房室ブロック（高度房室ブロック）	D		不定軸	B
	左脚前枝ブロック	C		ブルガダ型（coved型）	D
	左脚後枝ブロック	C		ブルガダ型（saddleback型）	C or D
	左軸偏位	B or C		平低T波	B or C
	左房負荷（拡大）	B or C	アルファベット	PR時間短縮	B or D
	左室肥大	C or D		QT延長　0.48秒未満	C
	上室性期外収縮	B or C		0.48秒以上	D
	上室性期外収縮（頻発・連発）	C or D		R波増高不良	C or D
	心室内伝導障害	D		RSRパターン	B
	心筋梗塞（疑い）	D		ST上昇	B or D
	心室性期外収縮	B or C		ST低下	C or D
	心室性期外収縮（頻発・連発）	C or D		T波増高	B or D
	心室期外収縮（多形性）	C or D		WPW症候群	C or D
	心室期外収縮（R on T）	D	判定区分	A　異常（所見）なし	
	心室細動	D		B　軽度異常	
	心房細動	D		C※　要再検査・生活改善	
	心房粗動	D		D　要精密検査・治療	
	人工ペースメーカー調律	D or E		E　治療中	
	早期再分極（J波）	B or C or D			

（文献1を参考に作成）

※Cの要再検査時期（3・6・12カ月後）については，症例に応じて判定医が選択する

心電図の判定は，同一所見であっても診察，自覚症状，心電図以外の検査所見，過去の心電図所見との比較，家族歴などを考慮して判定する．

複数の判定区分の記載がある場合は，最も軽い判定区分を採用する．心電図所見と因果関係が疑われる自覚症状がある場合は，心電図判定をDにする．

■ ブルガダ症候群

1）ブルガダ症候群とは

　ブルガダ症候群とは，夜間に心室細動という致死的不整脈を引き起こすリスクのある心電図異常を特徴とする症候群．1992年にスペインのBrugada兄弟によって初めて報告された．

　日本人をはじめとするアジア人に多く，有病率は1万人あたり146.2人，罹患率は1万人あたり14.2人で男性は女性の9倍多いことがわかっており，**働き盛りの30〜50歳代の男性が夜間に突然亡くなるポックリ病の原因の1つではないかと疑われている**．

　日本での健診時においてブルガダ型心電図の所見がみられる頻度は500〜1,000人に1人で，**決して稀な所見ではない**．

2）ブルガダ症候群の診断基準

① ブルガダ型心電図

　まず，心電図検査において，V_1〜V_3誘導にてcoved型またはsaddle back型のST上昇という特徴的な所見を認めた場合「ブルガダ型心電図」と診断される．

▶表2　V_1-V_2における特徴的な心電図

	coved型 （弓を折り曲げたような形）	saddle back型 （馬の背のような形）	
心電図	type1 V_1 V_2	type2	type3
J波高*	≧2 mm	≧2 mm	≧2 mm
T波形態	陰性	陽性 or 2相性	陽性
ST-T波形態	coved	saddle back	saddle back
ST部分	徐々に低下	高さ≧1 mm	高さ<1 mm

＊J点はQRSのS波が基線に復した点を指し，これらが基線より上昇したものをJ波と表現する（⟶）
　ブルガダ型心電図の判断基準は，いずれもJ点の2 mm以上の上昇が必要（⟶）

　ブルガダ型心電図のうち，**最も診断的意義が高いのはtype1である**．
　coved型とはST部分が徐々に下降する（gradually descending）という表現で定義されている．

② ブルガダ症候群の症状

　ブルガダ症候群は，心電図所見で**type1ブルガダ型心電図を認め**，かつ以下の**4項目のうち1つ以上**を満たすものと定義される．

《主所見（臨床歴）》
①原因不明の心停止あるいは心室細動（VF）または多形性心室頻拍（VT）が確認されている
②夜間苦悶様呼吸
③不整脈原性が疑われる失神
④機序や原因不明の失神

- 家族歴に45歳以下の突然死があること，あるいはtype1の心電図を認めるものがいるときはリスク評価の際の参考となる.
- 心電図がtype2または3の場合は，**薬物負荷試験で典型的なtype1になった症例のみ上記の診断基準に当てはまるとされる.**
- 1肋間上での心電図記録でcoved型を認めた場合も含む.
- 失神などの症状や多形性心室頻拍・心室細動が認められた場合を「**有症候性ブルガダ症候群**」，特徴的な心電図で発作を起こしていない場合が「**無症候性ブルガダ症候群**」と分類される.
  症候性における症状は，心室細動や心肺停止蘇生の既往，失神，めまい，苦悶様呼吸，動悸，胸部不快感などがあげられる. これらの症状は日中より夜間に出現しやすく，安静時や就寝時，夕食や飲酒後など迷走神経緊張状態の際多く認められる. また発熱時に発症することもある.
  38℃以上の発熱時には心室性不整脈が生じる可能性があり，積極的な解熱が推奨される.

3) 健診におけるブルガダ型心電図を認めた時の判断・対応
- 非type1（type2あるいはtype3）心電図のみの場合はブルガダ症候群とは診断されない. 日差，日内変動を伴うこともあり，**時間経過とともにtype1心電図が出現する可能性もあるため，経過観察（特に主所見出現時の受診）は必要.**
  また非type1心電図であっても主所見（臨床歴）が認められる症例においては，ブルガダ症候群とは診断されないが，その予後は不良のため原因精査・加療が必要となる.
- 健診にて精査される心電図は，通常第4肋間で記録される.
- **健診で検出されるcoved型（type1）は自然発生と考えてよい.** Saddle back型（type2，type3）では，高位肋間で記録あるいは，記録時間帯や検査日を変えるとST上昇がtype1へと移行し，自然発症につながる可能性がある.
- ブルガダ型心電図を認めた場合は心電図診断が重要であるため**循環器科専門医受診を勧める必要がある.**
  主所見である症状を認める場合は，症候性のブルガダ症候群と診断される可能性が高いため，**早期に受診を勧め突然死予防のための適切な治療を受ける必要がある.**

4) type1の心電図の顕性化をはかる心電図記録法
① 高位肋間記録
② 日内および日差における頻回記録（特に夕食後）や12誘導ホルター心電図検査
③ 負荷試験
- 薬物負荷試験（Naチャネル遮断薬）
- 運動負荷試験
- 深吸気試験
- 経口糖負荷試験
- 満腹試験

5) ブルガダ症候群の治療
　ブルガダ症候群の突然死予防に立証されている唯一の治療は植込型除細動器（ICD）である. ICDの埋込を行えば，ほぼ確実に致死的不整脈による突然死を防ぐことができる.
　一方で，定期的な外来通院，数年ごとの電池交換，自動車運転の制限，職業によっては制限，電磁波の影響や誤作動のリスクなど，日常的に制限がかかることになる.

（次ページにつづく）

（前ページよりつづき）

6）ICDの適応

Coved型のブルガダ型心電図で，以下の4項目のいずれかを満たす場合，ICDの適応となる．

① 心室細動や心室頻拍の既往がある

② 頻脈による失神の既往がある

③ 電気生理学的検査で心室頻拍が誘導される

④ 突然死の家族歴（45歳以下）がある

◆ 文　献

1）日本人間ドック学会健診判定・指導マニュアル作成委員会心電図ワーキンググループ：標準12誘導心電図検診判定マニュアル（2023年度版）．
https://www.ningen-dock.jp/wp/wp-content/uploads/2013/09/a9199106582c88b71e5db9fa03b96665.pdf

2）堀米仁志：不整脈．週刊日本医事新報，4898：24-31，2018

3）小橋隆一郎：60歳からの健康診断の読み方辞典．通販生活，2021年8月号

4）日本人間ドック学会：2022年度 一日ドック基本検査項目表（健保連人間ドック健診項目表）．人間ドック，37：108-111，2022
https://www.ningen-dock.jp/wp/wp-content/uploads/2013/09/2022kihonkensa.pdf

5）西崎光弘：ブルガダ症候群とは−その定義と健診での判定方法．週刊日本医事新報，4989：20-26，2019

6）国立循環器病研究センター不整脈科：対象疾患・治療法 Brugada（ブルガダ）症候群．2022
https://www.ncvc.go.jp/hospital/section/cvm/arrhythmia/brugada/

7）奥山裕司：無症状のBrugada波形．「あなたも名医！あぁ～どうする？！この不整脈」（山下武志／編），日本医事新報社，2011

第 6 章

注意が必要な薬剤

第6章　注意が必要な薬剤

1 妊娠中・授乳中でも使用可能な薬剤

❶ 妊娠中でも使用可能な薬剤

▶表1　妊娠時期別の薬の影響

妊娠時期			危険度
受精後〜妊娠1カ月（4週未満）		無影響期，all or none の法則 （影響が出る場合，着床せず流産する） 残存性のある薬剤は要注意	0
妊娠2カ月〜4カ月（16週未満）		器官形成期	
	2カ月（4〜8週未満）	絶対過敏期 （催奇形性/先天異常，中枢神経，心臓，手足の形成）	5
	3カ月〜4カ月（8〜16週未満）	相対過敏期 （男女の外性器，口蓋の形成）	3〜2
妊娠4カ月（16週以降）〜出産		潜在過敏期，胎児毒性 （投与された薬剤により胎児の機能障害を起こす．分娩日に近いほど危険性が高い） 発育抑制，臓器障害，羊水量減少	1

・精子形成器官は約74日前後とされるので，受精前3カ月以内に男性が服用した薬剤が問題となるが，直前に服用した薬の影響はない
・漢方の生薬である麻黄・大黄は発汗・下痢作用があり，水分が失われ，子宮収縮作用があり，妊婦には長期使用は不可．（葛根湯，麻黄湯，小青竜湯などに含まれる）

（文献5を参考に作成）

▶表2　催奇形性が知られている薬剤〔妊娠初期に注意したい薬剤：自然発生率（約2％）を大きく上回る危険性の高い薬剤〕

区分	一般名	商品名	オーストラリア基準	備考
抗血栓薬	ワルファリン	ワーファリン	D	胎芽病，天井軟骨異栄養症，中枢神経の先天異常
抗てんかん薬*	バルプロ酸	デパケン®	D	二分脊椎，胎児バルプロ酸症候群
	カルバマゼピン	テグレトール®	D	二分脊椎
	フェニトイン	アレビアチン®	D	胎児ヒダントール症候群
	フェノバルビタール	フェノバール®	D	口唇裂，口蓋裂
胃粘膜防御因子増強薬	ミソプロストール	サイトテック®	X	メビウス症候群，子宮収縮，流早産
免疫抑制薬	メトトレキサート	リウマトレックス®	D	胎芽病
ビタミンA レチノイド	レチノールパルミチン酸	チョコラ®A	—	妊娠3カ月以内または妊娠希望の女性にビタミンA 5,000 IU/日以上の過剰投与で胎児奇形リスクが高まる（うなぎ，レバーにビタミンAが多く含まれる）
	エトレチナート	チガソン®		

*てんかん治療中の妊婦では，治療上の必要性が高い場合，催奇形性の可能性が10％程度高いことを伝えたうえで治療継続の必要性を検討する

【オーストラリア基準】D：ヒト胎児の形態異常や不可逆的な障害の発生頻度を増すと疑われる，またはその原因と推測される薬．これらの薬にはまた，有害な薬理作用があるかもしれない

X：胎児に永久的な障害を引き起こすリスクの高い薬であり，妊娠中あるいは妊娠の可能性がある場合は使用すべきでない

（文献2を参考に作成）

478　患者さんを総合的に診るための　内科外来これ一冊、必携書

▶**表3** 胎児毒性が知られており禁忌の薬剤（妊娠中期以降に注意したい薬剤）

区分	薬剤	備考
解熱・鎮痛・消炎薬	NSAIDs ● アスピリン ● イブプロフェン（ブルフェン®） ● ロキソプロフェン（ロキソニン®） ● ケトプロフェン（モーラス®テープ）	妊娠後期（28週以降）への投与は，プロスタグランジンを阻害し，胎児の動脈管を収縮させ，右心不全，胎児水腫を生じる可能性あり 貼付薬はケトプロフェンのみ禁忌 ＊妊娠初期・中期までは，血管の薬剤に対する感受性が低いため投与はできる
抗菌薬	テトラサイクリン系 　ミノサイクリン（ミノマイシン®）	妊娠中期・後期（14週以降）投与で歯牙の着色，エナメル質の形成不全を起こす
	ニューキノロン系	催奇形性
	アミノグリコシド系	催奇形性
降圧薬	アンジオテンシン受容体拮抗薬（ARB） ● ロサルタン（ニューロタン®） ● カンデサルタン（ブロプレス®） ● テルミサルタン（ミカルディス®） ● オルメサルタン（オルメテック®） ● アジルサルタン（アジルバ®） 　など アンジオテンシン変換酵素（ACE）阻害薬 ● イミダプリル（タナトリル®） ● エナラプリル（レニベース®） 　など	妊娠中期・後期（14週以降）投与で，胎児腎障害・無尿・羊水過少，肺低形成，四肢拘縮，頭蓋変形

（著者作成）

■ **妊娠中は禁煙・禁酒！ タバコとアルコールの影響**

1）タバコ

→**血管収縮作用により子宮内胎児発育遅延**

　出生時体重が平均で200g少ない
　流産，早産，前置胎盤，胎盤早期剥離

2）アルコール

→**胎児性アルコール症候群**（fetal alcohol syndrome：FAS）

　特徴的な顔つき（小さい目，薄い唇），発育の遅れ，中枢神経の障害

　・絶対過敏期　→奇形
　・妊娠後期　　→発育異常，中枢神経異常
　＊1日アルコール摂取量が15mL未満（例：ビール350mL）以下では胎児への影響は少ない
　　　　　　　　　　　　90mL以上（例：ビール大瓶3本以上）→奇形の発生率上昇

■ **奇形防止と必要葉酸摂取量**

葉酸（水様性ビタミン）：DNAを構成している核酸やタンパク質の合成を促進する働き．
不足すると，胎児に神経管閉鎖障害が起こりやすくなる．
妊娠中の女性の1日の葉酸必要摂取量は400μg（二分脊椎などの神経管閉鎖障害防止目的）

▶表4 妊娠中でも使用可能な薬剤一覧

治療上の有益性がリスクを上回る場合にのみ投与．絶対過敏期（妊娠4〜8週）への投与は極力避けること（安全を保証するものではない）

区分	一般名	商品名	リスク*1	備考
かぜ薬 （総合感冒薬）	PL顆粒（配合剤） ピーエイ錠（配合剤）		− −	解熱鎮痛薬（アセトアミノフェン，サリチルアミド），抗ヒスタミン薬（プロメタジン），無水カフェインの4種の成分からなる
かぜ薬 （漢方薬）	桔梗湯 麦門冬湯 小柴胡湯 柴胡桂枝湯 参蘇飲		− − − − −	のどの痛みに効く 渇いた咳に 熱が出て苦しい時 熱が出て苦しい時 体力がつく
解熱・鎮痛・消炎薬	アセトアミノフェン	カロナール®	−	胎盤を追加も通常量の短期使用は安全．血管収縮作用が弱く，妊娠初期〜後期まで使用可能
	NSAIDs 　アスピリン		豪C	
鎮咳薬	デキストロメトルファン	メジコン®	豪A	妊娠中での安全性が報告されている．歴史の長い薬で頓用使用で問題ない
	ジメモルファン コデインリン酸	アストミン® コデインリン酸	− 豪A	
去痰薬	ブロムヘキシン カルボシステイン アンブロキソール	ビソルボン® ムコダイン® ムコソルバン®	豪A − −	まず安全
気管支拡張薬	サルブタモール テオフィリン テルブタリン	ベネトリン® テオドール® ブリカニール®	豪A 豪A 豪A	
抗ヒスタミン薬	クロルフェニラミンマレイン酸塩ポララミン ヒドロキシジン フェキソフェナジン ロラタジン レボセチリジン	ポララミン® アタラックス® アレグラ® クラリチン® ザイザル®	豪A 豪A 豪B2 豪B1 豪B2	
抗アレルギー薬	クロモグリク酸ナトリウム ケトチフェン	インタール® ザジテン®	豪A 豪B1	使用実績の少ない抗アレルギー薬はできるだけ控える 外用薬のインタール®（吸入，点眼）は安全に用いることができる
抗菌薬	アンピシリン アモキシシリン	ビクシリン® サワシリン®	豪A 豪A	ペニシリン系もしくはセフェム系を第1選択．セフェム系では使用実績の多い第1世代が安心．マクロライド系も安心． ショック，アナフィラキシーには十分注意
	セファレキシン	ケフレックス®	豪A	
	エリスロマイシン クラリスロマイシン アジスロマイシン	エリスロシン® クラリス® ジスロマック®	豪A 豪B3 豪B1	
胃腸薬	スクラルファート レバミピド （水酸化アルミニウムゲル・水酸化マグネシウム配合）	アルサルミン® ムコスタ® マーレッジ	豪B1 − −	制酸薬はまず安全 胃粘膜保護薬．使用は問題ない
	ファモチジン ラベプラゾール エソメプラゾール	ガスター® パリエット® ネキシウム®	豪B1 豪B1 豪B3	
	ブチルスコポラミン	ブスコパン®	米C	抗コリン薬．使用は問題ない

（次ページにつづく）

（表4つづき）

区分	一般名	商品名	リスク*1	備考
制吐薬	メトクロプラミド	プリンペラン®	豪A	症状がひどい時だけ用いる ＊ナウゼリン®は動物実験で異常を指摘されており投与禁忌
	小半夏加茯苓湯		－	つわりに漢方使用も可
緩下薬	酸化マグネシウム		－	第1選択は塩類下剤
	ピコスルファート	ラキソベロン®	－	
	センノシド	アローゼン®	豪A	
	センノシド	プルゼニド®	－	
	パンテチン	パントシン®	－	
	ビサコジル	テレミンソフト®	豪A	
止瀉薬，整腸薬	ロペラミド	ロペミン®	豪B3	
	乳酸菌		－	
鉄剤	クエン酸第一鉄ナトリウム	フェロミア®	－	ビタミンCと併用することあり．胃腸の弱い人は食後に服用するとよい
	乾燥硫酸鉄	フェロ・グラデュメット®	－	
	フマル酸第一鉄	フェルム®	－	
睡眠薬	ベンゾジアゼピン系薬剤		－	使用によって催奇形が増大する結果は得られていない．妊娠後期に使用すると，新生児薬物離脱症候群（一過性の傾眠や呼吸器機能の影響）が起こる可能性あり
	柴胡加竜骨牡蛎湯		－	
	抑肝散		－	
	加味逍遙散		－	
片頭痛薬	スマトリプタン	イミグラン	豪B3	妊娠中でも問題なく使用可
	リザトリプタン	マクサルト®	豪B1	麦角アルカロイドは子宮収縮作用あり禁忌
	ゾルミトリプタン	ゾーミッグ®	豪B3	
降圧薬	メチルドパ	アルドメット®	豪A	中枢性交感神経抑制薬，安全
	ラベタロール	トランデート®	豪C	αβ遮断薬，欧米でよく使用され安全
	ニフェジピン	アダラート®	豪C	カルシウム拮抗薬
	アムロジピン	アムロジン®	豪C	カルシウム拮抗薬
抗ウイルス薬（抗インフルエンザ薬）	ザナミビル	リレンザ	豪B1	吸入薬で全身作用が少ないため使用しやすい
	オセルタミビルリン	タミフル®	豪B1	動物実験で高用量投与で骨格障害の報告あり
抗ウイルス薬（抗ヘルペスウイルス薬）	アシクロビル	ゾビラックス	豪B3	妊娠初期でも投与可能
	バラシクロビル	バルトレックス	豪B3	
ワクチン*2	インフルエンザワクチン		－	不活化ワクチンで毒性をなくしている．WHOでは接種を推奨している

＊1 豪：オーストラリア基準
　　A，B：胎児へのリスクが問題とならないランク
　　C：胎児への催奇形性はないが有害作用を起こす可能性が疑われる
　米：FDA基準
　　C：人での危険性は否定できない（有益性が危険性を上回る場合に使用できる）
＊2 生ワクチン（麻疹，風疹，MR，水痘，おたふくかぜ，BCG）は妊娠中に受けることはできない
（文献2を参考に作成）

▶**表5** 授乳中でも使用可能な薬剤（安全を保証するものではない）

区分	一般名	商品名	MMM*	備考
解熱・鎮痛・消炎薬	アセトアミノフェン	カロナール®	L1	母乳中にわずかにしか移行しない．
	イブプロフェン	ブルフェン®	L1	乳腺炎では抗炎症作用があり推奨される
	アスピリン・ダイアルミネート	バファリン®	L2	
	ジクロフェナク	ボルタレン®	L2	
	セレコキシブ	セレコックス®	L2	
	ロキソプロフェン	ロキソニン®	－	母乳中への移行が少ない
抗ヒスタミン薬	ロラタジン	クラリチン®	L1	鎮静・睡眠効果の強いものは避ける
	フェキソフェナジン	アレグラ®	L2	母乳への移行はきわめて少ない
	レボセチリジン	ザイザル®	L2	
	デスロラタジン	デザレックス®	L2	
抗菌薬	アモキシシリン	サワシリン®	L1	ペニシリン系，セフェム系，マクロライド系など小児に適応のある薬剤を使用する
	アンピシリン	ビクシリン®	L1	
	セファクロル	ケフラール®	－	テトラサイクリン系は避ける
	セファレキシン	ケフレックス®	－	
	セフジトレン	メイアクト	－	
	クラリスロマイシン	クラリス®	L1	
	アジスロマイシン	ジスロマック®	L2	
	トスフロキサシン	オゼックス®	－	小児に適応あり
	オフロキサシン	タリビッド®	L2	
	レボフロキサシン	クラビット®	L2	
抗ウイルス薬（抗インフルエンザ薬）	ザナミビル	リレンザ	L2	吸入薬では母乳への移行はわずか
	ラニナミビル	イナビル®	－	小児適応あり
	オセルタミビル	タミフル®	L2	血中濃度が低く，母乳への移行はごくわずか
	ペラミビル	ラピアクタ®	－	経静脈投与．小児適応あり
抗ウイルス薬（抗ヘルペスウイルス薬）	バラシクロビル	バルトレックス®	L2	母乳中に移行するが，乳児の摂取量は治療量に比してはるかに少ない
	アシクロビル	ゾビラックス	L2	
ステロイド吸入薬	ブデソニド	パルミコート®	L1	咳喘息，気管支喘息の治療
消化性潰瘍用薬	ファモチジン	ガスター®	L1	
	ニザチジン	アシノン®	L2	
制吐薬	ドンペリドン	ナウゼリン®	L3	
便秘薬	酸化マグネシウム	酸化マグネシウム	－	
	硫酸マグネシウム	硫酸マグネシウム	L1	
	センノシド	アローゼン®	L3	
	センノシド	プルゼニド®	L3	
	ビサコジル	テレミンソフト®	L2	坐薬
整腸薬	乳酸菌	ビオフェルミン®	－	母乳に出ない．乳児にも処方される
止瀉薬	ロペラミド	ロペミン®	L2	
降圧薬	ニフェジピン	アダラート®	L2	
	アムロジピン	アムロジン®	L3	
甲状腺ホルモン薬	レボチロキシン	チラーヂン® S	L1	
抗甲状腺薬	プロプルチオウラシル	プロパジール®	L2	母乳への移行が少ない
	チアマゾール	メルカゾール®	L2	
抗不安薬	エチゾラム	デパス®	－	血液中のタンパク質と結合率が高く，母乳中へ出にくい
抗うつ薬	パロキセチン	パキシル®	L2	SSRIは原則として授乳は可能
	セルトラリン	ジェイゾロフト®	L2	
ステロイド	プレドニゾロン	プレドニン®	L2	母乳中にあまり移行しない

＊ MMM：Medications and Mother's Milk 2023基準
　L1～L2：児への有害報告なし，L3：児には不都合な影響が出る可能性はあるが軽微
（文献2を参考に作成）

❷ 授乳中でも使用可能な薬剤

母親が内服した薬剤は消化管から吸収され，血流に移行し，血流を介して乳腺に到達し，母乳中に分泌される．基本的には，母親が摂取した薬剤の1％以下しか母乳には分泌されない．一般的には，母親への投与量の10％以下であれば乳児には安全と考えられている．

授乳中の使用に関する研究が少ないため，表5に記載されていない薬もある．

❖MEMO

・漢方：麻黄（夜泣き），大黄（下痢），附子が入っていなければ可．

・鎮静作用のある薬剤（ベンゾジアゼピン系，第1世代の抗ヒスタミン薬など）は，乳幼児突然死症候群（SIDS）のリスクがあり，使用を避けることが望ましい．

・麻疹・風疹を含めすべての予防接種は授乳中に接種できる．

◆ 文 献

1）「日本医師会雑誌 Vol.148 No.2 妊娠と薬の使い方」（村島温子，杉浦真弓／企画，監），日本医師会，2019

2）「今日の治療薬2024」（伊豆津宏二，他／編），南江堂，2024

3）「妊婦の薬物服用」（山中美智子／著），日本産婦人科医会
https://www.jaog.or.jp/sep2012/JAPANESE/jigyo/SENTEN/kouhou/kusuri.htm

4）愛知県薬剤師会妊婦・授乳婦医薬品適正使用推進研究班：「妊娠・授乳と薬」対応基本手引き（改訂2版）2012年12月改訂．2012
https://www.apha.jp/archives/002/ninpu/tebiki.pdf

5）「妊娠中の危ない薬がわかる本」（加野弘道／著），法研，1996

第6章　注意が必要な薬剤

2 緑内障と抗コリン薬

❶ 緑内障とは

　緑内障（glaucoma）とは，眼圧が健常眼圧より上昇して，視神経の圧迫や血流障害を起こし，視神経線維が進行性に萎縮して視野狭窄や視力障害を起こす病態である．いったん緑内障発作を発症すると不可逆的で失明に至ることもある．

　眼圧が**正常範囲（10〜21 mmHg）**であっても，患者によってはそれが健常眼圧でないこともある（**正常眼圧緑内障**）．健常眼圧とは眼内組織に障害を及ぼさない眼圧のことで，患者ごとに異なり，**それ以上に眼圧が上昇しないようにコントロールする必要がある**．

❷ 眼圧上昇の機序

　虹彩の根元の毛様体で生産される房水は，眼球内の前房および後房を満たしており，眼球の形状は房水の圧力によって維持され，これを眼圧という．房水流出の主経路は，隅角にある線維柱帯を通りシュレム管から眼外の血管へ出る経線維柱帯流出路で，**房水の約90％がこの経路で流出する**．

　副経路は虹彩根部から毛様体節の隙間を通って，主に脈絡膜に流れていく経ぶどう膜流出路で，**房水の約10％が副経路で流出する**．

　眼圧は房水の流出と産生のバランスで決まり，房水産生量の増加または房水流出量の抑制，あるいは両方が同時に起こった時に上昇するか，特に房水流出量の抑制が主な原因である．

▶図1　房水の流れ（→，→）と緑内障発作

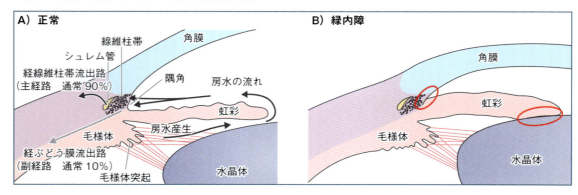

隅角と虹彩が閉塞し（◯），房水の流出が抑制されることにより眼圧が上昇する

❸ 緑内障の分類

緑内障には隅角の閉塞のない「**開放隅角緑内障**」と隅角が閉塞している「**閉塞隅角緑内障**」の2種類がある．閉塞隅角緑内障では，隅角の閉塞により眼内からの房水の流出が滞り，眼圧が上昇する（**図1B**）．

この状態で**抗コリン作用のある薬剤**を使用すると，散瞳により隅角がさらに狭くなり，眼圧上昇が亢進する危険性がある．

白内障やレーザー虹彩切開術などの手術を受けている患者は，眼圧上昇が起こるリスクがないため禁忌にならない．

また，**若い時（30〜40歳まで）に近視だった人**は，眼球が縦方向に長くなっているため，水晶体や硝子体のスペースに余裕が出て閉塞隅角になりにくく緑内障発作を起こしにくい．

以上より，**抗コリン薬の禁忌は未治療の閉塞隅角緑内障のみである**．

閉塞隅角緑内障に禁忌の抗コリン薬は次ページの**表2**参照．

急性緑内障発作

短時間に隅角の広範囲の閉塞が起こり，眼圧が急激に上昇し，さまざまな症状をきたす．これを急性緑内障発作という．散瞳により急性緑内障発作を生じる可能性がある．

眼圧の高値状態が継続すると，視神経が障害され視野欠損が起こり，数日で失明に至る可能性がある．

これら急性緑内障発作の1つとして，抗コリン薬の使用がある．

▶表1　急性緑内障発作

自覚症状	● 三叉神経症状と迷走神経反射による突然の眼痛 ● 激しい頭痛，悪心・嘔吐 ● 眼圧上昇に伴う角膜浮腫の増強による視力低下 ● 霧視（目がかすむ） ● 虹視症（蛍光灯などを見ると周囲に虹のようなものが見える
他覚症状	● 対光反射の減弱・消失 ● 眼圧の上昇（40〜80 mmHgの著しい高値）

❹ 緑内障の治療

1）薬物療法

① 副交感神経刺激薬：ピロカルピン（サンピロ®）を頻回に点眼

② 浸透圧利尿薬：マンニトール，グリセオールを点滴静注

③ 房水産生抑制（炭酸脱水酵素阻害薬）：アセタゾラミド（ダイアモックス®）を点滴，内服

2）手術

① レーザー虹彩切開術

② 手術的周辺虹彩切除術

③ 水晶体摘出術（白内障手術）

第6章　注意が必要な薬剤

2　緑内障と抗コリン薬

▶表2 抗コリン薬

閉塞隅角緑内障の患者で，抗コリン作用により眼圧が上昇し，症状を悪化させることがある薬剤

種類		薬剤名 一般名（商品名）
総合感冒薬		PL配合顆粒，ペレックス®
鎮咳薬		エプラジノン（レスプレン®），フスコデ配合剤
気管支拡張薬	短時間作用性抗コリン薬（SAMA）	イプラトロピウム（アトロベント®）
	長時間作用性抗コリン薬（LAMA）	● チオトロピウム（スピリーバ®）　● ウメクリジニウム（エンクラッセ） ● アクリジニウム（エクリラ®）　● グリコピロニウム（シーブリ®）
	配合剤	アノーロ，ウルティブロ，スピオルト®
抗ヒスタミン薬	第1世代	● クロルフェニラミンマレイン酸（ポララミン®，アレルギン®，ネオレスタミンコーワ） ● プロメタジン（ピレチア®，ヒベルナ®）　● クレマスチン（タベジール®） ● アリメマジン（アリメジン®）　● シプロヘプタジン（ペリアクチン®）
	第2世代	メキタジン（ゼスラン®）
消化器官用薬		● 臭化ブチルスコポラミン（ブスコパン®）　● ピペリドレート塩酸塩（ダクチル） ● チメピジウム臭化物（セスデン）　● ロートエキス ● チキジウム臭化物（チアトン®）　● コランチル®配合顆粒 ● 硫酸アトロピン
不整脈用薬		● リン酸ジソピラミド（リスモダン®，リスモダン® P） ● シベンゾリンコハク酸塩（シベノール®） ● ピルメノール塩酸塩（ピメノール®）
泌尿器官用薬		● トルテロジン（デトルシトール®）　● イミダフェナシン（ウリトス®，ステーブラ®） ● フェソテロジン（トビエース®）　● オキシブチニン（ポラキス®，ネオキシ®） ● ソリフェナシン（ベシケア®）　● プロピベリン（バップフォー®）
骨格筋弛緩薬		● プリジノールメシル酸塩（ロキシーン®）
抗てんかん薬		● クロナゼパム（リボトリール®，ランドセン®）
抗パーキンソン薬		● トリヘキシフェニジル塩酸塩（アーテン®）　● ピロヘプチン塩酸塩（トリモール®） ● ビペリデン（アキネトン®）
催眠鎮静薬		● ゾピクロン（アモバン®）　● フルニトラゼパム（サイレース®） ● エスゾピクロン（ルネスタ®）　● ブロチゾラム（レンドルミン®） ● トリアゾラム（ハルシオン®）　● ミダゾラム（ドルミカム®） ● ニトラゼパム（ベンザリン®）　● リルマザホン（リスミー®） ● ハロキサゾラム（ソメリン®）　● ロルメタゼパム（ロラメット®，エバミール®）
抗不安薬		● クロチアゼパム（リーゼ®）　● クロキサゾラム（セパゾン®） ● エチゾラム（デパス®）　● クロルジアゼポキシド（コントール®，バランス®） ● フルタゾラム（コレミナール®）　● オキサゾラム（セレナール®） ● アルプラゾラム（コンスタン®　● メダゼパム（レスミット®） ● ソラナックス®）　● メキサゾラム（メレックス®） ● ロラゼパム（ワイパックス®）　● クロラゼプ酸二カリウム（メンドン®） ● ブロマゼパム（レキソタン®）　● ロフラゼプ酸エチル（メイラックス®） ● ジアゼパム（セルシン®，ホリゾン®）
精神神経用薬		● アミトリプチリン（トリプタノール®）　● ロフェプラミン（アンプリット®） ● アモキサピン（アモキサン®）　● ドスレピン（プロチアデン®） ● イミプラミン塩酸塩（トフラニール®）　● ノルトリプチリン（ノリトレン®） ● クロミプラミン塩酸塩（アナフラニール®）　● ペモリン（ベタナミン®） ● トリミプラミンマレイン酸塩（スルモンチール®）　● マプロチリン（ルジオミール®）

（著者作成）

◆ 文　献

1）相原 一：緑内障 自覚症状に乏しい視神経変性疾患 早期発見が重要. メディカル朝日, 44：18-20, 2015
2）名徳倫明：「目が痛い」「頭が痛い」「吐き気を催す」-緑内障. 薬局, 72：3130-3135, 2021
3）波多野正和, 亀井浩行：「抗コリン作用を有する薬」いろいろ. 薬局, 72：3057-3065, 2021
4）厚生労働省：抗コリン薬の禁忌「緑内障」等の見直しについて. 医薬品・医療機器等安全性情報 No.364. 2019
https://www.mhlw.go.jp/content/11120000/000529725.pdf
5）日本緑内障学会緑内障診療ガイドライン改訂委員会：緑内障診療ガイドライン（第5版）. 2022
https://www.nichigan.or.jp/Portals/0/resources/member/guideline/glaucoma5th.pdf

第6章　注意が必要な薬剤

3 ステロイド外用薬の使い方

❶ 皮膚疾患とステロイド外用薬

　皮膚疾患はざっくり4つのカテゴリー（アレルギー，感染症，腫瘍，外傷）に分けられる．それぞれの頻度は**アレルギーが1/2，感染症が1/4，腫瘍が1/8，外傷が1/6，その他が1/6**と言われている．

　以上から**皮膚科疾患のおよそ半分はアレルギー疾患**で，そのほとんどが**ステロイド外用薬が有効**といえる（例外は蕁麻疹）．

　代表的なステロイド外用薬の適応は，湿疹・皮膚炎である．これにはアトピー性皮膚炎，接触性皮膚炎，脂漏性皮膚炎，湿疹が含まれる．

　湿疹は表皮の炎症であり，病変が浅いから外用薬の良い適応であるが，**蕁麻疹の本態は真皮の浮腫であり，病変が深いため経口薬が必須で原則として外用薬を用いない**．

■ **皮膚のバリア機能低下から炎症の起こる機序**

1) **バリア機能の低下やドライスキンなど"弱い肌"がベースにある**

　　バリア機能の低下した肌はドライスキンにもなりやすい．アトピー性皮膚炎には，こうした「もともとの肌のタイプ」「肌の弱さ」も関係している（図1）．

2) **チリやダニなどアレルギーを引き起こすものが体に侵入する**

　　バリア機能，つまりガードする力が弱くなった皮膚表面から，アレルゲンが侵入する．

3) **白血球などと結びつき，真皮の中で炎症が起きる**

　　特定のものに対して抗体を準備していた細胞がアレルゲンと結びつき，細胞はさまざまな化学物質を放出する．この化学物質の中には，強いかゆみを起こす物質がある．

4) **かゆみ物質や炎症による「熱がゆさ」が神経から伝わりカユカユ，ボリボリと掻くことで角層が剥がれ悪循環に陥る**

　　細胞から放出された物質のせいで，ほかの細胞が炎症を起こしたり，かゆみを引き起こしたりする．

488　患者さんを総合的に診るための　内科外来これ一冊，必携書

▶図1　皮膚バリア機能

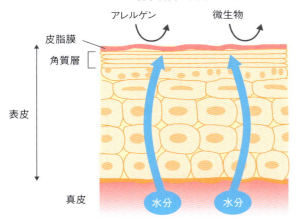
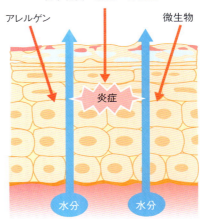

❷ステロイド外用薬の使い分け

　ステロイド外用薬は5つのランク（strongest, very strong, strong, mild, weak）に分けられ，部位・年齢・症状に応じて使い分ける．

▶表1　ステロイド外用薬の抗炎症活性によるグループ分け

薬効のランク		商品名	一般名
Ⅰ群	strongest	デルモベート	クロベタゾールプロピオン酸エステル
		ダイアコート®	ジフロラゾン酢酸エステル
Ⅱ群	very strong	アンテベート®	ベタメタゾン酪酸エステルプロピオン酸エステル
		リンデロン®-DP	ベタメタゾンジプロピオン酸エステル
		トプシム®	フルオシノニド
		フルメタ®	モメタゾンフランカルボン酸エステル
		マイザー®	ジフルプレドナート
		ネリゾナ	ジフルコルトロン吉草酸エステル
Ⅲ群	strong	リンデロン®-D	ベタメタゾン吉草酸エステル
		ベトネベート	ベタメタゾン吉草酸エステル
		メサデルム®	デキサメタゾンプロピオン酸エステル
		エクラー®	デプロドンプロピオン酸エステル
		ボアラ®	デキサメタゾン吉草酸エステル
Ⅳ群	mild	キンダベート	クロベタゾン酪酸エステル
		ロコイド®	ヒドロコルチゾン酪酸エステル
		リドメックス	プレドニゾロン吉草酸エステル酢酸エステル
		アルメタ®	アルクロメタゾンプロピオン酸エステル
Ⅴ群	weak	プレドニゾロン	プレドニゾロン

1) 症状による使い分け

▶表2　皮疹の重症度とステロイド外用薬の選択

重症度	症状	ステロイド外用薬
重症	高度の腫脹/浮腫/浸潤ないし苔癬化を伴う紅斑，丘疹の多発，高度の鱗屑，痂皮の付着，小水疱，びらん，多数の掻破痕，痒疹結節などを主体とする	必要かつ十分な効果を有するvery strong（Ⅱ群）ないしstrongクラス（Ⅲ群）のステロイド外用薬を第1選択とする 痒疹結節でvery strong（Ⅱ群）でも十分な効果が得られない場合は，その部位に限定してstrongestクラス（Ⅰ群）を選択して使用することもある
中等症	中等度までの紅斑，鱗屑，少数の丘疹，掻破痕などを主体とする	strong（Ⅲ群）ないしmildクラス（Ⅳ群）のステロイド外用薬を第1選択とする
軽症	乾燥および軽度の紅斑，鱗屑などを主体とする	mildクラス（Ⅳ群）以下のステロイド外用薬を第1選択とする
軽微	炎症症状に乏しく乾燥症状主体	ステロイドを含まない外用薬を選択する

2) 部位による使い分け〜吸収率によって分ける

　顔面はステロイドの吸収率が高く，酒さ様皮膚炎を生じやすいため，mildを用いstrong以上のものは用いない．重症度の高い時はvery strongのものを短期間用いることもある．また**陰嚢**もステロイドの吸収率が最も高いためmildを用いる．
　逆に，**掌蹠**は角質が厚く吸収率が低いためstrongestを用いることも多い．

▶図2　ヒトにおけるヒドロコルチゾンの部位別経皮吸収率

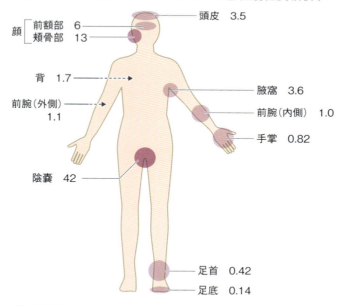

前腕（内側）での吸収を1.0とした場合の比率
（文献4を参考に作成）

3) 年齢による使い分け

上記の部位別使い分けは成人向けであり，小児・高齢者では，これよりワンランク下げることが多い．幼児以下では原則 mild を用いる．逆に皮疹の改善が乏しい場合にはランクアップが必要．1週間以上は続けて使用しない．

4) 基剤による使い分け

外用薬は主剤（配合剤）と基剤から構成されている．主剤は治療の主役を担う薬剤でここではステロイドそのものである．基剤の性状によって，軟膏，クリーム，ローション，テープなどに分類される．

- **軟膏は刺激が少なく，皮膚保護作用，保湿柔軟作用があり最もよく使用される**．
- **クリームは主剤の浸透性がよく，べたつきがなく使用感がよい．皮膚保護作用は弱く**，配合される乳化剤や防腐剤による刺激や接触性皮膚炎を起こすことがある．**びらんや湿潤病変には用いない**．
- **被髪頭部**については，外用薬が髪に付着すると著しく使用感が悪いため**ローションを選択する**のが一般的．
- 痒疹結節や手指の亀裂など，**小範囲に集中的に作用させたい時はテープ剤を選択する**ことがある．

▶表3　基剤の性状による分類と特性

基剤の種類	成り立ち	長所	短所
軟膏	油脂性基剤 ワセリンを主とする	①皮膚保護作用 ②肉芽形成を助ける ③皮膚柔軟作用 ④安全性，安定性が高い	①べとつく ②洗い落としにくい 　（密着性） ③分泌物の除去作用がない
	水様性基剤 マクロゴールを主とする	①水性分泌物を吸収し，除去する 　作用が強い ②皮膚への浸透性が弱い ③水洗性	①乾燥作用がある
クリーム （バニシングクリーム） 製品の大部分を占める	水中油型（O/W型） 水・油相成分，乳化剤，保存剤含 有	①浸透性大 ②目立たない ③塗布感がよい ④伸びがよい ⑤水洗性	①皮膚乾燥作用がある ②刺激性は軟膏より大
クリーム （コールドクリーム）	油中水型（W/O型） 水・油相成分，乳化剤，保存剤含 有	①適用範囲が広い ②水洗性が少しある ③浸透性やや大	ややべとつく
乳液状ローション	水中油型（O/W型） 水相部分が大	①目立たない ②冷却感 ③水洗性 ④伸びがよい	①流れやすく，過量になることがある ②皮膚乾燥作用がある ③分離することがある
テープ	ポリエチレンフィルムにステロイドを 含有した樹脂粘着剤を使用	①ODT効果 ②使用に便利	①連用による皮膚副作用の心配大 ②広範囲に使用しにくい

ODT療法：occlusive dressing technique（密封療法）
（文献5を参考に作成）

❸ ステロイド外用薬の使用法

1) 使用量と外用方法

　ステロイド外用薬の適量の目安は1 FTU（1 finger tip unit）という概念が推奨されている．
　外用薬をチューブから**人差し指末節1節分に出し（大人で約0.5 g）それを手のひら2枚分の広さに塗る**．

▶図3　ステロイド外用量の目安（1 FTUの分量）

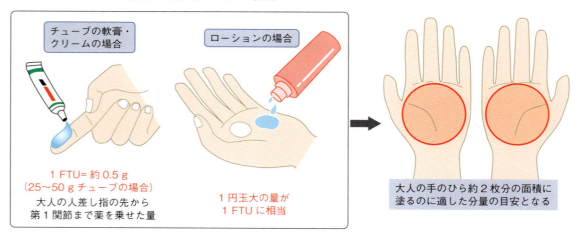

2) 外用薬の混合・希釈について

　皮膚科医の70％の人が2種以上の外用薬の混合剤を処方している．その理由の1つに，ステロイド外用薬の処方量に関する保険的な制限をかわすためと言われている．
　ステロイド外用薬と保湿剤を混合しても効果は必ずしも薄まらない．
　外用法の要点は，皮疹部にのみ優しく塗りのばす．その際，決して**ゴシゴシと擦り込まないこと**．保湿剤はあくまで保護剤であり抗炎症作用はないので安易な混合は慎むべきである．

3) ステロイド外用薬の副作用

▶表4　ステロイド軟膏の局所的副作用

局所的副作用	主な症状
皮膚萎縮	皮膚が薄くなり，弱くなる
毛細血管の拡張	皮膚の毛細血管が太くなり，透けて見えたり，周囲と比べて赤く見える
色素脱失	メラニン色素が少なくなり，皮膚が白っぽくなる
多毛	産毛が太くなる
ステロイドざ瘡	ニキビができてくる
皮膚の真菌感染	水虫やカンジダなどのカビがつきやすくなる

皮膚萎縮線条は，妊娠線と同じで不可逆性.

酒さ様皮膚炎は顔面にステロイド外用薬を**長期連用（通常2カ月以上）**した時に生じることがある．特にstrong外用薬で生じやすいので，顔面にはmildの使用が推奨される.

4) ステロイド外用薬の禁忌

感染症と**外傷**には原則的に効かないばかりか**悪化させるため禁忌**.

◆ 文　献

1）「皮膚外用薬の選び方と使い方 改訂第5版」（西岡 清／著），南江堂，2022

2）小林美咲：皮膚科医が伝える「皮膚外用薬」の使用法．診療研究，536：5-10，2018

3）「週刊日本医事新報 No.4760 ざっくりわかる，皮膚外用薬の選び方」（梅林芳弘／著，監），日本医事新報社，2015

4）Feldmann RJ & Maibach HI：Regional variation in percutaneous penetration of 14C cortisol in man. J Invest Dermatol, 48：181-183, 1967

5）「幼小児によくみられる皮膚疾患：鑑別と治療マニュアル 改訂版」（石橋康正，吉川邦彦／編），pp82-90，医薬ジャーナル，1999

第6章　注意が必要な薬剤

4 検査/処置/手術前の抗血栓薬の休薬方法

❶ 抗血栓薬

抗血栓薬*には，動脈硬化性疾患の二次予防に用いられる**抗血小板薬**と，心原性脳梗塞や深部静脈血栓症などの発症予防に用いられる**抗凝固薬**の2種類がある．**表1**に抗血栓薬の治療対象疾患を示す．

＊抗血栓薬：4章2参照．

▶表1　抗血栓薬の治療対象疾患

分類	治療対象疾患
抗血小板薬	● 虚血性心疾患（心筋梗塞，不安定狭心症） 　特に冠動脈ステント留置後 ● 下肢閉塞性動脈硬化症 ● 非心原性脳梗塞 ● アテローム血栓性脳梗塞 ● ラクナ梗塞・一過性脳虚血（TIA） ● 脂質異常症
抗凝固薬	● 心房細動 ● 人工弁置換術後 ● 深部静脈血栓症/肺血栓塞栓症 ● 心原性脳塞栓症

高齢化社会に伴い動脈硬化性疾患や不整脈を伴う患者の増加により抗血栓薬の使用頻度が増えている．

抗血栓薬を周術期に休薬すべきか継続すべきかの判断を一般医家においても求められる機会が少なくない．

抗血栓薬の休薬の可否を判断する際には，

① 抗血栓薬内服となっている対象疾患は何であるか

② 休薬による血栓・塞栓症の発生リスクと休薬しないで施行する出血リスク

を重視し，抗血栓薬中止の可否と中止時期を総合的に判断することが重要である（日本循環器学会などのガイドラインを参考）．

❷ 抗血栓薬の半減期と投与中止期間の目安

抗血栓薬の休薬期間は，薬効消失期間を参考にする．

抜歯，白内障手術，体表の小手術で術後出血への対応が容易な場合は，休薬せず継続下での実施が推奨される．

患者さんを総合的に診るための　内科外来これ一冊，必携書

1) 抗血小板薬と休薬期間

▶表2　抗血栓薬の半減期と投与中止期間の目安

一般名	商品名	半減期（時間）	消化器内視鏡		出血リスクが高い手術の休薬期間
			出血低危険度	高危険度	
アスピリン（不可）	アスピリン（不可） バイアスピリン®（不可） タケルダ®配合錠（不可）	0.4 （作用消失には7〜10日）	休薬なし	休薬なし （3〜5日）	7〜14日
チクロピジン	パナルジン®（不可）	1.5〜1.7 （作用消失には8〜10日）	なし	5〜7日	7〜14日
クロピドグレル	プラビックス®（不可）	6.9 （作用消失には8〜10日）	休薬なし	5〜7日	7〜14日
プラスグレル	エフィエント®（不可）	0.9〜4.9	ガイドラインに記載なし		14日
チカグレロル	ブリリンタ®（可）	8.7〜10.0	ガイドラインに記載なし		5日以上
シロスタゾール	プレタール®（可）	10.1〜13.5	なし	なし	3日
ジピリダモール	ペルサンチン®（可）	1.7	なし	1日	1〜2日
イコサペント酸エチル（EPA）	エパデール（不可）	58〜65	なし	1日	7〜10日
オメガ-3脂肪酸エチル（EPA・DHA）	ロトリガ®		（記載なし，EPAに準ず）		7〜10日
サルポグレラート	アンプラーグ®（可）	0.6〜0.9	なし	1日	1〜2日
ベラプロストナトリウム	ドルナー®（可）	1.1	なし	1日	1日
リマプロスト　アルファ　デクス	オパルモン®（可：推定）	0.5	なし	1日	1〜2日
トラピジル	ロコルナール®（可：推定）	1.4	なし	1日	2〜3日
ジラゼプ	コメリアン®（可：推定）	4.0	なし	1日	2〜3日
イブジラスト	ケタス®	12.0	ガイドラインに記載なし		3日
イフェンプロジル	セロクラール®（可：推定）	1.3〜1.4	ガイドラインに記載なし		1〜2日

不可：不可逆性抗血小板薬，可：可逆性抗血小板薬
（著者作成）

　頭蓋内出血があるまたはその疑いがある場合，抗血小板薬を中止することが推奨される．

　抗血小板薬は不可逆性と可逆性とに分けられる．

・不可逆性：新たな血小板が生成され循環血液中に入って初めて正常な血小板機能が回復する．

　血小板の平均寿命は8〜20日であるため，不可逆性抗血小板薬の効果はこの間持続する．

・可逆性：薬剤の3〜5半減期を過ぎると正常な血小板機能が回復する．

頭蓋内出血などの出血性合併症をきたした際の治療：

　1）血小板輸血

　2）抗血小板薬の中和薬

　→①デスモプレシン（デスモプレシン®）0.4 μg/kgを1回静注

　→②トラネキサム酸（トランサミン®）　負荷用量：1 gを10分以上かけて静注
　　　　　　　　　　　　　　　　　　維持用量：1 gを8時間以上かけて持続点滴

2）抗凝固薬と休薬期間

▶表3　抗凝固薬の半減期と投与中止期間の目安

一般名	商品名	半減期（時間）	消化器内視鏡		出血リスクが高い手術の休薬期間
			出血低危険度	高危険度	
ワルファリン	ワーファリン	55～133	なし	なし	3～5日
ダビガトラン	プラザキサ®	10.7～11.8	なし	当日休薬	24時間～4日
エドキサバン	リクシアナ®	4.9	なし	当日休薬	24時間以上
リバーロキサバン	イグザレルト®	5.7～12.6	なし	当日休薬	24時間以上
アピキサバン	エリキュース®	6.1～8.1	なし	当日休薬	24時間以上

① ワルファリンは INR を指標として術前3～5日前休薬

② 直接作用型経口抗凝固薬（DOAC）は効果発現・消失とも短く，周術期の管理が容易になった．そのため，**術直前まで内服しても抗凝固効果の消失が期待でき，また再開すればその数時間後から十分な抗凝固作用が期待できる**ので非常に使いやすくなった．

> DOAC ： direct oral anticoagulant（直接作用型経口抗凝固薬）

③ プラザキサ® の休薬期間は腎機能で異なる

CCr ≧ 80 mL/分：　　低リスク24時間前，中等度リスク以上48時間前
CCr 50～79 mL/分：低リスク36時間前，中等度リスク以上72時間前
CCr 30～49 mL/分：低リスク48時間前，中等度リスク以上96時間前

④ プラザキサ® 以外の DOAC

DOAC は腎機能によって異なる
出血リスクがきわめて低ければ，当日朝から中止
低出血リスクで24時間前
中等度以上の出血リスクで48時間前

抗凝固療法中に出血性合併症をきたした際の中和薬
① ワルファリン：**プロトロンビン複合体（ケイセントラ®）とビタミンK 10 mg の投与**
　　　　　　　　プロトロンビン複合体は，PT-INR 値と体重によって投与量を決める
② プラザキサ®：**イダルシズマブ（プリズバインド®）**
③ プラザキサ® 以外の DOAC：**アンデキサネットアルファ（オンデキサ®）**

❸ 抗血栓薬の再開

　検査/処置/手術を終えて，**抗血栓薬の再開は，極力早期から実施すべきで，1～3日以内が望ましい.**

> （注意点）機械弁置換術以外は，抗血栓薬の休薬に合わせたヘパリンブリッジは出血性合併症のリスクを上昇させるために実施しない.

▶表4　非心臓手術・処置の出血リスク

出血リスク	低	中	高
一般外科領域	ヘルニア形成術, 瘢痕ヘルニア形成外科手術, 胆囊摘出術, 虫垂・結腸切除術, 胃・小腸部分切除術, 乳房手術, 体表手術 (膿瘍切開, 皮膚小切開手術)	痔核切除術, 脾臓摘出術, 胃切除術, 肥満手術, 直腸切除術, 甲状腺切除術	肝切除術, 膵頭十二指腸切除術
血管外科領域	頸動脈内膜剥離術, 下肢動脈バイパス術, 下肢動脈内剥離術, 胸部・腹部ステントグラフト内挿術 (TEVAR・EVAR), 四肢切断術	開腹による腹部大動脈手術	開胸による胸部・胸腹部手術
整形外科領域	手の手術, 肩・膝の関節鏡, 軽度の脊椎手術	人工肩関節手術, 主要な脊椎手術, 膝手術 (前十字靱帯, 骨切り術), 足の手術	主要な人工関節手術 (股関節, 膝関節), 主要な外傷手術 (骨盤, 長骨), 高齢者の近位大腿骨骨折手術
泌尿器科領域	膀胱鏡, 尿管カテーテル, 尿管鏡	前立腺生検, 精巣摘除術, 包皮環状切除術	根治的腎摘除, 腎部分切除, 経皮的腎瘻増設術, 経皮的砕石術, 膀胱切除術, 根治的前立腺切除術, 経尿道的前立腺切除術 (TURP), 経尿道的膀胱腫瘍切除術 (TURBT), 陰茎切除術, 部分精巣摘除術
胸部外科領域	肺楔状切除術, 診断目的の胸腔鏡, 胸壁切除術	肺葉切除術, 肺全摘術, 縦隔鏡検査, 胸骨切開, 縦隔腫瘍切除術	食道切除術, 胸膜肺切除術, 肺剥皮術
消化管内視鏡	上部消化管内視鏡, 下部消化管内視鏡, 生検を伴わない超音波内視鏡, カプセル内視鏡, 内視鏡的逆行性胆管膵管造影 (ERCP), 内視鏡的粘膜生検 (超音波内視鏡下穿刺吸引術を除く), バルーン内視鏡, マーキング (クリップ, 高周波, 点墨など), 消化管・膵管・胆管ステント留置法 (事前の切開手技を伴わない), 内視鏡的乳頭バルーン拡張術	ポリペクトミー (ポリープ切除術), 充実性病変に対する超音波内視鏡下穿刺吸引術, 内視鏡的消化管拡張術, 内視鏡的粘膜焼灼術, 経皮内視鏡的胃瘻造設術, 内視鏡的食道・胃静脈瘤治療	アカラシアにおける内視鏡的消化管拡張術, 内視鏡的粘膜切除術, 内視鏡の粘膜下層剥離術, 内視鏡の乳頭括約筋切開術, 膵囊胞病変に対する超音波内視鏡下穿刺吸引術
その他	歯科処置 (抜歯, 歯周外科手術, 膿瘍切開, インプラント挿入), 白内障手術, 気管支鏡など	気管支生検, 経気管支的針吸引など	脊椎または硬膜外麻酔, 腰椎穿刺, 脊髄手術, 頭蓋内手術, 後眼房手術など

（Steffel J, et al. 2018[9], Rossini R, et al. 2014[10] を参考に作表）
日本循環器学会. 2020年JCSガイドライン フォーカスアップデート版 冠動脈疾患患者における抗血栓療法.
https://www.j-circ.or.jp/cms/wp-content/uploads/2020/04/JCS2020_Kimura_Nakamura.pdf. 2024年6月閲覧.

第6章　注意が必要な薬剤

4　検査／処置／手術前の抗血栓薬の休薬方法

▶表5　待機的手術における抗凝固薬の術前の休薬時期と術後の再開時期

○：服用　△：手術の施行時間や患者の病状等もふまえ内服の可否を決定．術前のカッコ内は推奨される最終服薬のタイミングを表す．×：休薬

A.　出血リスクが極めて低いまたは止血が容易である手術（抜歯，体表手術など）

	5日前	4日前	3日前	2日前	1日前	手術日（術後）	1日後	2日後	3日後
DOAC	○	○	○	○	△（≧12時間）	△ 術後6～8時間以降	○	○	○
ワルファリン	○	○	○	○	○	△ 術後24時間以内	○	○	○

B.　出血リスクの低い手術

		5日前	4日前	3日前	2日前	1日前	手術日（術後）	1日後	2日後	3日後
ダビガトラン	CCr≧80 mL/分	○	○	○	○	△（≧24時間）	△ 術後6～8時間以降	○	○	○
	CCr 50～79 mL/分	○	○	○	△（≧36時間）	×*		○	○	○
	CCr 30～49 mL/分	○	○	○	△（≧48時間）	×*		○	○	○
リバーロキサバン	CCr≧30 mL/分	○	○	○	○	△（≧24時間）		○	○	○
アピキサバン エドキサバン	CCr 15～29 mL/分	○	○	○	△（≧36時間）	×*		○	○	○
ワルファリン		△（>3～5日）	△（>3～5日）	×*	×*	×*	△* 術後24時間以内	○*	○*	○*

C.　出血リスクが中等度から高度の手術

		5日前	4日前	3日前	2日前	1日前	手術日（術後）	1日後	2日後	3日後
ダビガトラン	CCr≧80 mL/分	○	○	○	△（≧48時間）	×*	△* 術後の出血の状況に応じて，可能な限り早期（術後6～8時間以降）		△* 術後出血が問題となる場合は48～72時間以降を考慮	
	CCr 50～79 mL/分	○	○	△（≧72時間）	×*	×*				
	CCr 30～49 mL/分	○	△（≧96時間）	×*	×*	×*				
リバーロキサバン，アピキサバン，エドキサバン		○	○	○	△（≧48時間）	×*				
ワルファリン		△（>3～5日）	△（>3～5日）	×*	×*	×*	△* 術後24時間以内	○*	○*	○*

＊周術期のヘパリン代替療法は原則として推奨されない．ただし，人工弁置換術などで確実な抗凝固療法の継続が必要とされる患者では，周術期のヘパリン代替療法は考慮される可能性がある．また，術後の出血が問題となる場合には，術後の血栓塞栓症予防と容易な出血の管理を目的としてヘパリン投与が考慮される可能性はある．

（Steffel J, et al. 2018[9] を参考に作表）
日本循環器学会. 2020年JCSガイドライン フォーカスアップデート版 冠動脈疾患患者における抗血栓療法.
https://www.j-circ.or.jp/cms/wp-content/uploads/2020/04/JCS2020_Kimura_Nakamura.pdf. 2024年6月閲覧.

◆ 文　献

1) 宮内雅人：抗血栓薬服用時の手術，抜歯，生検．日本医師会雑誌，150：1967-1972，2022

2) 小畑仁司：抗血小板薬服用時の緊急対応．日本医師会雑誌，150：1973-1976，2022

3) 刈部 博：ワルファリン服用時の緊急対応．日本医師会雑誌，150：1977-1980，2022

4) 末廣栄一：DOAC服用時の緊急対応．日本医師会雑誌，150：1981-1984，2022

5) 「週刊日本医事新報 No.5093 手術／処置前の安全な抗凝固薬・抗血小板薬の休薬」（深谷英平／著），日本医事新報社，2021

6) 二羽はるな：抗血栓薬の休薬基準が緩和．日経メディカル：30-31，2012

7) 藤本一眞，他：抗血栓薬服用者に対する消化器内視鏡診療ガイドライン．日本消化器内視鏡学会雑誌，54：2075-2102，2012
   https://www.jstage.jst.go.jp/article/gee/54/7/54_2075/_pdf/-char/ja

8) 日本循環器学会：2020年 JCS ガイドラインフォーカスアップデート版冠動脈疾患患者における抗血栓療法.
   https://www.j-circ.or.jp/cms/wp-content/uploads/2020/04/JCS2020_Kimura_Nakamura.pdf

9) Steffel J, et al：The 2018 European Heart Rhythm Association Practical Guide on the use of non-vitamin K antagonist oral anticoagulants in patients with atrial fibrillation. Eur Heart J, 39 : 1330-1393, 2018

10) Rossini R, et al：Italian Society of Invasive Cardiology (SICI-GISE). Perioperative management of antiplatelet therapy in patients with coronary stents undergoing cardiac and non-cardiac surgery: a consensus document from Italian cardiological, surgical and anaesthesiological societies. EuroIntervention, 10 : 38-46, 2014

第 7 章
予防接種とワクチン

第7章

予防接種とワクチン

▶表1　患者さん説明用：ウイルス抗体検査とワクチン接種の判定

ウイルス抗体検査とワクチン接種の判定

| 氏名 | | 生年月日　年　月　日 | | 性別 | |

抗体検査結果

項目	検査方法	検査日	測定値	ワクチン接種不要（参考）
麻疹	IgG ［EIA］	年　月　日		16.0以上
風疹	IgG ［EIA］	年　月　日		8.0以上
水痘	IgG ［EIA］	年　月　日		4.0以上
流行性耳下腺炎（ムンプス）	IgG ［EIA］	年　月　日		4.0以上
HBs抗体	［CLEIA］	年　月　日		10.0 IU以上
HCV抗体	［CLEIA］	年　月　日		1.0以上

▶表2　患者さん説明用：4種ウイルス疾患（麻疹・風疹・水痘・流行性耳下腺炎）

4種のウイルス抗体検査について

① 2回のワクチン接種記録がある場合　→　ワクチン接種記録を提出（検査の必要はなし）
② 上記の記録がない場合　→　抗体検査を行い、抗体カードおよび抗体検査結果を提出
　　　　　　　　　　　　　　　また、下表に基づき、抗体価が基準を満たしていない場合にはワクチン接種を行い、接種証明書を併せて提出してください

項目	検査方法	検査日	測定値	陰性	陰性ではないが基準を満たしていない	基準を満たしている
麻疹	EIA（IgG）	年　月　日		<2	2≦　<16	≧16
	NT（中和法）			<4	4≦　<8	≧8
	PA			<16	16≦　<256	≧256
風疹	EIA（IgG）	年　月　日		<2	2≦　<8	≧8
	HI			<8	8≦　<32	≧32
水痘	EIA（IgG）	年　月　日		<2	2≦　<4	≧4
流行性耳下腺炎	EIA（IgG）	年　月　日		<2	2≦　<4	≧4

　　　　　　　　　　　　　　　　　　　　　　　ワクチン接種2回　ワクチン接種（1回）　ワクチン接種不要

（文献2を参考に作成）

▶**図1** 患者さん説明用：ワクチン接種スケジュールについて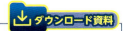

異なる種類のワクチンを接種する際の接種間隔のルール

- 2020年9月末までは、不活化ワクチンの接種後6日以上、生ワクチンの接種後27日以上の間隔をおかなければ、次のワクチン接種を受けることができないルールでした。
- 2020年10月からは、下記の3つのルールを守れば、前のワクチン接種からの間隔にかかわらず、異なるワクチンの接種を受けることができるようになりました。

〜接種間隔についての3つのルールです〜

1. 注射生ワクチンから次の注射生ワクチンの接種を受けるまでは27日以上の間隔をおくこと。
   ※注射生ワクチンとは、麻しん風しん混合ワクチン・水痘ワクチン・BCGワクチンなど

2. 同じ種類のワクチンの接種を複数回受ける場合はワクチンごとに決められた間隔を守ること。
   ＊ヒブワクチン、小児肺炎球菌ワクチン、ロタウイルスワクチン、B型肝炎ワクチンなど、それぞれのワクチンの接種を複数回受ける際の間隔が決められています。

3. 発熱や接種部位の腫脹（はれ）がないこと、体調が良いことを確認し、かかりつけ医に相談のうえ、接種を受けること。

注射生ワクチン → 27日以上おく → 他の種類の注射生ワクチン
　　　　　　　　　　　　　　　　　　　不活化ワクチン／経口生ワクチン

不活化ワクチン　　　間隔に関する規定はありません　→　他の種類の注射生ワクチン
経口生ワクチン　　　　　　　　　　　　　　　　　　　　不活化ワクチン／経口生ワクチン

注射生ワクチン	不活化ワクチン	経口生ワクチン
BCGワクチン MRワクチン 麻疹ワクチン 風疹ワクチン 水痘ワクチン おたふくかぜワクチン	4種混合ワクチン（DPT-IPV） 3種混合ワクチン（DPT） 沈降ジフテリア破傷風トキソイド（DT） 不活化ポリオワクチン 日本脳炎ワクチン Hibワクチン 13価肺炎球菌ワクチン HPVワクチン B型肝炎ワクチン インフルエンザワクチン	ロタウイルスワクチン

※これまで通り、医師が必要と認めた場合、同時接種を行うことができます。

接種間隔についての3つのルールを守っている場合には、次のワクチンの接種を受けるまでの間隔に制限はありません。かかりつけ医に相談のうえ、接種を受けるようにしてください。余裕をもったスケジュールで、計画的に接種を受けましょう。
＊定期接種においては、接種を受けることができる年齢がワクチンごとに決められています。

（厚生労働省のホームページを参考に作成）

▶表3　患者さん説明用：予防接種 間隔一覧

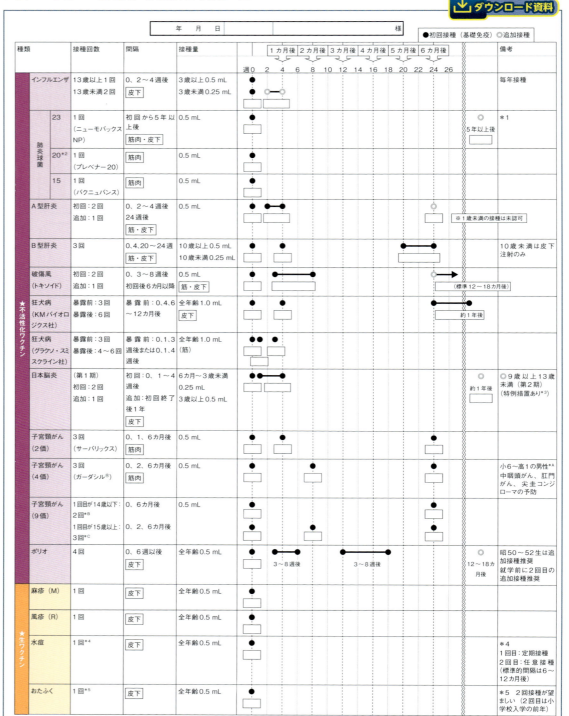

*1　2024年4月から接種時に65歳で初回のみ公費対象。再接種は前回接種より5年以上あけること
*2　20価は小児（月齢2カ月以上6歳未満）に定期接種される。2024年8月販売開始された
*3　1995年4月2日から2007年4月1日生まれで4回接種が終わっていない人は未接種分を20歳未満までに接種することが可能
*A　補助の有無は自治体により異なります
*B　1回目と2回目の接種は少なくとも5カ月以上あけます。5カ月未満の場合は3回目の接種が必要になります
*C　2回目と3回目の接種がそれぞれ1回目の2カ月後と6カ月後にできない場合、2回目は1回目から1カ月以上、3回目は2回目から3カ月以上あけます
※★不活化ワクチン接種後は1週間（6日以上）たってから、★不活化ワクチン・★生ワクチンを接種
※★生ワクチン接種後は4週間（27日以上）たってから、★不活化ワクチン・★生ワクチンを接種

▶表4　患者さん説明用：予防接種を受けた後の注意

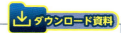

予防接種を受けた後に注意すること

全種共通	●いつもどおりの生活をしましょう。**入浴もさしつかえありません** ●稀に接種後30分以内に、急な副反応が起こることがあります　接種後30分間は院内で様子を観察してからお帰りください ●針を刺したところに貼った絆創膏は本日中にはがしてください ●**接種した当日は、激しい運動や多量の飲酒はお控えください** ●ほとんどの副反応は自宅で様子をみていて問題ありません　症状が強い時はご相談ください
麻しん（単体）および麻しん・風しん（MR）（生ワクチン）	●注射部位が赤くなったり、痛んだり、少し熱をもつことがありますが、いずれも2〜3日で消えます ●**接種1週後ごろから38℃前後の熱が出たり、発疹がぱらぱらと出たりすることがありますが、2〜3日で消えます** ●他のワクチンは 4週 たてば受けられます
風しん（生ワクチン）	●**成人女性は2カ月間は避妊してください** ●他のワクチンは 4週 たてば受けられます
破傷風（単体）および破傷風ジフテリアトキソイド（DT）（不活化ワクチン）	●注射部位が赤くなったり、痛んだり、少し熱をもつことがありますが、いずれも2〜3日で消えます ●**接種後しこりができることがあります。しこりは少しずつ小さくなりますが数カ月残ることもあります** ●他のワクチンは 1週 たてば受けられます
おたふくかぜ（生ワクチン）	●接種したにもかかわらずかかることがありますが、多くは軽くすみます ●**2〜3％の人に、接種後2〜3週ごろに耳の下が軽く腫れることもありますが、1〜2日で消えます** ●他のワクチンは 4週 たてば受けられます
みずぼうそう（生ワクチン）	●**接種したにもかかわらずかかることがありますが、多くは軽くすみます** ●**みずぼうそうの人と接触してから72時間以内にこの予防注射を受ければたいてい発病せずにすみます** ●他のワクチンは 4週 たてば受けられます
日本脳炎（不活化ワクチン）	●注射部位が赤く腫れたり、発熱や頭が痛くなったりすることがありますが、2〜3日で消えます ●他のワクチンは 1週 たてば受けられます
A型肝炎・B型肝炎（不活化ワクチン）	●接種後に少しだるくなったり、注射部位が赤くなったり、痛んだり、腫れたり少し熱をもつことがあります

（著者作成）

▶図2 患者さん説明用：予防接種問診票

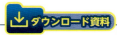

予防接種 問診票

| ID | 接種年月日 令和　年　月　日 | 実施前体温　　℃ |

本日受ける予防接種
- （生）麻疹（はしか）　風疹　麻疹・風疹混合（MR）　おたふくかぜ　水痘　（　　　）
- （不活化）破傷風　ジフテリア　ジフテリア・破傷風混合（DT）　日本脳炎　A型肝炎　B型肝炎　肺炎球菌　（　　　）

| 受ける人の氏名　　　　　　様（　）才　男・女 | 生年月日　明・大・昭・平・令　　年　月　日生 |

保護者の氏名　（接種者が未成年の場合のみご記入ください）　　　　　　様

質問事項	回答欄	医師記入欄
本日体に具合の悪いところがありますか。具体的な症状を書いてください。（　　　）	はい　いいえ	
生まれてから今までに先天性異常、心臓、腎臓、肝臓、脳神経、免疫不全症その他の病気にかかり、医師の診察を受けていますか。（病名　　　）	はい　いいえ	
その病気を診てもらっている医師に、本日の接種を受けてよいといわれましたか。	はい　いいえ	
ひきつけ（けいれん）をおこしたことがありますか。（　　　歳頃）	はい　いいえ	
そのとき熱が出ましたか。	はい　いいえ	
今までに薬剤、または食品で皮膚に発疹やじんましんが出たり、体の具合がわるくなったりしたことがありますか。（内容　　　）	はい　いいえ	
最近4週間以内に予防接種を受けましたか。（内容　　　）	はい　いいえ	
今までに肺炎球菌ワクチンの接種を受けたことがありますか。	はい　いいえ	
最近1カ月以内に病気にかかりましたか。（病名　　　）	はい　いいえ	
最近1カ月以内に家族など周辺にはしか、風しん、水ぼうそう、おたふくかぜなどにかかった人はいますか。	はい　いいえ	
今までに予防接種を受けて具合が悪くなったことはありますか。（予防接種の種類　　　症状　　　）	はい　いいえ	
近親者に予防接種を受けて具合の悪くなった人はいますか。	はい　いいえ	
近親者に先天性免疫不全症と診断されている人はいますか。	はい　いいえ	
6カ月以内に輸血あるいはガンマグロブリンの注射を受けましたか。	はい　いいえ	
女性の方へ　現在妊娠している可能性はありますか。	はい　いいえ	
本日の接種について、質問がありますか。	はい　いいえ	

《医師記入欄》　以上の問診および診察の結果、本日の予防接種は
（実施できる・見合わせたほうがよい）と判断します。　医師署名

予防接種に関する説明・接種後の注意事項について説明を受け理解したので、本日の予防接種を受けることに同意いたします。

本人または保護者・代理人の署名

使用ワクチン名	接種量	実施場所・医師名・接種日時
ワクチン名 Lot No. 有効期限	＿＿mL　（部位）皮下・筋肉 （接種部位）右・左　上腕伸展部	実施場所 医師名 令和　年　月　日　時　分

▶図3　風しん第5期抗体検査とワクチン接種のフロー

「風しんの抗体検査受診票」の『医師記入欄』の記入パターンを4つに分けた．

対象者　　：昭和37年4月2日～昭和54年4月1日生まれの男性
実施期間：平成31年4月1日～令和7年3月31日までの6年間

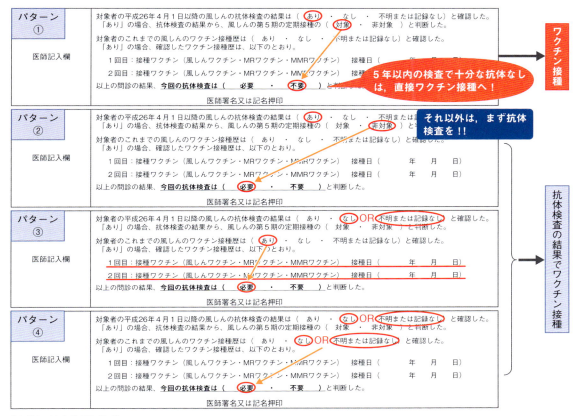

（文献9, 10を参考に作成）

▶表5　風しんワクチン接種の対象となる抗体価

	第5期風しん		成人風しん	
検査方法	**EIA法**	HI法	**EIA法**	HI法
抗体価	**6.0未満**	8倍以下	**8.0未満**	16倍以下
料金	MR（麻しん風しん混合）ワクチン 費用負担：なし		●MR（麻しん風しん）ワクチン ○窓口負担：自治体により助成あり ●風しんワクチン ○窓口負担：自治体により助成あり	

※　検査はEIA推奨
※　ワクチンはMRワクチン推奨

▶図4 患者さん説明用：肺炎球菌ワクチン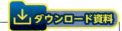

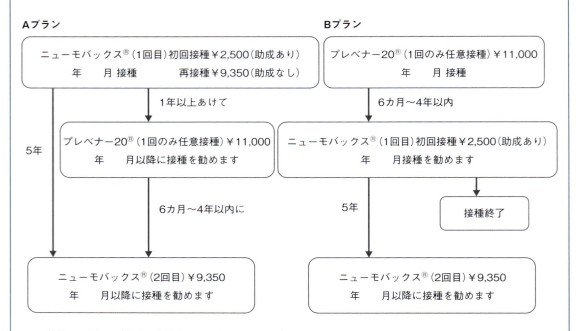

あなたの肺炎球菌ワクチン予防接種プラン

Aプラン
- ニューモバックス®（1回目）初回接種￥2,500（助成あり）　年　月接種　再接種￥9,350（助成なし）
  - 1年以上あけて → プレベナー20®（1回のみ任意接種）￥11,000　年　月以降に接種を勧めます
    - 6カ月～4年以内に → ニューモバックス®（2回目）￥9,350　年　月以降に接種を勧めます
  - 5年 → ニューモバックス®（2回目）￥9,350　年　月以降に接種を勧めます

Bプラン
- プレベナー20®（1回のみ任意接種）￥11,000　年　月接種
  - 6カ月～4年以内 → ニューモバックス®（1回目）初回接種￥2,500（助成あり）　年　月接種を勧めます
    - → 接種終了
    - 5年 → ニューモバックス®（2回目）￥9,350　年　月以降に接種を勧めます

＊費用は一例です（病院や自治体により費用や助成金額は異なります）
＊ニューモバックス®の接種は接種日に65歳で、一度も接種したことがない方は助成が受けられます
＊ニューモバックス®は5年ごとの接種をお勧めします
＊ニューモバックス®とプレベナー20®の両方の接種で相乗効果が期待できます

肺炎球菌ワクチンのご紹介～2種類の予防接種があります～

	ニューモバックス®（5年ごと接種を要す）（接種時に65歳で初回のみ公費対象）	プレベナー20®（1回目接種のみ）（非公費対象）
名称	23価肺炎球菌ワクチン	20価肺炎球菌ワクチン
長所	カバーする肺炎球菌の血清型は**23個** **初回接種は安価**です	**長期間有効** 保菌予防効果があります 免疫活性がより強力です **小児で証明された実績と安全性**が安心です （疫学的特性に基づいた7血清型が追加）
短所	**有効期間は5年程度** ※高齢者は有効期間が短くなります	カバーする肺炎球菌の血清型は**20個** ※ただし**重要な血清型はカバーしています** 高価です

＊23価肺炎球菌ワクチンの再接種を希望される方へ：前回接種から5年以上あけてください
（5年以内に2回目の接種をすると、注射部位が赤くなったり、腫れたりするなどの副反応が強く出たり、副反応が起こる人の割合が高くなる可能性があります）

（著者作成）

▶表6 患者さん説明用：帯状疱疹ワクチン比較表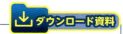

帯状疱疹ワクチンの比較

	水痘ワクチン「ビケン」	シングリックス筋注用
ワクチン種類	**弱毒化生**ワクチン	**不活化**ワクチン
効果	発症予防：50〜60％ 帯状疱疹後神経痛30％軽減	**発症予防：90〜97％** **帯状疱疹後神経痛88％軽減**
接種方法	皮下注射	筋肉注射
接種回数	1回	2回（2〜6カ月後以内に2回目）
副反応	接種部位の痛み、腫れ、発赤 （3日〜1週間以内に消失）	接種部位の痛み、腫れ、発赤、筋肉痛、全身倦怠感（3日〜1週間以内に消失）
接種料金*	7,700円	23,000円/回（計2回で46,000円）
接種持続時間	5年程度	**9年以上**
長所	○**1回で済む** ○**値段が安い**	○予防効果が高い ○持続時間が長い ○免疫が低下している方にも接種可能
短所	×持続時間が短め 　（5年を超えると50％の有効性が低下する） ×免疫が低下している人には接種不可	×2回接種が必要 ×費用が高い 　（2回接種で水痘ワクチンの約6倍）

・生ワクチン接種後、他の生ワクチンを接種するには、27日以上の間隔が必要です
・不活化ワクチンの場合には、日数制限はありません
・新型コロナウイルスワクチンを接種する場合には、いずれのワクチンでも13日以上の間隔が必要です

＊医療機関により接種費用は異なります。また、自治体によっては、帯状疱疹予防ワクチン接種に対する費用の助成を受けられる場合があります。助成の金額は自治体により異なります

（著者作成）

◆ 文　献

1） 日本環境感染学会ワクチンに関するガイドライン改訂委員会：医療関係者のためのワクチンガイドライン第2版．2014
http://www.kankyokansen.org/modules/publication/index.php?content_id=17

2） 日本環境感染学会ワクチン委員会：医療関係者のためのワクチンガイドライン第3版．2020
http://www.kankyokansen.org/uploads/uploads/files/jsipc/vaccine-guideline_03-5.pdf

3） 厚生労働省：ワクチンの接種間隔の規定変更に関するお知らせ．
https://www.mhlw.go.jp/stf/seisakunitsuite/bunya/kenkou_iryou/kenkou/kekkaku-kansenshou03/rota_index_00003.html

4） 厚生労働省：2020年10月1日から異なる種類のワクチンを接種する際の接種間隔のルールが一部変更されます．
https://www.mhlw.go.jp/content/000674887.pdf

5） 「予防接種ガイドライン2024年度版」（予防接種ガイドライン等検討委員会／執筆，監），予防接種リサーチセンター，2024

6） 「予防接種と子どもの健康2024年度版」（予防接種ガイドライン等検討委員会／執筆，監），予防接種リサーチセンター，2024

7） 「日本医師会雑誌 Vol.150 No.10 思春期・成人に用いられるワクチン」（大曲貴夫，五十嵐隆／企画，監），日本医師会，2022

8） 「予防接種に関するQ&A集2023」（岡部信彦，他／編），日本ワクチン産業協会，2023
http://www.wakutin.or.jp/medical/pdf/qa_2023.pdf

9） 厚生労働省：予防接種が推奨される風しん抗体価について（HI法），予防接種が推奨される風しん抗体価について（EIA法）．2014
https://www.mhlw.go.jp/seisakunitsuite/bunya/kenkou_iryou/kenkou/kekkaku-kansenshou/rubella/dl/140425_1.pdf

10） 厚生労働省：風しん抗体検査を実施される先生方へ（その1）．2019
https://www.mhlw.go.jp/content/000476136.pdf

11） 大石和徳：成人用肺炎球菌ワクチン．日本医師会雑誌，150：1765-1768，2022

12） 渡辺大輔：不活化帯状疱疹ワクチン．日本医師会雑誌，150：1769-1773，2022

第 8 章

診断書の例

第8章 診断書の例

▶図1 患者さん説明用：学校感染症について

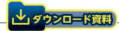

感染症による出席停止と停止期間

児童・生徒が学校保健安全法施行規則第18条に規定されている感染症に疾患した場合、あるいは疾患している疑いがあるときは、学校保健安全法第19条により出席停止となります。
登校の際は、主治医とご相談のうえ、別紙証明書を持たせて、登校させるよう御配慮ください。
お子様の状態によって出席停止期間が変わることもありますので、主治医にご相談ください。

疾病名	出席停止期間
インフルエンザ	発熱した後5日間を経過し、かつ、解熱した後2日を経過するまで
百日咳	特有の咳が消失するまでまたは5日間の適正な抗菌物質製剤による治療が終了するまで
麻疹	解熱した後、3日を経過するまで
流行性耳下腺炎	耳下腺、顎下腺または舌下腺の腫脹が発現した後5日を経過し、かつ、全身状態が良好になるまで
風疹	発疹が消失するまで
水痘	すべての発疹が痂皮化するまで
咽頭結膜熱	主要症状が消退した後、2日を経過するまで
腸管出血性大腸菌感染症 流行性角結膜炎 急性出血性結膜炎	疾患が治癒するまで。ただし、学校医その他の医師において適当と認める予防処置をしたとき、または病状により感染のおそれがないと認めたときは、この限りでない
手足口病 伝染性膿痂疹 溶連菌感染症 ウイルス性肝炎 感染性胃腸炎 など	

＊登校許可証の運用について、**常時出席停止**になる感染症は下記のとおりです。

> 第一種学校感染症およびインフルエンザ、百日咳、麻疹、流行性耳下腺炎、風疹、水痘、咽頭結膜熱、腸管出血性大腸菌感染症、流行性角結膜炎、急性出血性結膜炎、感染性胃腸炎、手足口病、溶連菌感染症、結核、髄膜炎菌性髄膜炎、コレラ、赤痢、腸チフス、パラチフス

上記以外の感染症は原則、出席停止になりませんのでご注意ください。
　上記以外の感染症は学校長が必要と認めたときのみ出席停止となりますが医師の判断で出席停止にしないようご注意ください。
　上記以外の感染症について登校許可証をお持ちになった場合は学校長が認めたと考え、登校許可証をお書きください。結核以下は登校許可証には記載してありません。

▶図2　患者さん説明用：インフルエンザによる出席停止証明書

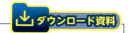

インフルエンザによる出席停止証明書

_____年_____組　名前_____

| インフルエンザ（　　　　）型　・　インフルエンザの疑い |

出席停止期間：令和　　　年　　　月　　　日から　　　月　　　日

登校可能日：　令和　　　年　　　月　　　日

　　　　　　　　　　　　　　　　令和　　　年　　　月　　　日

　　　　　　　医療機関名

　　　　　　　医師氏名_____

出席停止となる感染症の種類 病名	出席停止の基準
インフルエンザ	発症した後5日を経過し、かつ、解熱した後、2日を経過するまで

▶図3　患者さん説明用：インフルエンザ経過報告書　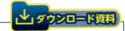

　インフルエンザは、重篤化すると命に関わることもある感染力の強い病気です。そのため、学校保健安全法施行規則第19条により、他の人に感染させるおそれのある期間（発症した後5日を経過し、かつ解熱した後2日を経過するまで）は登校（出勤）することができません。
　インフルエンザと診断を受けた場合は、医師の指示のもと、十分療養し、回復してから登校（出勤）するようにしてください。

インフルエンザ経過報告書

1. 氏名：＿＿＿＿＿＿＿＿＿＿＿＿＿＿＿＿（　男　・　女　）

2. 診断名：インフルエンザ（　A　・　B　・　疑い等　）

3. 受診した医療機関名：＿＿＿＿＿＿＿＿＿＿＿＿＿＿＿

4. 受診日：令和　　　年　　　月　　　日

5. インフルエンザ発症後の経過

　（1）発症から5日を経過した日　　※発症した日の翌日が1日目となる

発症日＝0日目	1日目	2日目	3日目	4日目	5日目	6日目
月　　日	月　　日	月　　日	月　　日	月　　日	月　　日	月　　日

　　　　　　　　←――――――登校・出勤禁止――――――→　登校（出勤）可能

　（2）解熱から2日を経過した日　　※熱が下がった日の翌日が1日目となる

解熱日＝0日目	1日目	2日目	3日目
月　　日	月　　日	月　　日	月　　日

　　　　　　　　←―――登校・出勤禁止―――→　登校（出勤）可能

　（3）登校（出勤）可能日（再開日）：令和　　　年　　　月　　　日
　　　　※（1）（2）のうち遅い方が登校可能日です

6. 特記事項（他の感染症の併発など）：

　※ご家庭での毎朝の検温・健康観察をしっかりしていただき、症状がある時は自宅待機し、かかりつけ医にご相談ください。
　※インフルエンザなどの感染症で学校を欠席した場合、①しっかり休んで早く治すため、②感染拡大を防ぐために、「出席停止」となり欠席扱いになりません。
　※診断書や治癒証明書を病院や医院で発行してもらう必要はありません。

▶図4 患者さん説明用：英文診断書（予防接種歴とウイルス抗体価測定）

ダウンロード資料

CERTIFICATE OF HEALTH
健 康 診 断 書

Sex: M ☐　F ☐

Name in full:＿＿＿＿＿＿＿　＿＿＿＿＿＿＿　性別　男　女　　Date of Birth:＿＿＿＿＿＿
氏　　名　　Last Name　　First Name　　　　　　　　　　　　生年月日

Present address:　　　　　　　　　　　　　　　　　　　Phone:
現　住　所　＿＿＿＿＿＿＿＿＿＿＿＿＿＿＿＿＿＿＿　電　話　＿＿＿＿＿＿＿＿＿

HISTORY OF IMMUNIZATION
予 防 接 種 歴

VACCINE ワクチン	Date of Immunizations 接 種 年 月 日	
	Month Day Year	Month Day Year
Diphtheria, Pertussis and Tetanus 三種混合 (DPT)	1	2
	3	4
Poliomyelitis ポリオ (OPV)	1	2
	3	4
Measles, Rubella 麻疹・風疹 (MR)	1	2
	3	4
Measles　　麻　疹	1	
Rubella　　風　疹	1	
Mumps　　流行性耳下腺炎	1	
Diphtheria　ジフテリア (D)	1	2
Tetanus　　破傷風 (TT)	1	2
Hepatitis A A型肝炎	1	2
	3	
Hepatitis B B型肝炎	1	2
	3	
B　C　G	1	2
Others その他	1	2
	1	2
	1	2

Date of Serological Examination
抗 体 価 測 定 年 月 日

	Date of Examination	Titer
Measles　　(EIA, IgG)　麻　疹		
Rubella　　(EIA, IgG)　風　疹		
Mumps　　(EIA, IgG)　流行性耳下腺炎		
Chicken pox (EIA, IgG)　水　痘		
Hepatitis B　(CLIA)　B型肝炎		

Date:
日　付　＿＿＿＿＿＿＿＿＿＿＿

Physicfan's Name:　　　　　　　　　　　　　Institution:
医　師　名　＿＿＿＿＿＿＿＿＿＿＿＿＿　検査施設名　＿＿＿＿＿＿＿＿

　　　　　　　　　　　　　　　　　　　　　　Address:
　　　　　　　　　　　　　　　　　　　　　　所 在 地　＿＿＿＿＿＿＿＿

Signature:　　　　　　　　　　　　　　　　　Phone:＿＿＿＿＿　FAX:＿＿＿＿＿
署　　名　＿＿＿＿＿＿＿＿＿＿＿＿＿＿

第8章　診断書の例

▶図5 英文紹介状の例 (アレルギー歴と対策)

Medical Certification

Hitsuji Clinic

1-1-1, ＊＊＊-cho, ＊＊＊-ku, Tokyo ＊＊＊-＊＊＊＊, Japan
Phone: +81-＊＊-＊＊＊＊-＊＊＊＊ Fax: +81-＊＊-＊＊＊＊-＊＊＊＊

NAME: Miss Hanako Yodo
GENDER: Female
DATE OF BIRTH: September 1, 2000
ADDRESS: 1-1-1, ＊＊＊-cho, ＊＊＊-ku, Tokyo ＊＊＊-＊＊＊＊, Japan

To whom it may concern:
This is to inform health condition and/or illness by which above mentioned person is now under treatment.

- Health condition: # Oral Allergic Syndrome
                                  # Allergic Rhinitis
- Allergy to food ：Peach, Kiwi, Loquat, Yam, Soy Milk
- Allergy to hay ：Alder, Japanese Cedar, Cypress, Birch, Orchard Grass, Timothy
- Drug allergy ：None
- Allergic Antibody Test ：House Dust; 4+, Alder; 4+, Japanese Cedar; 6+
                                       Cypress; 6+, Birch; 6+, Orchard Grass; 4+, Timothy; 4+
- Essential medication ：None

Medical kit Certificate

- Miss Hanako Yodo carries the following item for her treatment of anaphylactic shock due to food allergy treatment

  1. Epipen (adrenaline) 0.3mg / Syringe
  2. Disposable syringe & needle
  3. The amount of needle (1 injection)
  Regarding used needle, she will bring it back to Hitsuji Clinic in Japan for disposal.

If you need further information about this client, please contact Taro Hitsuji M.D.,
via Phone: +81-＊＊-＊＊＊＊-＊＊＊＊ or Fax: +81-＊＊-＊＊＊＊-＊＊＊＊.

Certificated by Taro Hitsuji, M.D.
Date: July 1, 2024

Signature ＿＿＿＿＿＿＿＿＿＿＿＿＿＿＿＿＿＿＿＿

◆ 文　献

1）齋藤　翔，石金正裕：各感染症の出席・出勤停止期間は？週刊日本医事新報，4927：8-9，2018

2）文部科学省初等中等教育局：学校保健安全法施行規則の一部を改正する省令の施行について（通知）．2023
https://www.mext.go.jp/content/20230427-mxt_ope01-000004520_2.pdf

3）介護健康福祉のお役立ち通信：感染症の種類・病名別の学校の出席停止期間と社会人の出勤制限．
https://carenote.jp/syussekiteisi-syukkinnseigen/

4）生命医学をハックする：出席停止期間一覧と感染症法【予防接種の種類も】．
https://biomedicalhacks.com/2019-11-25/attendance-suspension/

5）厚生労働省：令和4年度インフルエンザQ＆A．Q17 インフルエンザにかかったら，どのくらいの期間外出を控えればよいのでしょうか？
https://www.mhlw.go.jp/stf/seisakunitsuite/bunya/kenkou_iryou/kenkou/kekkaku-kansenshou/influenza/QA2022.html#Q17

略語一覧

略語	フルスペル	日本語
5-HT$_4$	5-hydroxytryptamine 4	5-ヒドロキシトリプタミン 4
α-GI	α-glucosihidase inhibitor	α-グルコシダーゼ阻害薬
β$_2$-GPI	β$_2$-glycoprotein I	β$_2$グリコプロテイン I
γ-GTP	γ-glutamyltransferase	γ-グルタミルトランスペプチダーゼ
AA	arachidonic acid	アラキドン酸
AAV	ANCA-associated vasculitis	ANCA 関連血管炎
ABI	ankle-brachial pressure index	足関節／上腕血圧比
ABPM	ambulatory blood pressure monitoring	自由行動下血圧測定
ACD	anemia of chronic disorder	慢性疾患に伴う貧血
ACE	angiotensin converting enzyme	アンジオテンシン変換酵素
AChE	acetylcholinesterase	アセチルコリンエステラーゼ
ACL	aclidinium bromide	アクリジニウム臭化物
ACO	asthma and COPD overlap	喘息・COPD オーバーラップ
ACR	尿 ALB/Cr 比	尿アルブミン／クレアチニン比
ADP	adenosine 5′-di-phosphate	アデノシン二リン酸
AER	albumin excretion rate	尿中アルブミン排泄率
AERD	aspirin excerbated respiratory disease	アスピリン喘息
AFP	α-fetoprotein	α-フェトプロテイン
AGA	androgenetic alopecia	男性脱毛症
AIH	autoi mmune helpatitis	自己免疫性肝炎
AIT	allergen immunotherapy	アレルゲン免疫療法
AKI	acute kidney injury	急性腎障害
ALA	α-linolenic acid	αリノレン酸
ALP	alkaline phosphatase	アルカリホスファターゼ
ALT	alanine aminotransferase	アラニンアミノトランスフェラーゼ
AMA	anti-mitochondrial antibody	抗ミトコンドリア抗体
AMK	amikacin	アミカシン
AMPC	amoxicillin	アモキシシリン
Amy	amylase	アミラーゼ
An	anaphylaxis	アナフィラキシー
ANA	anti-nuclear antibody	抗核抗体
ANP	atrial natriuretic peptides	心房性ナトリウム利尿ペプチド
aPBC	asymptomatic PBC	無症候性 PBC
APS	antiphospholipid syndrome	抗リン脂質抗体症候群
APT	abaloparatide acetate	アバロパラチド酢酸塩
ARB	angiotensin II receptor blocker	アンジオテンシン受容体拮抗薬
ARDS	acute respira-tory distress syndrome	急性呼吸窮迫症候群
ARNI	angiotensin receptor neprilysin inhibitor	アンジオテンシン受容体ネプリライシン阻害薬
ARR	aldosterone-to-renin ratio	アルドステロン／レニン比
ARS	amino acyl-tRNA synthetases	アミノアシル tRNA 合成酵素
ASCVD	atherosclerotic cardiovascular disease	アテローム動脈硬化性疾患
AST	aspartate aminotransferase	アスパラギン酸アミノトランスフェラーゼ
AT1	angiotensin II type 1 receptor	アンジオテンシン II タイプ 1
ATM	atypical mycobacteria	非定型抗酸菌症
AZM	azithromycin	アジスロマイシン

略語	フルスペル	日本語
BAP	bone specific alkaline phosphatase	骨型アルカリホスファターゼ
baPWV	brachial-ankle pulse wave velocity	脈波伝播速度
BBB	blood－brain barrier	血液脳関門
BCA225	breast carcinoma associated antigen 225	乳がん関連抗原 225
BDP	beclomethasone dipropionate	ベクロメタゾンプロピオン酸エステル
BFC	budesonide/formoterol combination	ブデソニド/ホルモテロール配合薬
BFP	basic fetoprotein	塩基性フェトプロテイン
BG薬	biguanide 薬	ビグアナイド薬
Bil	bilirubin	ビリルビン
BNP	brain natriuretic peptide	脳性ナトリウム利尿ペプチド
BP	bisphosphonate	ビスホスホネート
BPH	benign prostatic hyperplasia	前立腺肥大症
BPPV	benign paroxysmal positional vertigo	良性発作性頭位めまい症
BS	Bristol stool scale	ブリストルスケール
BSFS	Bristol stool form scale	ブリストル便性状スケール
BT	bronchial thermoplasty	気管支温熱形成術
BTA	bladder tumor antigen	膀胱腫瘍抗原
BUD	budesonide	ブデソニド
BUN	blood ureanitrogen	血液尿素窒素
BZD	benzodiazepine	ベンゾジアゼピン
CA125	cancer antigen 125	
CA19-9	carbohydrate antigen 19-9	
CA72-4	cancer-related antigen 72-4	腫瘍関連抗原 72-4
CADM	clinically amyopathic dermatosis	無筋症性皮膚筋炎
CAM	clarithromycin	クラリスロマイシン
cAMP	adenosine 3´, 5´-cyclic monophosphate	サイクリック AMP
CAP	capsulated hydrophilic carrier polymer	
CAS	carotid artery stenting	頸動脈ステント留置術
CAVI	cardio ankle vascular index	心臓足首血管指数
CCB	calcium channel blocker	カルシウム拮抗薬
CCP	cyclic citrullinated peptid	シトルリン化ペプチド
CCr	creatinine clearance	クレアチニンクリアランス
CD	*Clostridium difficile*	
CEA	carotid endarterectomy	頸動脈血栓内膜剥離術
CEA	carcinoembryonic antigen	癌胎児性抗原
CEX	cefalexin	セファレキシン
CF	complement fixation	補体結合反応
CFDN	cefdinir	セフジニル
CFPM	cefepime	セフェピム
CFPN-PI	cefcapene pivoxil	セフカペンピボキシル
CGRP	calcitonin gene-related peptide	カルシトニン遺伝子関連ペプチド
CHA$_2$DS$_2$-VASc スコア	congestive heart failure / LV dysfunction, hypertension, age, diabetes mellitus, stroke/TIA/TE, vascular disease, age, sex	
CIC	ciclesonide	シクレソニド
CK（CPK）	creatine kinase（creatine phosphokinase）	クレアチンキナーゼ

略語一覧

略語	フルスペル	日本語
CK8-18	cytokeratin 8-18	サイトケラチン8-18
CKD	chronic kidney disease	慢性腎臓病
CKD-MBD	CKD-mineral and bone disorder	CKDに伴う骨・ミネラル代謝異常
CL	cardiolipin	カルジオリピン
CLEIA	chemiluminescent enzyme immunoassay	化学発光酵素免疫測定法
COPD	chronic obstructive pulmonary disease	慢性閉塞性肺疾患
COX	cyclooxygenase	シクロオキシゲナーゼ
CPFX	ciprofloxacin	シプロフロキサシン
CPR	C-peptide immunoreactivity	C-ペプチド
Cr	creatinine	血清クレアチニン
CRP	C-reactive protein	C反応性タンパク
CS	cycloserine	サイクロセリン
CSD	cortical spreading depression	皮質核延性抑制
CT	calcitonin	カルシトニン
CTRX	ceftriaxone	セフトリアキソン
CTZ	chemoreceptor trigger zone	化学受容器引金帯
CVA	cough variant asthma	咳喘息
CVD	cardiovascular disease	心血管疾患
CYFRA	cytokeratin subunit 19 fragment	サイトケラチン19フラグメント
Cys-C	serum cystatin C	血清シスタチンC
CysLTs	cysteinyl leukotriene	システイニルロイコトリエン
DAPT	dual anti-platelet therapy	抗血小板薬2剤併用療法
DHA	docosahexaenoic acid	ドコサヘキサエン酸
DKA	diabetic ketoacidosis	糖尿病性ケトアシドーシス
DKD	diabetic kidney disease	糖尿病性腎臓病
DM	diabetes mellitus	糖尿病
DM	dermatomyositis	皮膚筋炎
Dmab	denosumab	デノスマブ
DN	diabetic nephropathy	糖尿病性腎症
DOAC	direct oral anticoagulant	直接作用型経口抗凝固薬
DPI	dry powder inhaler	ドライパウダー定量吸入器
DPP-4	dipeptidyl peptidase-4	
DUPAN-2	pancreatic cancer-associated antigen-2	膵がん関連抗原-2
DVT	deep vein thrombosis	深部静脈血栓症
DXA	dual-energy X-ray absorptiometry	二重エネルギーX線吸収法
EB	ethambutol	エタンブトール
ECG	electrocardiogram	心電図
ECLIA	electro chemiluminescence immunoassay	電気化学免疫測定法
ED	erectile dysfunction	勃起不全
EGPA	eosinophilic granulomatosis with polyangitis	好酸球性多発血管炎性肉芽腫症
EIA	enzyme immunoassay	酵素免疫測定法
EIA	exercise-induced asthma	運動誘発性喘息
ELISPOT	enzyme-linked immunospot	
EM	erythromycin	エリスロマイシン
EPA	eicosapentaenoic acid	イコサペント酸
EPL	eplerenone	エプレレノン

520 患者さんを総合的に診るための 内科外来これ一冊、必携書

略語	フルスペル	日本語
EPO	erythropoietin	エリスロポエチン
EPS	epigastric pain syndorome	心窩部痛症候群
ESA	erythropoiesis stimulating agent	赤血球造血刺激因子製剤
ESBL	extended-spectrum β-lactamase	基質特異性拡張型βラクタマーゼ
ESKD	end-stage kidney disease	末期腎不全
ESS	endoscopic sinus surgery	内視鏡下副鼻腔手術
ESWL	extracorporeal shock wave lithotripsy	体外衝撃波結石破砕術
ETH	ethionamide	エチオナミド
EVM	enviomycin	エンビオマイシン
FAS	fetal alcohol syndrome	胎児性アルコール症候群
FC型	fibrocavitary type	線維空洞型
FD	functional dyspepsia	機能性ディスペプシア
FDEIA	food-dependent exercise-induced anaphylaxis	食物依存性運動誘発アナフィラキシー
FEIA	fluorescence enzyme immunoassay	蛍光酵素免疫測定法
FeNO	fractional exhaled nitric oxide	呼気一酸化窒素濃度
FEV_1	forced expiratory volume in one second	1秒量（1秒率）
FF	fluticasone furoate	フルチカゾンフランカルボン酸エステル
FH	familial hypercholesterolemia	家族性高コレステロール血症
FM	formoterol	ホルモテロール
FOM	fosfomycin	ホスホマイシン
FOR	formoterol fumarate	ホルモテロールフマル塩酸
FP	fluticasone propionate	フルチカゾンプロピオン酸エステル
FRAX®	Fracture Risk Assessment Tool	
FSSG	Frequency Scale for the Symptoms of GERD	Fスケール
fT_3	free triiodothyronine	遊離トリヨードサイロニン
fT_4	free thyroxine	遊離サイロキシン
FTU	finger tip unit	
GA	glycated albumin	グリコアルブミン
GABA	γ-aminobutyric acid	γ-アミノ酪酸
GAD	glutamic acid decarboxylase	グルタミン酸脱炭酸酵素
GCA	giant cellarteritis	巨細胞性動脈炎
GERD	gastroesophageal reflux disease	胃食道逆流症
GFR	glomerular filtration rate	糸球体濾過量
GH	genital herpes	性器ヘルペス
GIP	gastric inhibitory peptide	
GI療法	glucose-insulin	グルコース・インスリン療法
GLP-1	glucagon-like peptide-1	
GLY	glycopyrronium bromide	グリコピロニウム臭化物
GnRH	gonadotropin releasing hormone	性腺刺激ホルモン放出ホルモン
GPA	granulomatosis with polyangitis	多発血管炎肉芽腫症
GPL	glycopeptidolipid	
H_2RA	histamine H_2 receptor antagonist	ヒスタミンH_2受容体拮抗薬
HAS-BLEDスコア	hypertension, abnormal renal/liver function, stroke, bleeding, labile INR, elderly, drugs/alcohol	高血圧, 腎/肝機能障害, 脳卒中, 出血, 不安定/調節不良なINR, 高齢, 薬剤/アルコール
Hb	hemoglobin	ヘモグロビン

略語一覧

略語	フルスペル	日本語
HCG	human chorionic gonadotropin	ヒト絨毛性ゴナドトロピン
HCN	hyperpolarization-activated cyclic nucleotide-gated	過分極活性化環状ヌクレオチド依存性
HDL-C	high-density lipoprotein cholesterol	HDLコレステロール
HE4	human epididymis protein 4	精巣上体タンパク質4
HFA	hydrofluoroalkane	
HFmrEF	heart failure with mid-range reduced ejection fraction	LVEFが軽度低下した心不全
HFpEF	heart failure with preserved ejection fraction	LVEFの保たれた心不全
HFrEF	heart failure with reduced ejection fraction	LVEFの低下した心不全
HHS	hyperglycemic hyperosmolar syndrome	高浸透圧高血糖状態
Hi	histamine	ヒスタミン
HIF-PH	hypoxia inducible factor-prolyl hydroxylase	低酸素誘導因子-プロリン水酸化酵素
HOMA-β	homeostatic model assessment of beta cell function	インスリン分泌能
HOMA-IR	homeostasis model assessment insulin resistance	インスリン抵抗性指数
HOT	home oxygen therapy	在宅酸素療法
HPF	high power field	高倍率視野
HRCT	high-resolution computed tomography	高分解能CT
HSV	herpes simplex virus	単純ヘルペスウイルス
Ht	hematocrit	ヘマトクリット
HUS	Hemolytic uremic syndrome	溶血性尿毒症症候群
IB	ipratropium bromide hydrate	イプラトロピウム臭化物
IBAT	ileal bile acid transporter	胆汁酸トランスポーター
IBS	irritable bowel syndrome	過敏性腸症候群
ICD	implantable cardioverter defibrillator	植込型除細動器
ICS	inhaled corticosteroid	吸入ステロイド薬
IFA	indirect fluorescent antibody method	間接蛍光抗体法
IFIS	intraoperative floppy iris syndrome	術中虹彩緊張低下症候群
IGRA	interferon-γ release assay	インターフェロンγ遊離試験
IMC	intima media complex	内中膜複合体
IMT	intima media thickness	内膜・中膜複合体厚
IND	indacaterol maleate	インダカテロールマレイン酸塩
INH	isoniazid	イソニアジド
IPSS	International Prostate Symptom Score	国際前立腺症状スコア
IRI	immunoreactive insulin	インスリン
ISA	intrinsic sympathetic activity	内因性交感神経刺激
ITP	idiopathic thrombocytopenic purpura	突発性血小板減少性紫斑病
IVST	interventricular septum thickness	心室中隔壁厚
JESRECスコア	Japanese Epidemiological Survey of Refractory Eosinophilic Chronic Rhinosinusitis	
KM	kanamycin	カナマイシン
LA	lupus anticoagulant	ループスアンチコアグラント
LAA	low attenuation area	低吸収領域
LABA	long acting beta2 agonist	長時間作用性β_2刺激薬
LABDs	long-acting bronchodilators	長時間作用性気管支拡張薬
LAD	left atrial dimension	左房径
LAMA	long acting muskarinic antagonist	長時間作用性抗コリン薬

略語	フルスペル	日本語
LAP	leucine aminopeptidase	ロイシンアミノペプチターゼ
LDA	low dose aspirin	低用量アスピリン
LDH	lactate dehydrogenase	乳酸脱水素酵素
LDL-C	low-density lipoprotein cholesterol	LDLコレステロール
LES	lower esophageal sphincter	下部食道括約筋
LFS	latex fruits syndrome	ラテックス・フルーツ症候群
LTOT	long-term oxygen therapy	長期酸素療法
LTRA	leukotriene receptor antagonist	ロイコトリエン受容体拮抗薬
LTs	leukotriene	ロイコトリエン
LUTS	lower urinary tract symptoms	下部尿路症状
LVDd	left ventricular end-diastolic diameter	左室拡張末期径
LVEF	left ventricular ejection fraction	左室駆出率
LVFX	levofloxacin	レボフロキサシン
LVPWth	left ventricular posterior wall thickness	左室後壁厚
M/E比	morning/evening比	
MABC	Mycobacterium abscessus complex	
MAC	Mycobacterium avium complex	
MALDI-TOF MS	matrix assisted laser desorption/ionization time of flight mass spectrometer	マトリックス支援レーザー脱離イオン質量分析計
MAO	monoamine oxidase	モノアミンオキシダーゼ
MASLD	metabolic dysfunction–associated steatotic liver disease	
MCH	mean corpuscular hemoglobin	平均赤血球ヘモグロビン量
MCTD	mixed connective tissue disease	混合性結合組織病
MCV	mean corpuscular volume	平均赤血球容積
MDA5	melanoma differentiation-associated gene 5	
MDS	myelodysplastic syndromes	骨髄異形成症候群
MEPM	meropenem	メロペネム
Mets	metabolic syndrome	メタボリック症候群
MF	mometasone furoate	モメタゾンフランカルボン酸エステル
MIC	minimum inhibitory concentration	最小発育阻止濃度
ML	macrolide	マクロライド
MMF	maximum mid-expiratory flow	最大呼気中間流量
MMI	methimazole	チアマゾール（thiamazole）
MMM	Medications and Mother's Milk	
MMP-3	matrix metalloproteinase 3	マトリックスメタロプロテイナーゼ3
MNZ	metronidazole	メトロニダゾール
MOH	medication-overuse headache	薬剤乱用頭痛
MPA	microscopic polyangitis	顕微鏡的多発血管炎
MRA	magnetic resonance angiography	磁気共鳴血管撮影法
MRA	mineralcorticoid receptor antagonist	ミネラルコルチコイド受容体拮抗薬
MRSA	methicillin-resistant Staphylococcus aureus	メチシリン耐性黄色ブドウ球菌
MR拮抗薬	mineralcorticoid receptor antagonist	ミネラルコルチコイド受容体拮抗薬
MSAs	myositis specific autoantibodies	筋炎特異的自己抗体
MSC	minimum significant change	最小有意変化
MSU	monosodium urate	尿酸一ナトリウム
N-ERD	NSAIDs exacerbated respiratory disease	NSAIDs過敏喘息

略語一覧

略語	フルスペル	日本語
NAFLD	non-alcoholic fatty liver disease	非アルコール性脂肪性肝疾患
NASCET	North American symptomatic carotid endarterectomy trial	
NaSSA	noradrenergic and specific serotonergic antidepressant	ノルアドレナリン作動性・特異的セロトニン作動性抗うつ薬
NB型	nodular bronchiectasis type	小結節・気管支拡張型
NEP	neprilysin	ネプリライシン
NERD	non-erosive reflux disease	非びらん性胃食道逆流症
NMP22	nuclear matrix protein 22	核マトリックスタンパク質22
NO	nitric oxide	一酸化窒素
NPPV	non invasive positive pressure ventilation	非侵襲的陽圧換気
NQL	new quinolone	ニューキノロン
NSAIDs	non-steroidal anti-inflammatory drugs	非ステロイド性抗炎症薬
NSE	neuron specific enolase	神経特異エノラーゼ
NT-proBNP	N-terminal pro-brain natriuretic peptide	ヒト脳性ナトリウム利尿ペプチド前駆体N端フラグメント
NTM	nontuberculous mycobacterium	非結核性抗酸菌症
NTX	type I collagen N-terminal telopeptide	Ⅰ型コラーゲン架橋N-テロペプチド
NYHA	New York Heart Association	ニューヨーク心臓協会
OAB	overactive bladder	過活動膀胱
OABSS	overactive bladder symptom score	過活動膀胱症状スコア
OAS	oral allergy syndrome	口腔アレルギー症候群
ODT療法	occlusive dressing technique	密封療法
OFC	oral food challenge	食物経口負荷試験
OGTT	oral glucose tolerance test	経口ブドウ糖負荷試験
OIC	opioid-induced constipation	オピオイド誘発性便秘
OLO	olodaterol hydrochloride	オロダテロール塩酸塩
ORS	oral rehydration solution	経口補水液
P-CAB	potassium-competitive acid blocker	カリウムイオン競合型アシッドブロッカー
P1NP	type I procollagen-N-propeptide	Ⅰ型プロコラーゲン-N-プロペプチド
PA	particle agglutination	微粒子凝集反応
PA	primary aldosteronism	原発性アルドステロン症
PAC	plasma aldosterone concentration	血漿アルドステロン濃度
PAD	peripheral arterial disease	末梢動脈疾患
PAF	platelet-activating factor	血小板活性化因子
PAS	paraaminosalicylic acid	パラアミノサリチル酸
PBC	primary biliary cholangitis	原発性胆汁性胆管炎
PCR	尿protein/Cr比	尿蛋白/クレアチニン比
PDE3	phosphodiesterase Ⅲ	ホスホジエステラーゼ3
PDS	postprandial distress syndrome	食後愁訴症候群
PEF	peak expiratory flow	最大呼気流量（ピークフロー）
PEG	polyethylene glycol	ポリエチレングリコール
PER	protein excretion rate	尿中蛋白排泄率
PFAS	pollen-food allergy syndrome	花粉-食物アレルギー症候群
PG	pepsinogen	ペプシノゲン
PG	prostaglandin	プロスタグランジン

略語	フルスペル	日本語
PH	procaterol hydrochloride hydrate	プロカテロール塩酸塩水和物
PHN	post herpetic neuralgia	帯状疱疹後神経痛
PIT	patient initiated therapy	
PKD	polycystic kidney disease	多発性嚢胞腎
PIVKA-Ⅱ	protein induced by vitamin K absence or antagonist-Ⅱ	
PM	polymyositis	多発性筋炎
pMDI	pressurized metered-dose inhaler	加圧式定量噴霧式吸入器
PMR	polymyalgia rheumatica	リウマチ性多発筋痛症
PNL	percutaneous nephrolithotripsy	経皮的腎破石術
PPI	proton pump inhibitor	プロトンポンプ阻害薬
PRA	plasma renin activity	血漿レニン活性
ProGRP	pro-gastorin releasing peptide	ガストリン放出ペプチド前駆体
PSA	prostate specific antigen	前立腺特異抗原
PSG	polysomnography	終夜睡眠ポリグラフィー
PT	pertussis toxin	百日咳毒素
PT-INR	prothrombin time-international normalized ratio	プロトロンビン時間−国際標準化比
PTA	percutaneous transluminal angioplasty	経皮的血管形成術
PTH	parathyroid hormone	副甲状腺ホルモン
PTU	propylthiouracil	プロピルチオウラシル
PZA	pyrazinamide	ピラジナミド
QFT	QuantiFERON	クォンティフェロン
RA	rheumatoid arthritis	関節リウマチ
RAAS	renin-angiotensin-aldosterone system	レニン・アンジオテンシン・アルドステロン系
RAR	rapidly adapting stretch receptor	速順応性受容器
RAS	renin-angiotensin-aldosterone system	レニン・アンジオテンシン系
RAST	radioallergosorbent test	
RBC	red blood cell	赤血球数
RE	reflux esophagitis	逆流性食道炎
Ret	reticulocyte	網赤血球数
RF	rheumatoid factor	リウマトイド因子
RFP	rifampicin	リファンピシン
RIA	radioimmunoassay	放射免疫測定法
RM	rapid melt	口腔内速溶錠
Rmab	romosozumab	ロモソズマブ
RPD	rapid dissolution	口腔内崩壊錠
rt-PA	recombinant tissue-type plasminogen activator	遺伝子組換え組織プラスミノーゲンアクチベータ
RUT	rapid urease test	迅速ウレアーゼ試験
RXM	roxithromycin	ロキシスロマイシン
SABA	short acting beta2 agonist	短時間作用性β_2刺激薬
SAMA	short-acting muscarinic antagonist	短時間作用性抗コリン薬
SAMS	statin-associated muscle symptoms	スタチン関連筋症状
SBP	systolic blood pressure	収縮期血圧
SBS	sinobranchial syndnome	副鼻腔気管支症候群
SCC	squamous cell carcinoma	扁平上皮がん

略語一覧

略語	フルスペル	日本語
SCIT	subcutaneous immunotherapy	皮下注射法
SERM	selective estrogen receptor modulator	選択的エストロゲン受容体モジュレーター
SGLT2	sodium glucose cotransporter 2	Na$^+$/グルコース共役輸送担体2
sIL-2R	soluble-interleukin-2-receptor	可溶性IL-2レセプター
SJS	Stevens-Johnson syndrome	スティーブンス・ジョンソン症候群
SLE	systemic lupus erythematosus	全身性エリテマトーデス
SLIT	sublingual immunotherapy	舌下法
SLX	sialyl Lewis-x-i antigen	シアリルLeX-i抗原
SM	salmeterol xinafoate	サルメテロールキシナホ酸塩
SM	streptomycin	ストレプトマイシン
SMART	Symbicort maintenance and reliever therapy	
SMI	soft mist inhaler	ソフトミスト定量吸入器
SMRP	soluble mesothelin related peptides	可溶性メソテリン関連ペプチド
SNRI	serotonin noradrenaline reuptake inhibitor	セロトニン・ノルアドレナリン再取り込み阻害薬
SOL	space occupying lesion	占拠性病変
SPan-1		
sPBC	symptomatic PBC	症候性PBC
SPL	spironolactone	スピロノラクトン
SRT	sustained release theophylline	テオフィリン徐放製剤
SS	salbutamol sulfate	サルブタモール硫酸塩
SS	Sjögren's syndrome	シェーグレン症候群
SSc	systemic sclerosis	全身性強皮症
SSRI	selective serotonin reuptake inhibitor	選択的セロトニン再取り込み阻害薬
STN	sialyl Tn antigen	シアリルTn抗原
ST合剤	sulfamethoxazole-trimethoprim	スルファメトキサゾール-トリメトプリム合成抗菌剤
SU薬	sulfonylurea薬	スルホニル尿素薬
TACs	trigeminal autonomic cephalalgias	三叉神経・自律神経性頭痛
TCA		三環系抗うつ薬
Tg	thyroglobulin	サイログロブリン
TG	triglyceride	トリグリセリド
TgAb	anti-thyroglobulin antibody	抗サイログロブリン抗体
TIA	transient ischemic attack	一過性脳虚血発作
TIBC	total iron binding capacity	総鉄結合能
TIF1	transcriptional intermediary factor 1	
TIO	tiotropium bromide hydrate	チオトロピウム臭化物水和物
TP	tulobuterol patch	ツロブテロールパッチ
TPA	tissue polypeptide antigen	組織ポリペプチド抗原
TPOAb	anti-thyroid peroxidase antibody	抗甲状腺ペルオキシダーゼ抗体
TPT	teriparatide	テリパラチド
TRAb	TSH receptor antibody	甲状腺刺激ホルモン受容体抗体
TRACP-5b	tartrate-resistant acid phosphatase 5b	酒石酸抵抗性酸ホスファターゼ-5b
TRC	transcription reverse-transcription concerted reaction	
TRH	thyrotropin releasing hormone	TSH放出ホルモン
TSAb	hyroid stimulating antibody	甲状腺刺激抗体

526　患者さんを総合的に診るための　内科外来これ一冊、必携書

略語	フルスペル	日本語
TSAT	transferrin saturation	トランスフェリン飽和度
TSH	thyroid stimulating hormone	甲状腺刺激ホルモン
TUL	transurethral ureterolithotripsy	経尿道的尿管破石術
TXA$_2$	thromboxane A$_2$	トロンボキサン A$_2$
UBT	urea breath test	尿素呼気試験
UDCA	ursodeoxycholic acid	ウルソデオキシコール酸
UIBC	unsaturated iron binding capacity	不飽和鉄結合能
UME	umeclidinium bromide	ウメクリジニウム臭化物
VBI	vertebrobasilar insufficiency	椎骨脳底動脈循環不全
VF	ventricular fibrillation	心室細動
VI	vilanterol trifenatate	ビランテロールトリフェニル酢酸塩
VT	ventricular tachycardia	心室頻拍
VZV	varicella-zoster virus	水痘・帯状疱疹ウイルス
WBC	white blood cell	白血球
WDHA 症候群	watery diarrhea-hypokalemia-achlorhydria syndrome	水様性下痢・低カリウム血症・胃無酸症を引き起こす症候群
YAM	young adult mean	若年成人平均
ZAP	zoster associated pain	帯状疱疹関連痛

事項索引

数字・記号

1型糖尿病	60
1秒率	323
1秒量	323
2型糖尿病	60
5α還元酵素阻害薬	378
75gOGTT	62
α-GI阻害薬	71, 73, 100
α遮断薬	40
$α_1$遮断薬	377, 380
$β_3$受容体作動薬	379
β遮断薬	40, 301, 317
γ-GTP	445

欧 文

A

ABI検査	20
ACE阻害薬	39, 94, 149, 316
AChE阻害薬	176
ACO	336
AKI	92
ALPアイソザイム	438
Amyアイソザイム	439
ANCA関連血管炎	467
ARB	38, 94, 316
ARNI	319
Augsberger-II式	402

B

baPWV検査	19
bendopnea	313
BG薬	68, 73, 99
BPPV	241
BSスコア	179
BSPD	427
BZD受容体作動薬	127

C

CA19-9	456
CA125	458
CAS	18
CAVI検査	19
CCB	37, 94, 273
CEA	18, 289, 456

CGRP関連抗体薬

CGRP関連抗体薬	264
$CHADS_2$スコア	297
CK（CPK）アイソザイム	440
CKD	88
CKD-MBD	102
COPD	338
CT	289
CVA	154
CYFRA	455

D

DKA	77
DKD	97
DOAC	298
DPP-4阻害薬	68, 73, 99
DVT	274

E

eGFR	88
ELISPOT	356
EPA／AA比	56
ESA	101, 121
ESBL産生菌	215

F

FD	169
FDEIA	398
FeNO	152, 323
FRAX®	387
Friedewaldの式	49
fT_3・fT_4	289
FTU	492

G

GERD	148, 163, 168
GFR	102
GI療法	451
GLP-1受容体作動薬	69, 73

H

H. pylori	170
H_2RA	176
HbA1c	61
HCNチャネル遮断薬	319
HDL-C	49, 55
HFmrEF	311
HFmrEF	320
HFpEF	311, 320
HFrEF	311, 314
HHS	77

HIF-PH阻害薬

HIF-PH阻害薬	121
HSV	231

I〜J

IBS	361
ICD	475
ICS	327
Ifチャネル阻害薬	319
IGRA	356
IPSS	372
JESRECスコア	167

L

LABA	328, 330
LAMA	328
LDL-C	49, 53
LTRA	328
LUTS	369
LVEF	311

M

M. intracellulare	351
M. kansasii	351
*M. kansasii*症	357
M／E比	31
MABC	351
MAC	351
MALDI-TOF MS	355
MASLD	447
MMP-3	463
MOH	268
MR関連高血圧	44
MR拮抗薬	39
MRA	39, 317
Mycobacterium avium	351

N

N-ERD	335
NAFLD	447
NERD	168
Nohria-Stevensonの分類	312
non-HDL-C	49
NSAIDs潰瘍	169
NSAIDs過敏喘息	335
NTM症	351
NYHA分類	312

O

OAB	370
OABSS	371

OAS	396

P〜Q

P-CAB	172, 175
PAD	79
PBC	448
PBC-AIH オーバーラップ症候群	448
PDE5 阻害薬	378
PEG 製剤	186
PFAS	396
PG 検査	171, 173
PHN	224, 227
PPI	164
PSA	457
QFT	356

R

RA	462
RE	168
Remsay-Hunt 症候群	225
rt-PA	306

S

SABA	330
SCC	455
SERM	391
SGLT$_2$ 阻害薬	68, 73, 99, 100, 319
SLE	464
SLX	456
SMART 療法	328, 330
SRT	328
SSRI	365
SU 薬	70, 73, 100

T

T スポット®.TB 検査	356
TACs	266
TCA	365
Tg	289
TG	49, 53
TgAb	289
TPOAb	289
TRAb	289
TRC 法	355
TSH	289

V〜Z

von Harnack の換算表	402
WDHA 症候群	195
Wolff-Chaikoff 効果	294

ZAP	226

和 文

あ

亜急性甲状腺炎	292
アキュプローブ法	355
悪玉コレステロール	53
悪性貧血	118
アスピリン潰瘍	169
アスピリン喘息	335
アセチルコリンエステラーゼ阻害薬	176
アテローム血栓性脳梗塞	305
アトピー咳嗽	148, 157
アドレナリン	400
アナフィラキシー	400
アニサキス	203
アブレーション治療	303
アルコール	479
アルコール性肝障害	445
アルテプラーゼ	306
アレルギー性鼻炎	134, 426
アレルギー性鼻炎用点鼻薬	142
アレルゲン	134
アレルゲン免疫療法	329
アロディニア	227
アンジオテンシンII受容体拮抗薬	38
アンジオテンシン変換酵素阻害薬	39, 94

い

胃がんリスク	173
胃酸分泌抑制薬	164
胃食道逆流症	148, 163, 168
胃・大腸反射	181
一次除菌	172
一次性頭痛	255
胃腸炎	420
イレウス	421
インスリン	64, 100
インスリン抵抗性改善薬	99
インスリン分泌促進薬	99
インターフェロンγ遊離試験	356
咽頭痛	419
インフルエンザ	418, 428
インペアード・パフォーマンス	142

う

植込型除細動器	475

ウェルシュ菌	202
運動誘発性喘息	335
運動療法	25, 76

え

エスケープ現象	294
エゼチミブ	96
炎症性腸疾患	196
円柱	434

お

黄色ブドウ球菌	202
横紋筋融解症	441
オピアト作動薬	177
オピオイド鎮痛薬	229
オピオイド薬	189
オピオイド誘発性便秘症	189
オメガ3系	56
オメガ6系	56
オレキシン受容体拮抗薬	128

か

回転性めまい	240
開放隅角緑内障	485
潰瘍性大腸炎	196
過活動膀胱	370, 371, 372
過興奮	427
核酸増幅検査	355
隔日法	131
下肢静脈瘤	274
下肢動脈エコー検査	18
下肢浮腫	272
かぜ	418, 428
家族性高コレステロール血症	50
下大静脈フィルター	275
肩凝り	250, 415
家庭血圧	30
活性型ビタミン D$_3$ 薬	392
活性生菌薬	212
喀痰	146
過敏性腸症候群	195, 196, 361
下部尿路症状	369
花粉症	134
花粉 - 食物アレルギー症候群	396
仮面高血圧	30
カルシウム拮抗薬	37, 94, 273
カルシウム結石	222
カルシウム薬	392
カルシトニン	289, 392
がん	79

肝硬変 447
間質性肺炎 411
眼振 239
乾性咳嗽 146
関節リウマチ 462
感染後咳嗽 159, 162
感染性胃腸炎 199
感染性咳嗽 159
感染性下痢 195
癌胎児性抗原 456
浣腸 188
カンピロバクター 201
眼部帯状疱疹 225
漢方 406
漢方薬 136, 165, 190

き

偽アルドステロン症 45, 190, 411, 412
機械的血栓回収療法 306
気管支温熱形成術 329
気管支拡張薬 401
気管支喘息 148, 321
器質性便秘 182
偽性高カリウム血症 450
吃逆 248
機能性甲状腺結節 292
機能性ディスペプシア 169, 420
機能性便秘 183
逆流性食道炎 168
キャピリア®MAC抗体ELISA 356
キャピリア®TB法 355
急性咳嗽 146
急性合併症 76
急性肝炎 447
急性下痢 195
急性心筋梗塞 440
急性腎障害 92
急性心不全 311
急性緑内障発作 485
吸入ステロイド 327
巨細胞性動脈炎 463
起立性低血圧 242
禁煙 343
緊張型頭痛 256, 415
筋肉収縮性頭痛 256
筋肉痛 425

く

クエン酸 222
クォンティフェロン®検査 356

グリニド系薬 100
グリニド薬 70, 73
クローン病 196
群発頭痛 266

け

経口強心薬 318
経口補水液 279
頸動脈エコー検査 15
頸動脈血栓内膜剥離術 16, 18
頸動脈ステント留置術 18
経尿道的尿管砕石術 221
経皮的腎破石術 221
痙攣性便秘 183
結石 219
血圧 31
血管炎症候群 467
血管収縮薬 142
血栓溶解療法 306
血糖降下薬 68
血糖値 61
血尿 373, 432
ケミカルメディエーター 135
下痢 195, 420
健胃薬 178
顕微鏡的多発血管炎 467
原発性アルドステロン症 43
原発性胆汁性胆管炎 448

こ

抗ARS抗体 466
抗CCP抗体 463
抗dsDNA抗体 464
抗Hp抗体法 171
抗Jo-1抗体 466
抗MDA5抗体 466
抗Mi-2抗体 466
抗RANKL抗体薬 391
抗RNAポリメラーゼIII抗体 465
抗RNP抗体 465
抗Scl-70抗体 465
抗Sm抗体 464
抗SS-A抗体 464
抗SS-B抗体 464
抗TIF1-γ抗体 466
抗U1-RNP抗体 465
降圧目標 29
降圧薬 273
抗アンドロゲン薬 380
抗うつ薬 128, 229

抗核抗体 464
高カリウム血症 450
交感神経抑制薬 95
抗凝固薬 304, 494, 496
抗凝固療法 298, 306
抗菌薬 204
口腔アレルギー症候群 396
抗痙攣薬 229
高血圧 28, 422
抗血小板薬 304, 308, 494
抗血小板療法 306
抗血栓薬 304, 494
高血糖 76
膠原線維性大腸炎 196
膠原病 462
抗コリン薬 364, 379, 486
交差反応 397
好酸球性多発血管炎性肉芽腫症 467
好酸球性副鼻腔炎 167
抗酸菌検査 353
甲状腺機能亢進症 195
甲状腺機能低下症 293
甲状腺疾患 286
高浸透圧高血糖状態 77
口唇ヘルペス 231
抗スクレロスチン抗体 392
抗セントロメア抗体 465
口内炎 270, 416
高尿酸血症 81, 96
抗ヒスタミン薬 136, 138, 400
抗不安薬 127, 129, 365
抗ヘリコバクターピロリ菌抗体法 171
肛門括約筋 182
抗リン脂質抗体症候群 467
抗ロイコトリエン薬 136
誤嚥性肺炎 426
国際前立腺症状スコア 372
骨吸収抑制薬 391
骨形成促進薬 392
骨粗鬆症 386
骨代謝マーカー 388
骨盤底筋訓練 374
骨病変 79
骨密度 387
古典的血管拡張薬 41, 95
こむらがえり 245, 415
混合性結合組織病 465

さ

サイアザイド系利尿薬 39, 318

再活性化	232	食事性便秘	184	ステント留置術	16
催奇形性	478	食事療法	75	スパイログラム	341
細小血管障害	77	食物アレルギー	394	スパイロメトリー	151, 323
再発	232	食物依存性運動誘発アナフィラキシー		スルホニル尿素薬	70, 73, 100

せ

生活習慣病	12, 14
生活習慣病管理料	110
性器ヘルペス	232
正球性貧血	115
制酸薬	176
正常眼圧緑内障	484
整腸薬	190, 212, 365
生物学的製剤	329
咳	146
咳喘息	148, 154, 157
舌下免疫療法	137
赤血球増多症	119
接触蕁麻疹	397
切迫性尿失禁	384
セロトニン受容体拮抗薬	364
セロトニン受容体作動薬	177, 364
遷延性咳嗽	146
前駆痛	227
前失神性めまい	242
腺腫様甲状腺腫（過形成）	287
全身性エリテマトーデス	464
全身性強皮症	465
喘息・COPD オーバーラップ	336
喘息死	325
選択的エストロゲン受容体モジュレー	
ター	391
善玉コレステロール	55
前庭神経炎	242
先天性水痘症症候群	225

し

シェーグレン症候群	464
弛緩性便秘	183
ジギタリス製剤	318
糸球体高血圧	90
糸球体腎炎	91
糸球体性血尿	432
子宮内胎児発育遅延	479
刺激性下剤	188
自己免疫性肝炎	448
脂質異常症	49, 96
脂質異常症治療薬	441
歯周病	79
持続性高血圧	30
耳帯状疱疹	225
湿性咳嗽	146
シックデイ	74
質問票	371
質量分析法	355
脂肪肝	447
しゃっくり	248, 417
集菌塗抹検査	354
シュウ酸	221
酒皶様皮膚炎	493
腫瘍マーカー	454
消化管運動機能改善薬	
	164, 176, 177, 190
消化酵素	178
小球性貧血	115
症候性肩こり	251
症候性便秘	183
初感染	231
初期療法	137
食塩	222
食塩摂取量	34
食後愁訴症候群	169
食事指導	24
食事指導基準	106

食物経口負荷試験	396
食物繊維	185
除細動	302
止痢薬	364
心因性咳嗽	148
腎盂腎炎	215, 216, 219
心エコー	314
侵害受容性疼痛	227
心窩部痛症候群	169
神経因性膀胱	422
神経過敏	427
神経障害性疼痛	227
心原性脳塞栓症	305
腎硬化症	91
診察室血圧	30
新生児ヘルペス	231
腎性糖尿	436
腎性貧血	120
心臓足首血管指数	19
迅速発育菌	357
心電図	472
浸透圧性下剤	186, 195, 364
心拍数調節	300
深部静脈血栓症	274
心不全	310
心房細動	296
蕁麻疹	235
診療報酬改定	108

す

推算 GFR	88
水痘	223
水痘・帯状疱疹ウイルス	223
睡眠時間	124
睡眠障害	124
睡眠薬	127
水溶性食物繊維	185
水疱性類天疱瘡	68
スタチン	96, 441
スタチン関連筋症状	441
スタチン関連ミオパチー	443
頭痛	254, 415
ステロイド	136, 400
ステロイド外用薬	488
ステロイド点鼻薬	142

そ

足関節／上腕血圧比	20
即時型食物アレルギー	395
続発性骨粗鬆症	386
続発性脂質異常症	49

た

体外衝撃波結石破砕術	221
大球性貧血	115
大血管障害	78
胎児性アルコール症候群	479
胎児毒性	479
帯状疱疹	223
帯状疱疹関連痛	226

事項索引

531

帯状疱疹後神経痛	224, 227	
帯状疱疹疼痛	227	
帯状疱疹ワクチン	230, 509	
耐性生菌薬	213	
耐性大腸菌	215	
大腸菌	215	
多血症	119	
脱水症	278	
タバコ	479	
多発血管炎肉芽腫症	467	
多発性筋炎	466	
短時間作用型	127, 129	
短時間作用性吸入 β_2 刺激薬	331, 330	
胆汁うっ滞	447	
単純ヘルペスウイルス感染症	231	
単純ヘルペス角膜炎	231	
弾性ストッキング	274	
蛋白尿	434	

ち

チアゾリジン薬	71, 73, 99
置換法	131
中間作用型	127, 129
中枢性交感神経抑制薬	41, 95
中性脂肪	53
腸炎ビブリオ	201
腸管運動亢進性下痢	195
腸管機能調整薬	363
腸管出血性大腸菌	201
長時間作用型	127, 129
長時間作用性 β_2 刺激薬	328
長時間作用性吸入 β_2 刺激薬	330
長時間作用性抗コリン薬	328
超短時間作用型	127
超長時間作用型	129
腸内細菌	215
直腸・肛門反射	181
直腸性便秘	184
治療抵抗性高血圧	45
鎮痛補助薬	229

つ

痛風	82
痛風発作	82
痛風発作治療薬	86

て

低カリウム血症	412
低血糖	74
テオフィリン徐放製剤	328

テオフィリン薬	332
鉄欠乏性貧血	115, 118
鉄剤補充療法	121
デルマトーム	223

と

糖化菌	212
洞調律維持	302
糖尿病	60
糖尿病合併症	76
糖尿病性ケトアシドーシス	77
糖尿病性神経障害	78
糖尿病性腎症	78, 91, 434
糖尿病性腎臓病	97
糖尿病性足病変	79
糖尿病性網膜症	77
頭部外傷	281
動脈硬化性疾患	12
特定疾患療養管理料	109
特発性低頭蓋骨内圧性頭痛	255
ドパミン受容体拮抗薬	176
トランス脂肪酸	55
トリプタン	259, 261
トロポニン T	440

な

ナットクラッカー現象	432

に

二次除菌	172
二次性高血圧	29, 43
二次性頭痛	254
二次性糖尿病	436
ニューキノロン耐性大腸菌	215
乳酸菌	212
乳腺炎	425
乳糖不耐症	195
尿アルカリ化薬	86
尿管結石	422
尿酸結石	222
尿酸降下薬	85
尿酸生成抑制薬	85
尿酸値	81
尿酸排泄促進薬	85
尿失禁	383
尿潜血検査	432
尿蛋白検査	434
尿道炎	422
尿糖検査	436
尿路感染症	214

尿路結石	82, 218
尿路性血尿	432
認知症	79

ね

ネガティブフィードバック機構	287
熱中症	277
粘膜上皮機能変容薬	187, 364
粘膜防御因子増強薬	177

の

脳梗塞	79, 305
膿尿	373
ノロウイルス	202, 420

は

肺 MAC 症	166
肺炎球菌ワクチン	508
肺炎クラミジア	162
肺結核	358
配合剤	72
排尿時痛	422
排便	180
排便反射	181
白衣高血圧	30
白板症	271
橋本病	287, 293
バセドウ病	287, 291
バソプレシン V_2 受容体拮抗薬	318
パニック障害	427

ひ

非アルコール性脂肪肝	447
ピークフロー	323
冷え症	423
非オピオイド鎮痛薬	229
非感染性下痢	195
ビグアナイド薬	68, 73, 99
非結核性抗酸菌症	351
非刺激性下剤	186
ヒステリー	427
ビスホスホネート薬	391
ビタミン B_{12} 欠乏	118
ビタミン C	222
非びらん性胃食道逆流症	168
ビフィズス菌	212
皮膚筋炎	466
肥満症	417
百日咳	161
ピロリ菌	170

貧血	114
頻尿	422

ふ

フィブラート系薬	96, 441
風しん	507
腹圧性尿失禁	383
副甲状腺ホルモン薬	392
副鼻腔炎	165
副鼻腔気管支症候群	165
浮腫	46, 272
浮動性めまい	242
不眠症	124, 427
不溶性食物繊維	185
プラーク	16
ふらつき	242
ブリストルスケール	179
ブルガダ症候群	474
プロトンポンプ阻害薬	164, 175
プロバイオティクス	365
ブロンコレア	147
分泌性下痢	195

へ

閉塞隅角緑内障	485
併存疾患	79
ベーチェット病	271
ペプシノゲン検査	171, 173
ヘモグロビン尿	432
ヘルペス脳症	231
片頭痛	258, 415
ベンゾジアゼピン受容体作動薬	127
便秘	421
便秘症	179

ほ

膀胱炎	215, 216, 422
膀胱訓練	374
膨張性下剤	186
ボツリヌス毒素膀胱壁内注入療法	380
ポリエチレングリコール製剤	186
本態性肩こり	251
本態性高血圧	29

ま

マイコプラズマ	161
マグネシウム	247
マクロアミラーゼ血症	439
末梢動脈疾患	79
慢性咳嗽	146

慢性合併症	77
慢性肝炎	447
慢性肝障害	447
慢性下痢	196
慢性甲状腺炎	293
慢性硬膜下血腫	281
慢性腎臓病	88
慢性心不全	311
慢性副鼻腔炎	165, 426
慢性不眠症	125
慢性便秘症	179

み

ミオグロビン尿症	432, 441
水太り	417
水ぼうそう	223
耳鳴り	239
宮入菌	212
脈圧	31
脈波伝播速度	19

む

無機ヨウ素	294
無筋症性皮膚筋炎	466
むくみ	272
無痛性甲状腺炎	291

め

メタボリック症候群	14
メニエール病	240
めまい	238, 242, 416
メラトニン受容体作動薬	128

や行

夜間頻尿	384
薬剤感受性検査	355
薬剤性便秘	183
薬物乱用頭痛	268
葉酸	479
葉酸欠乏性貧血	118
予防接種	502

ら

酪酸菌	212
ラクトミン	212
ラクナ梗塞	305
ラテックス・フルーツ症候群	399
ラテックスアレルギー	398
ラテックス症候群	398

り

リウマチ性多発筋痛症	463
リウマトイド因子	462
リズムコントロール	302
利尿薬	39, 95, 318
良性発作性頭位めまい症	241
緑内障	484
緑膿菌	215

る

ループ利尿薬	39, 318

れ

レートコントロール	300

ろ

ロイコトリエン受容体拮抗薬	136, 143, 328

わ

ワクチン	502

事項索引

薬剤索引

欧　文

L-アスパラギン酸カルシウム … 390, 392
ST合剤 ……………………………… 216

和　文

あ

アーチスト® …………………… 41, 316
アイモビーグ® …………………… 265
アカルボース ……………………… 100
アクトス® ……………………… 72, 99
アクトネル® ……………………… 390
アコチアミド …………………… 164, 176
アコファイド® ………………… 164, 176
アジスロマイシン ……… 198, 204, 404
アシノン® ………………………… 176
アジョビ® ………………………… 265
アジルサルタン …………………… 38
アジルバ® ………………………… 38
アズノール® …………………… 177, 271
アスパラ-CA ……………………… 390
アスピリン ………… 257, 308, 309
アスベリン ………………………… 403
アズマネックス® ………………… 326
アズレンスルホン酸 …………… 177, 271
アセトアミノフェン
　………………… 228, 229, 257, 403
アゼプチン® ……………………… 139
アゼラスチン ……………………… 139
アゼルニジピン …………………… 37
アゾセミド ………………………… 316
アダラート® …………………… 37, 249
アタラックス® …………………… 403
アデカット® ……………………… 149
アテキュラ® ……………………… 327
アテノロール ……………………… 41
アテレック® ……………………… 37
アドエア ………… 327, 348, 403
アドシルカ® ……………………… 378
アドソルビン® …………………… 197
アトロベント® ………………… 326, 348
アナグリプチン ………………… 68, 99
アナフラニール® ………………… 257
アニュイティ ……………………… 326

アノーロ 348 列
アノーロ …………………………… 348
アバプロ® ………………………… 38
アバロパラチド …………………… 390
アピキサバン ……………………… 298
アフタゾロン® …………………… 271
アフタッチ® ……………………… 271
アプレゾリン® …………………… 41
アボルブ …………………………… 376
アマージ …………………………… 262
アマリール® …………………… 70, 100
アミオダロン ……………………… 302
アミカシン ………………………… 216
アミティーザ® ………… 192, 364, 366
アミトリプチリン
　………………… 228, 257, 264, 365, 367
アムロジピン ……………………… 37
アムロジン® ……………………… 37
アメナメビル …………………… 226, 233
アメナリーフ® ………………… 226, 233
アモキシシリン …………………… 404
アモバン® ………………………… 127
アラセナ-A ……………………… 226, 233
アラセプリル ……………………… 149
アラミスト® ……………………… 142
アルガトロバン …………………… 306
アルギン酸ナトリウム …………… 177
アルサルミン® …………………… 177
アルダクトン®A ……………… 40, 316
アルタット® ……………………… 176
アルドメット® …………………… 41
アルプラゾラム ………………… 129, 257
アルロイド® ……………………… 177
アレグラ® ………………………… 139
アレサガ® ………………………… 139
アレジオン® ………… 139, 143, 403
アレロック® ……………………… 139
アレンドロン酸 …………………… 390
アローゼン® ……………………… 193
アログリプチン …………………… 99
アロプリノール …………………… 85
アンカロン® ……………………… 302
安中散 ……………………………… 420
アンブロキソール ………………… 403

い

イグザレルト® …………………… 298
イソニアジド ……………………… 357
イトプリド塩酸塩 ………………… 176

イナビル® 405 列
イナビル® ………………………… 405
イニシンク® ……………………… 72
イバブラジン …………………… 316, 319
イバンドロン酸 …………………… 390
イブプロフェン …………………… 257
イプラグリフロジン ……………… 99
イベニティ® ……………………… 390
イミグラン ………………………… 262
イミダフェナシン ……………… 376, 382
イミダプリル …………………… 39, 149
イミプラミン ……… 365, 367, 377, 382
イメグリミン ……………………… 71
イリボー® ……………………… 364, 366
イルベサルタン …………………… 38
イルベタン® ……………………… 38
インクレミン® …………………… 118
インダパミド ……………………… 40
インデラル® …………………… 264, 301

う

茴香 ………………………………… 178
ウラジロガシエキス ……………… 220
ウラピジル ………………………… 376
ウラリット® ……………………… 86
ウリアデック® …………………… 85
ウリトス® ……………………… 376, 382
ウルソ® …………………………… 449
ウルソデオキシコール酸 ………… 449
ウルティブロ® …………………… 348
ウロカルン® ……………………… 220

え

エースコール® ………………… 39, 149
エクア® ………………………… 68, 99
エクメット® ……………………… 72
エクリラ® ………………………… 348
エサキセレノン …………………… 40
エスシタロプラム ……………… 128, 365
エスシタロプラムシュウ酸塩 …… 367
エスゾピクロン …………………… 127
エスタゾラム ……………………… 127
エスフルルビプロフェン ………… 252
エソメプラゾール ………………… 175
エタンブトール …………………… 357
エチゾラム … 127, 129, 252, 257, 264
越婢加朮湯 ………………………… 426
エディロール® …………………… 390
エドキサバン ……………………… 298

エナジア® ……… 327	オメプラゾン® ……… 175	芎帰調血飲 ……… 118
エナラプリル ……… 39, 149, 316	オルテクサー® ……… 271	キュバール™ ……… 326
エナロイ® ……… 122	オルベスコ® ……… 326	

く

エナロデュスタット ……… 122	オルメサルタン ……… 38	クアゼパム ……… 127
エバスチン ……… 139	オルメテック® ……… 38	グーフィス® ……… 192, 364, 366
エバステル® ……… 139	オロパタジン ……… 139, 143	クエン酸第一鉄ナトリウム ……… 118
エバミール® ……… 127	オングリザ® ……… 99	グラクティブ® ……… 99
エビスタ® ……… 390	オンブレス® ……… 348	クラビット® ……… 198, 204, 216

エピナスチン ……… 139, 143, 403		クラブラン酸・アモキシシリン ……… 216

か

エビプロスタット® ……… 377		クラリス® ……… 198, 204, 404
エピペン® ……… 400	ガスター® ……… 176	クラリスロマイシン
エブランチル® ……… 376	ガスモチン®	……… 198, 204, 357, 404
エプレレノン ……… 40, 316	……… 164, 177, 193, 364, 366	クラリチン® ……… 139, 403
エペリゾン ……… 252, 257	カタクロット® ……… 306	グランダキシン® ……… 129
エベレンゾ® ……… 122	葛根加朮附湯 ……… 257	クリアナール® ……… 403
エポエチンベータペゴル ……… 121	葛根湯 ……… 252, 257, 415, 418, 425	グリセリン ……… 193
エホニジピン ……… 37	葛根湯加川芎辛夷 ……… 426	グリメピリド ……… 70, 100
エムガルティ® ……… 265	カナグリフロジン ……… 69, 99	グルファスト® ……… 70, 100
エメダスチン ……… 139	カナグル® ……… 69, 99	クレンブテロール ……… 377, 382
エリキュース® ……… 298	ガナトン® ……… 176	クロキサゾラム ……… 129
エリザス® ……… 142	カナマイシン ……… 357	クロチアゼパム ……… 129
エルカトニン ……… 390	カナリア® ……… 72	クロナゼパム ……… 129, 249
エルシトニン® ……… 390	ガバペン® ……… 228	クロピドグレル ……… 306, 308
エルデカルシトール ……… 390	ガバペンチン ……… 228	クロミプラミン ……… 257
エレトリプタン ……… 262	カプトプリル ……… 39, 149	クロルジアゼポキシド ……… 129
エレヌマブ ……… 265	カプトリル® ……… 39, 149	クロルフェニラミンマレイン酸塩
エロビキシバット ……… 192, 364, 366	加味帰脾湯 ……… 427	……… 139, 405
エンクラッセ ……… 348	加味逍遙散 ……… 424	クロルプロマジン ……… 249
エンパグリフロジン ……… 69, 99, 316	カリメート® ……… 451	クロルマジノン ……… 376
エンレスト® ……… 38, 316	ガルカネズマブ ……… 265	

お

	カルスロット® ……… 37	

け

黄芩 ……… 411	カルデナリン® ……… 41	桂枝加芍薬（大黄）湯 ……… 193
黄連解毒湯 ……… 416, 422, 427	カルバマゼピン ……… 249	桂枝加芍薬大黄湯 ……… 421
オーキシス® ……… 348	カルブロック® ……… 37	桂枝加芍薬湯 ……… 365, 367, 420, 421
オーグメンチン ……… 216	カルベジロール ……… 41, 301, 316	桂枝湯 ……… 418
オキサゾラム ……… 129	カルボシステイン ……… 403	桂枝人参湯 ……… 420
オキシブチニン ……… 376, 382	カロナール® ……… 228, 257, 403	桂枝茯苓丸 ……… 416, 424
オザグレルナトリウム ……… 306	甘草 ……… 178, 411, 412	桂皮 ……… 178
オスタバロ® ……… 390	カンデサルタン ……… 38, 316	ケトチフェンフマル酸塩 ……… 143, 139
オセルタミビル ……… 405	含糖酸化鉄 ……… 118	ケトプロフェン ……… 252
オゼンピック® ……… 69	甘麦大棗湯 ……… 427	ケフレックス® ……… 216

き

オドリック® ……… 149		

こ

オノアクト® ……… 301	桔梗石膏 ……… 419	
オノン® ……… 143, 403	桔梗湯 ……… 419, 429	コールタイジン® ……… 142
オマリズマブ ……… 143, 236	キプレス® ……… 143, 403	五虎湯 ……… 426
オメプラール® ……… 175, 249	ギャバロン® ……… 249	牛車腎気丸 ……… 377, 422
オメプラゾール ……… 175, 249	キャベジン ……… 177	呉茱萸湯 ……… 415, 417, 424

薬剤索引

コスパノン®	220
コデイン	230
コニール®	37
コバシル®	39, 149
コララン®	316
コルヒチン	86
五苓散（ごれいさん）	415, 416, 420
コロネル®	192, 197, 363, 366
コンスタン®	129
コントール®	129
コントミン®	249

さ

柴胡加竜骨牡蛎湯（さいこかりゅうこつぼれいとう）	422
柴胡桂枝乾姜湯（さいこけいしかんきょうとう）	419
柴胡桂枝湯（さいこけいしとう）	419
ザイザル®	139, 405
サイトテック®	177
柴苓湯（さいれいとう）	415
サイレース®	127
ザイロリック®	85
サインバルタ®	228
ザガーロ	378
サキサグリプチン	99
サクビトリルバルサルタン	38, 316
ザジテン®	139, 143
ザナミビル	405
サムスカ®	316
サルタノール	326, 331, 348, 401
ザルティア®	376
サルブタモール硫酸塩	401
サルメテロール	331
サワシリン®	404
酸化マグネシウム	192, 364, 366
酸棗仁湯（さんそうにんとう）	427
サンリズム®	302

し

ジアスターゼ	178
ジアゼパム	129
シアリス®	378
シープリ®	348
ジクロフェナクナトリウム	220
ジゴキシン	301, 316
ジゴシン®	301
ジスロマック®	198, 204, 404
シタグリプチン	99
柿蒂湯（していとう）	249
シプロキサン®	198, 204

シプロフロキサシン	198, 204, 216
シプロヘプタジン	405
シベノール®	302
シベンゾリン	302
シムビコート®	327, 348
シメチジン	176
芍薬甘草湯（しゃくやくかんぞうとう）	220, 247, 249, 415, 417, 422
ジャディアンス®	69, 99, 316
ジャヌビア®	99
シュアポスト®	70, 100
臭化ブチルスコポラミン	197
十全大補湯（じゅうぜんたいほとう）	417
潤腸湯（じゅんちょうとう）	193, 421
小柴胡湯（しょうさいことう）	419
小柴胡湯加桔梗石膏（しょうさいことうかききょうせっこう）	419
小青竜湯（しょうせいりゅうとう）	426
小半夏加茯苓湯（しょうはんげかぶくりょうとう）	420
ジルチアゼム	37, 301
ジルテック®	139, 403
シルニジピン	37
シロスタゾール	308
シロドシン	376
辛夷清肺湯（しんいせいはいとう）	167, 426
シングレア®	143
真武湯（しんぶとう）	416, 421, 424
新レシカルボン®	193

す

スイニー®	68, 99
スーグラ®	99
スージャヌ®	72
スクラルファート	177
スターシス®	70, 100
ステーブラ®	376, 382
ストレプトマイシン	357
スピオルト®	348
スピリーバ®	326, 348
スピロノラクトン	40, 316
スピロペント®	377, 382
スボレキサント	128
スマトリプタン	262
スルタミシリントシル酸塩水和物	404
スルピリド	176
スロンノン®	306

せ

清暑益気湯（せいしょえっきとう）	417
清心蓮子飲（せいしんれんしいん）	422

セイブル®	71, 100
セタプリル®	149
セチリジン	139, 403
セディール®	130, 365, 367
セパゾン®	129
セファレキシン	216
セフェピム	216
セフカペンピボキシル	216, 404
セフジトレンピボキシル	216, 404
セフジニル	404
セフゾン®	404
セフトリアキソン	204, 216
セマグルチド	69
セララ®	40, 316
セルシン®	129
セルニチンポーレンエキス	377
セルニルトン®	377
セルベックス®	177
セレコキシブ	228
セレコックス®	228
セレナール®	129
セレニカ®	264
セレベント	326, 348
セロケン®	301
センノシド	193

そ

ゾーミッグ®	262
ゾピクロン	127
ソラナックス®	129, 257
ソリフェナシン	376, 382
ソル・メドロール®	400
ゾルピデム	127
ゾルミトリプタン	262
ゾレア®	143

た

ダーブロック®	122
ダイアート®	316
大黄甘草湯（だいおうかんぞうとう）	193, 421
大建中湯（だいけんちゅうとう）	193, 364, 366, 421, 424
大柴胡湯（だいさいことう）	422
耐性乳酸菌	197
タカヂアスターゼ	178
タガメット®	176
タケキャブ®	175
タケプロン®	175
タケルダ®	308
タダラフィル	376

タナトリル® ……………………… 39, 149
ダパグリフロジン ……… 69, 99, 316
ダビガトラン ……………………… 298
ダプロデュスタット ……………… 122
タミフル® ………………………… 405
タムスロシン ……………… 220, 376
タリージェ® ……………………… 228
タリオン® ………………………… 139
ダルベポエチン アルファ ……… 121
ダルメート® ……………………… 127
炭酸水素ナトリウム ……… 178, 193
タンドスピロンクエン酸塩
……………………… 130, 365, 367
タンニン酸アルブミン ……… 197, 404
タンボコール® …………………… 302

ち

チアトン® ………………… 364, 367
チアマゾール ……………………… 294
チウラジール ……………………… 294
チキジウム臭化物 ………… 364, 367
チクロピジン ……………… 308, 309
チザニジン ………………… 252, 257
治打撲一方 ………………………… 416
チバセン® ………………………… 149
丁字 ………………………………… 178
猪苓湯 ……………… 220, 377, 422
チラーヂン®S …………………… 294
チルゼパチド ……………………… 69
チロナミン® ……………………… 294
沈降炭酸カルシウム ……………… 178

つ

ツイミーグ® ……………………… 71
ツートラム® ……………………… 228
ツロブテロール …………………… 403

て

ディオバン® ……………………… 38
ディレグラ® ……………………… 139
デエビゴ® ………………………… 128
テオフィリン ……………………… 403
デキサメタゾン …………………… 271
デキサメタゾンシペシル酸エステル … 142
テグレトール® …………………… 249
デザレックス® …………………… 139
デジレル® ………………………… 128
デスモプレシン …………………… 384
デスロラタジン …………………… 139

テトラミド® ……………………… 128
デトルシトール® ………… 376, 382
テネリア® ………………… 68, 99
テネリグリプチン ………… 68, 99
テノーミン® ……………………… 41
デノスマブ ………………… 390, 391
デノタス® ………………………… 390
デパケン® ………………………… 264
デパス® …… 127, 129, 252, 257, 264
テプレノン ………………………… 177
デプロメール® …………… 365, 367
デベルザ® ………………………… 99
テモカプリル ……………… 39, 149
デュタステリド …………… 376, 457
デュラグルチド …………………… 69
デュロキセチン …………………… 228
デラプリル ………………………… 149
テリパラチド ……………………… 390
テリボン® ………………………… 390
テリルジー ………………… 327, 348
テルネリン® ……………… 252, 257
テルミサルタン …………………… 38
テレミンソフト® ………………… 193
天然ケイ酸アルミニウム ………… 197

と

糖化菌 ……………………………… 404
桃核承気湯 ………………… 193, 424
当帰 ………………………………… 190
当帰四逆加呉茱萸生姜湯 … 423
当帰芍薬散 ………………………… 423
ドキサゾシンメシル酸塩 ………… 41
ドグマチール® …………………… 176
ドチヌラド ………………………… 85
トビエース® ……………… 376, 382
トピロキソスタット ……………… 85
トピロリック® …………………… 85
トフィソパム ……………………… 129
トフラニール® … 365, 367, 377, 382
トホグリフロジン ………………… 99
ドラール® ………………………… 127
トラセミド ………………………… 316
トラゼンタ® ……………… 68, 99
トラゾドン ………………………… 128
トラディアンス® ………………… 72
トラマール® ……………………… 228
トラマドール ……… 228, 228, 230
トラムセット® …………………… 228
トランデート® …………………… 41

トランドラプリル ………………… 149
トリアゾラム ……………………… 127
トリアムシノロンアセトニド …… 271
トリクロルメチアジド …… 40, 316
トリプタノール®
………… 228, 257, 264, 365, 367
トリメブチンマレイン酸塩
……………… 177, 193, 363, 366
トルテロジン ……………… 376, 382
トルバプタン ……………………… 316
トルリシティ® …………………… 69
ドンペリドン ……… 164, 176, 404

な

ナイキサン ………………………… 257
ナウゼリン® ……… 164, 176, 404
ナゾネックス® …………………… 142
ナテグリニド ……………… 70, 100
ナトリックス® …………………… 40
ナフトピジル ……………………… 376
ナプロキセン ……………………… 257
ナラトリプタン …………………… 262
ナルデメジントシル酸塩 ………… 193
ナルフラフィン塩酸塩 …………… 449

に

ニカルジピン ……………………… 37
ニザチジン ………………………… 176
ニトラゼパム ……………………… 127
ニバジール® ……………………… 37
ニフェジピン ……………… 37, 249
ニューロタン® …………………… 38
ニルバジピン ……………………… 37
人参湯 ……………………… 421, 424
人参養栄湯 ………………… 165, 417

ね

ネオキシ®テープ ………… 376, 382
ネキシウム® ……………………… 175
ネシーナ® ………………………… 99
ネスプ® …………………………… 121
ネルボン® ………………………… 127

の

ノイロトロピン® ………………… 228
ノバスタン® ……………………… 306
ノリトレン® ……………………… 228
ノルトリプチリン ………………… 228
ノルバスク® ……………………… 37

薬剤索引

は

バイカロン®	40
ハイドロコートン®	400
パキシル®	365, 367
バクタ®	216
麦門冬湯（ばくもんどうとう）	162
バクロフェン	249
バゼドキシフェン	390
パダデュスタット	122
パタノール®	143
八味地黄丸（はちみじおうがん）	423
バップフォー®	376, 382
パナルジン®	308, 309
バファリン	257, 308
バフセオ®	122
バラシクロビル	226, 233, 405
バランス®	129
パリエット®	175
バルサルタン	38
ハルシオン®	127
バルトレックス	226, 233
ハルナール®	220, 376
バルプロ酸	264
パルミコート®	326
パロキセチン	365, 367
半夏厚朴湯（はんげこうぼくとう）	165, 426
半夏瀉心湯（はんげしゃしんとう）	416, 420, 421
半夏白朮天麻湯（はんげびゃくじゅつてんまとう）	416

ひ

ピオグリタゾン	72, 99
ビオスリー®	193, 197, 213, 365, 367, 404
ビオフェルミン®	193, 197, 213, 365, 367, 404
ピコスルファート	193
ビサコジル	193
ビソノ®テープ	301
ビソプロロール	41, 301, 316
ビダラビン	226, 233
ヒドララジン	41
ヒドロキシジン	403
ヒドロクロロチアジド	40
ヒドロコルチゾンリン酸エステルナトリウム	400
ビビアント®	390
ビフィズス菌	197, 404
ビベグロン	376, 379, 382
ビベスピ®	348
ピモベンダン	316

ふ（続き・前半）

ピラジナミド	359
ビラスチン	139
ビラノア®	139
ピルシカイニド	302
ビルダグリプチン	68, 99
ビレーズトリ®	348

ふ

ファスティック®	70, 100
ファムシクロビル	226, 233
ファムビル®	226, 233
ファモチジン	176
フィナステリド	457
フェキソフェナジン	139
フェジン®	118
フェソテロジン	376, 382
フェブキソスタット	85
フェブリク®	85
フェルム®	118
フェロ・グラデュメット®	118
フェロベリン®	197
フェロミア®	118
フェンタニル	230
フォサマック®	390
フォシーガ®	69, 99, 316
フォリアミン®	118
フォルテオ®	390
茯苓四逆湯（ぶくりょうしぎゃくとう）	424
ブスコパン®	197
フドステイン	403
フマル酸第一鉄	118
プラザキサ®	298
ブラダロン®	377, 382
プラビックス®	308, 308
フラボキサート	377, 382
プラリア®	390
プランルカスト	143, 403
フリバス®	376
プリンペラン®	164, 176, 249
フルイトラン®	40, 316
フルオロメトロン	143
プルゼニド®	193
フルタイド	326
フルチカゾンフランカルボン酸エステル	142
フルチカゾンプロピオン酸エステル	142
フルティフォーム®	327
フルナーゼ®	142
フルニトラゼパム	127
ブルフェン®	257

ふ（続き・後半）

フルボキサミンマレイン酸塩	365, 367
フルメトロン®	143
フルラゼパム	127
フレカイニド	302
プレガバリン	228
プレタール®	308
プレドニゾロン	142, 400
プレドニン®	400
フレマネズマブ	265
プロ・バンサイン®	377, 382
プロカテロール	331, 401
プロスタール®	376
フロセミド	40, 316
ブロチゾラム	127
プロテカジン®	176
プロノン®	302
プロパジール®	294
プロパフェノン	302
プロパンテリン	377, 382
プロピベリン	376, 382
プロピルチオウラシル	294
プロプラノロール	264, 301
プロプレス®	38, 316
フロプロピオン	220
ブロマゼパム	129
プロマック®	177
フロモックス®	216, 404

へ

ベイスン®	71, 100
ベオーバ®	376, 382
ベシケア®	376, 382
ベタニス®	376, 382
ベナゼプリル	149
ベニジピン	37
ベネット®	390
ベプリコール®	302
ベプリジル	302
ベポタスチン	139
ベラパミル	301
ペリアクチン®	405
ペリンドプリル	39, 149
ペルジピン®LA	37
ベルソムラ®	128
ヘルベッサー®	37, 301
ベルベリン塩化物	197
ベンザリン®	127
ベンズブロマロン	85

ほ

防已黄耆湯 417
芒硝 190
防風通聖散 411, 417
ホクナリン® 326, 348
ボグリボース 71, 100
ホスホマイシン 204, 404
ホスホマイシンカルシウム 198
ホスミシン® 198, 204, 404
補中益気湯 417
ボツリヌス毒素 377, 382
ボトックス® 377, 382
ボナロン® 390
ボノサップ® 175
ボノピオン® 175
ボノプラザン 164
ボノプラザンフマル酸塩 175
ボラキス® 376, 382
ボラプレジンク 177
ポララミン® 139, 405
ポリカルボフィルカルシウム 192, 197, 363, 366
ポリスチレンスルホン酸カルシウム 451
ホリゾン® 129
ポリフル® 192, 363, 366
ボルタレン® 220
ボンビバ® 390

ま

マーズレン® 177
マイスリー® 127
麻黄湯 418, 426
麻黄附子細辛湯 418
麻杏薏甘湯 425
マクサルト® 262
マグミット® 192
マクロゴール 192, 364, 366
麻子仁丸 193, 421
マスーレッド® 122
マニジピン 37
マンジャロ® 69

み

ミアンセリン 128
ミオナール® 252, 257
ミカルディス® 38
ミグシス® 264
ミグリトール 71, 100
ミソプロストール 177
ミチグリニド 70, 100

み

ミネブロ® 40
ミヤBM®　193, 197, 213, 365, 367, 404
ミラベグロン 376, 379, 382
ミルセラ® 121
ミルタザピン 128
ミロガバリン 228

む

ムコサール® 403
ムコスタ® 177
ムコダイン® 403

め

メイアクトMS® 216, 404
メイラックス® 129
メインテート® 41, 301, 316
メキサゾラム 129
メキシチール® 249
メキシレチン 249
メコバラミン 118
メタケイ酸アルミン酸 178
メダゼパム 129
メチコバール® 118
メチルジゴキシン 301, 316
メチルドパ 41
メチルプレドニゾロンコハク酸エステルナトリウム 400
メチルメチオニンスルホニウムクロリド 177
メトアナ® 72
メトグルコ® 99
メトクロプラミド 164, 176, 249
メトプロロール 301
メトホルミン 68, 99
メプチン® 348, 401
メプチンエアー® 326, 331, 348
メフルシド 40
メペンゾラート臭化物 197, 364, 367
メルカゾール® 294
メレックス® 129
メロペネム 216
メロペン® 216

も

モーラス® 252
モサプリド 164
モサプリドクエン酸 177
モサプリドクエン酸塩化和物 193, 364, 366

モビコール® 192, 364, 366
モメタゾンフランカルボン酸エステル水和物 142
モリデュスタット 122
モルヒネ 230
モンテルカスト 143, 403

ゆ

ユーロジン® 127
ユナシン® 404
ユリーフ® 376
ユリス® 85
ユリノーム® 85

よ

ヨウ化カリウム 294
葉酸 118
溶性ピロリン酸第二鉄 118
薏苡仁湯 425
抑肝散 252, 427
抑肝散加陳皮半夏 427

ら

ラキソベロン® 193
酪酸菌 193, 197, 404
ラクトミン 404
ラクトミン製剤 193, 197
ラシックス® 40, 316
ラスミジタン 263
ラックビー® 197, 213, 365, 367, 404
ラニナミビル 405
ラニラピッド® 301, 316
ラフチジン 176
ラベキュア® 175
ラベタロール 41
ラベファイン® 175
ラベプラゾール 175
ラメルテオン 128
ラモセトロン塩酸塩 364, 366
ラロキシフェン 390
ランジオロール 301
ランソプラゾール 175
ランデル® 37
ランドセン® 129

り

リーゼ® 129
リオチロニンナトリウム 294
リオレサール® 249
リクシアナ® 298

薬剤索引

リザトリプタン …………………… 262
リシノプリル ………… 39, 149, 316
リスミー® ………………………… 127
リセドロン酸 ……………………… 390
六君子湯 ………… 165, 420, 424
リナグリプチン ………………… 68, 99
リナクロチド ……… 192, 364, 366
リバーロキサバン ………………… 298
リファンピシン …………………… 357
リフレックス® …………………… 128
リベルサス® …………………………69
リボスチン® ……………………… 143
リボトリール® ……………… 129, 249
硫酸鉄 ……………………………… 118
苓甘姜味辛夏仁湯 …………… 426
苓姜朮甘湯 ……………………… 423
苓桂朮甘湯 ……………………… 416
リリカ® …………………………… 228
リルマザホン …………………… 127
リンゼス® ………… 192, 364, 366

る

ルセオグリフロジン …………… 69, 99
ルセフィ® ………………………… 69, 99
ルネスタ® ………………………… 127
ルパタジン ……………………… 139
ルパフィン® ……………… 139, 236
ルビプロストン ……… 192, 364, 366
ルプラック® ……………………… 316

れ

レイボー® ………………………… 263
レキソタン® …………………… 129
レクサプロ® ………… 128, 365, 367
レスミット® ……………………… 129
レスリン® ……………………… 128
レニベース® ………… 39, 149, 316
レパグリニド ……………… 70, 100
レバミピド ……………………… 177
レボカバスチン ………………… 143
レボセチリジン ……… 139, 405
レボチロキシンナトリウム ……… 294
レボフロキサシン …… 198, 204, 216
レミッチ® ……………………… 449
レメロン® ………………………… 128
レルパックス® …………………… 262
レルベア ………………… 327, 348
レンドルミン® …………………… 127
レンボレキサント ……………… 128

ろ

ロキサチジン …………………… 176
ロキサデュスタット ……………… 122
ロキソニン® …… 220, 228, 252, 257
ロキソプロフェン … 220, 228, 252, 257
ロコア® …………………………… 252
ロサルタン ………………………… 38
ロセフィン® ……………… 204, 216
ロゼレム® ……………………… 128
ロフラゼプ酸エチル ……………… 129
ロプレソール® …………………… 301
ロペミン® ……… 197, 364, 366, 404
ロペラミド ……… 197, 364, 366, 404
ロメリジン ……………………… 264
ロモソズマブ …………… 390, 392
ロラゼパム ……………………… 129
ロラタジン ……………… 139, 403
ロラメット® ……………………… 127
ロルメタゼパム ………………… 127
ロンゲス® ………… 39, 149, 316

わ

ワーファリン …………………… 298
ワイパックス® …………………… 129
ワソラン® ……………………… 301
ワルファリン …………………… 298
ワントラム® ……………………… 228

■著者プロフィール

大玉信一 Shinichi Ohdama

医学博士／（元）東京医科歯科大学 臨床教授／東小金井さくらクリニック 名誉院長

経歴：東京医科歯科大学卒業，東京医科歯科大学第一内科入局・研修医，東京都立
墨東病院内科，東京逓信病院呼吸器科，青梅市立総合病院呼吸器科部長，国
立印刷局東京病院副院長，を経て，（前）小金井つるかめクリニック院長，
（前）東小金井さくらクリニック院長

本書は診療中に疑問に思った項目から辞書で調べるように読まれるとよいでしょう．
多用した図表は患者さんの説明に活用して下さい．日常診療に携わっている先生方
に本書が少しでもお役に立ちましたら幸いです．

患者さんを総合的に診るための　内科外来
これ一冊、必携書

2024年 9月15日　第1刷発行		
2024年11月25日　第2刷発行	著　者	大玉信一
	発行人	一戸裕子
	発行所	株式会社 羊 土 社
		〒101-0052
		東京都千代田区神田小川町2-5-1
		TEL　　03（5282）1211
		FAX　　03（5282）1212
		E-mail　eigyo@yodosha.co.jp
ⓒ YODOSHA CO., LTD. 2024		URL　　www.yodosha.co.jp/
Printed in Japan	装　幀	小口翔平＋青山風音（tobufune）
ISBN978-4-7581-2420-1	印刷所	三報社印刷株式会社

本書に掲載する著作物の複製権，上映権，譲渡権，公衆送信権（送信可能化権を含む）は（株）羊土社が保有します．
本書を無断で複製する行為（コピー，スキャン，デジタルデータ化など）は，著作権法上での限られた例外（「私的使用のための複製」など）を
除き禁じられています．研究活動，診療を含み業務上使用する目的で上記の行為を行うことは大学，病院，企業などにおける内部的な利用であっ
ても，私的使用には該当せず，違法です．また私的使用のためであっても，代行業者等の第三者に依頼して上記の行為を行うことは違法となります．

JCOPY ＜（社）出版者著作権管理機構 委託出版物＞
本書の無断複写は著作権法上での例外を除き禁じられています．複写される場合は，そのつど事前に，（社）出版者著作権管理機構（TEL 03-
5244-5088，FAX 03-5244-5089，e-mail：info@jcopy.or.jp）の許諾を得てください．

乱丁，落丁，印刷の不具合はお取り替えいたします．小社までご連絡ください．

Book Information

総合診療・地域医療に役立つ情報を

詳しくはこちら ➡ www.yodosha.co.jp/webg/

シリーズGノート ＋ ウェブGノート 2つの形でお届け！

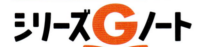

地域医療で求められるテーマを書籍でじっくり学べる！

大好評発売中！

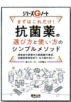

まずはこれだけ！抗菌薬の選び方と使い方のシンプルメソッド
感染症の診断から原因菌の推定、治療効果判定まで、もう迷わない！
著／三村一行，川村隆之
■ 定価 5,280円（本体 4,800円＋税10%）　■ B5判　■ 188頁　■ ISBN 978-4-7581-2360-0

『感染症診療のロジック』がわかる！抗菌薬選択に自信がもてるようになる1冊！

骨粗鬆症の薬の使いかたと治療の続けかた
患者さんに寄り添う、治療開始の判断から薬の選びかた・使いかた・注意すべき合併症、食事・運動療法まで
編／小川純人
■ 定価 5,500円（本体 5,000円＋税10%）　■ B5判　■ 245頁　■ ISBN 978-4-7581-2359-4

骨折・転倒予防のためにかかりつけ医が知っておきたい、薬・食事・運動療法のすべて！

まずはこれだけ！内科外来で必要な薬剤
自信をもって処方ができる、自家薬籠中のリスト
編／木村琢磨
■ 定価 5,280円（本体 4,800円＋税10%）　■ B5判　■ 302頁　■ ISBN 978-4-7581-2358-7

内科外来で使いこなしたい薬を厳選！自分で自家薬籠リストを作成する際の拠り所にも！

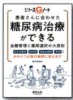

患者さんに合わせた糖尿病治療ができる　血糖管理と薬剤選択の大原則
処方の基本、副作用、特殊な病態、予防など、かかりつけ医の疑問に答えます
編／坂根直樹
■ 定価 5,280円（本体 4,800円＋税10%）　■ B5判　■ 285頁　■ ISBN 978-4-7581-2357-0

糖尿病治療で困ったらこの本を読んでください．外来の即戦力となる1冊！

在宅医療　藤田総診リアル実践ガイド
スタートアップ、業務フロー、連携、教育など、現場のあらゆる悩みを解決する知識とテクニック
編／小笠原雅彦，溝江　篤，近藤敬太，野口善令，大杉泰弘
■ 定価 5,280円（本体 4,800円＋税10%）　■ B5判　■ 314頁　■ ISBN 978-4-7581-2356-3

はじめての人も，そうでない人も，今日から使えるリアルなノウハウを大公開！

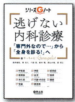

逃げない内科診療　「専門外なので…」から「全身を診る！」へ
編／赤井靖宏，東　光久，八田　告，鈴木　聡，西山大地，原　将之（やっちゃえ！Genespelist）
■ 定価 5,280円（本体 4,800円＋税10%）　■ B5判　■ 342頁　■ ISBN 978-4-7581-2355-6

呼吸器／循環器／消化器／腎臓／神経／血液／代謝・内分泌／膠原病／感染症／精神／腫瘍／他
専門外を診るために知っておきたい，実践臨床76講！

発行　羊土社 YODOSHA
〒101-0052　東京都千代田区神田小川町2-5-1　TEL 03(5282)1211　FAX 03(5282)1212
E-mail：eigyo@yodosha.co.jp
URL：www.yodosha.co.jp/

ご注文は最寄りの書店、または小社営業部まで

羊土社のオススメ書籍

研修医のための内科診療ことはじめ
救急・病棟リファレンス

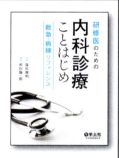

塩尻俊明／監，杉田陽一郎／著

研修医に向け内科診療の重要テーマ184項目をフルカラーで解説！病態生理や解剖から診断・治療までわかりやすく，よく使う薬剤や検査についてもフォローした手厚い1冊．

■ 定価7,920円（本体7,200円＋税10％）　■ A5判　■ 888頁　■ ISBN 978-4-7581-2385-3

病棟指示と頻用薬の使い方　決定版
持参薬対応や病棟でのマイナートラブル対処まで、
意外と教わらない一生使える知識の詰め合わせ

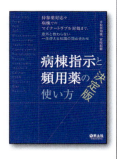

松原知康，宮﨑紀樹／編

歴代No.1のレジデントノートの「病棟指示」の特集が超パワーアップ！　最適な指示のための考え方から，その後のDr.Callまで病棟業務の勘所がこの1冊で！

■ 定価4,950円（本体4,500円＋税10％）　■ B5判　■ 296頁　■ ISBN 978-4-7581-2397-6

症状と患者背景にあわせた
頻用薬の使い分け第3版

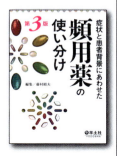

藤村昭夫／編

風邪，頭痛，咳など，よく出会う症状別に薬の特徴を比較して解説．患者背景や本人の希望を考慮した薬選びのコツがよくわかる．処方例も充実し，日常診療にすぐ活かせる！

■ 定価3,960円（本体3,600円＋税10％）　■ A5判　■ 336頁　■ ISBN 978-4-7581-2377-8

類似薬の使い分け
第3版
症状に合った薬の選び方とその根拠がわかる

藤村昭夫／編

類似薬を比較しながら，患者に応じた薬の使い分けが学べる，好評書の改訂第3版！豊富な症例と具体的な処方例で，症状や患者背景に応じた薬の使い分けのコツがわかる！

■ 定価4,180円（本体3,800円＋税10％）　■ A5判　■ 360頁　■ ISBN 978-4-7581-1889-7

発行　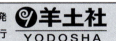　〒101-0052 東京都千代田区神田小川町2-5-1　TEL 03(5282)1211　FAX 03(5282)1212
E-mail：eigyo@yodosha.co.jp
URL：www.yodosha.co.jp/　　ご注文は最寄りの書店，または小社営業部まで

羊土社のオススメ書籍

まとめ抗菌薬
表とリストで一覧・比較できる、特徴と使い方

山口浩樹／著, 佐藤弘明／編

人気X(旧Twitter)アカウント「新米ID」を運営する著者と, ヒットメーカー佐藤弘明先生がタッグを組んだ, 要点がひと目でわかる抗菌薬の入門書!

■ 定価3,960円(本体3,600円+税10％)　■ A5判　■ 302頁　■ ISBN 978-4-7581-2413-3

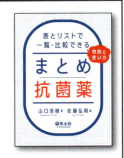

病態がみえる 検査値の本当の読み方
ルーチン検査の見かたが変わる、病態把握と診断・治療に活かす7つの視点

本田孝行／監, 松本　剛／編

血液・尿検査の結果を使いこなせれば, 診断・治療の精度をもっと上げられる! 病態の改善・悪化で検査値がどう変動するか, 注目すべき検査項目は何か, 症例経過を通し解説

■ 定価4,400円(本体4,000円+税10％)　■ B5判　■ 280頁　■ ISBN 978-4-7581-2416-4

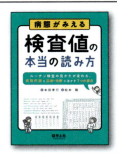

すべての臨床医が知っておきたい 漢方薬の使い方
診療の手札を増やす!症状ごとにわかるエキス製剤の使い方とTips

安斎圭一／著

症状ごとによく使う漢方薬の特徴と使い方を解説. 優しい説明で初学者の最初の1冊に, また使い慣れてきた方の基本情報の確認用に, すべての臨床にオススメしたい1冊です.

■ 定価4,950円(本体4,500円+税10％)　■ A5判　■ 344頁　■ ISBN 978-4-7581-2403-4

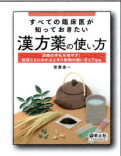

小説みたいに楽しく読める 脳科学講義

大隅典子／著

脳についての疑問, 遺伝子・細胞レベルでお答えします!脳の構造とそれらを構成する多彩な細胞, そして老化や各種疾患との関係など, 脳科学研究の最先端まで解説します.

■ 定価2,420円(本体2,200円+税10％)　■ 四六判　■ 216頁　■ ISBN 978-4-7581-2129-3

発行　羊土社 YODOSHA　〒101-0052 東京都千代田区神田小川町2-5-1　TEL 03(5282)1211　FAX 03(5282)1212
E-mail：eigyo@yodosha.co.jp
URL：www.yodosha.co.jp/

ご注文は最寄りの書店, または小社営業部まで